法 医 学

（第二版）

主　　编：郝树勇

副 主 编：杨永滨　文一舒　王银阁　许建军

参编人员：（以撰写章节先后为序）

郝树勇　杨永滨　王银阁

高伟敏　薛明哲　郝禄贵

荀　丽　文一舒　许建军

张梅馨

法律出版社
LAW PRESS · CHINA

前　言

法医学是应用医学和相关自然科学的理论与技术，研究和解决司法实践中有关医学问题的一门科学。为适应当前司法实践的需要，配合全国司法、公安和综合大学法学、医学院系的教学工作，我们组织编写了这本《法医学》教材。本书内容全面而简明，理论新颖而实用，既注重了基本理论的阐述，又重视了基本技能的培养和有关前沿知识的介绍。

多年来的教学实践、新技术的日新月异和新法律规范的出台，《法医学》修订再版已成为必然，在修订过程中我们仍然坚持学术性与实用性相结合，基础性与创新性相结合，尤其突出了“医”和“法”之间的密切结合；吸收了当前法庭科学、法学和社会学中最新技术以及新的法规与标准的应用；力求全面、系统、准确地阐述法医学的基本理论、基本知识和基本技能，实现科学性和实践性的有机统一。

本书编者大多是高校从事教学和司法鉴定工作第一线的人员，具有丰富的理论教学和司法鉴定实践经验。本教材具有系统性、基础性、专业性和新颖性，适用于在校学生、公检法、医疗卫生和法律工作者使用，以解决公、检、法、司以及律师和医务人员在各自工作中遇到的各种法医学问题。

本书由郝树勇任主编，杨永滨、文一舒、王银阁、许建军任副主编。全书最后由郝树勇审查、修改定稿。各章撰稿人分工如下（以撰写章节先后为序）：

郝树勇　（河北大学）：第一、三、九、十二、十三章

杨永滨　（河北大学）：第二、七章

王银阁　（河南司法警官职业学院）：第三章
高伟敏　（河北大学）：第四章
薛明哲　（湖南司法警官职业学院）：第五、八章
郝禄贵　（四川司法警官职业学院）：第六章
荀　丽　（河北大学）：第十章
文一舒　（中央司法警官学院）：第十一章
许建军　（云南司法警官职业学院）：第十二章
张梅馨　（河北大学）：第十三章

本书在编写过程中，参阅了大量相关资料、文献、教材及论著，在此谨向原作者表示诚挚谢忱。由于编写时间仓促，作者水平有限，书中难免有不妥之处，恳请同仁朋友和广大读者批评指正。

编　者
2020年1月

目　录

第一章

法医学概述

第一节　法医学的概念与学科特点

一、法医学的概念

法医学（Forensic medicine，Legal medicine）过去又称“法庭医学”或“裁判医学”，它是以医学为基础，广泛应用其他自然科学（生物学、化学、物理学、数学等）的理论和技术，研究并解决法律实践中有关医学问题的一门科学。[①] 因此，它仍属于医学科学的研究范畴，但又不同于其他医学学科。法医学的产生是基于法律的需要，是在法律实践过程中形成和发展起来的，但也不同于法学，所以说，它是介于医学和法学之间的一门边缘科学（交叉学科）。面对离奇死亡与巧妙伪装，法医学探求真伪，揭露犯罪，洗刷冤情，解决民事纷争。在当今时代，法医学已成为司法实践中一门必不可少而又至关重要的鉴定科学（鉴识科学）。

二、法医学的学科特点

法医学有特定的研究对象，有专门的研究方法，还有特殊的服务指向，其地位和作用也就表现其中。

① 注意：Forensic science 法庭科学或法科学与 Forensic medicine 是有严格区分的，详见“延伸阅读”部分。

（一）法医学是一门独立的医学学科

法医学作为医学体系中一个分支学科，有其独特的研究对象和研究目的。它属于应用医学门类中的特种医学。随着医学科学技术的迅速发展，医学体系已发展成为一个结构庞大、分科众多、关系错综的知识体系，并有许多新的交叉学科和边缘学科产生。目前，现代医学划分为基础医学、应用医学和理论医学三大部分，这种分类方法基本上概括了医学领域各个分支学科的现状和全貌。从表 1－1 可以看出法医学在医学体系中的位置。

表 1－1　医学体系划分

<table>
<tr><td rowspan="3">基础医学</td><td colspan="2">形态学科</td><td>解剖学　组织学　胚胎学　病理解剖学</td></tr>
<tr><td colspan="2">功能学科</td><td>生物学　生物化学　生理学　病理生理学　药理学　免疫学　遗传学</td></tr>
<tr><td colspan="2">病原生物学科</td><td>微生物学　寄生虫学</td></tr>
<tr><td rowspan="7">应用医学</td><td rowspan="3">临床医学</td><td>临床诊断学科</td><td>实验诊断学　物理诊断学　放射诊断学　核素诊断学　超声诊断学　电诊断学　心电图　脑电图　肌电图　电子计算机诊断学　临床病理学</td></tr>
<tr><td>临床治疗学科</td><td>内科学　外科学　妇产科学　儿科学　传染病学　精神病学　神经病学　眼科学　耳鼻喉科学　口腔科学　皮肤病学　肿瘤学　中医学</td></tr>
<tr><td>特殊治疗学科</td><td>物理治疗　心理治疗　放射治疗　营养治疗</td></tr>
<tr><td>预防医学</td><td colspan="2">卫生学　防疫医学　环境医学　流行病学　营养与食品卫生学　劳动卫生学</td></tr>
<tr><td>康复医学</td><td colspan="2">老年康复医学　儿科康复医学　骨科康复学　肿瘤康复学　精神康复学　神经康复学　康复护理学　康复营养学</td></tr>
<tr><td>特种医学</td><td colspan="2">法医学　核医学　军事医学　航天医学　航海医学　运动医学　放射医学　潜水医学</td></tr>
<tr><td>医学工程学</td><td colspan="2">人造关节　人工肾　克隆技术　试管婴儿　基因芯片等</td></tr>
<tr><td>理论医学</td><td colspan="3">医学史　医学心理学　医学社会学　医学伦理学　医学法学　医学经济学　医学管理学　医学概论　医学情报学　医学教育学等</td></tr>
</table>

法医学的基本理论源于医学，其研究的内容涉及医学各科并与其有着密切联系。它应用解剖学、生理学、生化学、病理学、药理学、内科、外科、妇科、儿科、精神病学等多学科的理论和方法为司法实践服务，同时又在实践中以本身的

成就丰富医学各科的内容，促进医学的发展。如法医学通过研究猝死，来探讨猝死机理，寻找其诱发因素，这对临床医学诊断和预防猝死有重要意义。同时，法医学作为一门独立的学科体系，有着它特定的研究内容和方法，如在检查损伤方面，外科学主要着眼于对损伤的治疗，而法医学则着眼于损伤的形成原因、形成机制、受伤的时间、致伤的物体。又如普通医学对药物的研究重点是治疗作用，而法医学则是研究药物对人体的毒性作用（多大剂量可引起中毒、死亡）等。

（二）法医学是专门为法律服务的一门应用科学

法医学在法学体系中与侦查学、刑法学、民法学、诉讼法学也有着十分密切的关系，如法医学通过对被害手段和方法、损伤程度、死亡原因、死亡时间及凶器的推断，为刑事侦查提供方向和范围，为认定凶犯提供客观证据。在刑事审判中（如杀人、强奸、伤害等案件中），为查明因果关系、犯罪后果和辨认犯罪人与被害人，往往需要对人体组织或其他物证进行法医学鉴定。在一些民事诉讼案件中，如性机能状态、亲子关系、劳动能力与伤残评定、医疗事故、中毒伤亡事故等，往往需要进行法医鉴定后方可作出认定或者是民事赔偿的裁判。以上种种充分体现了法医学是专门为法律提供科学证据服务的一门应用科学。

（三）法医学和法学具有相互影响的作用

法医学作为一门鉴定科学，应用于司法实践对侦查和审判有时会起到一锤定音的作用，如 DNA 技术的个人识别作用、“脑死亡”的确立对新法律制定的影响作用，还有许多法医学技术规范被直接应用到法律法规中去。与此同时，法律制度的完善与发展又影响着法医学的发展，尤其在我国，法医鉴定制度的开放曾受司法制度约束长达几十年时间，最明显的标志就是医疗纠纷司法鉴定问题一直不能独立于行政管辖权之外。总之，法医学的发展离不开司法实践，并不断迎接法律对法医学提出的新挑战。同时，法律也急需法医学用最新的技术成果解决法律实践中的疑难问题。

第二节　法医学的研究领域与学科体系

一、法医学的研究领域

法医学在长期为法律服务的过程中，根据它独特的研究对象和方法，形成了一个独立的发展方向。特别是随着现代科学理论、科学技术和科学仪器的不断涌现，法医学的研究内容也越来越广泛，研究方法和检验技术越来越先进，加之司法实践对法医学不断提出更广、更高、更新的要求，也促进了法医学向着更深、更细的方向发展，形成了一系列新的分支学科。法医学的研究领域除了一般所指的研究对象——尸体、活体和物证，还包括了法医学检查工作中的现场勘验和文证审查。因为在许多法医学鉴定中，如死亡性质的判断、致伤物的推断等常常需要结合现场勘验的情况，同时还需要调用病史资料、检验报告、调查记录等文证资料。

二、法医学的学科体系

目前，普遍认同的法医学学科体系基本分类是：

（一）法医病理学

法医病理学是研究与法律有关的暴力性和非暴力性死亡的发生、发展规律的一门科学。它以尸体为研究对象，运用普通病理学的基础理论和技术研究死亡原因、死亡方式、死亡机制、死亡时间、死后变化以及致伤物的推断。

（二）法医临床学

法医临床学是运用临床医学的理论和技术研究并解决与法律有关的活体损伤以及生理病理等问题的一门学科。它以活体为研究对象，判断人身伤害的程度、损伤性质、致伤方式、致伤时间、致伤物；有无并发症、后遗症；劳动能力丧失情况；性犯罪、性障碍；诈病；造作（伤）病。

（三）法医物证学

法医物证学是运用生物学、免疫学、血清学、遗传学和人类学的理论和技术来确定组织的来源，进行亲权判定和个人识别的一个分支学科。它以与法律有关的生物检材或其他生物体的组织、器官、分泌物、排泄物为研究对象，通过对检材的理化性质、各种遗传标记的定性与分型研究，作出其检材的种类、种属和个人属性等问题的判断。

（四）法医毒理学

法医毒理学又称法医中毒学，它是运用毒理学的理论和技术研究因自杀、他杀或意外灾害引起中毒的一门科学。主要研究各种毒物对人体的有害作用及其发生机制；中毒的原因、方式、症状、病理变化和致死量。也研究药物的滥用、吸毒以及环境污染所致的毒害。

（五）法医毒物分析

法医毒物分析又称法医化学，它主要应用分析化学的理论和技术研究与法律有关的生物检材中毒物的分离、提取与鉴定（定性和定量鉴定）的一门科学。通过对检材中各种化学物质的定性和定量分析，作出检材中是否含有毒物或其代谢衍生物以及毒物的性质和量多少的判断。

（六）法医精神病学

法医精神病学又称司法精神病学，运用精神医学的理论和技术，研究并解决与法律有关的精神疾病和精神卫生问题的一门分支学科。研究的目的是确定违法或犯罪行为是不是在精神正常状态下所为，从而为司法机关判定被告人应否负法律责任提供依据，在民事法律行为中确定当事人有无行为能力。

三、法医学的检验内容

（一）现场勘验

现场是案件或事故发生的场所，也即发现尸体或遗留犯罪痕迹与物品的地点。现场勘验是为了正确判明案件性质，揭露犯罪事实而对现场进行实地调查、检验、发现并提取犯罪证据的一项重要侦查措施。

现场勘验是侦查破案的开始和基础。不论是他伤还是自伤或其他性质的人身伤亡，都与一定的时间、地点、场所、现场物品有着必然的联系，都会不可避免地引起各种客观环境的变化，留下相应的痕迹和物证。及时、全面、细致、客观地勘验现场，是了解犯罪事实真相、获取犯罪证据的重要来源。实践证明，许多案件的破获都是从现场勘验中发现罪证和提供破案线索的。

（二）尸体检验

尸体检验是为查明尸体死亡原因、确定致死方式和手段、判断死亡性质等而对尸体的内部和外表进行的一项检验。法医学尸检包括外表检查、尸体解剖和组织学检查，必要时还需作毒物分析、微生物学检查及组织化学检查。根据 1979 年卫生部颁布的《解剖尸体规则》的规定，法医解剖限于各级人民法院、人民检察院、公安局以及医学院校附设的法医科（室）进行，凡符合下列条件之一者应进行法医学解剖：（1）涉及刑事案件，必须经过尸解方能判明死因的尸体和无名尸体需要查明死因及性质者；（2）急死或突然死亡，有他杀或自杀嫌疑者；（3）因工农业中毒或烈性传染病死亡而涉及法律问题的尸体。《法医学尸体解剖规范》（SF/Z JD101002—2015）适用于各级公安部门、检察机关及面向社会服务的司法鉴定机构。

（三）活体检验

活体检验又称人身检验，是对涉及法律问题的活人身体进行的法医学检验。活体检验的内容主要包括年龄、性别、亲子关系、精神状态、损伤程度、致伤方式、劳动能力丧失程度、性机能状况、有无诈病、造作病等。需要引起注意的是，病人在求医时能如实地跟医生谈论病情，而在涉及案件时，被检查者既可能隐瞒病情，也可能造作夸大病情，所以要以客观检查为主，对被检查者的陈述和自觉症状要谨慎分析。

（四）物证检验

物证检验是运用血清学、免疫学、化学及人类学的方法，对与案件有关的人或动物的组织器官、体液、分泌物、排泄物所进行的检验。常见的法医学物证有：血液、精液、唾液、尿液、阴道液、毛发、骨骼、牙齿等。法医物证经过专门的检验鉴定，可以为揭露、证实犯罪或排除嫌疑提供证据，也可以为处理各类民事纠纷、灾害事故等提供科学依据。

（五）文证审查

凡能证明案件真实情况的文字资料均称文证。如与案件有关的现场勘查记录、调查记录、尸体或活体检验记录、鉴定书、诊断书、诊疗记录、病历及各种检验报告等都属文证。对文证的内容进行法医学审查和研究，并答复委托机关提出的问题，写出审查意见，这项工作即称为法医学文证审查。它常常是上级机关对下级机关的文证所进行的审查，以便复核原来的鉴定是否正确。

四、法医学的任务及学习意义

法医学的基本任务就是为法律服务。通过对各种与法律问题有关的尸体、人身、物证、文证及伤亡现场进行法医学检验鉴定，为侦查破案提供线索，为起诉、审判提供证据，为正确处理民事纠纷和行政纠纷案件提供判决依据，为查明重大意外伤亡事故的原因、性质和责任提供科学根据。

不论是司法人员还是律师或医生，了解和学习法医学知识对他们都具有重要的意义。

（一）侦查人员掌握一定的法医学知识是侦查破案的需要

在侦查破案过程中，侦查人员只有了解法医学检验鉴定的基本原理、方法和程序，才能科学地理解和正确运用法医学检验所提供的有关线索和鉴定意见，使之真正为侦查破案服务。当侦查需要对与案件有关的嫌疑人或嫌疑物进行法医学检验时，侦查人员只有了解各种常见法医学物证检材的提取方法、检验方法、适用条件及其意义，才能在确定检验对象以及提取、保管、送检检材等方面作出正确的抉择，采取正确的方法，不失时机地获取有力的证据，为侦破工作创造条件。

（二）检察、审判人员学习法医学知识是起诉、审判等司法工作的需要

法医学检验鉴定意见，往往是确定被告人有罪或无罪以及罪行轻重的重要依据，检察、审判人员常常需要根据科学的法医鉴定意见，来分析判断被告人的口供是否真实，破案起诉证据是否充足，其他有关侦查材料是否科学可靠。因此，检察、审判人员必须掌握一定的法医学知识，才能准确地阅读和科学地审查法医学鉴定文书，正确地利用法医学鉴定资料和其他法医学理论，衡量和判断被告人

是否有罪，并准确地起诉和定罪量刑。

（三）律师了解法医知识是科学、公正地为当事人提供法律服务的需要

律师掌握一定的法医学理论和方法，可以客观地分析判断有关案件中的法医鉴定资料是否科学，被告人是否有罪，并能以事实和科学为依据，为被告人进行合法辩护。在处理人身伤亡，亲权关系纠纷等涉及法律责任的民事或行政案件过程中，律师必须具备有关法医学知识，才能真正有效地保护当事人的合法权益。

（四）医务工作者学习法医学既是社会责任的需要，也是维护自身权益的需要

在临床工作中，医生常常是某一案件当事人受伤后的第一接触人和诊治者，在其诊治过程中形成的检查、诊断记录、手术记录、化验单、病历都将成为重要的原始文证材料，这些将可能成为最终判定损伤性质、程度及推定致伤物的有力依据。有时在诊疗、护理过程中会出现医疗事故。通过对法医学有关医疗纠纷和医疗事故鉴定的学习，了解易于引发纠纷及医疗事故的常见原因和法医学鉴定程序，既可以增强临床医生的责任心，也可以不断提高临床医疗水平，并达到有效防止医疗事故发生的目的。

第三节 法医学的发展历史与展望

一、中国法医学简史

迄今为止，中国是世界上文献记载有关法医学实践活动最早的一个国家。最早可追溯到公元前 475 年至公元前 221 年（战国时期），《礼记》和《吕氏春秋》都记载了检验损伤和法医检验制度的内容，如“命理瞻伤、察创、视折、审断、决狱讼、必端平”，这说明当时已有理官进行损伤检验。

1975 年，我国考古学界在湖北云梦县发掘了十二座战国末期至秦代的墓葬，其中十一号墓出土了大量秦代竹简，定名为《云梦秦简》。秦简中与法医学最密切的是《封诊式》，它记载了有关他杀、缢死、首级、外伤、流产、麻风病等检验案例，并有损伤性状的描述、致伤工具的推断、缢死索沟的特征以及手迹、足迹、血迹等方面的记载。《封诊式》中的“封”是指查封，“诊”是指诊察、勘验，“式”是指格式程式，也就是说，它是一部关于查封与勘验程式的刑事技术书籍。可以这样说，先秦时期（包括公元前 770 年至公元前 476 年的春秋时期和公元前 475 年至公元前 221 年的战国时期）是法医学的萌芽时期，更准确地说，

战国时期末是古代法医学与刑事侦查技术的萌芽时期。

汉唐时期，东汉时（公元 25 年至 220 年）已明确了不同程度的损伤定义。蔡邕称“皮曰伤、肉曰创、骨曰折、骨肉皆绝曰断”。三国吴末（公元 253 年至 280 年）张举首次结合他杀而后焚尸的案例，用猪作动物试验，发现了生前烧死和死后焚尸的鉴别办法，即有名的“张举烧猪案”。在当时，有个妻子把丈夫杀了，并放火烧舍，谎言丈夫是被火烧死的，夫家怀疑，向官府告发，妻拒不承认，有位叫张举的县令，取两口猪，一口杀之，一口活之，然后一并用大火烧，察死猪口中无烟灰，而活猪口中有烟灰，又验丈夫口中果然没有烟灰，证明是死后焚尸，其妻终于服罪。南北朝时期，又有以子血滴父骨的“滴骨验亲法”，认为若是亲，则血沁入骨内，否则不入。这一方法虽不科学，但在血型发现前一千年就想到以血验亲，这在亲权鉴定史上是有重要意义的。《唐律》是中国现存最早、最完整的一部封建法典，其中对致伤的分类“手足、他物和兵刃”，即钝器伤和锐器伤的划分，这在世界上是首先提出的。《唐律》对损伤程度的判定与刑罚也作了较详细的划分。

到了两宋时期，法医检验制度发展得较为完善，对施行法医检验的人员、职责以及初检、复检、免检的范围等都作了详细规定，并有了许多记载法医检验方面内容的书籍问世，如《折狱龟鉴》（1131 年）、《棠阴比事》（1211 年）、《洗冤集录》（1247 年），其中《洗冤集录》是世界上现存最早的一部较完整的系统法医学著作，它是由我国伟大的法医学家南宋刑狱官宋慈所写。此书对尸体现象、窒息、损伤、中毒、个人识别及现场勘查等方面内容，都作了较科学的阐述与分析。此书比欧洲第一部法医学著作《医师的报告》早了 350 年，曾先后译成法、英、日、德、俄等国文字，为我国和世界法医学的发展作出了巨大贡献。可以说，此时是法医学的鼎盛时期。

元明清时期，后人在《洗冤集录》的基础上编著了《平冤录》《无冤录》，1694 年，康熙三十三年律例馆参证古书数十种，修订《洗冤录》，编为《律例馆校正洗冤录》，即后世流传下来的“洗冤录”。

1894 年甲午战争以后，我国开始建立医学院校和医院，有了近代医学的萌芽，西方的法医学也引入我国。1915 年，北京、浙江等医科学校开始开设法医学课程，法医检验制度也由过去的只能进行尸体外表检查改革为准许解剖尸体，成为我国法医学史上的一大进展。1930 年，中国现代法医学先行者林几教授在北平大学首建法医学教研室。1932 年，国民党司法行政部在上海建立法医研究所，林几教授为第一任所长。

中华人民共和国成立后，中央卫生部颁布了《解剖尸体暂行条例》并在各医学院校和某些政法院校（北大、人大、华东及西北政法学院）开设法医学课程，培养专职法医并有多种法医学专著问世。1966 年"文化大革命"开始，公、检、法被砸烂，法医事业也陷入了低谷。1979 年随着《刑法》和《刑事诉讼法》的颁布，法制机构建设的不断健全和完善，促进了法医事业的迅速发展，恢复了高等医学院校招收法医学专业学生，高等政法院校将法医学列为必修课，公安、司法机关设立了法医鉴定机构，创办了多种法医学刊物，各地又相继成立了法医学会，显示我国法医学正面临着一个蓬勃发展的新局面。

二、外国法医学简史

在世界法医学史上，法医学的形成有两大体系：一是以外表检查为基础建立起来的古代法医学体系，它发源于我国，盛行于中、朝、日、越等亚洲各国；二是随着现代自然科学兴起而形成的现代法医学体系，发源于欧洲，普及于世界各国。

欧洲各国在法医学产生以前的很长时期内，多以征求临床医师的意见来处理案件。大约在公元前 18 世纪（公元前 1792 年至公元前 1750 年），巴比伦国王汉穆拉比颁布的著名法典（Hammurabi 法典）首先建立了医疗过失应负法律责任的规定，法典中还规定了有关乱伦、堕胎、通奸、强奸等问题。

公元前 5 世纪（公元前 449 年），古罗马的《十二铜表法》规定，父亲有权杀死严重畸形的儿童，精神病人犯罪可以减刑。

公元 5 世纪，日耳曼人和斯拉夫人推翻了罗马帝国，首次以法令明确规定检验损伤要请医学鉴定人。公元 1100 年耶路撒冷王的法典规定，审判案件要有医生的帮助，对谋杀案例要检查尸体，报告损伤结果及致伤凶器。直至 16 世纪，法医学一直处于萌芽阶段，未准许尸解，未形成系统法医著作。

16 世纪以后，1532 年德王卡尔五世（Karl Ⅴ）颁布刑法，规定暴力死、杀婴、堕胎案件必须由医师鉴定人鉴定，并且允许医生解剖尸体，这无疑为法医学的发展打开了道路。1562 年，欧洲法医学奠基人之一、著名的法国外科医师巴雷（Ambroise Pare）进行了第一例法医尸体解剖，作出了汞中毒的第一例法医学鉴定。1598 年，意大利医师菲特利斯（Fortunate Fidelis）出版了《医师的报告》（*De Relationibus medicorum*）一书，成为欧洲第一部系统的法医学著作。17 世纪初，另一部更为杰出的法医学著作是《法医学问题》，由罗马教皇御医Paolo Zacchia 完成。1650 年，德国莱比锡大学首次开设系统法医学讲座。

18 世纪以后，欧洲各国法医学成就不断涌现，发表了许多有价值的法医学专著，如《法医学大全》《系统法医学》《死亡的征象》《论溺死》等，这些就是欧洲早期法医学的发展史。

19 世纪后叶至 20 世纪初，以物理学、化学、生物学为主的自然科学和以病理学、细菌学为前导的医学科学取得了一系列划时代的成就，现代法医学便开始形成，并取得许多重要成就，如1814年法国著名化学与法医学教授M. J. B发表的《论毒物》是第一部系统研究毒物的物理、化学性质的专著。德国Casper教授的《实用法医学手册》，奥地利Hofmann的《法医学教科书》都是19世纪最重要的法医学著作。

20世纪60年代以来，由于医学及其他自然科学理论与技术突飞猛进，促进了法医学的发展，世界各国的法医学者都在探索将最新技术成就应用到法医学的鉴定中来。例如，吸收邻近学科的成就，发展了法医血清学、法医人类学、法医遗传学。又如，核磁共振技术、中子活化技术、扫描电子显微镜等先进仪器，也已在法医科研与实践中得到应用。尤其是1985年DNA技术应用于刑事侦查中，使法医学发生了一场深刻革命。

三、未来法医学展望

社会的进步、科技的发展以及法律实践的迫切需要，使法医学面临许多亟待解决的问题。譬如，死亡时间推断是法医学鉴定首先要解决的问题，而精确的早期死亡时间推断在法医学领域又是一个非常重要但迄今仍未能完全解决的问题之一，不断探求新方法、新技术，力求从不同角度寻找最佳方法，制定出一个早期死亡时间推断精确量化的标准与指标，还有待于今后国内外法医学者进一步的努力研究。如探讨心肌及骨骼肌肌动蛋白变化与死亡时间的对应关系、探讨死后骨骼肌pH与早期死亡时间（PMI）之间的关系。机体细胞核DNA平均含量对于同一物种来说是恒定不变的，而随着死后经过时间的延长，DNA含量有规律的下降，据此建立多参数、多脏器、多元回归方程，给法医学早期PMI的推断提供一种崭新的、富有前景的方法。

一种被称为“DNA画像”的技术，也许会让法医在推断罪犯的体貌特征时更具有把握。根据罪犯遗留在犯罪现场的血迹或毛发进行DNA画像，将能够提供罪犯的皮肤和虹膜的颜色信息，乃至其身高和体重。

超声萃取、微波萃取技术在毒物鉴定中的应用，多种人体生理功能客观检查仪器的开发，将对人体功能障碍程度作出更为客观准确的评定。

DNA第四代测序技术的应用前景，在第二代、第三代测序技术中，序列都是在荧光或化学发光物质的协助下，在DNA聚合酶或连接酶将碱基连接到DNA链上过程中通过读取释放出的光学信号而间接确定的。除了需要昂贵的光学监测系统，还要记录、存储并分析大量的光学图像，这都使仪器的复杂性和成本增加。依赖生物化学反应读取碱基序列更增加试剂、耗材的使用。第四代测序技术的目标是直接读取序列信息，不使用化学试剂，可以大幅度降低测序成本和缩短测序时间。目前，已有纳米孔测序、纳米管、石墨烯、纳米电极类穿孔测序以及电子显微镜直接测序等概念性研究。虽然尚无真正具有实用性价值的第四代测序技术，但其全新的理念为该技术的使用展示出良好的前景。新一代高通量测序结合经典的表观遗传学研究方法，使在全基因组水平上的表观遗传修饰研究更加高效和准确。华大基因与伦敦国王学院双胞胎研究团队 Twins UK 共同发起表观遗传学研究项目，采用新一代测序技术对 5000 对双胞胎进行深入研究，该研究成果将会应用于法医学领域的同卵双生子鉴定以及年龄推断等方面。新一代测序技术的逐步规范和完善，必将成为法医学常规检验技术，并在法医鉴定领域发挥更大的作用。

第四节　法医学鉴定

根据《全国人民代表大会常务委员会关于司法鉴定管理问题的决定》（以下简称《决定》），从严格法律层面上讲，“司法鉴定是指在诉讼活动中鉴定人运用科学技术或者专门知识对诉讼涉及的专门性问题进行鉴别和判断并提供鉴定意见的活动”。

一、法医学鉴定的概念和种类

法医学鉴定属司法鉴定的一种，法医类司法鉴定是指在诉讼活动中鉴定人运用法医学知识，对诉讼中涉及的专门性问题进行科学的检验、分析、鉴别和判断并提供鉴定意见的活动。即法医鉴定人按照法律程序对涉及刑事、民事、行政诉讼案件中的尸体、人身、物证和文证进行检验、分析后就委托机关提出的问题进行说明，并最后作出科学意见的过程。这个意见是诉讼证据的一种，具有法律效力。

法医学鉴定在案件的侦查与审判中往往起着极为关键的作用，但并不是说任何一个法医做的鉴定都有这种作用。因为不同的法医所具有的专业知识水平和实践工作经验不同，工作责任心和检验设备条件不同，其检验结果和鉴定意见就会有差异。只有客观、真实、全面的检验加上认真科学的分析，最终的鉴定意见才准确可靠。司法机关、律师、诉讼当事人都有权对某一鉴定意见进行评论，提出质疑，或申请重新鉴定。

（一）根据被鉴定的对象进行分类

根据被鉴定的对象不同，法医鉴定可分为法医病理鉴定、法医临床鉴定、法医物证鉴定、法医毒化鉴定、法医精神病鉴定。

（二）根据鉴定方式（程序）进行分类

根据鉴定方式（程序）不同，可分为初次鉴定、补充鉴定、重新鉴定、联合鉴定。

1. 初次鉴定

初次鉴定（初始鉴定或原始鉴定）是指委托机关首次委托法医鉴定人对鉴定的客体（尸体、活体、物证、文证）进行检验后，第一次作出的鉴定意见。它是证明案件真实情况的科学记录，初始鉴定经过法庭质证属实后，即可作为定案的依据。初次鉴定的鉴定书应连同鉴定时所用的材料，如尸检记录、尸检照片、病理组织切片、物证、毒物检验报告等一起存档保存，以便必要时呈送法庭作为证据，或备作补充鉴定和重新鉴定时使用。对重大案件的检验材料，应保存到案件审理终结。根据司法部《司法鉴定程序通则》的规定，司法鉴定应有二人以上进行，第一人对鉴定意见承担主要责任，其他人承担次要责任；复核人对鉴定意见承担连带责任；司法鉴定书的签发由本机构内主管业务的负责人行使。

2. 补充鉴定

补充鉴定是司法机关、律师或诉讼当事人认为初次鉴定理由不充分，或鉴定不全面、不明确，或原鉴定项目有遗漏，或者又发现了与鉴定有关的新材料和新情况，要求初次鉴定人对原来的鉴定进行补充修改，解答新发现的问题，称为补充鉴定。这种鉴定有时需要进行多次，有时也可由本机构其他鉴定人进行。

补充鉴定是原鉴定文书的组成部分，只能由原鉴定机构进行，其他机构不能做补充鉴定。补充鉴定的方式有两种：一种是对新委托鉴定项目作出解答，不另用鉴定文号。这种单独答复的文本不能单独使用，要和原鉴定文本一起使用，这是最常用也是最简单的补充鉴定形式。另一种是对新委托的鉴定项目按正常司法鉴定书的形式独立地制作一份完整的鉴定书文本，它可以单独使用，并且是单独编写鉴定序号。

3. 重新鉴定

重新鉴定也称再鉴定，是司法机关或诉讼当事人对做过的法医学鉴定有异议，或几个鉴定人的意见不一致，而将原鉴定材料再委托（本鉴定机构或其他鉴定机构）另外的法医鉴定人重新进行检验鉴定。

在司法鉴定过程中，凡不符合司法鉴定程序的（超越鉴定范围或执业类别），原鉴定意见与其他证据有矛盾的，有应当回避而没有回避的情节，送检的材料虚假或者失实的，因使用标准、方法不当使原鉴定意见不科学准确的，当事人或者委托方对鉴定意见有异议而且有合理理由需要委托再鉴定的，可由原鉴定人以外的司法鉴定人或其他鉴定机构重新鉴定。需注意的是：重新鉴定所提供的鉴定材料必须是与初次鉴定相同的鉴定材料；重新鉴定必须是由原司法鉴定人以外的鉴定人或鉴定机构进行。

4. 联合鉴定

对于涉及重大案件或者特别复杂、疑难、特殊技术问题或者多个鉴定类别的鉴定事项，办案机关可以委托司法鉴定行业协会组织协调多个司法鉴定机构进行鉴定。

5. 终止鉴定程序

司法鉴定机构已经受理了司法鉴定申请，但在进行鉴定过程中，遇有下列情形之一的，可以终止鉴定：

（1）发现委托鉴定事项的用途不合法或者违背社会公德的；

（2）委托人提供的鉴定材料不真实或者取得方式不合法的；

（3）因鉴定材料不完整、不充分或者因鉴定材料耗尽、损坏，委托人不能或者拒绝补充提供符合要求的鉴定材料的；

（4）委托人的鉴定要求或者完成鉴定所需的技术要求超出本机构技术条件和鉴定能力的；

（5）委托人不履行司法鉴定协议书规定的义务或者被鉴定人不予配合，致使鉴定无法继续进行的；

（6）委托人拒绝支付鉴定费用或者主动要求终止鉴定的。

二、法医鉴定人与鉴定机构

《刑事诉讼法》第146条规定："为了查明案情，需要解决案件中某些专门性问题的时候，应当指派、聘请有专门知识的人进行鉴定。"由此可见，鉴定人就是指对被鉴定的事物有专门的知识，受司法机关指派或聘请，就所交付的事物进行检验鉴定，作出具有证据效力的鉴定意见的人。

《民事诉讼法》第76条规定，当事人可以就查明事实的专门性问题向人民法院申请鉴定。当事人申请鉴定的，由双方当事人协商确定具备资格的鉴定人；协商不成的，由人民法院指定。当事人未申请鉴定，人民法院对专门性问题认为需要鉴定的，应当委托具备资格的鉴定人进行鉴定。

根据司法部《司法鉴定人登记管理办法》规定，司法鉴定人是指运用科学技术或者专门知识对诉讼涉及的专门性问题进行鉴别和判断并提出鉴定意见的人员。司法鉴定人应具备本办法规定的条件，经省级司法行政机关审核登记，取得《司法鉴定人执业证》，按照登记的司法鉴定执业类别，从事司法鉴定业务。

公安部新修订的《公安机关鉴定人登记管理办法》（公安部令第156号）第2条规定，公安机关鉴定人（以下简称鉴定人），是指经公安机关登记管理部门核准登记，取得鉴定人资格证书并从事鉴定工作的专业技术人员。

第3条规定，本办法所称的鉴定，是指为解决案（事）件调查和诉讼活动中某些专门性问题，公安机关鉴定机构的鉴定人运用自然科学和社会科学的理论成果与技术方法，对人身、尸体、生物检材、痕迹、文件、证件、视听资料、电子数据及其他相关物品、物质等进行检验、鉴别、分析、判断，并出具鉴定意见或者检验结果的科学实证活动。

根据《决定》，具备下列条件之一的人员，可以申请登记从事司法鉴定业务：（1）具有与所申请从事的司法鉴定业务相关的高级专业技术职称；（2）具有与所申请从事的司法鉴定业务相关的专业执业资格或者高等院校相关专业本科以上学历，从事相关工作五年以上；（3）具有与所申请从事的司法鉴定业务相关工作十年以上经历，具有较强的专业技能。

（一）法医鉴定人

法医鉴定人，是指具有法医学理论知识、技能和实践经验，取得司法鉴定人执业证，受政法机关委托，解决刑事、民事案件中有关法医学问题的人。此外，由于法医工作者不可能对所有各专科的医学问题都非常精通，有时遇到诸如神经科、妇产科、眼科、精神科等领域的某些疑难问题时，还需临时聘请有关方面的医学专家进行检验鉴定，他们可称作“医师鉴定人”。

1. 法医鉴定人的条件

我国三大诉讼法对司法鉴定人条件笼统地规定为“有专门知识”。其含义主要包括专业知识条件、实践能力条件、法律知识条件、职业道德条件等。

（1）专业知识条件。鉴定人必须对其所从事的鉴定领域的专门知识有过系统的学习，掌握了比较深厚的基础理论和熟练的应用技术，具备一定的学历条件。

（2）实践能力条件。鉴定人必须具有一定年限从事本专业鉴定工作的实践经验，经考核办案的数量和质量达到规定的要求，能独立解决本专业鉴定工作的实际问题。

（3）法律知识条件。鉴定人必须具备与司法鉴定工作和诉讼活动相关的法律知识，如诉讼法学、证据法学、侦查学、刑法学等。这是作为鉴定人依法鉴定的重要条件。

（4）职业道德条件。鉴定人必须具备司法鉴定人职业道德规范的要求，能实事求是，客观公正，不徇私情，不谋私利，刚正不阿地出具鉴定意见。

2. 法医鉴定人的权利和义务

为了保证鉴定工作公正进行，法医鉴定人在工作中享有下列权利并履行下列义务：

（1）有权了解案件的有关情况。可根据鉴定需要参加现场勘查，进行尸体、人身及物证的检查，可查阅有关案件资料，询问当事人及有关证人。

(2) 有权依法选择适当的鉴定对象和鉴定方法，根据事实作出客观、科学的鉴定意见，不受任何外来的授意和干扰。

(3) 委托鉴定的材料不充分时，有权要求补充材料或补充调查。

(4) 多人共同对同一对象进行鉴定时，可以相互研究和讨论，并共同作出鉴定。也可依据各人的意见，分别单独作出鉴定意见。

(5) 坚持客观公正，实事求是。要如实、全面地提供检验所见，不得弄虚作假或隐匿证据。

(6) 遵守检验鉴定的操作程序，严格按科学方法进行鉴定，不得粗枝大叶或主观臆断。

(7) 检验鉴定工作必须在法律规定范围内进行，不得有侮辱人格，有伤风化或其他侵犯公民人身权利的行为。

(8) 对涉及国家秘密、侦查证据或不宜公开的个人隐私问题，应保守秘密。

(9) 发现作出的鉴定意见不正确或不够完整时，应及时主动地予以更正或补充鉴定。

(10) 鉴定人有义务到法院出庭作证，并依据法律程序接受质询，回答与鉴定有关的问题。

(二) 鉴定机构

鉴定机构的设置是司法鉴定制度的重要内容。从世界各国的情况来看，鉴定机构的设置有两种基本模式：一种是集中型，另一种是分散型。所谓集中型，是指一个国家的司法鉴定机构和人员属于统一的组织系统，服从统一的管理，适用统一的标准。所谓分散型，是指一个国家的司法鉴定机构和人员分属于不同的系统，或者具有不同的性质，而且相互独立，没有统一的管理体制。在西方国家中，法国属于比较典型的集中型司法鉴定体制，美国则堪称分散型司法鉴定体制的代表。

根据司法部《司法鉴定机构登记管理办法》的规定，我国的司法鉴定机构是指从事《决定》第2条规定的司法鉴定业务的法人或者其他组织。司法鉴定机构的登记事项包括：名称、住所、法定代表人、鉴定机构负责人、统一社会信用代码、资金数额、仪器设备和实验室、司法鉴定人、司法鉴定业务范围等。

法人或者其他组织申请从事司法鉴定业务，应当具备下列条件：(1) 有自己的名称、住所；(2) 有不少于100元人民币的资金；(3) 有明确的司法鉴定业务范围；(4) 有在业务范围内进行司法鉴定必需的仪器、设备；(5) 有在业务范围内进行司法鉴定必需的依法通过资质认定或者实验室认可的检测实验室；(6) 每项司法鉴定业务有三名以上司法鉴定人。最终要经省级司法行政机关审核登记，取得《司法鉴定许可证》，在登记的司法鉴定业务范围内，开展司法鉴定活动。

过去，我国的法医鉴定机构主要设在公、检、法、司及高等医学和法学院校。2005 年《决定》颁布后，司法部统一了全国的司法鉴定管理，取消了公、检、法的对外鉴定权，并对原有的部属鉴定机构进行了剥离。如过去的“公安部第二研究所”，负责整个公安系统的法医科研工作和法医检案会诊，解决各省、市、县上报的各种疑难案件，是我国拥有现代化设备规模大、技术力量强的研究机构之一。现已更名为“物证鉴定中心”可以对外开展司法鉴定业务，内设刑事技术研究室、物证技术研究室、法医病理研究室、法医临床研究室。原司法部直属的“上海司法鉴定科学技术研究所”，负责解决司法系统各类疑难案件的法医鉴定工作，以及法医学研究和学习培训。现更名为“司法鉴定科学研究院”它是 1932 年成立的我国第一个法医研究所，其设备先进，技术力量雄厚，有法医病理学、法医临床学、法医物证学、法医毒化和刑事技术五个研究室。

《公安机关鉴定机构登记管理办法》（公安部令第 155 号）第 2 条规定，本办法所称公安机关鉴定机构（以下简称鉴定机构），是指公安机关及其所属的科研机构、院校、医院和专业技术协会等依法设立并开展鉴定工作的组织。第 5 条规定，公安部和各省、自治区、直辖市公安厅、局设立或者指定统一的登记管理部门，负责鉴定机构资格的审核登记、年度审验、变更、注销、复议、名册编制与备案、监督管理与处罚等。

三、法医学鉴定程序

《司法鉴定程序通则》（司法部令第 132 号，以下简称《通则》）第 2 条规定，司法鉴定是指在诉讼活动中鉴定人运用科学技术或者专门知识对诉讼涉及的专门性问题进行鉴别和判断并提供鉴定意见的活动。司法鉴定程序是指司法鉴定机构和司法鉴定人进行司法鉴定活动的方式、步骤以及相关规则的总称。

本通则适用于司法鉴定机构和司法鉴定人从事各类司法鉴定业务的活动。

法医学鉴定是一项十分严肃、科学性极强的工作，直接关系到保护人民、打击犯罪、维护社会和谐安定、健全和加强社会主义法治。司法鉴定机构和司法鉴定人进行司法鉴定活动，应当遵守法律、法规、规章，遵守职业道德和职业纪律，尊重科学，遵守技术操作规范。必须严格按照规定的程序进行。

（一）提出申请或委托

司法机关或当事人必须以书面形式提出委托，鉴定机构应当要求委托人出具鉴定委托书，提供委托人的身份证明，并提供委托鉴定事项所需的鉴定材料。委托人委托他人代理的，应当要求出具委托书。

《通则》中所指鉴定材料包括检材和鉴定资料。检材是指与鉴定事项有关的生物检材和非生物检材；鉴定资料是指存在于各种载体上与鉴定事项有关的记录。

法医学鉴定必须依法进行。属于刑事案件的，根据诉讼进程，分别由案件的受理机关公安部门、检察院、法院决定委托；属民事和行政诉讼案件的，由法院决定委托。非司法鉴定的，如保险赔偿，由保险公司决定委托；医疗纠纷案件的鉴定，由卫生行政管理部门决定委托。

鉴定委托书应当载明委托人的名称或者姓名、拟委托的司法鉴定机构的名称、委托鉴定的事项、鉴定事项的用途以及鉴定要求等内容。

要求委托人向司法鉴定机构提供真实、完整、充分的鉴定材料，并对鉴定材料的真实性、合法性负责。

（二）受理

司法鉴定机构应当统一受理办案机关的司法鉴定委托。

鉴定人在接到司法机关的委托或聘请后，首先了解案情、检验的目的和要求，以及有无应当回避的情况。其次，根据本人的学识与经验、本机构的设备与条件决定能否进行鉴定。

《通则》第 14 条规定，司法鉴定机构收到委托，应当对委托的鉴定事项进行审查，对属于本机构司法鉴定业务范围，委托鉴定事项的用途及鉴定要求合法，提供的鉴定材料真实、完整、充分的鉴定委托，应当予以受理，并自收到委托之日起七个工作日内作出是否受理的决定。对疑难、复杂或者特殊鉴定事项的委托，可以与委托人协商确定受理的时间。

司法鉴定机构受理鉴定委托后，应当与委托人在协商一致的基础上签订司法鉴定协议书。司法鉴定委托书应当载明委托人名称、司法鉴定机构名称、委托鉴定事项、是否属于重新鉴定、鉴定用途、与鉴定有关的基本案情、鉴定材料的提供和退还、鉴定风险，以及双方商定的鉴定时限、鉴定费用及收取方式、双方权利义务等其他需要载明的事项。

（三）检验

《通则》第 18 条规定，司法鉴定机构受理鉴定委托后，应当指定本机构具有该鉴定事项执业资格的司法鉴定人进行鉴定。

司法鉴定机构对同一鉴定事项，应当指定或者选择两名司法鉴定人进行鉴定；对复杂、疑难或者特殊鉴定事项，可以指定或者选择多名司法鉴定人进行鉴定。

检验是法医鉴定程序中的中心环节，也是取得科学证据的基本环节。根据不同的检验客体和鉴定要求，使用不同的检验方法和手段。检验要全面、细致、合乎规范，对于具有法律价值的各种证据，如标本、病理切片和有关物证必须编号归档妥为保存，以备查验。例如，对一例死因不明、情况复杂的尸体，仅做体表检验或局部的剖验就作出鉴定意见，显然是不够全面的。即使做了全身的解剖，未做病理组织学检验和毒物化验也是不符合规范的。因此，《通则》第 23 条明确规定，司法鉴定人进行鉴定，应当依下列顺序遵守和采用该专业领域的技术标准、技术规范和技术方法：（1）国家标准；（2）行业标准和技术规范；（3）该专业领域多数专家认可的技术方法。

《通则》第 20 条规定，司法鉴定人本人或者其近亲属与诉讼当事人、鉴定事项涉及的案件有利害关系，可能影响其独立、客观、公正进行鉴定的，应当回避。

司法鉴定人曾经参加过同一鉴定事项鉴定的，或者曾经作为专家提供过咨询意见的，又或曾被聘请为有专门知识的人参与过同一鉴定事项法庭质证的，应当回避。

《通则》第 5 条规定，司法鉴定实行鉴定人负责制度。司法鉴定人应当依法独立、客观、公正地进行鉴定，并对自己作出的鉴定意见负责。司法鉴定人不得违反规定会见诉讼当事人及其委托的人。

（四）出具鉴定意见

根据检验所见，结合案卷材料，进行科学综合分析，作出鉴定意见。

一般鉴定意见书应当在与委托人签订司法鉴定协议书之日起 30 个工作日内完成。若鉴定事项涉及复杂、疑难、特殊的技术问题或者检验过程需要较长时间的，经本机构负责人批准，完成鉴定的时间可以延长，延长时间一般不得超过 30 个工作日。司法鉴定机构与委托人对完成鉴定的时限另有约定的，从其约定。在鉴定过程中补充或者重新提取鉴定材料所需的时间，不计入鉴定时限。

司法鉴定文书包括司法鉴定意见书和司法鉴定检验报告书两种形式。其制作要求应当符合司法部统一规定的司法鉴定文书格式。司法鉴定文书末尾应当由司法鉴定人签名，并加盖司法鉴定机构的司法鉴定专用章。多人参加司法鉴定，对鉴定意见有不同意见的，应当注明。

司法鉴定机构出具的司法鉴定文书一般应当一式四份，三份交委托人收执，一份由本机构存档。司法鉴定机构应当按照有关规定或者与委托人约定的方式，向委托人发送司法鉴定意见书。

四、法医鉴定书的制作

在证据学中，鉴定书是一种证据载体，它是鉴定人运用科学知识、原理、方法对案件中某些专门问题进行分析、研究后作出的书面判断意见。在英美法系称为“专家证言”，在大陆法系称为“鉴定意见”。

法医学鉴定书是法医鉴定人对有关案件的尸体、人身、物证进行法医学检验后，将检验所见的事实情况，分析说明意见和鉴定意见按照一定的格式编写成的书面报告材料。它是一种具有证据效力的法律文书，它不仅标志着鉴定所达到的水平，也反映出鉴定人的科学素养与作风。由于它主要是给非法医专业人（司法人员、律师、原告、被告）看的，所以编写时不但要求客观地反映事实，确切地解释事实，还要做到文字简练、通俗易懂，使办案人员易于理解。即以事实为依据，严格按照鉴定程序，如实科学地进行描述、分析、鉴定。

关于法医鉴定书的名称，在理论界比较规范的划分有以下几种：

根据检验的客体不同（检验对象不同、学科不同）分为法医活体检验鉴定书（法医临床学鉴定书），法医尸体检验鉴定书（法医病理学鉴定书），法医物证检验鉴定书，法医毒物检验鉴定书，司法精神医学鉴定书，法医文证审查意见书（根据文字资料进行审查后所作的鉴定）。

根据鉴定意见的内容不同（鉴定文书的性质和作用不同）分为司法鉴定意见书，司法鉴定检验报告书，书证审查意见书，咨询意见书。2007 版《通则》仅规定了“司法鉴定意见书”和“司法鉴定检验报告书”。2016 版《通则》仅保留了“司法鉴定意见书”一种。

根据鉴定的方式（程序）不同分为：鉴定书（原始鉴定、初次鉴定），补充鉴定书，重新鉴定书（再鉴定），联合鉴定书。

法医鉴定书的基本结构分为序言（基本情况），基本案情（案情及病历摘要），鉴定过程（检验及调查记录），分析说明，鉴定意见和结尾（及附件）六个部分。

（一）序言（基本情况）

一般记载委托机关的名称，委托日期，委托鉴定事由（目的、要求），检材的名称、数量和来源（若为尸体或活体则应写明姓名、性别、年龄、职业、籍贯、住址、死亡时间、发案时间等），检验的时间、地点，在场检验人员的姓名、职务、单位等。

（二）基本案情（案情及病历摘要）

根据委托机关的介绍和提供的资料（侦查材料、法庭笔录、病历资料等），有时还包括鉴定人自己调查的情况，简要叙述与鉴定问题有关的案情经过和现场情况，客观摘录与鉴定问题有关的病史记录。

（三）鉴定过程（检验及调查记录）

这是鉴定书的基础，应详细客观地记载检验所采用的方法（如尸检、活检、物证检验、毒物化验）、检验过程及检验调查所见的全部事实，不得将任何主观分析、判断或带有结论性的语言记录其中。要主次分明，层次清楚，实事求是。

检验所见的记录事项如下：

1. 尸体解剖

按照外表检查、内部检查、各脏器检查、组织学检查、组织化学检查、细菌学检查、毒物化验及其他特殊检查逐项填写。

2. 活体检查

记录身体外表所见，特殊伤痕检查，各种临床医学检查所见等。

3. 物证检验

按常规检验顺序，记载检验的方法和结果。

4. 文证检查

根据文件材料（如病历、化验单）鉴定时，要将记录原文照引或扼要摘录，摘录应注意符合客观实际，不可断章取义，要注意所引内容的页码等。法医鉴定人对涉及鉴定的有关情况可依法进行调查，以弥补司法人员医学知识的不足，如对被鉴定人家属、监护人和所在单位进行的调查，并制作调查笔录。

（四）分析说明

这部分是鉴定书的核心，也是鉴定意见的主要根据或理由，把检验所见的各种征象，结合现场情况，参考案情，进行综合分析，阐明各种征象的内在联系及科学道理，并围绕鉴定要求一一加以说明，所引用的事实要有据（记录中可见），所列举的理论符合科学，所进行的分析合乎逻辑规律。如尸体检验鉴定书应围绕着死因、死亡性质、死亡时间、暴力作用形式、过程、致伤工具、案件性质等问题，在检验所见范围内给予分析。

（五）鉴定意见

根据检验所见和分析论证结果，对应解决的主要问题，用简明扼要的文字加以概括总结，写出科学的鉴定意见。

（六）结尾（及附件）

写明鉴定机构名称、鉴定人姓名（打印文本和亲笔签名）、鉴定人执业证号、书写鉴定书的日期。最后，加盖鉴定机构的司法鉴定专用公章。相关证据材料（如照片、图表等）可作为附件附后。

为进一步完善司法鉴定文书规范化，强调司法鉴定机构和司法鉴定人应当按照统一的文本格式制作司法鉴定意见书，并对司法鉴定委托书的内容进行修改完善，还增加了对有瑕疵的司法鉴定意见书进行补正的条件和措施。

根据《通则》，司法鉴定机构修订和制定了司法鉴定委托书、司法鉴定意见书、延长鉴定时限告知书、终止鉴定告知书、司法鉴定复核意见、司法鉴定意见补正书和司法鉴定告知书等 7 种文书格式，并于 2017 年 3 月 1 日起执行。

五、法医学鉴定资料的评断与使用

在各类诉讼活动中，法医学鉴定资料常常被作为重要的诉讼证据，然而，法医学鉴定资料的意见是否正确、全面，则又取决于鉴定人是否具有严格的科学态度及相应的知识水平、鉴定能力、鉴定经验等，同时也受客观鉴定条件影响。因此，公安、司法人员在实际工作中，必须掌握如何正确评断和使用法医学鉴定资料。

评断法医学鉴定资料，首先，看鉴定主体资格（鉴定机构和鉴定人）是否符合法律有关规定，如是否有非本机构人员参与，是否有应当回避的人员而没有回避。其次，看检验的内容是否全面，有无遗漏；记录是否客观、详细完整，能否反映真实情况。再次，看所使用的检验方法是否正确；检验操作过程是否科学。又次，进一步研究鉴定的分析、推理是否以客观的检验结果为依据，是否合乎逻辑，是否符合科学规律。最后，审查意见部分的内容是否符合上述检验分析的结果，有无矛盾或遗漏之处，使用的语言文字是否恰当、准确，是否回答了需要鉴定的有关问题。这样才能正确估价法医学鉴定资料的质量和证据价值。

大多数法医学鉴定资料，对有关需要鉴定的问题都作出了明确的肯定或否定意见，这些鉴定意见常可起到认定犯罪或排除嫌疑等直接的证据作用。还有一些法医学鉴定，由于受到检验条件及鉴定人水平等客观或主观因素限制，不能得出肯定或否定意见，而只是提出了有无可能性等具有倾向性的分析意见。这类鉴定资料往往不能单独作为直接证据使用，必须与案件的其他有关证据材料综合运用，有时仅能为某些诉讼过程提供参考依据，如为侦查工作划出一定范围、提供一定方向等。

在审查评断和使用法医学鉴定资料过程中，如果对鉴定意见产生疑问或有新的鉴定要求，应与鉴定人共同研究解决，或按照有关规定，要求进行补充鉴定、重新鉴定或联合鉴定。除原鉴定人外，任何人不得对鉴定资料进行修改。

鉴定意见中经常使用以下几种判断形式：

（一）肯定性判断与否定性判断

当鉴定人确定在被鉴定的客体中有某种事件、关联或关系存在，则其意见常采取肯定性判断形式。如“××是由于头部枪创致死”“该新生儿具有生活能力”“该损伤属重伤范围”“该创伤是由于这一凶器所致”。如果确定某种事件在被鉴定的客体中未发生，则采用否定性判断形式。如“××之死与所受的损伤无关”。

（二）可能性判断与不可能性判断

当鉴定人要了解的某一事件、关联或关系一般来说是可能存在的，但在现有条件下或者未出现或者还不具有确定其是否存在的知识，则使用可能性判断。例如，“肋骨骨折可能因拳击胸部而发生”（鉴定人确信拳击能引起肋骨骨折，但并未肯定本例骨折的发生是由于拳击，即骨折的发生可能还有其他因素）；“不排除受害人受到这样的损伤后能行走200米”，这一判断表明受伤后行走200米的可能性是存在的，但鉴定人并未确信，也不可能绝对确信受伤人能在伤后行走这段距离。当鉴定人确信某一事件不可能发生时，则其意见可采用不可能判断形式，例如，“受伤人在受该损伤后不可能完成有目的行动”“对某人的血型检验结果表明他不可能是小孩××的父亲”。

（三）条件性判断

当鉴定人确信事件的发生需要遵循一定的条件，而这一条件当时又未被遵循，则采用条件性判断形式，如“若受害人受到及时救治，其生命是可能得救的”。

（四）分释性判断

当鉴定人确定检查对象与两个（或三四个）现象或事件中之一有一定的关联，但又不准确知道与哪一个有关时，应采用分释性判断形式。例如，“所受损伤脑震荡可由于硬性钝器打击头部或由于头部撞击在钝体上而发生”。

（五）确定性判断与概然性判断

前者表达的是确定性知识，即其知识已被证实；后者表达的是概然性的知识，其知识虽然已经实践证实，但有不足之处，或有某种理论性先决条件。这种概然性可有程度上的区分：“可能性小”“很可能”“高度可能”。例如，根据颅骨判定性别，目前只能说有很大的可能性判定为某一性别，若把这一概然性意见改为确定性就可能会得出错误的意见。

上述所讲的肯定性判断，否定性判断、可能性判断、条件性和分释性判断本质上都属于确定性判断，这些判断表达的是可靠的知识，它反映鉴定人对其意见的真实性确信无疑。当鉴定人不拥有为自己意见所必需的、充分的材料因而对意见不确信时，则采用假定形式的回答——概然性判断。

六、鉴定的责任追究

2019年12月26日发布了《最高人民法院关于修改〈关于民事诉讼证据的若干规定〉的决定》，为推动民事诉讼诚实信用原则的落实，完善当事人、证人具结和鉴定人承诺制度以及当事人、证人虚假陈述和鉴定人虚假鉴定的制裁措施，法院主要做了以下工作：一是加强对鉴定委托的管理。在委托鉴定的时候，人民法院应当明确鉴定事项、鉴定范围、鉴定目的、鉴定期限，这就要求审理案件的法官对案件的事实和争议的焦点有比较明确的把握，防止法院委托鉴定的时候鉴定事项不明确、要求不明确，出现瑕疵，或者鉴定意见无法采信，也防止由于鉴定期限不明确、要求不明确导致的诉讼拖延。二是规定鉴定人承诺和故意作虚假鉴定的制裁。三是对鉴定人撤销鉴定意见的后果作出规定。鉴定人在鉴定意见被采信后，没有正当理由撤销鉴定意见的，不仅应当退还鉴定费用，人民法院还应当依照《民事诉讼法》妨碍民事诉讼强制措施的规定进行处罚，支持当事人赔偿合理费用的请求。

《司法鉴定执业活动投诉处理办法》（司法部令第144号）第24条规定："司法行政机关应当根据对投诉事项的调查结果，分别作出以下处理：（一）被投诉人有应当给予行政处罚的违法违规行为的，依法给予行政处罚或者移送有处罚权的司法行政机关依法给予行政处罚；（二）被投诉人违法违规情节轻微，没有造成危害后果，依法可以不予行政处罚的，应当给予批评教育、训诫、通报、责令限期整改等处理；（三）投诉事项查证不实或者无法查实的，对被投诉人不作处理，并向投诉人说明情况。涉嫌违反职业道德、执业纪律和行业自律规范的，移交有关司法鉴定协会调查处理；涉嫌犯罪的，移送司法机关依法追究刑事责任。"

2019年12月26日发布的《最高人民法院关于修改〈关于民事诉讼证据的若干规定〉的决定》第33条规定："鉴定开始之前，人民法院应当要求鉴定人签署承诺书。承诺书中应当载明鉴定人保证客观、公正、诚实地进行鉴定，保证出庭作证，如作虚假鉴定应当承担法律责任等内容。鉴定人故意作虚假鉴定的，人民法院应当责令其退还鉴定费用，并根据情节，依照民事诉讼法第一百一十一条的规定进行处罚。"

《公安机关鉴定人登记管理办法》第29条规定："有下列情形之一的，终身不授予鉴定资格：（一）故意出具虚假鉴定意见的；（二）严重违反规定，出具两次以上错误鉴定意见并导致冤假错案的；（三）受过开除公职处分的。

延伸阅读

法庭科学

法庭科学又称法科学（forensic science），是一个内涵很广泛的词，它包含为了把罪犯绳之以法而进行调查中所使用的各种科学手段，因此单把它作为犯罪现场勘查以及其他和犯罪有关的鉴定来解释是很片面的。对于这个词，美国侦破科学院给它下的定义是：研究如何把科学应用于法律和刑侦。它包括这样一些领域：法医鉴定学，毒理学，犯罪心理学，人类学以及专业检查人员对指纹、武器、工具痕迹和有问题的文件进行的工作。这个词在某些情况下甚至还包括了犯罪学的意义。

法科学就是为法律服务的科学。一切形式的科学如医学、病理学、牙科学、生物学、物理学、化学和工程学等，只要是能被有鉴定资格的人作为证据提交的，都可以归入“法科学”。显然，法科学不是一门独立的学科，而是运用一切医学、生物学、物理学、化学的理论与技术，解决侦查、审判以及民事诉讼中有关问题的一门自然科学。

法科学常常与侦查学并驾齐驱。近年来，法科学领域的发展突飞猛进，不论是在规模上还是在范围上都有了长足进步。法科学在刑事或民事案件调查中的应用也越来越多样化。广义的法科学应包括更具专业性的多种内容，如侦查学、法医学、遗传学、人类科学、精神病学、毒理学、昆虫学、可疑文件检验学、火器、DNA分型、影像医学、物证学、法学和计算机。

法庭科学的传统一般是从公元8世纪起算的，那时中国人使用指纹（捺手印）在公文、契约、雕塑等上面留下自己的“签名”。在国际法庭科学界，有两位古代中国人非常著名，他们就是唐朝时的宰相狄仁杰和宋朝时的提刑（相当于现在的法官）宋慈。狄仁杰因为荷兰驻华外交官高罗佩所写的《狄仁杰断案传奇》一书而被西方人惊呼为“中国的福尔摩斯”。宋慈则因为其所著的一部《洗冤集录》被称为世界法庭科学的鼻祖。

第二章

法医死亡学

死人不会说话，但尸体永远不会说谎。尸体上所留下的每一个痕迹，都反映了案件的真实过程。

“死亡学”是“二战”后美国兴起的一门新兴学科，提倡“死亡教育”(death education)。此项课程不仅应在大学学院（宗教系、哲学系、心理学系、社会学系、教育学院）设立，也应该在中学阶段（甚至小学阶段）推行死亡教育，应当与性教育同等重视。至1976年美国已有1500多所中小学校实施死亡教育的课程。在英国，皇家学院于1976年建立了死亡教育机构，开设了远程教育课程。20世纪末，我国台湾地区学校广泛开展生命教育活动，之后就在中学普遍开设正规的“生命教育课”。

死亡学所涉及的研究范围以及与之相关的问题和学科极其广泛，像癌症、艾滋病、自杀、堕胎、安乐死、死刑等涉及死亡的种种法律、政治和道德方面的问题，都是死亡学的考查课题；与死亡学相关的学科也甚多，至少应该包括法律学、宗教学（或神学）、哲学、医药伦理学、教育学、心理学、社会学等。所以说，死亡学不仅研究一个身躯在死亡前后的变化，还要涉及调查死亡的外在环境与状况，以及广大社会成员对死亡的态度等诸多领域。许多专家认为，死亡教育可以帮助人们正确地面对自我之死和他人之死；——理解生与死是人类自然生命历程的必然组成部分，从而树立科学、合理、健康的死亡观；——消除人们对死亡的恐惧、焦虑等心理现象，教育人们坦然面对死亡；——勇敢地正视生老病死的问题，并将这种认识转化为珍惜生命、珍爱健康的强大动力，进而提高自己的生命和生活质量。

法医死亡学是指专门研究并解决涉及法律的死亡案件的死因分析及其法医学鉴定问题的科学。法医死亡学是法学、医学、法医学的交叉学科，主要研究内容涉及死亡原因的法医分类、死因分析、死亡性质、死亡方式、死后尸体变化、死亡时间的推断等法医学鉴定问题。

第一节　生命现象与死亡

一、生命现象

生命是自然界物质存在和运动的高级形式。生命从非生命物质演变进化而来，经历了30多亿年漫长的历史，形成了如今地球上千姿百态、千变万化、绚丽多彩、欣欣向荣的生命世界。目前地球上的生物物种约有200万种，其中有100多万种动物，30多万种植物，十几万种微生物。无论从高山到平原，从沙漠到极地，还是从空中到海洋，几乎到处都有生命的踪迹。

生命现象光怪陆离、奥秘无穷，是自然界最富有魅力、最引人入胜的现象。一位古希腊哲人说："世界上奇异的事情很多，但没有比生命更奇异的了。"认识生命，了解人类自身，探索生命的本质是生命科学需要解决的艰巨而又迫切的任务。

众所周知，细胞是构成人体的基本单位。然而从分子生物化学的角度讲，人体则是由多种化学元素组成的，构成人体的这些元素有60多种，这与地球表面的化学成分基本上是一致的，如碳、氢、氧、氮、钾、钠、钙、镁、氯、硫、铁、磷等。但人体并不是这些元素的简单堆积或聚合。当初，地球表面的碳、氢、氧、氮、磷等化学元素在一定能量的作用下，不断地进行各种化学反应，形成了许多无机化合物和有机化合物。某些有机物，在一定条件下形成了核苷酸、氨基酸等生命大分子。这些生命物质，在适当条件下进化为具有特殊结构和功能的原始单细胞生物。细胞由低级到高级，从简单到复杂，一支分化为植物，另一支分化为动物。无论动物还是植物，细胞膜结构中的糖、蛋白质、类脂，还是细胞核中的核酸，其基本构成元素都是C、H、O、N等。

氨基酸是组成蛋白质的基本结构单位。由多个氨基酸通过肽键连接形成的化合物称多肽，多肽再以多个肽链的形式连接构成蛋白质。蛋白质在酸、碱或酶的作用下水解时，可逐步分解为多肽、寡肽，最终成为各种不同的氨基酸（aa）。

核酸是细胞核的主要组成成分之一，它是由数十个到数十万个核苷酸连接而成的含磷且酸性较强的高分子化合物，所以又称多核苷酸。在一定条件下，将核酸水解可生成核苷酸；再水解生成磷酸和核苷；核苷可再水解成戊糖和碱基

（嘧啶化合物和嘌呤化合物）。由此可见，核苷酸是组成核酸的基本结构单位。

恩格斯在《反杜林论》中说过："生命是蛋白体的存在方式，这种存在方式实质上就是这些蛋白体的化学成分的不断自我更新。"他又说："无论在什么地方，只要我们遇到生命，我们就会发现生命是和某种蛋白体相联系的，而且无论在什么地方，只要我们遇到不处于解体过程中的蛋白体，我们也就无一例外地发现生命现象。"现代科学研究也表明，构成生命的物质基础就是核酸和蛋白质。生命现象就是指由核酸、蛋白质等物质组成的生物呈现的特殊现象。新陈代谢和自我复制是最基本的生命现象。随着生物体结构和功能的进步，其表现出来的生命现象也越来越高级和复杂。如动物体的发育、繁殖、遗传、运动、刺激感应、兴奋传导、神经体液调节，直至人的高级神经活动——思维都是生命现象的体现。

人体能维持正常的生命活动，主要是以新陈代谢为基础的。新陈代谢，一般是指有生命物体与周围环境进行物质交换和自我更新的过程。生物体的新陈代谢包括合成代谢（同化作用）和分解代谢（异化作用）两个方面。机体从外界环境中摄取营养物质，并把它们制造成为机体自身物质的过程叫合成代谢（同化作用）。把机体自身的物质进行分解，把分解产物排出体外，并且在物质分解时释放出能量，供给机体生命活动的需要叫分解代谢（异化作用）。如果新陈代谢全部停止，人的生命活动也就停止，机体也就死亡。所以说，新陈代谢是生命活动的物质基础，死亡就是生命活动和新陈代谢的终止。

以上是我们从微观角度（细胞、分子水平）对生与死的认识，从宏观角度又应如何去判定一个整体生命的诞生与死亡呢？不同的法律制度与规定保护生命权与死亡权的后果就不同。

在人类学上，一个新生命的诞生目前有几种学说：（1）呱呱坠地说（怀胎10个月，瓜熟蒂落）。（2）离体可存活说［8个月（28～31周，各系统基本发育完成，体重约1700g）至9个月（32～35周，体重约2700g，存活率可达90%）］。（3）胎心说［5个月（18～20周，有呼吸、排泄、吞咽功能，性别可辨，胎心音120～160次/分钟，临床称有生机儿，可实施胎教了）］。（4）着床说（需7～8天时间）。（5）受精卵说（一个新生命的开始）。

凡是生物就有生死。作为一个整体生命的死亡，临床上常常把不可逆转的呼吸停止、心跳停止、神经反射消失作为诊断死亡的三大征象，也即传统的死亡标志。

死亡的确定不论是在医学上还是法学上都有着十分重要的意义。医生宣告一个人的死亡，就意味着可以撤除对其的一切抢救措施，可以对其进行尸体解剖确定死因，可以进行火化和埋葬，可以根据其生前的意愿选择是否捐献器官进行器官移植。法律上就意味着刑事责任的追究问题，如杀人罪的成立；民事关系的终止，如婚姻关系自动解除、财产继承的开始等。

呼吸、循环功能的终止曾一直是各国在医学上和法学上判断死亡的标准。但是随着科学技术的发展和人类文明的进步，这种传统的死亡概念正日益受到挑战。心脏起搏器、人工呼吸机技术的应用可使许多原来临床上检查心跳、呼吸停止，曾被视作死亡的人又得以复活。同时，严重颅脑损伤（全脑机能已丧失）已不能再复活的人，由于运用人工呼吸机，可长期（数月、数年）维持“死者”的心跳、血压和呼吸。1968 年美国哈佛大学医学院提出了脑死亡的概念，引起了医学界、法学界和伦理学界的广泛关注。

二、死亡的基本类型

按照心、肺和脑三个重要生命器官机能不可逆终止发生的先后顺序，人们将死亡分为心脏死亡、肺脏死和脑死亡。

生命器官是指维持人体生命活动不可缺少的器官，包括脑、心、肺、肝、胰、肾等。如全脑功能一旦丧失机体即刻死亡；而心肺功能停止后一般需经 6 分钟机体的死亡才不可逆转；肝、胰、肾功能丧失一般需经数天后机体死亡才不可逆转，其他器官功能的丧失则不构成对生命的威胁。作为三个最重要的维持生命的器官——脑、心、肺之间存在不可分离的紧密联系。全脑作为神经系统的中枢，控制协调着心和肺的正常功能；正常的心脏泵血机能又是脑和肺器官存活的必要条件；肺脏的呼吸功能提供给脑和心必需的氧气。所以，这三个器官中任何一个发生严重损伤和机能障碍都会影响另外两个器官的机能，而最终导致死亡的发生。

自古以来，人们认为心脏是决定人体生存与死亡的生命器官，而今我们已真正认识到了脑、心和肺在我们生命中的重要地位和相互联系。

（一）心脏死亡

心脏死亡是指原发于心脏功能不可逆性终止所引起的死亡。此时心脏停止先于呼吸和脑功能的完全停止。心脏死亡的最主要原因是心脏本身的严重损伤或疾病，如贯穿伤、大面积心梗等，均可引起心脏功能不可逆性终止而死亡。另外，其他诸如心脏遭电击、心脏毒性药物中毒（如西地兰）、神经反射性心跳骤停等亦可成为心脏死亡的原因。一般心跳停止 5～6 分钟后脑神经细胞便可发生不可逆病变。

（二）肺脏死亡

肺脏死亡又称呼吸死亡，是指原发于肺或呼吸功能不可逆性终止所引起的死亡。此时呼吸停止先于心跳和脑功能的完全停止。其主要原因是肺或呼吸系统的严重损伤或疾病、机械性窒息和影响呼吸功能的毒物中毒等。

（三）脑死亡

脑死亡是指包括大脑、小脑和脑干在内的全脑机能完全地、不可逆转地停止。此时不管心跳、呼吸和脊髓功能是否存在即可宣告死亡。我国的陈忠华教授于2003年通过动物实验证实，使用呼吸机可以让经手术断掉头颅的6只成年狗维持心跳达20小时至数天不等。该模型的成功提示心跳绝不能证实生命的继续存在，而脑死亡作为死亡的判定标准在现阶段比其他两种传统的死亡判定标准更具有科学性。

全脑死亡和大脑死亡、大脑皮质死亡之间具有严格的区别，不可混淆。其主要死因是严重脑外伤、脑疾病、阻碍中枢神经系统功能的毒物中毒等。虽然人脑重量仅占体重的2%，但其耗氧量高达全身总摄氧量的20%。脑组织一旦供血停止，即可因缺氧造成比其他组织更为严重的损害，加上缺氧后某些代谢产物（如乳酸、CO_2）蓄积既有直接毒性作用，又可引起机体继发酸中毒、电解质紊乱、脑水肿和脑循环障碍，故缺氧应该是脑死亡的根本原因。通常大脑皮质缺氧4～6分钟即可发生脑神经细胞不可逆性的退行性改变，中脑为5～10分钟，小脑10～15分钟，延脑20～30分钟。所以，中枢神经系统缺氧时，首先发生大脑皮层机能障碍，进而累及中脑和脑干，最后全脑机能活动停止。

三、死亡过程

死亡并非瞬息即逝的现象，而是一个逐渐发展的过程。此过程在病死者身上尤为显著，而在一些暴力死者身上，如头颈离断、崩裂和高空坠落引起的多数内脏器官破裂等，则可直接由生迅速进入死亡。传统上，根据中枢神经系统机能变化的不同，把死亡过程分为濒死期、临床死亡期和生物学死亡期三个阶段。

（一）濒死期

严格意义上说，它不是死亡的开始阶段，而是临终前的最后挣扎时期，故又称临终状态。此期中枢神经系统脑干以上都处于深度抑制状态，表现为意识模糊或不清，神经反射减弱或迟钝，血压下降，心跳呼吸变弱或不规则，出现终末期呼吸（潮式呼吸、抽泣样呼吸、间停呼吸、下颌呼吸），有的以神经精神障碍为主，如谵妄、摸空、躁动、手足抽搐。此期可由数秒钟持续到数小时，其长短主要取决于死者的年龄、健康状态及死亡原因。慢性病者濒死期较长，由于病人的一切机能逐渐衰退，有的濒死过程较为平静，甚至呈现所谓安眠状态。因急病或强大暴力引起严重颅脑、心脏损伤时此期较短，常可见有肢体抽搐或强烈痉挛，以后逐渐减弱，最后肢体麻痹呈瘫软状。个别危重病人在死前一天突然精神状态好转，昏迷者也可一时清醒，有欣快感。于是家属误以为病情好转，待至深夜或翌日仍旧死去，此俗称“回光返照”。该现象容易引起医疗纠纷。

（二）临床死亡期

这是濒死期进一步发展的死亡阶段。此时中枢神经系统的抑制过程已波及延髓生命中枢，表现为呼吸心跳完全停止，血液循环中断，各种神经反射消失。临床上医师就是根据这三大生命体征的丧失来诊断死亡的，故称临床死亡。然而生命体征的丧失并不表示一个人必然死亡，在脑缺氧的极限时间5～6分钟内，大脑皮层功能尚未发生不可逆的丧失之前，及时抢救如可恢复脑内血液循环和供氧，仍有复苏的可能。如果临床死亡期过久（未及时抢救或抢救无效），最终因脑缺氧造成不可逆的脑损害而陷入脑死亡，即便采用机械复苏技术恢复和维持其心肺功能，也不可能恢复意识，作为整个人体而言已经死亡，此即躯体死亡或个体死亡。躯体死亡后的短时间内，由于各组织器官还保持有生命活动，故可供器官移植用。由临床死亡发展到躯体死亡经过的时间，受个体条件、死亡原因和环境因素的影响。老年人、甲亢者、濒死期较长者或高温环境等此期经过时间较短；而新生儿、缺氧耐受训练者或低温环境及濒死期短者，经过时间较长；若头部降温使脑耗氧量减少时，临床死亡期可长达1小时；超低温（5～6℃）麻醉下施行外科手术，患者能忍受长达5小时的缺氧。

（三）生物学死亡期

生物学死亡期又称细胞死亡，是指从脑组织细胞发生死亡开始，至全身各组织细胞生命活动完全停止，达到不能恢复状态的一个阶段，也是死亡发展过程的最后阶段。由于人体各组织细胞对缺氧的耐受力不同，各组织细胞进入死亡的时间也有所不同。脑细胞首先死亡——出现所谓的脑死亡，标志着临床死亡期的结束，随后其他组织细胞陆续死亡。因此，在生物学死亡的初期，虽然机体的整体生命活动已经停止，不能复活，但某些组织器官仍然在一定时期内保持生活机能，并能对外界刺激产生一定的反应，这种反应称为超生反应，此时的组织器官及时摘除能够作器官移植用。超生反应不仅是器官移植的理论基础，也是判断死亡时间和某些事实发生时间的客观依据。例如：（1）断头后数分钟内仍可见眼球、口唇、下颌运动，躯干部痉挛，心脏跳动；（2）死后数小时局部心肌仍可保持收缩能力；（3）在死后2～6小时内，骨骼肌受刺激后，可因肌肉收缩在局部形成隆起；（4）死后不久（1～2小时）电刺激外周神经末梢可引起所辖肌肉收缩，出现肌肉颤动，甚至肢体活动；（5）死后4小时内瞳孔对药物作用仍有散瞳或缩瞳反应；（6）死后数小时仍有肠管蠕动；（7）死后30小时汗腺对肾上腺素及阿托品仍可起发汗反应；（8）皮肤竖毛肌在死后12小时遇冷水刺激仍可发生收缩，出现皮肤“鸡皮疙瘩”；（9）死后30～70小时，精子在精囊内仍有活动能力，在阴道内能生存12～24小时；（10）死后不久的排泄（尿、便、精液）和分娩是由于膀胱、直肠、精囊和子宫平滑肌收缩而引起，若时间较长时应与腐败及尸僵引起的类似变化相区别。

四、假死与死亡的确定

假死是指生命体征非常微弱，呼吸、循环、脑机能活动高度抑制，从外表看几乎和死人完全一样。用一般检查法也测不出心跳、呼吸、血压，犹如已经死亡的状态，类似濒死状态，经适当救治可以复活。

假死常见于各种机械性窒息、催眠或麻醉药物中毒、电击、颅脑损伤、过度寒冷、严重晕厥、电休克、脑出血、产后大出血、癫痫发作后、强烈精神刺激后、糖尿病和尿毒症昏迷、日射病、热射病及未成熟的新生儿。1980 年，东北某市医院一护士，因失恋服安定药自杀，经本院医生抢救无效，确定死亡后送到火葬场。后因家属对死因有怀疑要求做法医尸检，在法医检查中见该护士面色苍白、无尸斑、尸僵，并发现喉部有微微活动，急送医院抢救而后又复苏。

假死并非真正死亡，也不一定都向死亡发展。病人若能从假死状态中解脱，生命机能便可完全恢复。但若延迟救治，便会发展为真正死亡。

为了防止把假死当作真死，临床医生应用多种方法进行全面详细的检查，在获得死亡的确证之后，方能宣布死亡。一般判定死亡的标准如下：

（一）中枢神经系统机能停止的征象

1. 意识丧失，对刺激无反应（如人中的疼痛刺激）。

2. 各种反射机能消失（如角膜反射、瞳孔对光反射）。

（二）循环停止的征象

1. 脉搏消失。

2. 心跳停止（如可通过心电图、X 线透视证实）。

3. 血压降至零。

（三）呼吸停止的征象

自发性呼吸运动停止 15～30 分钟。

（四）早期尸体现象

如尸斑、尸僵、角膜混浊等早期尸体现象的出现，是死亡的最有力确证。

此外，鉴别真死与假死还可加作如下检查进行判定：（1）眼底检查：用眼底镜看视网膜血管内血液是否流动。（2）线扎指头：用线结扎指头数分钟，若指端变青紫说明静脉受压，回流障碍而动脉血流存在。（3）瞳孔变形试验：压迫眼球瞳孔随即变形，有生命者，当压力解除瞳孔可恢复圆形，否则证明已死。因死后眼压下降，故受压变形后则不能复原，通常在死后数分钟即出现此征。（4）微弱呼吸检查：用听诊器置喉头处，即使微小气流亦可听到呼吸音，或用绒毛、毛发放在口鼻前观察有无摆动。

五、死亡的分类

人的死亡分类有许多种，除按照人体主要器官功能丧失情况分为心脏死、肺脏死和脑死之外，在法医学上，根据死亡原因和死亡性质的不同又可分为自然死亡和暴力性死亡两大类（见图2－1）。

- 死亡
  - 自然死亡
    - 衰老死
    - 疾病死
  - 暴力性死亡
    - 他杀死
    - 自杀死
    - 灾害死、意外死、安乐死

图2－1　死亡分类

死因是指凡能引起致命性结果的疾病或损伤。如具体的疾病（如肝癌）或外伤（如脑枪弹创）。疾病的症状表现和死亡机理（如高烧、抽搐、呼吸衰竭、室颤和心功能不全等）一般不能作为死亡原因，因为它们可由多种疾病造成，它们只是发生死亡的机制和结果，并非死亡的原因。

死亡机制又称死亡机理，是由损伤或疾病引起的，最终导致死亡的病理生理过程，或者说是由疾病或暴力所引起的与生理活动不相适应的生理生化方面的紊乱。常见的死亡机制有：心脏停搏、心室纤颤、呼吸抑制、心（肺、肝、肾）功能衰竭、严重代谢性酸中毒或碱中毒以及延髓生命中枢麻痹等。

死亡诱因是指身体内原有潜在的病变，因某种诱发因素导致潜在病变恶化而死亡，此诱发因素即死亡诱因。常见的诱因有：过度疲劳或用力、轻度外伤或感染、饮酒、吸烟、高烧、寒冷、情绪激动、精神紧张。如冠心病人洗热水澡而引发猝死与头部轻微外伤而引发畸形脑血管的破裂。

死亡诱因的一个重要特征是发生的死亡都是在诱因作用后很短时间内发生的。因为诱因对机体的影响不能长时间持续作用，其所引起的神经内分泌变化很快能被人体的自我稳定调节机制所纠正，很难将死亡发生24小时前的外因作用判断为死亡诱因，如胸前区遭钝性暴力诱发的急性神经源性心血管衰竭死亡不可能发生在打击后24小时。

死亡性质是指发生暴力死亡的案件性质。可因他人施加暴力所致，或由自己实施或因某种偶然事件所造成。通常分为他杀死、自杀死、灾害死、意外死和安乐死等。

死亡方式是指暴力死是如何得以实现的，即采取什么方法或由什么方式造成的，如机械性损伤、机械性窒息、中毒、电击死和烧死等。

（一）自然性死亡

自然性死亡又称正常死亡或非暴力死亡。通常是指在自然条件下，由于体内自然变化或疾病引起的死亡，包括生理性死亡（老死）和病理性死亡（病死）两种。

1. 生理性死亡

生理性死亡即老死，是指人到老年或衰老期后，由于全部生命活动逐渐耗尽所引起的死亡。它是人类生命过程不可抗拒的必然结果。据一些研究资料表明，人类的自然寿命应为140～160岁，大多数人在这之前因病而亡，有些所谓老死者实属症状隐蔽，体征不明显的病死。2000年9月，在意大利召开的国际仿生学会议上，美国新泽西州长寿研究所科学家文森特·詹帕帕说，人类的平均寿命在今后10年内可达95岁，2020年可达120岁。寿命的延长应归功于人类基因的新发现，基因密码调节细胞的发育和衰老，健康情绪对长寿的作用也很大。积极思考，沉思默想，向上的激情和爱等均属于健康情绪。

2. 病理性死亡

病理性死亡系指在一般生活条件下，由于体内某种疾病或病理性变化所引起的死亡。这类死亡死前大多有一定的症状和体征表现，并能得到检查、诊断和治疗，仅少数病死者死前症状体征隐蔽，死亡过程短促，往往来不及就诊就意外地突然死亡了，临床上称为猝死。但也有一些表面上看似猝死，实际上却是暴力死——他杀。

法医学上认定病死或猝死，一定要做尸检和案情调查，且须首先排除暴力死，这是一条基本原则。

（二）暴力性死亡

暴力性死亡又称非自然死亡或非正常死亡，是指由能量大或作用力强的外在因素侵害人体引起的死亡。暴力性外因很多，概括起来有三种，即物理因素、化学因素和生物因素，如机械性损伤死、机械性窒息死、烧死、冻死、雷电击死、药物及毒物引起的中毒死，细菌感染等引起的死亡等。

1. 暴力性死亡的种类

暴力性死亡依其情节和性质的不同可分为多种，下面简单介绍三种：

（1）他杀死，是指被他人用暴力手段杀害所引起的死亡。许多暴力都可作为他杀的手段，如勒颈、刺创、砍创、枪弹创和投毒等。

（2）自杀死，是指自己出于某种原因（如疾病、失恋等）用暴力手段结束自己的生命。常见手段有：自缢、自溺、自刎、触电、服毒和跳楼等。

（3）灾害死，是指因意外的暴力因素损害人体所引起的死亡，常见的有交通事故、失足落水、煤气中毒、误服毒物、触电、火灾、飞机失事、水上遇难、地震及生产事故等。

2. 暴力性死亡的原因

由于引起暴力性死亡的外在因素很多，且致某个人死亡的暴力因素也往往不止一个，属多种因素综合作用的结果。为了分清法律责任，必须要明确不同暴力在死亡发生过程中的不同作用，故法医学根据暴力损害与死亡的关系程度不同，常把暴力死的死因分为根本死因、直接死因、辅助死因、诱因和联合死因五大类。

（1）根本死因，是指引起死亡的初始原因，即引起死亡的原发性自然性疾病或暴力性损伤。“原发性”这个限制是这个定义的关键，许多疾病或病变仅仅是某一疾病或外伤的直接结果时，就不宜作为根本死因。在自然性疾病致死案例中，其根本死因与主要疾病一致，如冠心病心肌梗死致死、动脉粥样硬化脑动脉突发破裂出血致死和心脏动脉瘤破裂急性心包压塞致死等。在暴力性死亡案件中如机械性损伤致心脏破裂或崩裂性颅骨骨折等也可以通过某种机制或通过损伤后继发性病症而致死，如扼颈既可立即因窒息而死，也可当时不死而引起喉头水肿或继发肺水肿、肺炎而死，但其根本死因均为扼颈。

（2）直接死因，即指直接引起机体死亡的暴力损害。也就是说，在暴力损伤与死亡之间没有其他因素存在，又称原发性死因。如果根本死因不经过中间环节直接引起死亡，则它既是根本死因，又是直接死因。

①维持生命活动的重要器官（心、脑、肺、肝、肾等）遭受严重的破坏、压迫或功能发生障碍。如心脏破裂、心包大量积血、血气胸、心脏震荡、脑挫裂伤和颅内血肿等。

②窒息，如扼死、勒死和溺死。

③中毒，包括各种药物或毒物引起的中毒。

（3）辅助死因，是指死亡并非由暴力损伤所直接引起，而是死于损伤的并发症或继发症，故又称继发性死因。辅助死因是根本死因之外的自然性疾病或损伤，它们本身不会致命，但在死亡过程中起到辅助作用。例如，严重脂肪肝患者因酒精中毒死亡，则酒精中毒为根本死因，脂肪肝为辅助死因。巨大主动脉瘤患者被人拳击后因动脉瘤破裂死亡，动脉瘤是根本死因，而拳击是辅助死因。以下介绍几种常见的辅助死因：

①外伤引起的栓塞：如长骨骨折引起的脂肪栓塞，肝或其他实质性脏器挫伤引起的组织内栓塞。

②创伤并发感染：外伤后并发脑膜炎、肺炎或败血症。

③创伤后非感染性疾患：肾损伤继发的尿毒症死亡或脑损伤继发脑动脉瘤引起的迟发性脑出血死亡。

④外伤引起的窒息：外伤造成的出血阻塞呼吸道。

⑤自体中毒引起的死亡：大面积软组织损伤时，局部组织蛋白的分解产物被吸收，常引起全身机能障碍或中毒性休克。

（4）诱因，即诱发身体原有潜在疾病恶化而引起死亡的因素，包括各种精神情绪因素、劳累过度、性交、吸烟、外伤、大量饮酒、过度饱食、饥饿、气温骤降等。这些因素对健康人一般不会致命，但对某些重要器官内有潜在性病变的人，确能诱发其体内疾病恶化而引起死亡。

（5）联合死因，又称合并死。当两个以上的暴力或疾病因素同时作用于一个人体时，按各自造成的损伤程度，又均能引起死亡后果，则一般称其为联合死因。难以区分主次的死因、在同一案例中联合在一起引起死亡的死因可被视为共同构成死因，可包括病与病联合致死、病与暴力联合致死以及暴力与暴力联合致死等几种情况。

第二节 生活反应与尸体现象

一、生活反应

生活反应，是指活体对外界各种损伤或致病因子刺激所产生的局部或全身性特有的反应。它包括由于组织细胞的形态、代谢和机能的变化而引起的组织细胞的适应性改变（萎缩、肥大、增生、化生）、损伤（变性、坏死、凋亡）及修复的过程、局部血循环障碍（充血、缺血、出血、血栓形成、栓塞、梗死）和炎症等病理变化。这些反应或强或弱，或快或慢。

在活体上，只要有损伤就会有生活反应发生，但不一定会同时发生或全部出现，而是随强度和作用时间不同产生不同的变化。但是在死后尸体上绝不会有生活反应发生，因此它就成为法医判断损伤是生前伤还是死后伤的主要依据。

（一）细胞、组织的适应

当环境改变时，细胞、组织或器官可通过改变自身的代谢、功能和结构以避免环境改变所引起的损伤，这个过程称为适应。例如，组织或器官的体积缩小或细胞数目减少（萎缩），组织、器官的体积增大源于细胞体积增大（肥大），组织、器官的体积增大源于细胞数目增多（增生）和组织类型发生转化（化生）。其中，萎缩、肥大和增生等都可以分为生理性和病理性两大类型。

1. 萎缩

发育正常的细胞、组织或器官的体积缩小称为萎缩。组织器官的萎缩通常是由实质细胞体积的缩小、细胞数目减少引起的。萎缩和发育不全及未发育不是一个概念，后两者是指组织或器官未曾发育至正常大小，或处于根本未发育的状态。

萎缩一般是由于细胞功能活动降低、血液及营养供应不足以及神经和（或）内分泌刺激减弱等引起。萎缩时细胞的细胞器萎缩或数目减少，合成代谢低于分解代谢。萎缩可以笼统地分为生理性和病理性两类。

（1）生理性萎缩。许多组织和器官在机体发育到一定阶段后逐渐萎缩，这种现象称为退化。如在幼儿阶段动脉导管和脐带血管的退化，以及青春期后胸腺的逐步变小退化。妊娠期后的子宫和授乳期后乳腺组织恢复原来大小的过程就称复旧。此外，老年人几乎一切器官和组织均不同程度地出现萎缩，即老年性萎缩，尤以脑、心、肝、皮肤、骨骼等更为明显。

（2）病理性萎缩。按其发生原因可细分为以下五种类型：

①营养不良性萎缩。分为全身性和局部性两种萎缩。全身性萎缩，如整体的消耗性萎缩特别是脂肪的减少（消瘦）；伴有贫血及衰竭的极度消瘦称为恶病质（最常见于恶性肿瘤的晚期）。全身性萎缩时，脂肪组织、肌肉组织等相对不重要的组织或器官先发生萎缩，心、脑等重要器官最后发生萎缩。局部性萎缩如脑动脉粥样硬化造成脑组织慢性缺血引起的脑萎缩。

②压迫性萎缩。组织和器官等长期受压可发生萎缩，这种萎缩除压迫的直接作用外，尚有血液循环受阻和失用等因素的作用参与。引起萎缩的压力并不需要很大，关键在于持续的时间，如肾盂积水造成的肾实质萎缩、脑室积水时周围脑组织的萎缩等。

③失用（废用）性萎缩。功能降低或失用后，器官会萎缩。例如，因骨折肢体长期固定不动，其肌肉和骨骼都发生萎缩。其原因可能是由于活动减少，机体自我调节减少了局部血流量，使局部组织和细胞维持在一种低代谢水平所致。

④神经性萎缩。神经受损后其所支配的效应器官会发生萎缩。例如，神经损伤后肌肉的萎缩。这是由于失去神经的肌肉不能自由活动因而失用，并且神经对血管活动的调节丧失而致局部组织器官血液循环减少、营养不良所致。

⑤内分泌性萎缩。内分泌功能紊乱（主要为功能低下）可引起相应靶器官的萎缩。例如，垂体功能低下时，皮肤、毛囊、皮脂腺等发生萎缩。

萎缩是组织细胞对外界持久而轻微损害的一种生活反应，其结局为有条件的可逆性过程。当萎缩的程度较轻，在原因消除后，发生萎缩的器官、组织、细胞仍可逐渐恢复原状。但病变如继续进展，则萎缩的细胞可最后死亡消失，同时伴随着间质结缔组织成分的增多。

2. 肥大

细胞、组织或器官体积的增大称为肥大。组织、器官的肥大通常是由细胞体积变大引起的，而细胞体积变大的基础主要是其细胞器增多。肥大细胞的线粒体总体积增大，细胞的合成功能升高，同时粗面内质网及游离核蛋白体增多。当酶合成增加时，光面内质网也相应增多。在功能活跃的细胞（特别是吞噬细胞），溶酶体也增多增大。在横纹肌功能负荷加重时，除细胞器及游离核蛋白体增多外，肌丝也相应增多。此外，细胞核的 DNA 含量增加，导致肥大细胞核的增大和多倍体化，核形不规则。

肥大可分为生理性肥大和病理性肥大。其中，由功能负荷增加引起的肥大又可称为代偿性肥大。例如，运动员的骨骼肌发生生理性肥大，高血压病引起病理性的心肌代偿性肥大，以及一侧肾摘除后另一侧肾发生肥大等。由激素引起的肥大可称为内分泌性肥大。如妊娠子宫及哺乳期乳腺的生理性内分泌性肥大和男性肝硬化晚期病人由于体内雌激素水平相对增高引起的乳腺病理性肥大等。其结局是否呈可逆性变化亦与病因是否能及时去除及病变持续时间有关。

3. 增生

增生是指实质细胞数量增多引起器官体积的增大。增生细胞的各种功能物质，如细胞器和核蛋白体等并不或仅轻微增多。细胞增生是由于各种原因引起的细胞分裂活动增强的结果，当原因消除后一般可停止和恢复原状，但过度增生的细胞有可能演变为肿瘤细胞。

增生同样可以分为生理性增生和病理性增生两种，但两者可分别再根据病因分为代偿性增生、再生性增生和内分泌性增生等类型。

（1）代偿性增生。人手上的厚茧就属于生理性的代偿性增生。病理性的增生常伴代偿性肥大而出现，如肾代偿性肥大时肾小管上皮也增生。

（2）再生性增生。人体生理性皮肤组织（如头皮屑）脱落后和血细胞周期性死亡后的更新均由机体上皮组织和骨髓组织通过再生性增生来完成。具有再生能力的组织发生损伤时，可通过周围健康细胞的病理性再生而修复，使之在结构和功能上均恢复原状。例如，肝细胞损伤后的再生，肾小管坏死后的再生以及溶血性贫血时的骨髓增生等，均属再生性增生。

（3）内分泌性增生。某些器官可因体内内分泌水平变化而出现相应的增生变化。如缺碘时甲状腺可由于反馈机制障碍引起病理性增生，妊娠时垂体增生导致体内雌激素水平过高时的子宫内膜和乳腺组织的生理性增生。

4. 化生

为适应环境变化，一种已分化成熟的组织转化为另一种分化成熟组织的过程称为化生。但这种转化过程并非由已分化的细胞直接转变为另一种细胞，而是由组织中具有分裂能力的未分化细胞向另一方向分化完成。化生一般只能在同种类型的组织之间进行转化，如柱状上皮可转化为鳞状上皮，但极少转化为间叶组织。化生需要一个时间周期来完成。

（二）细胞组织的损伤

1. 变性

细胞或组织受到损害后，由于其物质代谢发生障碍，细胞或间质内出现了异常物质或原有的正常物质堆积过多的现象，称为变性。组织细胞在发生形态结构变化的同时常伴有不同程度的功能障碍。多数情况下它呈可恢复性的病理改变。

（1）细胞水肿（旧称水变性）。当缺氧、毒性物质损伤及线粒体内 ATP 产生时，细胞膜上的钠泵功能降低，使细胞膜对电解质的主动运输功能发生障碍，更多的钠、钙离子和水分子进入细胞内，同时伴随细胞内钾离子的外逸，最终导致细胞内水分增多，细胞器肿胀，代谢障碍，细胞肿胀，严重时可发展为不可逆性损伤，即气球样变。如机械性窒息可以造成死者心肌细胞出现弥漫性细胞水肿。

（2）脂肪变性。正常情况下，除脂肪细胞外，正常细胞内一般无或仅见少量脂滴。如这些细胞中出现脂滴或脂滴明显增多，则称为脂肪变性。如肝硬化或砷化物中毒造成的肝细胞脂肪变性。

（3）玻璃样变性。此类变性有细胞内玻璃样变、纤维结缔组织玻璃样变（瘢痕组织）和细动脉壁玻璃样变（良性高血压时）三种类型，其中瘢痕和细动脉壁玻璃样变的病理变化属于不可逆的病变，可以从某种程度上提供一些死者的生前信息，如某受伤部位恢复后残留的瘢痕特征。

（4）病理性色素沉积。细胞或组织内有色物质过量积聚称色素沉积。正常人体内有多种色素，如含铁血黄素、胆红素、黑色素等。在一些病理情况下，组织中会出现某些色素的过量沉积。如文身引起的局部组织皮肤内黑色素细胞和黑色素的沉积，使文身图案不会被擦掉，可以作为一些死者身份识别的重要线索和可靠依据。

2. 坏死

在活体内，局部组织或细胞的病理性死亡称坏死，它是组织、细胞新陈代谢停止后出现的不可逆变化，其原有的功能完全丧失。如心肌梗死病人救活成功后，梗塞部位心肌纤维呈凝固性坏死特征；脑组织坏死后呈液化性坏死特征（脑软化）；血栓闭塞性脉管炎引起的坏疽。坏疽是组织坏死后因继发腐败菌的感染和其他因素的影响而呈现乌黑色、暗绿色等特殊形态改变。坏死组织经腐败菌分解，产生硫化氢，后者与血红蛋白中分解出来的铁相结合，形成硫化铁，使坏死组织呈黑色。可表现为干性、湿性和气性坏疽三种类型。活体内局部组织的坏死有可能引起机体出现炎症反应、免疫反应、疾病的扩散和传播、相应的临床症状、器官组织功能障碍或器官的硬化。

（三）组织细胞损伤的修复

当机体局部组织细胞出现“耗损”时，机体可以通过周围实质细胞再生和（或）纤维结缔组织增生的方式加以修补恢复的过程，称为修复。所谓“耗”，指的是组织细胞生理性的老化、凋亡等消耗，而“损”指的是病理性死亡、缺损等损伤。机体可通过免疫、炎症反应对耗损区内坏死组织碎屑、异物和病原体等采用酶解吸收、脱落排出、机化和纤维组织包裹等方式进行修复和处理。

1. 再生性修复

再生是指为修复“耗损”的实质细胞而发生的同种细胞的分裂和增殖。再生亦有生理性与病理性之分。

（1）生理性再生。在生理情况下，有些细胞和组织不断老化、凋亡，由新生的同种细胞和组织不断补充，始终保持着原有的结构和功能，维持组织、器官的完整和稳定，故称生理性再生。如皮肤的复层扁平细胞不断地角化脱落，通过基底细胞不断增生、分化，予以补充；月经期子宫内膜脱落排出后，又可进行新生内膜的再生修复。

（2）病理性再生。在疾病状态下，细胞和组织坏死或缺损后，如果损伤程度较轻，损伤的细胞类型又有较强的再生能力，则可由损伤周围的同种细胞进行增生、分化，完全恢复原有的结构与功能，故称此为病理性再生。如表皮的Ⅱ度烫伤常出现水泡，基底细胞以上各层细胞均坏死，此时基底细胞增生、分化，可完全恢复表皮的原有结构和功能。

2. 瘢痕性修复

瘢痕性修复又称纤维性修复或不完全性修复，是指损伤区域不能由结构、功能相同的组织来修复，而部分或全部由纤维结缔组织再生来修补充填缺损，并最终形成疤痕组织。这是在受损组织细胞不能进行再生性修复的情况下，由周围间质新生出的富含毛细血管和成纤维细胞的肉芽组织，溶解吸收异物并填补缺损。当修复完成后，肉芽组织逐渐成熟，其内毛细血管退化消失，成纤维细胞分泌大量胶原纤维后成为纤维细胞，最终以瘢痕组织的形式使缺损得到不完全性修复。

组织受损后以何种方式进行修复，取决于该组织的再生能力。一般来讲，再生能力差，修复功能也差，如肌组织（平滑肌、横纹肌）再生能力较弱，心肌更弱，故损伤后基本靠瘢痕性修复。上皮组织、结缔组织（表皮、黏膜、血管、骨组织）再生能力较强，损伤后一般能获完全性修复。

3. 常见的组织创伤愈合

组织创伤愈合是指机体遭受外力作用，皮肤等组织的连续性中断后进行的愈复过程。该过程包括各种组织的再生和肉芽组织增生、瘢痕形成的复杂组合，表现为各种修复过程的协同作用。比较轻的创伤主要是皮肤和皮下组织断裂，严重的创伤可以有肌肉、肌腱、筋膜、神经的断裂，还可有骨折。

（1）皮肤创伤的愈合。

①伤口愈合的基本过程。

A. 伤口的早期变化。首先是局部有出血及浆液渗出，并逐渐凝结成块，充填在伤口的间隙中，暂时将伤口黏合起来。紧接着局部红肿，周围组织出现炎症反应，表现为局部充血、水肿、炎性渗出，之后血液与渗出液凝固，干燥后形成痂皮（结痂），可起到保护伤口的作用。

B. 伤口收缩。约在伤后第二天，伤口边缘的皮肤及皮下组织向中心移动，于是伤口收缩，其意义是缩小创面。

C. 肉芽组织和疤痕形成。大约从第三天起，从伤口底部和边缘长出肉芽组织（它由新生的毛细血管和纤维母细胞组成）伸入伤口的血凝块中，并填平伤口，直至将两侧创缘紧密接合为止。大约从第六天起纤维母细胞产生胶原纤维，随着胶原纤维的增多与成熟，纤维母细胞转化为纤维细胞，许多毛细血管闭合、退化、消失。经2～3周，肉芽组织逐渐转化成血管稀少的主要由胶原纤维组成的灰白色坚韧疤痕。第3～5周抗拉力强度快速增加，至3个月达最高峰，但也只有正常皮肤强度的70%～80%。

D. 表皮和其他组织的再生。当伤口被肉芽组织填平后，创缘两侧的表皮开始迅速增生，直至将伤口覆盖，创伤即愈合。若伤口过大，表皮再生很难将伤口完全覆盖，这时则需要植皮。皮肤附属器如毛束、汗腺、皮脂腺，若遭到完全破坏则不能完全再生，只能疤痕修复，修复表面光滑，无毛发及汗腺存在。

②创口愈合的类型。根据损伤的程度不同及创口状态、有无伴发感染等情况可分为两种愈合方式：一期愈合和二期愈合。

A. 一期愈合。常见于组织缺失少、创缘整齐、无感染、无异物、经黏合或缝合创口能严密闭合的创伤，如切割伤及外科手术切口等。这种伤口间隙中只有少量血凝块，炎症反应轻微，表皮再生24～28小时便可将伤口覆盖，肉芽组织第三天就可从伤口边缘长出，很快把伤口间隙填满，5～6天胶原纤维形成（此时可以拆线），2～3周完全愈合留下一条线状疤痕。因此一期愈合的时间短（3～7天完成），形成的疤痕小，抗拉力强度大，不影响局部功能。

B. 二期愈合。多见于组织缺损大、创缘不整齐、伤口无法对合而呈哆开状或伴有感染、异物的伤口。其特点为：a. 由于组织损伤大，坏死组织多伴有或轻或重的感染，因此周围组织炎症反应明显，再生也必须在感染被控制、坏死组织被清除后才能开始，所以愈合时间较长；b. 由于伤口较大，要填满伤口所需肉芽组织也多，所以形成的疤痕也较大；c. 表皮再生一般要在肉芽组织将伤口填平后才开始，在疤痕部新生的表皮较薄，且无真皮乳头、毛发及汗腺，故表面较光滑。

（2）骨折的愈合。骨折愈合的生物基础是骨膜细胞的再生，其愈合过程可分以下四个过程：

①血肿形成期。骨折处血管破裂出血，在断端间及其周围的软组织中形成血肿，数小时后血肿发生凝固，与此同时局部出现炎症反应，外观局部有红肿现象。

②纤维性骨痂形成期。骨折后的 2～3 天，血肿开始机化。充填在骨折断端的肉芽组织中的纤维母细胞主要来自骨内膜和骨外膜细胞，肉芽组织向血凝块中长入，并有许多骨膜细胞增生，继而发生纤维化，形成纤维性骨痂。断端被连接起来，局部呈梭形膨大。1 周左右，上述增生的肉芽组织及纤维组织可进一步分化，形成透明软骨。此期需 2～3 周。

③骨性骨痂形成期。继纤维性骨痂形成后，骨母细胞成熟为骨细胞，形成类骨组织和软骨组织，类骨组织钙化后便成为骨组织，至此需 4～8 周时间。骨性骨痂虽然使断骨连接得比较牢固，但由于结构不很致密，骨小梁排列较紊乱，不符合力学要求，故与正常骨相比仍显脆弱。

④骨痂塑形期（改建）。骨性骨痂完成后即达临床愈合，经功能锻炼，新形成的骨组织为适应功能需要而发生改建，骨组织变得更加致密，骨小梁排列也逐渐符合力学要求，多余的骨痂进行吸收，不足之处通过骨膜骨化进行补充，最后骨折痕迹可以完全吸收消失，恢复正常骨的结构和功能，这个过程儿童需 2 年左右的时间，成人则需 2～4 年。如果骨折处破坏严重或复位不良，即使经过充分塑形，骨折痕迹也不能完全消失。

能够影响创伤愈合的因素包括年龄、营养、内分泌、感染与异物、局部血液循环、神经支配作用、电离辐射、骨折的及时正确复位和固定以及早期锻炼等。

（四）局部组织血液循环障碍

正常的血液循环是保持机体的内环境恒定及新陈代谢机能活动正常进行的基本条件。一旦血液循环发生障碍，并且超过了神经体液所能调节的范围时，可引起相关器官或组织的代谢障碍、功能失调和形态结构改变，并出现各种临床表现，甚至导致死亡。

血液循环障碍可以分为全身性和局部性两种，两者既有区别又有联系。全身性血液循环障碍常见于心力衰竭，表现为左心衰竭引起肺淤血，右心衰竭引起肝淤血、下肢淤血水肿等。局部循环障碍多累及局部组织的病变，如局部组织或器官的血容量出现异常可引起充血或缺血，局部血液性质和血管内容物的异常可发生血栓形成、栓塞或梗死，血管壁通透性增加和完整性的破坏造成出血和水肿等。

1. 充血

局部组织或脏器内血量比正常增多称为充血。这种血量的增多既可由动脉血管的扩张导致局部血量增多引起，也可由静脉血液回流减少引起。前者为动脉性充血（以下简称充血），常见于炎症早期和侧支循环建立之时。后者称为静脉性充血，简称淤（瘀）血。如肠扭转引起的肠道淤血，缢死时压迫颈静脉引起的头面部淤血，静脉炎引起的下肢淤血等。

2. 缺血

局部组织或脏器内含血量比正常减少称为缺血。引起局部缺血多数是由于动脉血流量减少或停止所致。如创伤、毒素和化学药物引起动脉痉挛，动脉硬化、内膜炎、栓塞、扼颈时动脉管腔阻塞和管壁受压均可造成器官组织的缺血。

3. 血栓形成

在活体的心血管内，血液成分（如血浆中的血小板、纤维蛋白和血细胞）发生析出、黏集或凝固而形成固体质块的过程称血栓形成。其所形成的固体质块称为血栓。血栓根据成分的不同可以分为白色血栓、混合血栓、红色血栓和透明血栓四种，但任何血栓的形成起始均需有血小板的参与。造成血管内血栓形成的三个条件为：心血管内膜的损伤、血流状态的改变和血液凝固性增高。

血栓形成是活体血管受损伤或破裂时，血液中凝血与纤溶系统间的动态平衡被打破后的一种生活反应，这一规律经常在法医司法实践中被应用。

4. 栓塞

循环血液中有异常物质（脂肪、空气）随血流运行至相应大小的血管而不能通过，引起管腔阻塞的过程称为栓塞。引起阻塞血管的异常物质为栓子。最常见的栓子是脱落的血栓，另外还有脂肪滴、空气泡和羊水成分等。栓塞是栓子随血流的方向而阻塞于管径较小的血管之中，因此在尸体上若发现有骨或软组织损伤，同时又在组织切片中观察到肝或脑组织中有脂肪栓塞，则可明确该损伤为生前伤。

5. 梗死

局部组织或器官血液供应阻断而导致的坏死称为梗死，主要是由于血栓形成和栓塞引起血管闭塞，且闭塞后不能及时建立有效的侧支循环引起。机体大多数器官的动脉都有丰富的吻合枝，如肝、肺器官内血管阻塞后侧支循环很容易建立，故不易发生梗死。而脑、肾、脾的动脉吻合支则极少，易发生梗死，如心肌梗死、脑梗死等多见于冠状动脉或脑动脉，多由在粥样硬化基础上形成的血栓栓子脱落后阻塞其分支而致。

6. 出血

出血是指血液从心、血管内来到组织间隙、体腔或体表的现象。正常时血液只存在于心脏和血管中。凡血液外出至身体表面者为外出血。如呼吸道的咯血、上消化道的呕血、下消化道的便血与血尿等。凡血液外出至组织间隙或体腔内者为内出血。如脾破裂后的腹腔内出血，外伤引起的血胸，皮下血肿等。

按出血量的大小不同可将出血分为三种：（1）出血量甚少呈小点状为淤点（点状出血）；（2）出血较大呈斑块状称淤斑（出血斑）；（3）若大量血液积集于组织内而使局部隆起者为血肿。

按出血原因的不同分破裂性出血和渗出性出血。前者指心脏或血管壁破裂所引起的出血，多由外伤（切、刺）或心血管本身病变（动脉瘤、溃疡）引起。后者指血管无破裂现象，但血管壁通透性增高，红细胞透过管壁外出而言，它只发生于毛细血管及其所联系的细小静脉。如 CO 中毒和窒息死者，在身体皮肤、器官浆膜处可见淤点或淤斑。

出血是各种组织损伤的重要生活反应，是生前伤的重要指征，但死后损伤血管有时也有出血现象，不过这种出血量都较小，仅见于死后损伤的局部，很少向周围组织浸润，也无白细胞反应和血栓形成现象。

（五）炎症

炎症是具有血管系统的活体组织对致炎因子和各种损伤所产生的以防御为主的局部组织反应，也是机体在长期的生物进化过程中逐渐形成的一种适应性反应，是一种最常见、最基本的生活反应。当致炎因子刺激强烈，组织受损较严重时，常出现不同程度的全身反应，如发热、末梢血白细胞增多、血沉加快。局部的急性炎症反应常表现为红、肿、热、痛和功能障碍。

致炎因子综合起来可分三大类：（1）物理因子。如高低温、切割伤、挤压伤等均可引起炎症。（2）化学因子。如强酸、强碱、各种毒物等亦可引起炎症。（3）生物因子。如细菌、病毒、寄生虫等。通常人们所说的感染其实只是炎症类型的一种，是由生物因子所引起的炎症反应。皮肤烧伤、烫伤后的水泡现象也是一种炎症反应，是由物理性因素中的高温热损伤效应导致。虽然烫伤局部组织易继发感染，但烫伤病变本身并不属于感染的范畴。

炎症局部的基本病理变化有三种：变质、渗出、增生。一般急性或炎症早期以变质和渗出变化为主，晚期或慢性炎症以增生病变为主。变质属于损伤过程，反映组织的受损程度；而渗出和增生就其本质属于抗损伤过程，可反映组织的修复过程。

1. 变质

变质指炎症局部组织细胞发生的变性、坏死。在形态上可表现为实质细胞水肿、脂肪变性、凝固性坏死或液化性坏死等病变类型。在代谢上主要表现为糖、脂肪、蛋白质分解代谢增强，耗氧量增加，使局部有氧氧化过程迅速降低，无氧酵解增强，最终导致各种氧化不全的代谢产物如乳酸、脂肪酸、氨基酸等酸性代谢产物积聚，出现局部酸中毒。

2. 渗出

渗出指炎症区域内血管中的液体成分和细胞成分通过血管壁进入组织间隙、体内管腔和机体表面的过程。渗出病变是炎症的重要标志。它分液体渗出和细胞渗出两种。在炎症过程中，液体渗到组织间隙中可引起组织的炎性水肿。液体渗到浆膜腔里称为积液。如胸膜炎时的胸腔积液。在炎症过程中，各种白细胞由血管内渗到组织间隙中的现象叫炎性细胞浸润。它在炎症中发挥着重要的防御作用。

3. 增生

增生指在致炎因子和组织崩解产物的刺激下，炎症局部的细胞发生分裂、增殖，这是炎症时广义上的增生。增生的细胞既包括巨噬细胞、淋巴细胞、浆细胞、血管内皮细胞和纤维母细胞，也包括炎症灶周围的上皮细胞或实质细胞的增生。严格地说，真正的炎性增生应当是指为对抗致炎因子而增生出来的细胞，主要为巨噬细胞、淋巴细胞、浆细胞等，而不应包括瘢痕修复性增生的纤维母细胞和血管内皮细胞，更不应包括再生修复而增生的上皮细胞或实质细胞。炎症增生是一种防御反应，可以限制炎症的蔓延，如增生的巨噬细胞具有吞噬病原体和清除组织崩解产物的作用。增生又是一种修复现象，可以使受损组织得以再生修复，增生的纤维母细胞和血管内皮细胞形成肉芽组织，有助于使炎症局限化和最后形成瘢痕组织而修复。但过度的组织增生又可使原有组织遭受破坏，影响器官功能，如毁容后的过度疤痕组织增生。

炎症在判断生前伤和死后伤时具有特别重要的意义。一般在受损害后，15 ~ 20 分钟就能观察到炎症的早期现象。另外，炎症在推测伤后经过时间上也具有重要作用。

二、尸体现象

人死之后，全身各组织器官的生命活动逐渐停止，尸体在内、外多种因素（物理性、化学性及生物性的）作用下发生一系列的死后变化，这些变化在尸体上表现的现象称为尸体现象。尸体现象大致按一定的时间顺序显现，受尸体内部、外部环境条件影响。尸体内外环境因素既可以加速尸体现象的出现，也可以减慢或终止其发生发展。因此，在分析尸体现象的产生和评价其法医学意义时必须充分考虑尸体内外的各种因素的作用。

尸体现象根据出现的时间早晚可分早期尸体现象和晚期尸体现象两大类。早期尸体现象和晚期尸体现象是在时间上的相对划分，春秋两季时，大体上尚较符合实际情况，而在盛夏或寒冬季节，则可能与实际情况有较大差异。

（一）早期尸体现象

早期尸体现象是指在死后24小时内尸体上出现的改变，它包括肌肉松弛、尸僵、尸体痉挛、皮革样化、角膜混浊、尸冷、尸斑、血液凝固和组织自溶等。这些现象虽然发生在死后24小时以内，但也并非在24小时后立即全部消失，而是继续发展、演变。同理，晚期尸体现象也并非在24小时后突然出现，而是于死后不久就开始发生。例如，腐败细菌的繁殖，早在死亡后几小时就已逐渐开始，只是在24小时后，细菌的繁殖达到一定的程度，腐败现象才明显。

早期尸体现象有下列法医学意义：（1）确证死亡；（2）提示尸体曾否被移动；（3）推测死亡时间；（4）反映死亡当时躯体的位置和状态；（5）提示死亡原因。

1. 肌肉相关现象

（1）肌肉松弛，又称肌肉弛缓，是指人死后，全身各部肌肉由于失去神经系统支配丧失了正常的紧张性而出现肌肉松弛、肢体变软的现象。主要表现为：瞳孔散大、眼微睁、口微开、面无表情、沟纹变浅、肢体松软、皮肤失去了弹性、尿道和肛门松弛，可有尿便排出（失禁）。

在尸体现象中，肌肉松弛出现最早，与死亡同时发生。待尸僵发生时即自行消失。在这段时间内因皮肤弹性的丧失和肌肉的弛缓，尸体的受压部位可形成反映接触物表面形态的具有特征性的压迹。这种压迹可在尸体上保留相当一段时间，据此可判断尸体是否被翻转或移动，并可提示死亡当时尸体所处的位置。

（2）尸僵。人死后，肌肉由弛缓逐渐僵直变硬并使各关节呈固定状态的一种现象。一般认为尸僵是由于死后肌肉中的ATP（三磷酸腺苷）不断分解而减少直到消失，致使肌肉中的肌纤凝蛋白因脱水而呈凝固状，而后由于肌纤凝蛋白的分解或腐败的发生使尸僵又缓解。在活体内，肌肉靠足够量的ATP保持其弹性、收缩性和一定水分，因而肌肉是柔软的。人死后，ATP持续分解而不再合成，肌动蛋白与肌球蛋白分离停止，形成僵硬的肌动、肌球蛋白凝胶，尸僵形成（见图2-2）。

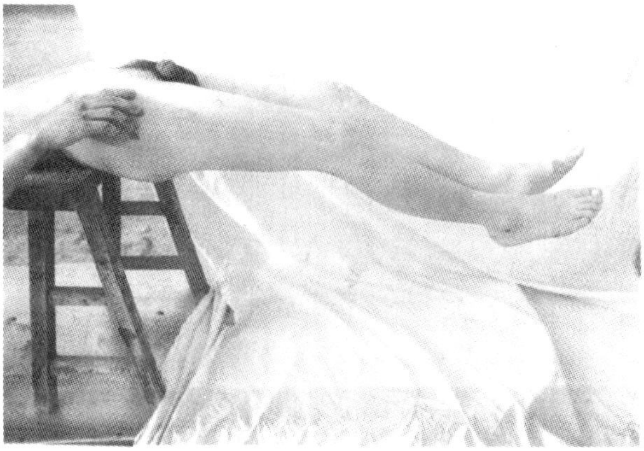

图2－2　尸僵形成后，肢体强直

尸僵通常于死后1～3小时出现，但也有早在10分钟或晚在7～8小时的。最初仅见于少数肌群僵硬，经6～8小时后扩延至全身。按尸僵形成顺序可分上行型和下行型两种。其中下行型较为多见，即先由咬肌、颈肌开始，依次为面肌、躯干、上下肢肌群；上行型较少见，由下肢开始逐渐向上发展。一般死后4～6小时全身各大关节均可见到尸僵；在12～24小时最坚硬；24小时后尸僵开始按发生的顺序缓解，肌肉变软，关节稍可动；2～3天后关节易转动；完全缓解多在死后3～5天。

尸僵出现的早晚、程度和持续时间等均受尸体内外多种因素的影响，此点在尸检时应充分加以注意。如婴幼儿、老年人、体弱者尸僵出现得早且弱，持续时间短；青壮年、肌肉发达者尸僵出现得晚而强，持续时间也长；破伤风、士的宁中毒者尸僵出现得早而强，甚至发生尸体痉挛；枪杀、灾害等造成的突然死亡者尸僵一般出现较迟；环境温度较高时，尸僵出现得快而强，缓解得也早；相反低温下尸僵发生得慢，持续时间长。

尸僵受到较强的外力作用时可以被破坏，而出现人为的缓解。经过一定时间后尸僵会再形成，但要比正常尸僵弱得多。如果破坏作用是在尸僵完全形成以后（8小时左右），则不会再次形成尸僵。

尸僵作为重要的早期尸体现象之一，不仅是确证死亡的证据，而且根据尸僵的发展能推测死亡时间。被固定下来的姿势对分析死亡原因和死亡环境有一定意义。

（3）尸体痉挛。它是一种特殊的、少见的现象，是指在死亡发生的瞬间，肌肉未经松弛阶段就立即强硬收缩进入僵直状态的一种现象。其发生机制尚不清楚，可能与尸僵相似，为尸僵的一种特殊形式，多发生在颅脑损伤和精神高度紧张的死者。如战场上的战士，死后常有继续保持作战射击的姿势，或紧紧抱住敌人不放的姿势；溺死者手中抓住水草；刎颈自杀者紧握住刀柄。激动、恐惧、兴奋、挣扎以及剧烈运动是产生痉挛的重要诱因。

尸体痉挛多发生在局部肌肉，全身性尸体痉挛较少见。尸体痉挛可以固定死者临终时动作、体位、姿势和表情，因此在判断和推测自杀还是他杀时具有重要参考价值。

2. 水分相关现象

（1）角膜混浊。人死后，经过一定时间，角膜出现乳白色云雾状混浊，透明度逐渐降低的死后变化现象称角膜混浊。混浊主要与角膜中黏多糖和水的含量有关。人死后，黏多糖水合作用受阻，水分逐渐增加。另外，与角膜的 pH、离子含量、蛋白质变化也有关系。其法医学意义是用来推断死亡时间。死后 5 ~ 6 小时角膜上出现白色小点；以后斑点逐渐扩大，10 ~ 12 小时发展成云片状（轻度混浊）；15 ~ 20 小时呈中度混浊，尚可见瞳孔；24 小时混浊如雾状，不能见瞳孔（高度混浊）。

（2）皮革样化。人死后，尸体局部体表的皮肤黏膜由于水分蒸发而逐渐干燥变硬，颜色变深，外观呈深黄色或棕褐色皮革样，这种变化称皮革样化或叫局部干燥。常见于皮肤较薄而湿润的部位，如耳郭、阴囊、阴唇、口唇黏膜等部位，通常在死后 2 小时可见口唇发暗、皱缩、稍变硬。如果眼睛睁着，露出的球结膜表面逐渐变成混浊、皱缩，呈黄灰色三角斑，此斑可作为死亡的确证。若出现明显的皮革样化，说明死亡已在 8 ~ 12 小时以上。有时口唇处的黑褐色皮革样化易被误认为黏膜被毒物腐蚀。阴囊皮肤干燥变色后，易被误认为拳打、脚踢所致的挫伤。另外，生前或死后的体表损伤，如生前的皮肤挫伤、颈部索沟扼痕和死后的移动尸体也易形成皮革样化，要注意鉴别。生前形成的挫伤斑呈褐红色，创面有痂皮；死后移尸形成的斑呈褐黄色，颜色较浅，没有痂皮。其法医学意义在于皮革样化可保存擦伤形态，并可根据数目、分布、形态特征推断案件性质和凶犯意图。

3. 血液相关现象

（1）尸斑。人死后，血液循环停止，体内的血液因重力作用而坠积于尸体的低下部位处未受压迫的血管内，从而在相应的皮肤表面显示出边缘不清的有色斑痕，称为尸斑。尸斑是确证死亡、判断死亡时间、分析死因、判明死后原始体位、是否移尸和何时移尸的重要证据之一。尸斑一般在死后 1 ~ 2 小时开始出现。

①尸斑的发展过程，大致可分为三期，它既标志着尸斑的演变过程，也标志着死亡经历的时间。

A. 坠积期：此期尸斑通常在死后 2 ~ 4 小时出现，少数也有在 0.5 ~ 1 小时出现的，或延迟到死后 6 ~ 8 小时才出现。尸斑刚出现时，多为散在的小块状或条纹状不规则形淡紫红色斑块，以后逐渐扩大，颜色逐渐加深，经 3 ~ 6 小时融合成片。此期一般持续到死后 12 小时左右。此期间如果用手指压迫尸斑处，可使之完全褪色，皮肤变为苍白，除去压迫后，短时间内又恢复原来颜色，此因血液还局限在血管腔内。（见彩图 2 - 3）在死后 6 小时以内翻转尸体，还可使原来已经出现的尸斑逐渐消退，甚至完全消失，并在新体位的低下部位出现新的尸斑，称为尸斑的转移。切开尸斑处的皮肤，可见血管断端滴出血滴，易用纱布擦掉，擦后还能再流出血滴。若在 6 小时以后再改变体位，则原尸斑不再消失，且新体位的低下部位又出现新尸斑，称双侧性尸斑。

B. 扩散期：死后 12 ~ 24 小时的尸斑为扩散期尸斑，有些进展快的可于死后 8 ~ 10 小时进入扩散期。此期血管内坠积的血液开始发生溶血，并透过血管壁向血管外组织间扩散。此期尸斑呈大片状暗紫红色，指压可稍褪色，但不能完全变为苍白，翻转尸体，原已形成的尸斑颜色不易消退，也不易在新的部位出现新的尸斑。（见彩图 2 - 3）切开尸斑皮肤处，除见到血管内血滴外，还能看到从组织间隙中溢出淡红色血水样液体。

C. 浸润期：通常在死后 24 小时左右出现，持续时间久，直至转为尸体腐败。在这一期，血性液体不仅充满了组织间隙，而且浸润到组织细胞内，使组织着色。此期的尸斑也已固定，血管内再无充盈的血液，此时无论用力压迫或翻转尸体，均不能使原有的尸斑褪色或改变位置。切开尸斑处皮肤，可见到皮下组织呈均匀的淡紫色，血管内无血滴流出。

②尸斑的颜色。尸斑颜色是血红蛋白（Hb）颜色的反映，一般死后血液中氧合血红蛋白迅速转变成还原血红蛋白而致血液呈暗红色，透过皮肤使尸斑呈暗紫红色。当尸斑呈现鲜红色或樱桃红色则应考虑氰化物或 CO 中毒或冻死（有大量氧合血红蛋白或碳氧 Hb 或氰化 Hb）；若尸斑呈灰白色或褐色应考虑氯酸钾中毒（有大量亚铁血红蛋白）；若尸斑呈灰褐色应考虑亚硝酸盐、铅中毒（血液含变性血红蛋白、高铁血红蛋白）；若尸斑呈蓝绿色应考虑硝基苯中毒。

③尸斑的分布。尸斑出现在尸体的低垂部位。尸体的姿势不同，尸斑存在的部位也不同。仰卧时尸斑见于背、腰、臀、枕部、颈部、四肢背侧面。俯卧位时则见于颜面、胸腹、四肢腹侧面。尸体悬垂或直立时则见于下肢、两手和前臂。

④尸斑的法医学意义。第一，证明死亡。尸斑是较早出现的尸体现象之一。尸斑一旦出现，就可以作为死亡的确证。第二，推算死亡时间。由于尸斑的发展过程受外界环境影响较少，各期尸斑的特征相对比较稳定，故尸检中常根据尸斑各期的不同特点来分析推算死亡时间，最常用的是指压法检查尸斑褪色程度。第三，判断死亡时体位。尸斑只能出现于尸体的低下且未受压的部位，据此可推断

死者死亡时的体位。如果尸体上的尸斑与现场的体位不符，说明尸体曾被移动过，如果出现“双侧性尸斑”（指尸体的低下部位与另一侧非低下部位均有尸斑）则说明在死后6~15小时内尸体被翻动过。第四，分析死亡原因。根据尸斑的颜色来推测是否为自然死亡或中毒死亡。

此外，还需要了解如何正确区别尸斑与皮下出血（见表2-1），以及内脏坠积性淤血与内脏出血或内脏病理性淤血之间的差别。

表2-1　尸斑与皮下出血的鉴别

项目	尸　　斑	皮下出血（挫伤）
成因	死后血液坠积而成	生前外伤所致
部位	尸体低下部位未受压处	体表的任何部位
范围	广泛、境界不清	局限、境界清楚
颜色	主要与死因、环境温度和死后经过时间有关，可提示冻死和某种毒物中毒等死因	与受伤时间和出血程度有关，颜色有一定的变化规律
表面情况	一般无损伤，呈大片状分布；受压处不出现尸斑，可反映所压迫物体的形状	局部肿胀，常伴表皮剥脱；多为片状，有时能反映致伤物的形状
指压变化	早期指压褪色，晚期指压不褪色	指压不褪色
体位改变	早期可消失并出现新尸斑，晚期无变化	翻动尸体后无变化
局部切开	组织内无凝血、出血；早期尸斑血管内有血液流出，用纱布易擦去；扩散期尸斑组织间隙中有浅黄色或淡红色液体滴出	局部组织内有凝血、出血和水肿，纱布擦抹不能除去
镜下所见	早期尸斑可见毛细血管和小静脉扩张，充满红细胞；晚期尸斑可见血管内皮细胞肿胀、脱落，管腔内充满均质红染液体、溶血的红细胞	血管周围有大量红细胞，出血处有纤维蛋白网形成；血管不扩张，管腔内红细胞较少

（2）血液凝固。一般情况下人死后，尸血很快就凝固，并在心脏和大血管内形成死后凝血块。但毛细血管内的血并不凝固。猝死、窒息死、心衰死、某些中毒死、休克、大失血死亡者的尸血也不凝，而呈流动的暗紫红色。

4. 热量相关现象

人死后，机体产热停止而散热仍在继续，于是尸体逐渐变冷直至与周围环境温度一致，此现象即为尸体冷却，简称尸冷。

尸冷的发展快慢受尸体内外因素的影响较大，如年龄、身体状况、死因、周围环境、身体部位等。一般身壮力强的成年人、肥胖者、急性病死亡者、着衣较厚者和周围温度偏高时尸温下降较慢。而小儿、老人、瘦弱者、慢性消耗性疾病死者、衣着单薄者和颜面部位尸温下降较快。手面裸露部位，在死后3～4小时尸温即可与环境温度相一致。在室温为16℃～18℃的环境下，一般尸体死后最初10小时内平均每小时尸温降1℃左右，以后逐渐减慢，经24小时左右，尸温降至与环境温度相近。室温为26℃～31℃时，尸温在最初10小时内，平均每小时只降0.4℃左右。环境温度在35℃以上，尸温可持续不降。冰雪中的尸体经0.5～1小时即可完全冷却。法医实践中，通常以接近内脏温度的直肠温度（肛温）为代表。

在法医学上，尸冷对分析死亡经过时间有一定意义，但因其受各方面条件影响太大，实际应用时需充分考虑多方面的内外因素，并综合其他尸体变化情况后作出判定。

5. 酶化学反应现象

人死后，组织细胞因自身酶解作用而发生的自体溶解、软化、液化，表现为形态结构模糊消失，脏器柔软、黏膜易脱落等现象，称为自溶。胰腺最早发生自溶，其次是胃肠黏膜、脾、肾小管等。胃肠道的自溶变化要注意与中毒、穿孔等病变区别。

（二）晚期尸体现象

晚期尸体现象是指在死亡24小时后，尸体上出现的改变。晚期尸体现象包括毁坏型和保存型两类。毁坏型尸体现象有腐败和白骨化。保存型尸体现象有木乃伊、尸腊、泥炭鞣尸、霉尸等。有的教科书称这类尸体现象为异常尸体现象，因为这种尸体现象的形成，其主要特点是腐败过程的中断。即由于尸体所处环境特殊，它不经过一般的尸体腐败分解过程，从而长期保留其基本原形。

1. 腐败

腐败是人死后，体内蛋白质在细菌作用下被分解为简单有机物、无机物和大量腐败气体，致使尸体原来形态结构遭到破坏的过程。简言之，就是死后的机体组织蛋白因腐败细菌作用而分解的过程。

平时这些细菌就寄生在人体的口腔、呼吸道及肠管中，死后这些细菌进入血管、淋巴管并大量繁殖，同时分解破坏人体组织蛋白，产生一些氮类、酸类物质和甲烷、氨、氮、二氧化碳、硫化氢等腐败气体，致使尸体出现一系列气味、颜色及形态结构的变化。下面简单介绍一下各种腐败尸体现象及其法医学意义。

（1）尸臭。人死后肠道内、呼吸道内腐败细菌分解，尸体组织产生大量具有恶臭味的腐败气体（氨、硫化氢），使肠管胀气，腹部隆起，腹腔内压力升高。这些气体通过肛门、口腔、鼻孔排出体外产生尸臭。尸臭一般在死后12～24

小时可闻到，但若腐败发展迅速，数小时即可出现尸臭。

（2）尸绿。尸绿是腐败产生的硫化氢气体与血红蛋白发生反应，生成绿色硫化血红蛋白，然后透过皮肤呈现边界不清的片状污绿色。尸绿首先出现在右下腹（回盲部），逐渐扩大到全腹甚至全身。尸绿常于死后24小时左右出现，注意不要将尸绿误认为皮下出血或尸斑。

（3）腐败静脉网。死后2~4日，血管内的血液被腐败气体挤压至皮下静脉血管内，并透过血管壁浸透到血管周围，在尸体表面可见到污绿色的网状或树枝状花纹，并沿皮下静脉血管的走向分布。它多发生在胸壁等皮下组织较少的部位，一般多见于腐败发展迅速的尸体（见彩图2-4）。

（4）腐败气泡。死后2~4日，腐败气体窜入表皮与真皮之间，使表皮与真皮分离，出现大小不等的气泡，泡内充满大量腐败气体和少量腐败液体，此时轻轻触摸即可使表皮脱落，暴露出污秽、湿润的白色或暗绿色真皮层。

（5）腐败巨人观。高度腐败的尸体由于各体腔和软组织充满大量腐败气体，整个尸体膨胀变形，体积增大呈巨人样，故称腐败巨人观。此时死者面目皆非，头大如斗，眼球突出，口唇变厚、外翻，舌尖肿胀挺出，胸腹部高度膨隆，阴囊大如气球。另外，由于腹腔内充气、高压，还可引起所谓死后呕吐、肛门脱垂、孕妇死后分娩等现象的发生。最后各脏器因软化如泥而难辨其形体。

2. 白骨化

尸体高度腐败后，软组织溶解消失，最后仅剩骨骼的一种状态。白骨化所需的时间因季节、环境、地区等条件不同差异较大。如西南地区，夏季地面尸体白骨化需1~1.5个月，土中尸体需0.5~1年；我国北方地面尸体一般需1年，土中尸体需3~4年。

3. 干尸（木乃伊）

尸体处于空气流通干燥的环境或干松的土质中，可由于尸体水分迅速蒸发不利于腐败菌生长，腐败过程停止，尸体脱水、干枯后成为干尸。干尸皮肤皱缩、变硬呈褐色，它可以保留某些个人特征。如生前损伤、索沟、扼痕等。成人干尸2~3个月可以形成。

4. 尸腊

尸腊是尸体长期浸于深水中或埋在空气不足的潮湿土中，腐败变缓或中止，体内的脂肪组织分解为脂肪酸并经过皂化或氢化作用，生成类似腊样的物质（脂肪酸盐或硬脂酸）。

尸腊是一种较少见的尸体现象，呈灰白色或黄色，手触之有油腻感，可以压陷，触之易碎，可闻到酸臭味。它多见于肥胖者的尸体，其形成时间在3个月以上。尸腊能保留体表损伤、索沟及至“鸡皮疙瘩”等细微痕迹，对揭露和证实犯罪有重要作用。

5. 软尸

软尸，又称泥炭鞣尸，发生于酸性泥沼或酸性墓地棺材之中。因在泥炭沼泽地中含有大量鞣酸和植物腐败的酸性产物，它们能杀灭细菌阻止尸体腐败，并使尸体的皮肤逐渐鞣化，肌肉和内脏脱水缩小，骨骼中的钙逐渐溶解使骨骼变软，整个尸体可以随意盘曲。这种尸体现象极罕见，法医学意义不大，主要是对考古学研究有价值。

6. 霉尸

尸体久置于潮湿而通风不好的环境中或浸泡在水中，在温度适宜条件下，尸体的裸露部位或裸尸的全身表面，由于霉菌生长繁殖而覆一层白色斑点状霉斑或细毛。其毛状菌丝可长达 1 ~ 1.5cm。

三、死亡时间的推断

推断死亡时间是法医学尸体检验的一项重要任务，特别是在侦查破案中，几乎大多数案件的尸体都需要进行死亡时间的推定，以便为侦查工作提供范围，为证实犯罪提供有力证据。法医学中对尸体死亡时间的推断主要依据尸体现象，尸体胃内容物消化程度，尸体上蝇、蛆生长发育状况，组织改变（病理学切片）和组织化学改变（酶活性改变）等多种检验资料进行综合分析后作出判断。

（一）从尸体现象推断死亡时间

大多数尸体现象的发生、发展过程都与死后经过时间有一定关系，特别是应用尸体现象推断死亡时间比较方便易行，故在实际鉴定工作中经常被采用（见表 2 - 2、表 2 - 3）。

（二）由尸体胃肠道的食物推断死亡时间

研究死者胃肠道食物的种类和成分，有助于判明死者死前最后一餐进食的地区，死者经济状况和生活习惯。例如，南京市郭某被杀案，从死者胃肠内 19 种食物成分判断死者经济宽裕、有吃零食的习惯。研究桔子核的产地，此桔属苏州洞庭山生产，并于 2 月前销售南京，据此为推断死亡时间提供了依据。

另外，根据死者胃肠道食物消化的进程，有助于断定死前最后一餐到死亡所经过的时间，一般胃内充满大量食物，饭粒和蔬菜形态较完整，说明是饭后 1 小时左右死亡；若胃内不太饱满，有一部分进入十二指肠，食物部分呈乳糜状，为餐后 2 小时死亡；若胃内食物全部呈乳糜状，食物已进入大肠，为餐后 3 ~ 4 小时死亡；若胃内食物全部排空，为餐后 5 ~ 6 小时死亡。

（三）从蝇、蛆生长发育状况推断死亡时间

苍蝇生长发育各个阶段所需时间与季节、气温、湿度、苍蝇种类等因素有

关，以夏天为例：尸体处于苍蝇易于飞到的场所，一般在死亡 1 小时左右，苍蝇就在尸体、口鼻、眼角、创口、女性会阴部产卵；经 7～8 小时蝇卵孵化成蛆；经 4～5 天变成蛹；经 1 周化成蝇，破壳飞走后在现场留下蛹壳。

表 2－2 根据各种早期尸体现象推测死亡时间

	死后改变	死后经过时间（TSD）
尸体（10 小时）	尸温每小时下降	1℃（环境 16℃～18℃） 0.4℃（环境 26℃～31℃） 不降（环境＞35℃）
	瘦型尸体	1 小时内完全冷却（冰雪条件下）
	肥胖型尸体	0.75℃
尸冷（10 小时后）	尸温每小时下降	0.5℃（无论胖瘦尸体）
尸斑	开始出现	0.5～2 小时
	出现，指压能褪色（按压者指甲变色为度）	2～4 小时
	开始融合	3～12 小时
	固定，强力度压迫颜色可减退	12～24 小时
	指压不褪色	24 小时后
尸僵	开始出现	1～4 小时
	用力破坏后能重新发生	4～6 小时
	延及全身，达到高峰	6～15 小时
	开始缓解	24～48 小时
	各关节容易活动	2～3 天
	完全缓解	3～4 天
角膜改变	轻度混浊	6～12 小时
	混浊加重，瞳孔可见，表面有小皱褶	18～24 小时
	完全混浊，瞳孔看不见	48 小时
	眼睑遮盖部分角膜肿胀，形成乳白色斑块，其余部分干燥，变棕黄色，羊皮纸样（动物实验）	3 天
	眼球腐败，轻度突出，角膜重度混浊	4 天

表2-3　各种晚期尸体现象与死亡时间的关系

各种晚期尸体现象	推测死亡时间
右下腹出现尸绿，皮肤出现轻度腐败静脉网	约24小时
全腹见尸绿，出现腐败静脉网及腐败气、水泡	2~3日
腐败巨人观	5~7日
腐败充分发展时期	1个月，或更长，甚至1年
皮下脂肪尸蜡化开始（水中）	1~2个月，高温2~3周
皮下脂肪尸蜡化完成（水中）	（高温）2~3周，一般2~4个月
面部表面某些肌肉尸蜡化	6个月
深部肌肉出现尸蜡化	1年以上
成人四肢尸蜡化	3~6个月
全身尸蜡化（潮湿的土中）	约4年或更长
尸体干化（干尸）	最早1个月以内，一般3个月或以上
地面上尸体白骨化	新生儿几周，成人几个月到1年
土中尸体白骨化，软组织消失	3~5年
土中尸体的韧带和软骨消失	5年或以上
骨骼上的脂肪消失	5~10年
骨骼开始风化	10~15年
骨组织毁坏、脆弱	数十年

（四）根据组织形态学变化推断死亡时间

通过对组织器官作组织学切片观察，依据细胞的变质情况来推断死亡时间。

（五）根据组织化学改变推断死亡时间

通过观察肝酶活性改变、心肌、骨骼肌酶活性的改变推断死亡时间。

（六）利用生物物理学和生物化学的方法推断死亡时间

通过检查尸体组织的超生反应情况推断死亡时间，用生化方法测定血液中、脑脊液中的氨基酸、肌酐、钾离子成分，可观察到其浓度在人死后一定时间内逐渐增高。

第三节 脑死亡、器官移植和安乐死

一、脑死亡

（一）脑死亡的含义

从远古社会开始一直延续到20世纪，人们都把心跳和呼吸停止作为死亡确切无疑的象征。中国2000多年前的《黄帝内经》称：“脉短、气绝，死。”在西方，1951年世界著名的《布莱克法律词典》的死亡定义为：“血液循环完全停止，呼吸、脉搏停止。”这一传统的死亡标准由于几千年的延续而天经地义地成为世界各国医学、哲学、宗教、伦理、法律及社会大众的共识。自从1959年莫拉雷特和古郎恩对不可逆性脑昏迷作了详细的描述，脑死亡概念被首次提出。到目前为止，在189个联合国成员国中，约有80个国家和地区颁布了成人脑死亡标准，其中70个有脑死亡指南或实施法规。

1. 脑死亡概念的提出

首先，在长期的医学实践中，人们发现死亡是分层次进行的复杂过程，心肺死亡作为死亡的一个层次并不绝对预示或标志着整个人体的死亡。其次，医学技术在抢救心跳、呼吸骤停方面有了突飞猛进的发展，人工心脏救护设备和人工呼吸机可以使心跳、呼吸停止数小时乃至十余小时的病人复苏，再加上人工营养维持，能使许多病人“起死回生”。最后，20世纪60年代以来，现代医学在心脏移植技术方面取得的突破性进展，从根本上动摇了心肺死亡标准。1967年，南非医生巴纳德首创心脏移植手术以及人工心脏的问世，打破了心肺功能的丧失可以导致整个机体死亡的常规。心脏的可置换性使它失去了死亡标准的权威性。于是，人们开始探寻新的死亡定义和标准。在此背景下，一种被医学界认为更加科学的脑死亡概念和脑死亡标准便应运而生。这是生物医学科学技术发展的必然结果。

2. 脑死亡的诊断标准

脑死亡是指大脑、小脑和脑干全部脑机能完全地、不可逆转地永久性停止。死亡的时间为脑的全部机能不可逆地停止的时间。世界第一个脑死亡标准是1968年美国哈佛大学医学院提出的，脑死亡标准共有四点：（1）不可逆的深度昏迷：病人完全丧失对外部刺激和内部需要的所有感受能力，以及由此而引起的反应性均全部消失，如疼痛反应，肌肉收缩；（2）自发性呼吸停止：人工通气停止 3 分钟仍无自主呼吸恢复的迹象，即为不可逆的停止呼吸；（3）脑干反射消失：瞳孔对光反射、角膜反射、眼运动反射均消失；（4）脑电波平坦等。符合以上标准并在 24 小时或 72 小时间隔后重复检查结果一致的，即可宣布为死亡。1968 年，WHO 建立的国际医学科学组织委员会规定的死亡标准与哈佛标准基本一致：对环境失去一切反应；完全没有反射和肌肉张力；停止自发呼吸；动脉压陡降和脑电图平直。英国皇家医学会于 1976 年制定了英国脑死亡标准，提出脑干死亡为脑死亡，比不可逆性昏迷前进了一步。1980 年，中国学者李德祥提出脑死亡应是全脑死亡，从而克服了大脑死（不可逆昏迷）、脑干死等脑的部分死亡等同于脑死亡的缺陷，这一观点已获中国学者的共识。

3. 脑死亡与植物人的本质区别

脑死亡与植物人是两个不同的概念，不能相提并论、混为一谈。虽然植物人失去了意识、智力、情感和运动能力，但植物人脑干的功能是正常的，昏迷是由于大脑皮层受到严重损害或处于突然抑制状态，它调节体温、新陈代谢以及呼吸、心跳、血压、吸收、排泄的功能仍然存在，因而植物人完全可以不用人工呼吸系统和人工循环系统而独立生存。只要护理得当，营养充足，植物人可以存活几年、十几年甚至几十年。从医学上和法律上都不能认为这种病人已经死亡。但脑死亡人全脑呈现器质性的损伤，无自主呼吸，脑干反应消失，脑电波是一条又平又直的线，经颅多普勒 B 超显示脑死亡。所以说，脑死亡是永久的，不可逆性的。虽然植物人是否应该接受安乐死在西方社会曾被讨论过，但没有任何人认为植物人已经死亡。

4. 脑死亡与安乐死

脑死亡与安乐死虽然都是基于人的生命自主权、保障人格尊严的基础上提出来的，但两者之间存在许多不同点。

首先，脑死亡判定标准是现代医学科学的产物，是对患者死亡状态的认可，并非从结果上影响患者的生命。而安乐死的实施是追求让深受病痛折磨的患者无痛苦地死去，而非基于医学科学，是“纯粹”的价值观，与脑死亡有本质上的不同。其次，安乐死和脑死亡判定的申请实施者亦不同。脑死亡判定可以由处于清醒状态的患者本人决定选择，也可以在患者非清醒状态时由法定有权的亲属代为决定。而安乐死只能由患者主动要求选择无痛苦的死亡方式。此外，两者被实施者的状态不同。安乐死一般分为两大类：（1）积极的（主动的）安乐死，指采取促使病人死亡的措施，结束其生命。（2）消极的（被动的）安乐死，即对抢救中的病人如垂危病人不给予或撤除治疗措施，任其死亡。但无论是主动的还是被动的，在实施安乐死之前患者是具有生命和法律意义上的活人，而脑死亡被判定者已经是死人，即处于死亡状态的人。

5. 脑死亡与器官移植

被选用来移植的尸体器官越新鲜，越有利于器官移植手术的成功，而脑死亡判定标准的实施则有利于提高我国当前移植器官的总体质量。但社会上有一种错误的认识，即我国是因为器官移植的需要才进行脑死亡立法。实际上这两者之间不存在因果关系。脑死亡立法并不意味着被宣布脑死亡者必须捐献器官，捐献器官与否取决于患者或家属自主选择死后是否捐献器官。移植科学的发展是脑死亡立法顺便带来的利益，而非脑死亡立法的原因。

（二）实施脑死亡标准的现实意义

1. 更科学地判定人的死亡，维护死者的人格尊严是医学和社会发展的需要

脑死亡标准的实施是一种理智的人道主义精神。其目的是在现代医学科学的基础上，维护死者的人格尊严，更有效地保障公民的生命自主权。如果对已经脑死亡的“病人”还用各种现代医疗设备进行没有希望的维持，让一个已经没有生命的身体上插着各种管子，并非人道主义的精神宗旨，应该让“病人”有尊严地离去。

2. 有利于节约卫生资源和减轻家属的痛苦和经济负担，避免过度医疗行为

现代医学科学认定，符合脑死亡判定标准的“病人”绝对不可能再活过来，即不可能再死而复生。尽管现代医学可以通过仪器、设备等长期维持这个“病人”的呼吸。这种明知道脑死亡者不能复生，还要在形式上全力抢救的现实，在造成家属的身心痛苦加剧和经济负担加重的同时，还使我国有限的卫生资源得不到合理的配置，使许多需要这些资源且可以治愈或病情可以得到改善的病人们失去了机会。国内外对于临床确诊脑死亡状态者的调查研究结果均证实，虽经全力抢救，但无一生还，且巨大的医疗抢救费用和所耗费的医疗资源给家庭和社会造成沉重的负担。

3. 有助于正确判断和处理医疗纠纷，保障医患双方利益

在现代医学中，心脏起搏器、人工呼吸机已得到广泛应用，在借助于人工呼吸机和人工血液循环系统的情况下，脑部功能已不复存在的病人，其心跳仍然可以维持一周至十几天，甚至几十天。一旦摘下人工抢救装置，这些人根本无法独立存活。脑死亡者，虽其心脏还在跳动，血液还在流动，人工呼吸机还维持着气体交换，内脏器官还保留着相当的生命力，但他仅是一具拥有部分活器官的尸体而已。美国纽约医科大学的一例脑死亡患者靠呼吸器“生存”了 70 天之久，后经法院干涉才停止对其进行“抢救”。解剖结果表明，这个“病人”的脑组织质地已经变软、自溶。但是，传统的判定死亡标准却使医生在明知病人脑功能已经停止的情况下也不敢贸然摘下人工抢救装置。而这种治疗和抢救，无异于是在对死人、对尸体进行抢救。一旦医生停止治疗，病人家属则认为救治不当，而引发

医疗纠纷。如果脑死亡的概念被法律所承认，就可为解决此类问题提供科学和法律依据。

4. 脑死亡的认定有利于器官移植的发展

器官移植要求用于移植的尸体器官越新鲜越好。据有关专家介绍，用于器官移植的尸体器官不可以冷藏，在现代条件下存活的最长有效时间是：心脏 4 小时、肝脏 24 小时、肾脏 48 小时、角膜几个星期。实施器官移植术还要求摘取时其缺血和缺氧时间不能过长，如心脏不超过 3 ~ 5 分钟、肝脏不超过 15 分钟、肾脏不超过 45 分钟、骨和角膜不超过 24 小时等。否则，器官会因丧失机能而大大影响成活率。然而，不确定脑死亡的概念和标准，摘除器官过早，会被认为是杀人；过晚了器官移植成活率降低，则失去了器官移植的意义。因此，法律上对脑死亡是否确认，对器官移植的成败与否具有举足轻重的作用。20 世纪 80 年代以后，我国器官移植有很大进步，已能进行角膜、肾、肝等组织和器官的移植手术，有的还处于国际领先地位。但因脑死亡标准没有确立，器官移植的总体质量比不上国外。为了扩大可供移植的器官的数量和提高可供移植的器官质量抢救其他病人的生命和发展医学技术，修改传统的死亡判定标准就显得非常迫切。

5. 有利于法律的正确实施

死亡对于刑法、民法、婚姻法、继承法等几乎每一个法律领域都具有特别重要的意义。主要体现在：死亡判断涉及杀人罪的成立、民事权利的终止、继承的开始、侵权行为的构成、婚姻关系的消灭、刑事责任的免除以及诸如合伙、代理等民事法律关系的变更和终止等。

在“死亡”界定标准涉及刑事判决中出现的谋杀既遂案时，因为没有脑死亡标准，只能按未遂案判决，这对受害人及家属极不公正。在涉及工伤事故的处理中，中国工伤赔偿法律网网站创建人张士谦律师就曾接受多起因“工作时间、工作岗位突发疾病”的死亡案件，由于传统死亡时间和脑死亡时间不一致，引发与《工伤保险条例》第 15 条第 1 款第 1 项“在工作时间和工作岗位，突发疾病死亡或者在 48 小时之内经抢救无效死亡的……”的规定相冲突。

因此，什么是死亡，如何科学地、准确地判断一个人的死亡时间，在司法实践中具有极其重要的意义。

（三）关于脑死亡立法

自 1968 年美国哈佛大学死亡定义审查特别委员会提出脑死亡判断指标以来，世界上已有 80 多个国家和地区陆续建立了脑死亡标准，一些国家还制定了相应的脑死亡法，其中芬兰在 1971 年成为世界上第一个以国家法律形式确定脑死亡为人体死亡标准的国家。把脑死亡作为人体死亡标准从法律上承认的还有美国、加拿大、芬兰、瑞典、日本等13个国家，从医学上承认的有德国、法国等11个国家，也有国家采用的是脑死亡和心脏死亡标准并存方式。我国学者自1986年起至今已多次召开有关脑死亡诊断标准及相关内容的学术研讨会，由脑死亡标准起草小组制定的我国《成人脑死亡判断标准》（2009版）和《脑死亡判定技术规范》（2009版）已经通过了专家的审定，而《脑死亡判定管理办法》目前还处在专家意见稿阶段。由于我国许多医学单位受技术、设备条件限制，医生难以科学地用脑死亡来判断病人是否死亡，故专家认为现阶段应至少提倡和逐步实施心死亡/脑死亡双轨制作为过渡，先实践再立法。即当一个人的循环和呼吸功能不可逆停止，或者整个脑，包括脑干在内的全部功能不可逆停止时，都可以宣告死亡。因为我国民众传统意识相当浓厚，脑死亡概念尚未引起广泛关注，若以强硬的态度以新标准取代旧标准，就会违反社会大众普遍接受的价值观。特别在我国广大农村和边远贫困地区医疗条件比较落后的情况下，传统死亡标准仍是判断死亡的有效标准。这样就可因人因地而异，当医疗条件和设备达到制定标准时，就可选择采用脑死亡标准。

我国成人脑死亡判定的标准为：

1. 先决条件

（1）昏迷原因明确；

（2）排除各种原因的可逆性昏迷。

2. 临床判定

（1）深昏迷；

（2）脑干反射全部消失；

（3）无自主呼吸。

以上三项必须全部具备。

3. 确认试验

（1）脑电图呈电静息；

（2）经颅多普勒超声无脑血流灌注现象；

（3）体感诱发电位P14以上波形消失。

以上三项中至少有一项阳性。

4. 脑死亡观察时间首次判定后，观察12小时，复查无变化，方可最后判定为脑死亡。

脑死亡判定的管理制度应规定脑死亡判定的主体、程序及违规行为应负的法律责任。即哪些医生有权作出脑死亡诊断，应按什么程序进行，使用哪些检测手段等，以防止医生的草率诊断或者虚假诊断。

二、器官移植

器官移植（Organ transplantation）是指通过手术等方法，替换体内已损伤的、病态的或衰竭的器官，以达到治疗目的的一种医疗措施。若献出器官的供者和接受器官的受者是同一个人，则这种移植称自体移植；如供者与受者虽非同一人，但供受者（同卵双生子）有着完全相同的遗传素质，这种移植叫作同质移植。此外，人与人之间的移植称为同种（异体）移植；不同种的动物间的移植（如将黑猩猩的心或狒狒的肝移植给人），属于异种移植。从器官移植效果来看，一般以自体移植最佳，异体器官次之，人造器官、异种器官较少采用。在器官移植的实践中采用最多的是异体器官移植。

1954 年，人类第一例肾脏移植手术在波士顿获得成功，开辟了器官移植新纪元。其后，肝脏、肺脏、心脏、心肺联合移植以及肠肝胃胰多器官移植等相继获得成功。1993 年 9 月 16 日，英国女孩劳拉·古维斯在长达 15 个小时的手术中同时接受了 6 个器官移植，医生为她更换了胃、大肠、小肠、肝、胰、肾，手术进行得十分顺利。多器官移植的成功标志着器官移植正在向新的高峰攀登。

目前，我国人体器官移植总量居世界第二位，国际上能够开展的人体器官移植手术国内基本都能实现。我国首例人体临床肾移植手术于 1960 年由吴阶平教授成功施行。肾移植目前在许多国家已成为一种常规治疗终末期肾病的有效手段，很多肾移植患者可以达到 10 年以上存活期，可以像常人一样工作、结婚和生育。此外，角膜原位移植由于很少发生排斥反应，成功率可以达到 95% 以上，已成为眼科常规手术之一。2009 年 8 月 25 日，全国人体器官捐献工作会议上由中国红十字总会和卫生部公布的数据显示，截至 2008 年，全国累计完成肾移植 86，800 例，肝移植 14，643 例，心脏移植 717 例，肺移植 165 例，小肠移植 17 例，胰肾联合移植 209 例。但与器官移植手术快速发展的同时，捐献器官的数量紧缺问题已经成为我国器官移植发展的“瓶颈”问题之一。

我国因目前脑死亡标准尚未正式确立，而器官移植手术的成功率与供体器官的质量密切相关，所以国内用来移植的器官总体质量比不上国外。虽然早在《人体器官移植条例》出台前，起草组专家曾起草了《脑死亡判定管理办法》，但基于各种考虑，该办法没有发布实施。

此外，在器官移植中还有一个值得注意的问题，就是一些特殊器官（如睾丸、卵巢和大脑）的移植，会给法律和伦理带来前所未有的难题，给立法增加一定的难度，但为了保障器官移植造福于人类，这些难题又需要法律和伦理作出解答：（1）患者的父亲能否作为患者睾丸移植的供体？如果可以，这必然又导致另一个问题：在父亲作为睾丸器官供者的情况下，婚生子女充其量也是患者遗传学上的弟弟或妹妹。与睾丸移植面临同样问题的还有卵巢移植。（2）头颅能否作为一个可以移植的器官？这个问题同样会给法律和伦理带来困惑：如果一个女孩的头部移植到一个男性老人身上，这个未来的复合人在社会上的地位和角色如何定位，也将成为一个非常复杂的问题，是将其定位为男人还是女人，是老人还是少年？这些最基本的问题，无论是从生物学角度还是社会学角度，都难以回答。

我国人体器官移植立法工作始于1984年，最高人民法院、最高人民检察院、公安部、司法部、卫生部和民政部当年联合发布了《关于利用死刑罪犯尸体或尸体器官的暂行规定》。其后，卫生部于2006年公布《人体器官移植技术临床应用管理暂行规定》。但是直到2007年5月国务院颁布《人体器官移植条例》（以下简称《条例》），我国关于人体器官移植立法才上升到行政法规层次。2009年12月，卫生部根据《条例》制定了《关于规范活体器官移植的若干规定》，使我国人体器官移植有了一定的具体操作规则。

《条例》的实施有效地解决了器官移植在临床实践中的许多复杂法律问题。但该条例只适用于在中华人民共和国境内从事的人体器官移植，不涉及从事人体细胞和角膜、骨髓等人体组织移植等情况。

《条例》中规定人体器官捐献应当遵循自愿、无偿的原则。具有完全民事行为能力的公民捐献其人体器官应当有书面形式的捐献意愿，对已经表示捐献其人体器官的意愿，有权予以撤销。公民生前表示不同意捐献其人体器官的，任何组织或者个人不得捐献、摘取该公民的人体器官；公民生前未表示不同意捐献其人体器官的，该公民死亡后，其配偶、成年子女、父母可以书面形式共同表示同意捐献该公民人体器官的意愿。此外，活体器官的接受人仅限于活体器官捐献人的配偶、直系血亲或者三代以内旁系血亲，或者有证据证明与活体器官捐献人存在因帮扶等形成亲情关系的人员。但任何组织或者个人不得摘取未满18周岁公民的活体器官用于移植。

作为中国器官移植体系的关键设计者之一的黄洁夫，长期以来一直致力于推动建立符合伦理规范并与国际接轨的器官捐献和移植体系。他在2014年两会期间透露出器官移植体系建设的一些新思路。2013年8月，《人体捐献器官获取与分配管理规定（试行）》发布，进一步规范了器官获取与分配体系。2014年3月1日，国家卫生计生委和红十字总会又有新动作，成立了中国人体器官捐献与移植委员会，改变了器官捐献和移植"分段管理"的格局，黄洁夫出任主任委员。

此前，器官捐献和器官移植这两个本应紧密相连的环节，一直处于"分段管理"状态。2006年，中国人体器官移植技术临床应用委员会（OTC）成立，设在卫生部门，负责拟订人体器官移植技术临床应用规范，对省级规划提出评议意见。2010 年，中国人体器官捐献委员会（CODC）成立，设在红十字总会，负责拟定人体器官捐献体系建设方案。中国人体器官捐献与移植委员会合并了上述两个委员会，并对中国人体器官捐献和移植管理工作进行顶层设计。

三、安乐死

“安乐死”（Euthansia）一词源自希腊文 Euthaxtasia，由“安逸”（eu）和“死”（thansia）两个词素组成，原意为“美好”和“死亡”，引申为“善终”“无痛地、安乐地死去”等含义。在实践的层面上被延伸为无痛苦致死术。我国学者对安乐死的界定是：患不治之症的病人在濒死的时候，由于极端无法忍受的痛苦，在病人或者其亲友的要求下，经过医生的认可，用人为的方法使病人在无痛苦的状态下度过死亡阶段而终结生命的全过程。安乐死的本质是以“安乐的死”来代替“痛苦的死”，通过人为的方法使病人在人生的最后阶段走得不那么痛苦，其实是优化了病人的死亡状态，是死亡品质的提高。

安乐死可分为主动安乐死（积极安乐死）与被动安乐死（消极安乐死）。主动安乐死是指医务人员利用药物来加速病人的死亡过程；被动安乐死是指通过停止对病人的治疗和抢救措施，任其在疾病的发展中死亡。积极的安乐死取义为采取积极的措施，也即法律上所说的“作为”，去结束垂危病人的生命。如给这种病人注射氰化物、凝血剂或口服安眠药等。人们通常所说的安乐死主要是指这种积极安乐死。美国法律权威字典《布莱克法律词典》（Black’s Law Dictionary）将安乐死定义为：“从怜悯出发，把身患不治之症和极端痛苦的人处死的行为或做法。”积极安乐死在英语里又叫作“怜悯杀人”（mercy killing）。《布莱克法律词典》给怜悯杀人的解释是：“安乐死：某人以所谓不痛苦的方式将因身患不治之症而即将死亡且希望死亡的垂危病人立即处死的积极行为。”从此可以看出，《布莱克法律词典》对安乐死的解释仅限于积极安乐死。消极安乐死是指对垂危病人停止治疗，停止喂养食物，尤其是指停止使用现代抢救设备（如人工呼吸系统和人工循环系统）抢救病人，让病人自行死亡。这种做法就是法律上的“不作为”。弄清两种不同的安乐死概念十分重要，它关系到人们对安乐死的态度，亦关系到法律的不同规定。

（一）安乐死的历史发展

安乐死并不是一个现代产物。在一定意义上，它几乎与人类历史一样悠久。在史前时代就有抛弃老人、病人，杀死有缺陷儿童的习俗，如游牧部落在迁移时常常把病人、老人留下来让他们自己结束生命。在古希腊和古罗马，虽不抛弃老人，却可随意处置有缺陷的儿童，并允许病人结束自己的生命，有时也可让他人帮助。在印度，过去曾长时间流行用恒河的泥土塞住老人的嘴和鼻子，扔到河里去。他们并不是出于不道德的信念，而是一种习俗，认为应该如此。现代意义上的安乐死从19世纪开始，那时安乐死已被看作一种减轻患者不幸的特殊医护措施，并已有人开始运用于临床实践。到20世纪二三十年代，安乐死在欧美各国日渐流行，著名的奥地利心理学家弗洛伊德就是服用吗啡结束自己生命的。瑞士则在1937年作出可以帮助自愿安乐死的人的法律规定。美国成立了“无痛苦致死学会”。英国也建立了“自愿安乐死亡协会”，并发起和组织活动，谋求安乐死得到法律的认可。但是在第二次世界大战期间，希特勒于1938年收到一位畸形儿父亲的信函，信中要求杀死他儿子。希特勒就此创立了一个强迫安乐死的纲领，借安乐死之名，滥杀慢性病和精神病患者、智力有缺陷或身体畸形的儿童，从而使安乐死黯然失色、声名狼藉。第二次世界大战以后，随着人们意识中精神价值优越感不断增长，人们越来越多地注重生活方式，渴望具有积极的生活感受和创造生活，同时也由于科学技术的进步扩大了生命和死亡之间的边界区，人们也力求深刻地理解自己生命的最后环节：死亡的意义。所以，从20世纪60年代和70年代起，安乐死又重新成为人们的热门话题，赞成的，反对的，各执一端，互不相让。尤其是1971年，荷兰的鲍格太太给身患绝症的母亲注射了一针过量的麻醉剂，使其死亡，然后去警方自首。本案一时轰动了整个欧洲，使安乐死更引起了各界的瞩目。最终，在舆论的支持下，鲍格太太被特赦免刑，无罪释放。这一案件的影响还波及美国，1975年类似于鲍格太太案件的美国几件安乐死案例中，被告人也都被无罪释放。正是这一系列案件的发生使安乐死真正成了现代生活中各方讨论的热点，并以其极大的吸引力，引起了越来越多的人士关注。

安乐死在我国医学界、哲学界、法学界的讨论相对较晚，围绕几个核心事件，历经三次高潮。1986年年底发生的陕西“汉中安乐死事件”使国内社会首次关注安乐死。

1987年12月24日，中国社科院哲学所、北京哲学研究会、中国自然辩证法研究会在京组织召开了“安乐死”讨论会。20世纪90年代初期，学术讨论与公众对安乐死态度的调查是国内讨论的第二次高潮。1996年7月5日，来自全国17个省、市的医学界、法学界、医学伦理界的近百名学者，在上海医科大学讨论了安乐死问题。达成的比较一致的看法是：安乐死既是一个极其复杂的医学、法学问题，又是一个极为敏感的社会、伦理学问题，因此须持慎重态度。2001年，荷兰通过安乐死合法化法案掀起了国内第三个安乐死讨论高潮。在上海等一些城市内存在地下“安乐死”，具体过程为患者首先提出要求并立下遗书，经家属确认同意后，由医生悄悄地进行。

（二）安乐死的伦理问题

趋生避死是每个人的愿望，也是人之常情，安乐死的提出违背了传统生命观。因此，安乐死在生命伦理学中也就成了一个争议较为激烈的社会问题。它涉及人们对人生、对生活、对死亡的看法和理解，如人的本质是什么；人既然有生的权利，是否也有要求死的权利；安乐死是否合乎人类社会道德准则；安乐死的伦理学根据是什么；安乐死的实施对象、实施范围如何确定及实行安乐死的原则是什么。其中最基本、争论最多的是安乐死是否合乎伦理道德的问题。

安乐死反对者认为：安乐死是反伦理反道德的。他们坚持传统的生命观，认为人的生命是绝对神圣的，存在也是绝对的。延续了几千年的传统生命观坚持一条不可违背的医学伦理原则，即医生的天职是救死扶伤，尽可能地抢救延续一个人的生命，而不是把病人推向死亡。传统的社会道德不允许在一个人死亡前采取任何人为的、缩短其生命的行为，否则就是“慈善杀人”，是违背医德基本原则的，是犯罪。

安乐死拥护者认为：安乐死是合乎伦理道德的。首先，从不治之症患者来说，他们的生命价值和生命意义即将不存在，他们要求解脱临终前的巨大痛苦，如果违背其遗愿，竭尽全力维持和延长其奄奄一息的生命，实际上是在延长他们的痛苦，这是残酷的和极不人道的，充其量是在维护传统“医德”。其次，从患者家属角度考虑，家属在照料不治之症患者的过程中，始终处于巨大压力和困境中，无疑要耗去大量精力、财力和时间，这实质上是耗去他们有意义的生命价值，显然对他们是不公正的。最后，从社会利益考虑，因实行安乐死的对象是生命价值等于零或负值的人。社会要为其付出大量的人力和物力，消耗大量医疗资源，这实质上是一种浪费和不合理。有鉴于此，从不治之症患者的尊严、生命价值、社会利益及资源合理分配等方面考虑，安乐死是符合伦理道德的。

安乐死的本质不是授人以死，而是授死者以安乐。所解决的矛盾，不是“生”还是“死”的问题，而是死亡质量问题。即使不实施安乐死，该公民也是死亡，且是痛苦地死亡。所以，安乐死不是“生”向“死”的转化，而是死亡时由“痛苦”向“安乐”的转化。所以，安乐死的本质是驾驭消除痛苦的机制和规律，对死亡过程进行科学调节，消除痛苦，优化死亡，使死者死得安乐。优死，是人类死亡方式的文明与进步的象征，是理性的觉醒，是可喜的伦理升华，是符合我国儒家、道家和佛教的“生也死之徒，死也生之始”思想的。千百年来，无论是平民百姓还是雄才大略的秦皇汉武都醉心于仙丹妙药的追寻，都希望长生不老、生命不息。但纵观人类发展史，死亡是人生的必然归宿。当生命质量价值已不存在，生存已完全失去意义，与其痛苦、绝望地活着，不如采取措施使临终病人在舒适、安详的环境中，平静地死去。

从国内外情况看，法国民意测验有67%的人赞成安乐死，英国民意测验有

72%的人同意在一定情况下可进行安乐死。2010年报道的北京地区安乐死社会心态的调查分析结果显示，该社区民众对安乐死的认知程度较高，接受程度可达到79.1%。其中，文化程度越高的人群越能以平常心面对安乐死，医生和管理人员在不同职业人群中有约81%的调查对象赞成安乐死，占较高比例。可见，人们对自身归宿已有了一定的认识与提高，也表明了人类理性的觉醒。可以说，安乐死是一种帮助临终者平静、幸福、安详地走完人生最后历程的优死术。

（三）安乐死的法律问题

采取安乐死措施是否合法，已经成为当代欧、美、日本等国家医学界、法律界和社会深为关切的法律问题。各国的规定也不尽一致。

在英国对执行慈善致病人死亡的医生要判处杀人罪，但在量刑时比较宽大，一般给予缓刑。瑞士法律规定，对一个遭受痛苦、注定要死亡的病人施行安乐死是合法的，并规定一个医生出自怜悯给病人以致死的药丸是不受惩罚的。日本通过法院判例给安乐死以有条件的认可。1994年2月9日，荷兰通过了安乐死法案，成为在安乐死方面最为开放的国家。美国加利福尼亚州和俄勒冈州分别于1976年和1994年通过了《自然死亡法》和《安乐死法》。澳大利亚宣布从1996年7月1日起所有患病无可救治的澳大利亚公民有权选择安乐死。

在我国，安乐死是否合法，至今存在两种观点：一种观点认为，这种行为在性质上仍属于剥夺他人生命的行为，符合故意杀人罪的特征，原则上应追究行为人的刑事责任，但量刑时可从轻或减轻处罚；另一种观点认为，安乐死不是犯罪行为，因它不具有犯罪最本质的特征——社会危害性。犯罪的最本质特征是行为必须具有一定的社会危害性，而安乐死并不具有社会危害性，因而不是犯罪行为。他只是对病人死亡方式和死亡时间的改变，是对病人尽早摆脱肉体痛苦的权利的尊重和保障。根据卫生部和国家计生委的有关统计，我国每年死亡人数接近1000万，其中有100多万人是在极度痛苦（如癌症晚期的剧烈疼痛）中离开人世的。这100多万死亡者中有相当多的人曾要求过安乐死，但因无法律根据而被拒绝。因此，他们只能“含痛死去”。其中有相当一部分人是悄悄地选择安乐死而结束生命的，参与者一般是亲人和可信赖的医生。这表明：公众赞成安乐死的社会心态已占主导地位。另外，安乐死不仅可以节省我国有限的医疗卫生资源，也可以使病人的家属从沉重的经济与精神负担下解脱出来。

在司法实践中，我国对实施安乐死的处理采取两种方式：一种方式是“民不举官不究”；另一种方式是“民举官究”。民不举官不究倒也相安无事，而民举官究的原因也变得非常复杂，其结果是当事人或无罪释放，或有罪蹲监。前者如1986年我国汉中首例安乐死案的被告，因医生谨慎和律师辩护有力而被无罪释放；后者如1994年9月8日发生于河南宁陵县的安乐死案。当事人刘河波因其妻吴秀云患肝癌疼痛难忍，要求刘协助她安乐死并写下遗嘱，刘给吴喝了半杯1605农药，致使吴死亡。结果吴的娘家人怀疑谋杀将刘告到法庭。法庭调查确认刘是出于安乐死的动机帮助妻子自杀的，但按我国现行法律，接受他人委托并帮助其自杀的，仍按故意杀人罪论处，故判处刘有期徒刑三年。1994年3月，在第八届全国人大第二次会议上，广东省代表团32位代表联名提出“要求结合我国国情尽快制定‘安乐死’的立法”议案。6月，全国人大常委会法制工作委员会答复：“对‘安乐死’立法涉及法律、医学和伦理学等各方面的问题，目前世界上也没有取得一致认识，虽然有的国家制定了有关法律，但为数还很少，大多数国家对此持慎重态度。目前，可以促请有关部门积极研究这一问题。”1995年，在第八届全国人大第三次会议上，有170位代表递交了四份有关安乐死立法问题的议案，成为大会的热门话题之一。2003年，全国人大代表、中国工程院院士王忠诚在人大代表会议上，受中国另一位医学重量级人物胡亚美的委托，向大会提交了在北京率先试行安乐死并建立相关法律的建议。近年来，几乎在每年的全国人大会议上都有代表提出安乐死立法的议案。

（四）我国安乐死的立法构想

1. 安乐死的原则

实施安乐死应符合安乐死的四大特征，即对象的特定性、对象的自主性、目的的善意性和方式的伦理性。

对象的特定性是指安乐死实施对象的范围不宜过宽，病人应患有现代医学科学技术所不能救治的不治之症，剧烈痛苦无法抑制，且已迫近死亡。以下三种人可作为实施安乐死的对象：一是肉体和精神均处于极端痛苦之中的绝症患者（对绝症即不治之症应作出限制性规定）；二是靠人工维持生命长期昏迷不醒、丧失自我意识的病人；三是有严重缺陷的新生儿。

对象的自主性是指病人有要求安乐死的真诚意愿，在不违背病人意愿前提下，由医务人员提供的在无痛苦状态下加快结束或不再延长死亡过程的医疗性服务。要坚决杜绝被迫或者非自愿行为。荷兰安乐死法中亦规定“医生确信病人提出的要求是自愿并经慎重考虑过的”。

目的的善意性是指实施安乐死的动机是善良和道德，是唯一解决病人痛苦的办法。日本判例法认为：“夺去病人生命的唯一目的是减轻病人死亡的痛苦”，荷兰对此的规定是“病人也确信没有其他合理方案用以解决其所处的困境”。

方式的伦理性是指执行安乐死的方法在伦理学上被认为是正当的，是在特定情况下病人利益的最高体现。安乐死的本质是选择死亡的方式为快乐，因此安乐死的措施一般为解除濒死者精神和机体痛苦而使用药物和非药物的医学手段，缩短濒死者进入不可逆死亡过程所持续的时间，符合社会伦理道德和人道主义原则。安乐死的方法应当是快速的、无痛苦的，尽可能表达“安乐”的本质。我国司法实践中曾出现的用棉被闷死患者和用农药毒死患者的方式，死得不安乐，也不是安乐死。合法的安乐死形式既包括消极安乐死，也包括积极安乐死。安乐死的实施者应为合法的医务人员。

2. 安乐死的实施程序

（1）请求程序。请求必须是病人在意识清楚的情况下，出自本人的真实意愿。对于陷入永久性昏迷状态、不能表达意愿的病人，可由其直系亲属请求，但须得到有关部门和医疗单位的同意，方为有效申请。

（2）审查程序。设立由医学专家、法医、医学伦理学专家等共同组成的安乐死审查委员会，其任务是对安乐死的申请进行严格的审查，防止误诊和失控。经过审查在确认病人所患为现代医学技术无法救治的疾病，且病人意愿真实的情况下，再次询问本人或其亲属，得到明确的答复签名同意并经当地公证机关公证后，方可批准病人安乐死的请求。

（3）操作程序。在安乐死审查委员会批准后，必须由病人所在医院两名以上的医务人员按批准的时间、地点等对病人实施安乐死。在实施前，病人表示反悔，不同意实施安乐死时应尊重病人的选择，不得强迫实施安乐死。

3. 安乐死的法律责任

违反安乐死规定的法律责任包括：（1）擅自实行安乐死的责任，即出于善良的动机，病人亲属或医务人员对未提出请求或请求未获批准的患者实行安乐死的责任。（2）不履行或不认真履行职责的责任，即审查人员不认真履行审查职责，以致造成重大医疗纠纷的；医务人员用不人道的方法对病人实行安乐死应承担的责任。

支持安乐死的人重视安乐死的利，反对安乐死的人注重安乐死的弊，两者永远不可能达成完全一致的意见。国家立法机关表示对安乐死应持慎重态度，并一直在积极促请有关部门借鉴国外安乐死立法的经验，深入研究这一问题。但考虑到我国目前日益严峻的老龄化形势及人们物质文化生活水平提高后对生命质量提高的要求，减轻病人及其家属的痛苦，减轻家属的烦恼与负担，优化社会医疗卫生资源分配及推进人类自身发展文明化进程等积极因素，国家应提倡和鼓励安乐死，并借鉴外国安乐死立法经验，尽早制定出具有较完备和可操作性强的安乐死法。

典型案例剖析

全国首例安乐死案件

被告人王××，其母夏××因长期患病，1984年10月被医院诊断为“肝硬变腹水”。1986年年初，夏××病情加重，并多次昏迷。同年6月23日，将其母送汉中市传染病医院住院治疗。被告人蒲××为主管医生。蒲××对夏××的病情诊断结论是：(1) 肝硬变腹水（肝功失代偿期、低蛋白血症）；(2) 肝性脑病（肝肾综合症）；(3) 渗出性溃疡并褥疮2～3度。医院当日即开出病危通知书。蒲××按一般常规治疗，进行抽腹水回输后，夏××的病情稍有缓解。6月27日，夏××病情加重，表现痛苦烦躁，喊叫想死，当晚惊叫不安，经值班医生注射了10毫克安定后方能入睡，28日晨昏迷不醒。8时许，该院院长雷××查病房时，王××问雷××其母是否有救。雷××回答说：“病人送得太迟了，已经不行了。”王即说：“既然我妈没救，能否采取啥措施让她早点咽气，免受痛苦。”雷××未允许，王××坚持己见，雷××仍回绝。

9时左右，王××又找主管医生蒲××，要求给其母施用某种药物，让其母无痛苦死亡，遭到蒲××的拒绝。在王××再三要求并表示愿意签字承担责任后，蒲××给夏××开了100毫克复方冬眠灵，并在处方上注明是家属要求，王××在处方上签了名。当该院医护人员拒绝执行此处方时，蒲××又指派陕西省卫校实习学生蔡××、戚××等人给夏××注射，遭到蔡××、戚××等人的回绝。蒲××生气地说：“你们不打（指不去给夏××注射），回卫校去!”蔡××、戚××等人无奈便给夏××注射了75毫克复方冬眠灵。下班时，蒲××又对值班医生李××说：“如果夏××12点不行（指夏××还没有死亡），你就再给打一针复方冬眠灵。”当日下午1时至3时，王××见其母未死，便两次去找李××，李××又给夏××开了100毫克复方冬眠灵，由值班护士赵××注射。夏××于6月29日凌晨5时死亡。

1986年9月，汉中市公安局以故意杀人罪将两位医生及夏××的儿子和小女儿收容审查。检察机关在审查此案时，对两位医生的行为形成了3种看法：(1) 认为其行为构成过失杀人罪；(2) 认为其行为构成故意杀人罪；(3) 认为其行为没有构成犯罪。由于对该案意见存在分歧，后来公安机关将两位医生解除收容审查，改处取保候审。

【公诉】

公诉人认为，被告人蒲××身为主管医生，故意对肝硬变病人夏××使用慎用或忌用药物复方冬眠灵，并强令实习学生进行注射，指示接班医生继续使用该药，促进夏××死亡。被告人王××不顾医院领导人劝阻，坚决要求对其母夏××注射药物促其速死，并在医生用药的处方上签字，表示对其母的死亡承担责任。被告人蒲××、王××的行为均已触犯我国《刑法》第132条的规定，构成故意杀人罪。

【辩护】

经陕西省高级人民法院法医鉴定：夏××的主要死因为肝性脑病。夏××两次接受复方冬眠灵的总量为175毫克，用量在正常范围，并且患者在第二次用药后14小时死亡，临终表现又无血压骤降或呼吸中枢抑制。所以，冬眠灵仅加深了患者的昏迷程度，促进了死亡，并非其死亡的直接原因。

辩护律师认为，被告人蒲××、王××的行为与死者夏××的死亡之间没有直接的因果关系，不具备犯罪构成的4个要件，故二被告人的行为不构成犯罪，应当宣告无罪。

【判决】

陕西省汉中市人民法院经过公开审理认为，被告人王××在其母夏××病危濒死的情况下，再三要求主管医生蒲××为其母注射药物，让其母无痛苦地死去，虽属故意剥夺其母生命权利的行为，但情节显著轻微，危害不大，不构成犯罪。被告人蒲××在王××的再三请求下，亲自开处方并指使他人给垂危病人夏××注射促进死亡的药物，其行为亦属故意剥夺公民的生命权利，但其用药量属正常范围，不是造成夏××死亡的直接原因，情节显著轻微，危害不大，不构成犯罪。

【上诉】

宣判后，被告人蒲××、王××对宣告他们无罪表示基本满意，但对判决书中认定他们的行为属于故意剥夺他人的生命权利表示不服，提出上诉，要求二审法院改判。

【抗诉】

陕西省汉中市人民检察院认为，蒲、王两被告人在主观上有非法剥夺他人生命权利的故意，在客观上又实施了非法剥夺他人生命权利的行为，社会危害性较大，符合我国《刑法》规定的故意杀人罪的基本特征，已构成故意杀人罪。据此，该院以原判定性错误、适用法律不当为理由，向陕西省汉中地区中级人民法院提出抗诉，要求对蒲、王二被告人予以正确判处。

【终审】

陕西省汉中地区中级人民法院二审审理后认为，原审人民法院对本案认定的事实清楚，证据确实、充分，定性准确，审判程序合法，适用法律和判决结果是适当的，应予维持，抗诉和上诉的理由不能成立。最后在最高人民法院“不作犯罪处理”的批复下，该院于1992年3月25日依法裁定：驳回汉中市人民检察院的抗诉和蒲××、王××的上诉；维持汉中市人民法院对本案的判决。有关被告人均被判无罪。

从此案的最终判决也可以看出我国法律对安乐死所采取的宽容态度。

第三章

机械性损伤

第一节　概　　述

一、机械性损伤的概念

广义的损伤是指机体因外来因素作用，使人体正常组织结构的完整性遭到破坏或发生机能障碍。某些损伤既有肉眼可见的形态学改变，又有生理功能的障碍，如创伤、电击伤、烧烫伤等。某些损伤则主要是生理功能障碍，如脑震荡（脑功能障碍）、疼痛性休克（循环功能障碍）、神经抑制性死亡等。

形成人体损伤的外来因素种类繁多，但概括起来可分四大类，即物理性的、化学性的、生物性的、精神性的。物理性因素，如机械力、高低温、电流、射线、声波和大气压等突然性改变。化学性因素，如强酸强碱所致的损伤，各种毒物引起的中毒，化工厂有害物质造成的职业性疾病等。生物性因素，如动物的咬伤，有毒植物引起的中毒，微生物造成的疾病等。精神性因素，如强烈的精神刺激引起的休克，致命性心律紊乱和精神疾病等。这里所讲的内容仅限于机械性损伤。

所谓机械性损伤，是指致伤物与人体在机械力（外力）的作用下所形成的损伤（机械力所造成的组织结构的破坏或功能障碍），如刀伤、棍伤、高坠伤、交通工具伤、枪弹伤等。在法医实践中，机械性损伤是最常见的暴力损伤，常因造成人体伤残或死亡而涉及民事或刑事诉讼。机械性损伤在法医检验中占有极重要的地位，也是整个法医学研究的重点内容之一。

法医学研究损伤的目的，就是通过分析损伤形成机理和形态特点，来推断损伤形成的时间、损伤程度及其与死因的关系，确定案件性质（他杀、自杀、意外死），推断凶器的种类，鉴别生前伤、死后伤，从而为公安机关侦查破案和司法机关定罪量刑提供科学的依据。

二、机械性损伤的发生机制

机械性损伤的形成主要决定于致伤物、人体和机械力三个基本要素。由于致伤物的性状、机械力的作用方式及人体各部位受力组织结构的不同，对人体会造成不同形态的损伤和不同程度的功能障碍，其中机械力是造成机械性损伤的关键因素。

（一）致伤物

凡是可造成机械性损伤的物体统称为致伤物。致伤物的种类很多，按其体态可分为气体、液体和固体三大类。气体没有固定的形态而呈流体状。气体形成的损伤较少见，如爆炸时气浪的冲击波可使耳朵鼓膜破裂和内脏震荡。液体也是流体，也可形成机械性损伤，如从高处坠入水中时人体受水面拍击，可形成皮下出血和内脏损伤。另有防暴警察用的高压水龙头，射击人体也能造成严重损伤。在机械性损伤的法医鉴定中，最常见的致伤物还是固体致伤物。固体致伤物一般分三类，即锐器、钝器、火器。

1. 锐器

锐器，是指具有锐利的刃口或尖端的器械。它分以下几种：

（1）砍器。如斧子、柴刀、菜刀等形成的损伤主要是砍创。

（2）切器。如菜刀、水果刀、剃头刀、刮脸刀等形成切创。

（3）刺器。如钉、针、锥子形成刺创。

（4）刺切器。如匕首、杀猪刀、刺刀、水果刀，形成的损伤主要是刺切创。

2. 钝器

钝器，是指没有锋利的尖和刃的钝性物体。如拳脚（造成表皮剥脱、皮下出血）、棍棒（造成挫裂创）、锤类、砖石（造成凹陷性骨折）、车轮（造成碾压伤）、地面等。

3. 火器

火器，即能发火并产生高压气体致人伤亡的物体。如手榴弹、枪弹、炸药、雷管等造成的枪弹创、爆炸伤。

可见，致伤物的种类是影响机械性损伤类型和程度的重要因素，其中致伤物的作用面（斧背、砖角、棍棒）是决定损伤形状的主要因素，致伤物的重量和硬度是决定损伤程度的主要因素。

（二）人体

人体组织有软组织与骨组织之分，各个部位的组织结构特点不一样，各内脏的功能不同，其受伤后对生命健康之危害程度就有差异。例如，人体各种组织的弹性相差悬殊，抗变形能力也不相同，在生理范围内松弛的皮肤可拉长约40%，肌腱则只能拉长2%～3%，超过此限度则发生断裂。又如，人体各组织的可塑性亦不相同，颅骨可塑性较头皮小，当受同一钝器打击时，头皮可不发生损伤而颅骨却可发生骨折。另外，不同年龄、性别、体质的人也存在个体差异，故同一性质的暴力，在不同的个人和人体的不同部位可造成不同的损伤，如颅骨承受压力的强度，男性高于女性，青年高于中老年。如同一冲量的暴力在老年妇女可造成严重颅骨骨折，而在青年男性则不发生骨折或骨折程度很轻微。

（三）机械力

力是一个物体对另一个物体的作用。或者说凡能使物体获得加速度（包括使静止物发生位移或使运动中的物体改变其运动速度）或者发生变形的作用都可称为力（$F=ma$）。机械力在此是指致伤物与人体之间的相互作用。通常我们把致伤物给予人体的力称外力。而把人体组织内部产生的抵抗本身组织变形的力称内力。内力和外力大小相等，方向相反。另外，还有一种力叫应力，是指单位面积所受的内力。研究组织损伤常要考虑受伤组织截面积的大小。同一打击力作用于较大面积时，可使组织发生可逆的变形而不发生损伤。若作用于较小的面积，却可产生严重损伤。如胫骨和腓骨都是骨组织，能使腓骨骨折的最小外力却不能使胫骨骨折，虽然他们所受的外力相等，相应的内力也相同，但结果却不同，这就是因为截面单位面积受力大小不同的缘故（$P=F/S$）。

在机械性损伤中，外力对人体的作用主要表现为冲力、压力、拉力、摩擦力、剪力、传导力等。由于这些力的作用结果，使人体所处的静止或运动状态发生改变，造成人体组织的位移、拉伸、压缩、扭转、弯曲或断裂等不同形态的变化，引起功能障碍。外力对人体能造成什么样的损伤（损伤类型）和多大程度的损伤，取决于以下几个方面：

1. 机械运动的方式是影响损伤类型的重要因素

如压迫时的压力和摩擦力形成的表皮擦伤和皮下出血，碰撞时的冲击力（两物体相互碰撞时所产生的作用力。它是机械性损伤中最常见的）引起挫裂创、骨折，切割引起切创等。

2. 致伤物与人体作用时能量释放的多少是决定损伤程度的重要因素

机械能一般分动能和势能两种，动能是物体做机械运动而具有的能量，致伤物所具有的动能（$E_{动}$）与其质量（M）和速度（V）的平方成正比。用公式表示即 $E_{动}=MV^2/2$。故动能大则对人体造成的损伤严重，动能小则轻。而在决定动能大小的质量和速度中，速度起着重要作用。

3. 致伤物与人体相互作用的时间长短是决定损伤程度的另一重要因素

根据物理学公式 $F\triangle t = MV$，即一定时间（$\triangle t$）内，作用力（F）的大小与其动量（物质运动的一种量度，即质量和运动速度的乘积）成正比；物体的动量越大造成的损伤也越重，而作用时间则与产生的力成反比，即作用时间越长，对组织的破坏程度越轻。拳击运动员随着对方的拳击转动其头部，目的就是延长力的作用时间，减轻暴力的损害程度。这就是摔在沙土上和石头地面上损伤程度不一样的缘故。

4. 除了能量和时间因素外，外力作用强度的大小还与作用面积有关

根据物理学公式 $P = F/S$，说明受力的作用面越小，其作用强度越大，造成的损伤也就越厉害。如坠落时臀部着地，在单位时间内所消耗的能，要比刀刎颈时大得多，但刎颈所造成的损伤有时却可比坠落严重。这些例子均说明能的传播面积在损伤形成中的重要意义。

三、机械性损伤的分类

机械性损伤的分类方法很多，在法医实践中常按照机械性损伤的组织形态学改变及不同的致伤物体、不同的致伤方式、不同的损伤性质和损伤程度及损伤时间把机械性损伤分为不同的类型。

1. 根据损伤的组织形态学改变可将其分为：表皮剥脱（擦伤）、皮下出血、挫伤、创、脱臼与骨折，内部器官损伤（内部器官破裂与震荡），肢体断碎。

2. 根据致伤物的种类分为锐器伤、钝器伤、火器伤三大类，还可按不同的具体致伤物再细分成棍棒伤、砖石伤、剪刀伤、枪弹伤等。

3. 根据外力作用的方式不同分为撞击伤、坠落伤、挤压伤、砍伤、切伤、刺伤、击打伤。

4. 根据损伤的性质不同分为自伤、他伤、灾害伤。

5. 根据损伤的时间不同分为生前伤、死后伤。

6. 根据损伤的程度不同分为致命伤（绝对致命伤，条件致命伤）和非致命伤（重伤、轻伤、轻微伤）。

四、机械性损伤的基本形态

根据损伤的组织形态学改变，将其分为表皮剥脱、皮下出血、挫伤、创、脱臼与骨折、内部器官损伤、肢体断碎七种基本类型。它既是解剖层次上的划分，也是损伤程度的真实反映。各类损伤形态可以单独出现，也可以多种损伤同时出现，共同构成一个复杂的损伤。例如，用锤子打击头部可同时造成表皮剥脱、皮

下出血、颅骨骨折、脑组织挫裂伤等不同程度的损伤类型。

（一）表皮剥脱

致伤物作用于人体皮肤表面，使表皮与真皮脱离，露出真皮的损伤称为表皮剥脱，又称擦伤。典型的表皮剥脱为点状、条状或片状，其残存的表皮呈糠麸样附着在皮肤的表面（见图3-1）。新鲜的表皮剥脱处常有无色透明的组织液渗出，暴露出黄白色或淡红色湿润的真皮层。因表皮层内无神经和毛细血管分布，所以表皮剥脱未明显伤及真皮时，一般无疼痛和出血。有时有细小的点状真皮内出血，其剥脱处的渗出液干涸后形成痂皮，一般经7～12天脱落而痊愈，不留任何疤痕。

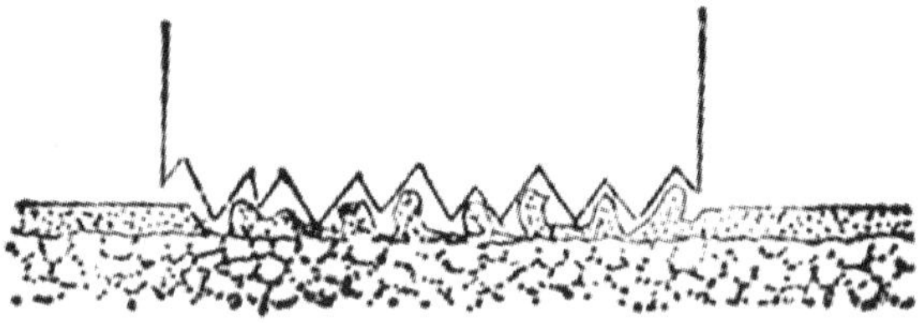

图3-1 表皮剥脱糠麸样改变

表皮剥脱虽不对人身构成什么大危害，但却可提供外来暴力的证据，所以在法医学上意义重大。如根据出现的部位可确定暴力作用点；根据剥脱的形状与大小可判断致伤物性状、种类；根据剥脱处边缘的卷曲特征，可判断出暴力作用的方向（见图3-2）；根据表皮剥脱的愈合情况可判断伤后的经过时间。另外，人死后也可因外力作用而形成死后表皮剥脱，应注意与生前的表皮剥脱相区别。一般死后形成的表皮剥脱，新鲜时基底部颜色苍白，周围无充血或无血痂形成。若表皮剥脱伴有明显充血或出血或血痂形成，则可判定为生前伤。

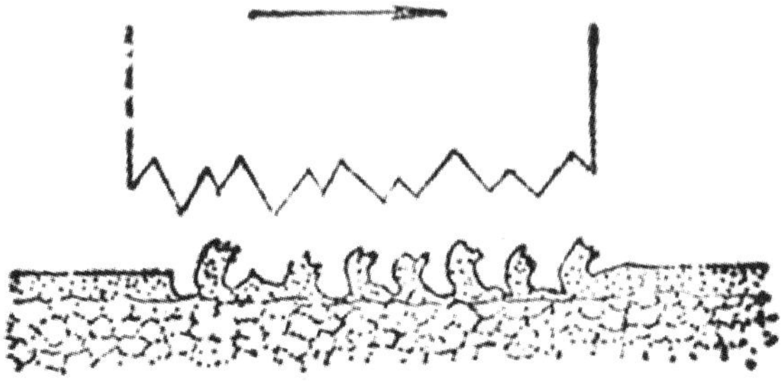

图3-2 表皮剥脱方向

（二）皮下出血

皮下出血是指在外力作用下真皮或皮下组织的血管破裂或通透性增加，使血液不同程度地流到血管外组织间隙并积聚。若血液仅仅局限在真皮内，而未流至皮下者则称皮内出血，皮内出血呈鲜红色而皮下出血则呈紫红色或紫蓝色。这里讲的皮下出血包括皮内出血。根据出血范围的大小不同可分瘀点（直径在 5mm 以下）和瘀斑（直径在 5mm 以上），二者又统称紫癜。出血量多并使局部组织肿胀突出的叫皮下血肿。

皮下出血在机械性损伤中非常多见，而且具有多方面的法医学意义。

1. 皮下出血是生前损伤的特征之一。一旦发现尸体上有明显皮下出血就可确定为生前伤。这里需要注意皮下出血和尸斑的鉴别。

2. 皮下出血的形态常反映致伤物接触面的形状，从而作为推断凶器的依据。如棍棒打击能形成条形皮下出血，车轮碾压可形成与其轮胎花纹相一致的皮下出血。

3. 皮下出血的颜色变化是判断新鲜伤痕与陈旧伤痕，确定伤后经过时间的依据之一。一般在活体上，新鲜的（1～3 天）皮下出血为紫红色或青紫色，伤后一周逐渐转变为黄绿色（伤后 6～12 天为绿色，伤后 8～15 天为黄色），2 周后变为浅黄色，3 周后颜色便完全消退。实例：一妇女告发某男 10 天前强奸了她，并说大腿内侧有抓痕，经检查确有表皮剥脱及皮下出血，但颜色以青紫色为主，根据检查结果与受害经过时间分析，10 天前的损伤皮下出血现在应为黄色，而不应为青紫色，后原告承认是自伤。

（三）挫伤

人体皮下或深部软组织受到致伤物的挫压作用后发生损伤，而皮肤未哆（音为 chǐ——张开的意思）开者称挫伤。其外观可有表皮剥脱、皮下出血，但更重要的是内部必须还有软组织的挫碎性损伤。挫伤可引起皮下出血，但皮下出血不一定都是挫伤的结果。如颅底骨折引起的眼睑皮下出血就不是挫伤的结果。

挫伤容易在软组织较丰富的部位形成，致伤物一般为力量较大、接触面较钝的物体，如拳脚、地面等。常见的有皮下脂肪组织挫伤、肌肉挫伤、脑挫伤、内脏器官挫伤等。挫伤具有外轻内重的特点，表面组织不破裂，皮肤或被膜较完整，有时仅有轻微的表皮剥脱，但深部出现软组织破碎，如肌肉、血管、骨骼、内脏等的严重损伤。有时挫伤也与开放性损伤并存，如石头打击头部，可在受伤处中心部位出现开放性创口，而创口周围则形成片状的皮下组织挫伤。

挫伤可以作为确定暴力作用的指征，如挫伤所在部位标志着外力的作用点；挫伤的范围与形状可反映出致伤物的种类、大小；挫伤的程度反映了外力的某些特征。

（四）创

创即创伤，是致伤物作用于人体，使皮肤全层的完整性受到破坏（造成皮肤及皮肤以下组织断裂者）为创。简言之，皮肤裂开者为创。创有浅有深，浅创仅皮肤裂开，深创可伤及深层肌肉、骨质或内脏，甚至贯穿肢体。

1. 创的基本结构

创有各种各样的形态，但是各种不同类型的创一般都是由创口、创缘、创角、创壁、创底、创腔六个基本组成部分构成（见图3－3、图3－4）。

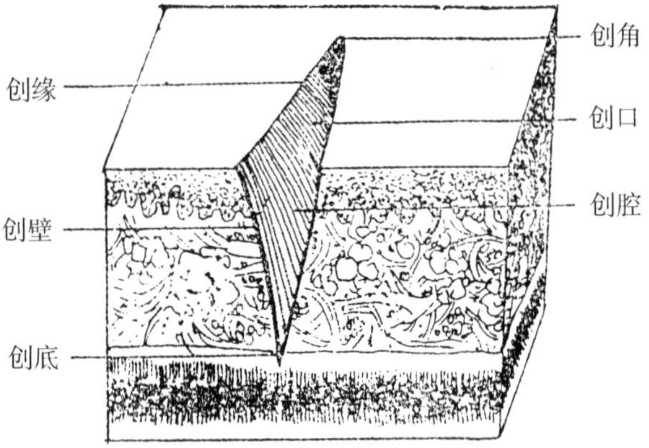

图3－3　创的立体结构图

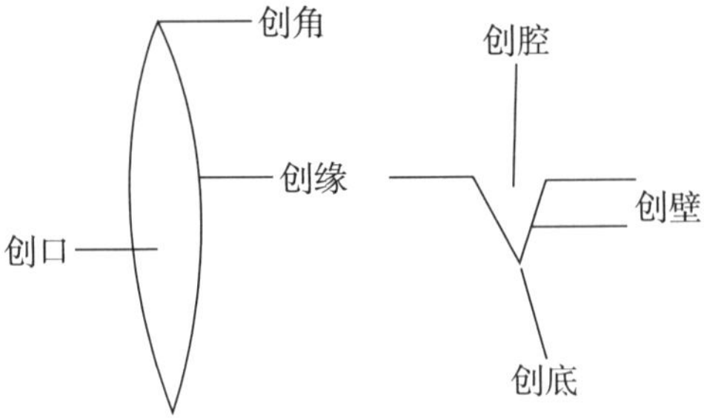

图3－4　创的平面示意图

个别特殊的创具有特殊的结构，如圆形创没有创角，贯通创没有创底等。皮肤或器官表面裂开形成的间隙叫创口，其断离缘叫创缘，两创缘相交接处的夹角叫创角，创内深部未断裂处为创底，创口至创底之间的裂隙为创腔（狭长的创腔一般称创道或创管），创腔外周的壁叫创壁，两壁之间未断的神经、血管、纤维组织叫组织间桥。创口的长度指创口闭合时两创角的距离，创口的宽度指创口哆开时两侧创缘的距离。

2. 创的分类

常见的分类方法是依形成创的致伤物种类，把创分为锐器创、钝器创和枪弹创三类：

（1）锐器创。其特征是：①创口多呈直线形或弧形哆开，创口表面的衣服、头发有相应的破口，且断面整齐；②创缘光滑整齐，创周没有表皮剥脱和皮下出血构成的挫伤区；③创角尖锐，有时连有鼠尾状拖刀伤痕；④创壁平整，两创壁之间的组织全部切断或劈开，没有组织间桥；⑤创腔规整，通常小于创口，不会出现口小底大的束状创腔；⑥创底平整，与刀口一致，若伤及骨骼，则骨面有砍、切、刺的损伤痕迹。

锐器创依据锐器的种类和致伤方式不同分以下几种：

①砍创。创口呈棱形哆开，创口较短而创底深，创口小于刃口。

②切创。创口多呈梭形哆开，创口较长而创底较浅，创口长于刃口。

③剪创。创口常呈“V”形。

④刺创。创口甚小而创底深，甚至形成贯通性刺创。

（2）钝器创。其特征是：①创口形态多样，常见的有条形、弧形、“V”形、“Y”形、十字形、星芒形、不规则形等，创口表面遮盖物没有破裂或断面不整齐；②创缘不整齐，多呈锯齿状，创周有表皮剥脱和皮下出血组成的挫伤区；③创角较钝，有时还有延续性裂创；④创壁凹凸不平，与周围挫伤组织的界限不分明，创壁间有未完全断裂的血管、神经和纤维束构成的组织间桥；⑤创腔形态不规则，充满挫碎和坏死的组织及凝血块，由于真皮的韧性强于皮下肌肉组织，常常形成口小底大的束状创腔；⑥创底凹凸不平，若伤及骨骼，可以形成缝状骨折、粉碎性骨折、凹陷性骨折及孔状骨折等，但骨面没有锐器所形成的砍、切、刺痕迹。

钝器创根据致伤作用力的方式和形态不同可分以下几种：

①挫创。由于用钝器挫压而形成的创称为挫创。其特点是：a. 创口形状不一，裂开不明显，创口有组织缺损，不能自然合拢；b. 创缘不整齐，常呈锯齿状，周围有挫伤带；c. 创角钝圆而不规则，往往有多个创角；d. 创壁凹凸不平；e. 创腔形状不一，有组织间桥，也可嵌进毛发或其他异物；f. 创底高低不平，深浅不一（见图 3－5）。

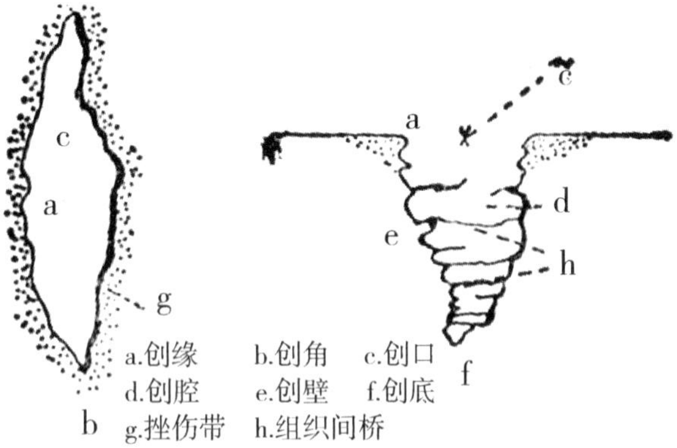

图3－5　挫创

②裂创：因钝器牵拉伸张所造成的创称裂创，又称撕裂创。其特点是：a. 创口较整齐，呈直线形，与皮肤纹理相一致，无组织缺损，可自然合拢；b. 创缘较整齐，创周无挫伤带；c. 创角较锐利；d. 创壁不光滑；e. 创腔有组织间桥，无毛发或其他异物嵌进；f. 创底不平，常小于创口（见图3－6）。

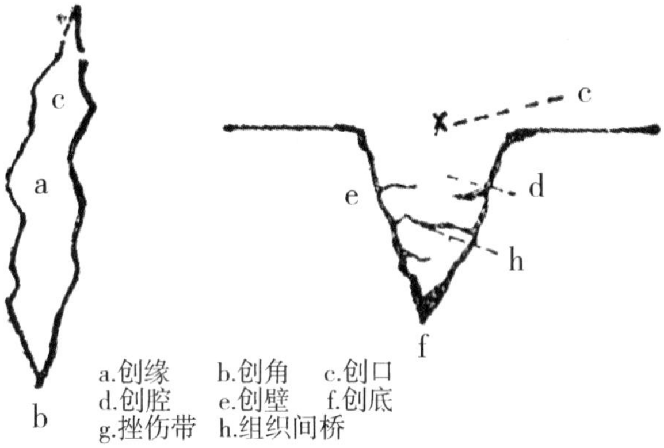

图3－6　裂创

因牵拉伸张造成的皮肤不全裂开多浅表，仅露出真皮，呈白色而平行排列的小皲裂群，这些浅裂创有人称伸展创。

③挫裂创。由于钝器打击使人体受到牵拉和挫压的双重作用，形成了挫创和裂创合并存在的一种创。其挫裂创的形态特征：挫创在中间，裂创在两端，二者创角相合，所以挫裂创的创角一般都比较尖细（见图3－7）。

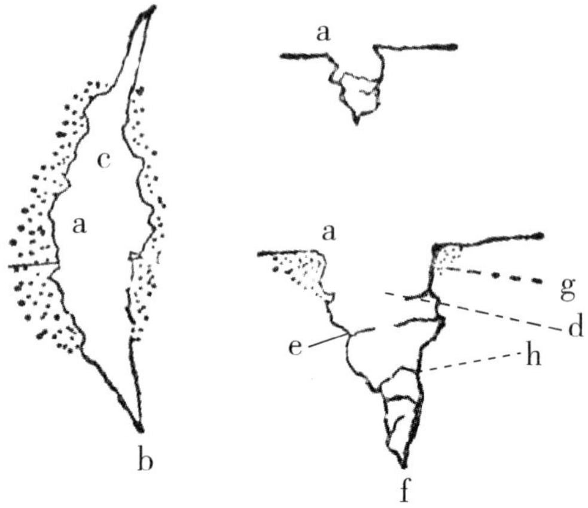

图3-7 挫裂创

创的法医学意义在于根据创及其周围挫伤带的形状和大小来分析致伤物接触面的形状及大小，从而推断出致伤物，并可分析出受力作用大小。暴力的方向及打击角度。

（3）枪弹创。由枪弹击中人体所造成的损伤称枪弹创。弹头是一尖而圆钝的金属体，其强大的冲击力对人体组织有通常锐器和钝器所不能相比的穿透力。因此，它既有锐器创的特点又有钝器创的特征，并且创口多呈圆形或椭圆形，多有组织缺损，创缘不能合为一体，创周有擦拭圈，挫伤轮及烟晕等特征。

（五）脱臼与骨折

1. 脱臼

脱臼，又称关节脱位，是指构成关节的骨端脱离正常解剖位置（失去正常对合关系），并伴有运动功能障碍。当骨的关节面完全脱离正常解剖位置，相互没有接触时称完全性脱臼。当骨的关节面没有完全脱离，仍有部分关节面相互接触时，称不完全性脱臼。

脱臼的关节有表现为明显的变形、肿胀、疼痛和运动功能障碍等，有时可见伤肢变短，与健侧不对称，做X线检查可明确诊断。

2. 骨折

凡是骨的完整性或连续性发生破坏即称为骨折。

（1）根据骨折损伤程度分为完全性骨折和不完全性骨折。前者是指骨骼完全折断，整个骨的连续性破坏，断端完全分离。后者是指骨骼仅部分折断，两断端未完全分离。

（2）根据骨折周围软组织损伤程度分为单纯性骨折和复杂性骨折。前者骨折周围软组织损伤轻微，没有并发大血管、神经、内脏器官损伤。后者则是骨折断端刺破或损伤附近大血管、神经、内脏器官，引起严重后果。

（3）根据骨折处是否与外界相通分为闭合性骨折和开放性骨折。

（4）根据骨折的病因分为生理性骨折和病理性骨折。前者如外伤性骨折、疲劳性骨折。后者如骨髓炎、骨肉瘤、骨结核等引起的骨折。

（5）根据骨折发生的方式不同可分为：①撕脱性骨折，多由肌肉收缩牵拉引起；②传达暴力骨折（间接骨折），如跌倒时手掌触地，尺、桡骨和肱骨髁上发生的骨折；③压缩性骨折，多由于椎体长期过度负重所致；④应力性骨折，多由慢性劳损所致，如长途强行军造成的腓骨下端骨折——疲劳性骨折。

（6）根据骨折发生部位与受力点之间关系不同分为直接骨折和间接骨折。前者是在致伤物着力点处发生骨折。后者的骨折发生在远离致伤物着力点处。

（7）根据骨折发生的时间分为新鲜骨折和陈旧性骨折。前者是骨折端的血肿尚未完全吸收，尚未形成骨痂包裹，一般是伤后3周内。后者是骨折断端已有纤维和骨性骨痂包裹，一般在伤后3周以上。

（8）根据骨折的形态分为线形骨折（横形、斜形、螺旋形）、凹陷性骨折、粉碎性骨折、压缩性骨折、孔状骨折、嵌入性骨折。

（9）根据骨折发生的部位分为：颅骨骨折、肋骨骨折、脊椎骨折、四肢骨骨折、骨盆骨折。

（六）内部器官损伤

人体的内部器官主要指位于胸腹腔内的消化、呼吸、循环、泌尿和生殖系统的一些器官以及位于颅腔、脊椎腔内的脑和脊髓。按它们的基本构造可分中空性器官和实质性器官两类。如消化系统的食管、胃肠；呼吸系统的肺脏、气管；循环系统的心脏、大血管；泌尿生殖系统的输尿管、膀胱、子宫、输卵管等均为中空性器官。而肝、脾、肾、胰等为实质性器官。

内部器官损伤是指由于机械外力作用，引起身体内部器官挫伤、破裂、穿孔和因震荡产生的功能障碍。内部器官损伤不仅可由致伤物直接撞击、挤压所形成，力的传导扩散和冲击波的震荡同样也可以形成。

1. 按损伤的形态改变不同划分

（1）内部器官震荡，是身体在钝性力作用下所发生的以内部器官生理功能障碍为主要表现的损伤。它可在体表损伤轻微甚至阙如的情况下发生，而且受损伤的内部器官可无肉眼可见的形态学变化，仅表现出功能障碍，也可以仅有轻度的形态改变而功能障碍很严重。在法医学上内部器官震荡以脑、心、肺最重要。

（2）内部器官挫伤与破裂，是指由于钝性外力作用引起体腔内器官挫碎性损伤或破裂出血。常见的有：硬膜下血肿、脑挫伤、肝破裂、脾破裂、肾挫伤等。

对于实质脏器的破裂又可分三种类型：①真性破裂：指脏器的被膜和实质都发生断裂。②被膜下破裂：指脏器的被膜完整无损而实质部分发生断裂，常在被膜下形成血肿。③中心性破裂：指仅在脏器的实质深处发生局限性破裂。

2. 按损伤的部位不同划分

（1）颅内器官损伤，是法医尸体解剖中最常见的一种损伤，包括硬膜外血肿、硬膜下血肿、蛛网膜下腔出血、脑内出血、脑挫伤、脑震荡等。

（2）胸腔内器官损伤，是胸部遭到钝性暴力作用后，引起心脏挫伤、心脏震荡、心脏破裂以及肺挫伤和肺破裂。

（3）腹腔内器官损伤，是指由于钝性暴力作用于腹部引起肝、脾、肾的挫伤或破裂及胃肠、膀胱的挫伤和穿孔。

（七）肢体断碎

肢体断碎，是指巨大的暴力作用于人体，使身体结构的完整性受到极为严重的破坏，发生人体变形、肢体断离，甚至组织挫碎。这类损伤既有生前形成的，如由火车和机器碾压、高空坠落、爆炸事件、建筑物倒塌等造成，也有死后形成的，如杀人碎尸案，还有的将人体组织用绞绊机粉碎成糜粥状。

第二节　常见的几种机械性损伤

一、徒手伤

拳打、脚踢、手扼、头撞和牙咬所致的损伤统称徒手伤。徒手伤是常见的钝器损伤，轻者可致表皮剥脱、皮下出血和浅表的挫裂创，重者可致骨折、内脏破裂甚至死亡。

（一）指端所致的损伤

手指作用于机体表面，可在局部形成卵圆或类圆形的皮下出血，有时在指头压迫的前端形成指甲造成的半月形表皮剥脱。指端损伤多见于颈部、臂部和大腿内侧，防卫抵抗造成的损伤多分布在面部、手背和胸前等处。

（二）拳头所致的损伤

拳头伤的外形常不规则，不易判断，必须结合损伤部位、形状、严重程度、加害人的体力、拳头大小和案情等才能做出判断。拳头伤可致皮下出血，肋骨骨折，内脏破裂，有时击中要害部位可致死。

（三）牙齿所致的损伤

人的牙齿咬伤可致挫裂创。咬伤部位根据案情有所不同，攻击性咬伤多在被害者的面、颈、肩、胸等部位；强奸案可发生于被害者的乳房、大腿等处；被害者防卫抵抗时可在加害人的手指、手背、前臂、颈、面、耳、鼻、舌等处留下咬痕。咬伤与致伤的牙齿排列形式、大小和齿弓相一致，这对于个人识别有重要意义。

二、棍棒伤

棍棒伤的基本形态为长条状的损伤。但因受伤局部的组织结构不同，棍棒的质量及用力大小、方向不同，所形成损伤又各有其特殊性。

（一）“中空性”皮下出血

棍棒用力均匀地打在软组织较厚的平坦部位（如背部、臀部），可形成“中空性”皮下出血，即在棍棒作用面的中心部位没有出血，而在作用面与周围皮肤的临界线上出现两条平行排列的皮下出血。这种损伤一般是由质量较轻的棍棒打击形成，如木棍和竹棍，故“中空性”皮下出血也称为“竹打中空”。用竹棍打击时，在竹节处还可形成“H”形皮下出血。“中空性”皮下出血往往能反映出棍棒作用面的轮廓，两条皮下出血之间的宽度小于棍棒横断面的直径，有时还能反映出棍棒的某种特征，这对推断和认定致伤物具有重要意义。棍棒斜向打击时，可形成条状或片状的擦伤（见图3－8）。

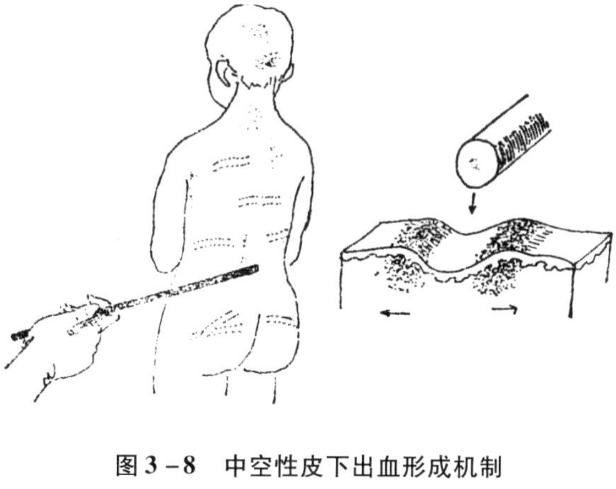

图3－8　中空性皮下出血形成机制

棍棒若多次反复抽打臀部、两大腿后面及腰背部，可致该部位肌肉挫碎，血管广泛破裂出血，局部明显红肿，用手压之有棉絮样感觉。由于大量出血使有效循环血量减少，加之局部坏死组织分解产物被吸收入血，伤者常出现休克或急性肾功能衰竭，如不及时抢救往往导致死亡。

（二）挫裂创、骨折

棍棒打击在皮下组织较少并靠近骨组织的部位（如头部），可形成挫裂创、骨折。质量较重的铁质棍棒打击，容易造成挫裂创。棍棒所致的颅骨骨折可呈线性、凹陷性或粉碎性。方形棍棒的平面重击头部时，颅骨上可形成与棍棒接触面形态相似的长方形凹陷骨折。有时除在着力点处形成骨折外，还可造成颅底骨折。

（三）其他

用棍棒的其他接触面打击，可形成不同形态的损伤。如用扁担或方形棍棒的棱边打击头部能形成类似锐器创的创伤。用圆形棍棒的一端戳击头部可形成圆形或新月形的挫裂创，局部颅骨可呈凹陷性或孔状骨折。用方形棍棒的一角戳击时，可形成“V”形或“Y”形挫裂创。

三、砖石伤

砖石伤包括砖击伤和石击伤。

（一）砖击伤

砖击可以形成擦伤、挫伤、挫裂创、骨折等不同程度的损伤。砖击形成的挫裂创视砖头接触机体的部位而异，可以呈三角形、“L”形、“U”形和不规则形等。创缘常不整且伴有挫伤带，创腔大于创口，创腔内组织挫碎严重，有组织间桥，并常留有砖屑等物。砖击形成的骨折以线性骨折多见。

（二）石击伤

石头作为凶器因其大小轻重不一，所致的损伤呈多态性。可以形成擦伤、挫伤、挫裂创、骨折等不同程度的损伤。不规则石片的棱边可形成类似锐器伤的挫裂创；凹凸不平的石头较大面积接触头、面等处时，一次打击可形成多处损伤，称“一击多伤”；鹅卵石形成的挫伤呈圆形或椭圆形，周围可伴有环形挫伤带，由内向外出血程度逐渐变轻，且边界不明显。石击形成的骨折以凹陷性骨折与粉碎性骨折为多见，有时也形成线性骨折。

四、斧（背）、锤击伤

斧背和锤类是常见的杀人凶器，损伤一般发生在头部，可形成表皮剥脱、皮下出血、挫裂创、骨折等，并多伴有脑损伤。

（一）斧（背）伤

斧头的背面呈方形或长方形。若以斧背垂直打击在软组织较厚且平坦处（如颈部），常形成与斧背形状一致的方形或长方形表皮剥脱和皮下出血。暴力强大时颅骨会形成类似斧背形状的凹陷或孔状骨折；若垂直打击于头部弧度较大处时，常会形成星芒状挫裂创，颅骨则会呈圆形粉碎性骨折（系着力点在中心，打击力向四周放射所致）；若斧背打击在眼眶上缘弓形隆起部位，则形成弧形挫裂创。斧背的一端（三边夹两角）着力于头部平坦处，常形成“U”形挫裂创或皮下出血，其底边的长度可反映出斧背的一个棱长。斧背的棱边着力，可随打击角度及受力部位弧度的不同，形成条形、弧形、“Y”形或“X”形挫裂创。以斧背的一角打击头部，可形成“r”形或三角形挫裂创，严重时颅骨呈凹陷性骨折。

（二）锤击伤

锤的种类较多，如奶头锤、六角锤、八角锤、羊角锤等。由于打击面形态不同，故形成的损伤也各异。锤面有方形、长方形、六角形、八角形及圆形之分。如垂直打击于颞部，可出现与锤面形态相类似的表皮剥脱和皮下出血。圆形锤斜击头部时，因其弧形缘首先接触头皮，故形成弧形挫裂创。六角锤或八角锤打击时，在皮下出血和颅骨凹陷骨折的边缘能出现一个或多个夹角，根据夹角的角度和边长，可以推断锤面的形态和大小。

用锤端打击造成损伤的形状视锤端形态不同而异。奶头锤锤端呈球形，垂直打击于头部会形成类圆形表皮剥脱和皮下出血，较少发生挫裂创；打击力强大时，则会使颅骨发生类圆形凹陷骨折或孔状骨折。羊角锤锤端形如羊角，打击头部后，往往形成两个排列对称的短条状挫裂创，两创之间的组织无损伤，颅骨可出现两个对称的凹陷或孔状骨折。

五、坠落伤

人体由高处坠落于地面或物体上所形成的损伤称坠落伤。坠落伤一般为自杀或意外事故，也有以此作为谋杀手段的情况。在法医学鉴定中，有时还会遇到罪犯采用其他暴力手段杀人后，将尸体从高处推下伪装自坠的案件。

高坠死亡概率为：5 米为 10%，12 米占 50%，15 米为 100%；一般 7 米以上坠下不是重伤就是死亡。影响因素与质量（体重 m）、坠落速度（v）、高度（h）空间障碍物、地面状况有关。

坠落伤可表现为表皮剥脱、皮下出血、挫裂创、骨折及内脏破裂等。损伤程度与坠落高度、体重、身体撞击部位和承接物的硬度有关。一般来说。坠落伤有以下特征：

1. 损伤部位广泛。头、颈、胸、腹、四肢、体表和体内均可发生程度不同的损伤。头部先着地，可发生头皮血肿及挫裂创，颅骨骨折，颈椎压缩性骨折，甚至颅底间接性骨折；足先着地时，可发生下肢骨折、变短，脊椎与肋骨结合处骨折等；臀部先着地，体表可能仅发生轻微损伤，而内部则引起骨盆、脊椎骨骨折及颅底枕骨大孔环状骨折等。

2. 体表损伤一般较轻，而体内由于机械力的间接作用和震荡作用，往往发生严重的内脏破裂和骨折。

3. 体表损伤一般只发生在与地面接触的一侧，而对侧无损伤。但在坠落过程中，如遇到某种障碍物或坠落后滚动，就可能在对侧也形成损伤。

4. 某些坠落死亡的尸体，眼结膜及两肺表面有出血点，颈部软组织中有片状出血区等。这种征象是由于发生身体撞击时血压骤然增高而引起血管破裂所致，切莫误认为是窒息征象。

六、交通工具伤

各种机动车（如火车、汽车、摩托车）和非机动车（如自行车、三轮车、马车）在行驶过程中，或者飞机、船舶在飞行、航行过程中所造成的人体损伤，称为交通工具伤。交通工具伤可发生在交通工具外部，亦可发生在交通工具内部。这类损伤大都是钝器伤。多数由交通事故所致，并常涉及法律责任及经济赔偿问题。少数为自杀或他杀。采用其他手段将人杀死后，再把尸体移至公路或铁轨上伪装交通事故的案例亦时有所见。故交通工具伤情鉴定在法医学鉴定中占有重要地位。

交通工具伤包括撞击伤、碾压伤、摔伤和挥鞭样损伤等。

在中国每年约 10 万人死于滚滚车轮之下，相当于 1 人死亡/6 分钟，1 人受伤/每分钟。

（一）撞击伤

撞击伤，是指由交通工具的突出部件（如汽车保险杠、自行车把手等）撞击人体而形成的损伤。可表现为擦伤、皮下出血、挫裂创或撕裂创、骨折、内脏破裂等。撞击伤的部位和性状往往可反映出致伤部件的某种特征。例如，由机动车保险杠撞击而导致的双下肢损伤，可反映出该保险杠的高度；发生在臀部或腰部由散热器撞击而形成的皮下出血，可反映出散热器花纹的特征。

（二）碾压伤

碾压伤，是指由车轮碾压人体而形成的损伤。由于各种车辆的重量及车轮结构不同，碾压伤的程度和表现亦有很大差异。汽车等机动车的轮胎碾压人体时，皮肤可形成与轮胎花纹相一致的印痕与皮下出血。有时皮肤因碾压而过分伸展，可在颈部、腋窝部及腹股沟部形成平行的皮肤裂纹或浅裂创（称为伸展性创伤）。被碾压局部常导致骨折和内脏破裂。非机动车因其重量较轻，故损伤一般不重。火车碾压伤均极为严重，多表现为肢体断离、组织碾碎等。因人的皮肤组织具有很强的韧性，故有的死者虽内部组织已断离，但压挫的皮肤组织仍连在一起。在组织的断端，常可附有铁锈、污垢或润滑油等物。

生前车轮碾压伤有明显出血现象，血迹喷溅范围较大，还可形成皮下血肿，被离断的皮肤肌肉组织明显收缩。死后移尸而形成的碾死伤，出血常不明显，特别是无喷溅性出血，组织断端无皮肤肌肉的收缩现象。

（三）摔伤

摔伤是被车辆撞倒时发生的损伤。轻者只发生擦伤、皮下出血，重者可致骨折，甚至颅脑损伤或内脏破裂。

（四）挥鞭样损伤

当高速行车紧急刹车或行车突然加速时，车内人员因颈部急剧过度屈曲或伸展而造成的颈部组织损伤。可表现为肌肉、韧带扭伤，颈椎骨折、脱臼，神经根水肿、出血，颈髓压迫性坏死等。有时还可导致脑损伤（见图3－9）。

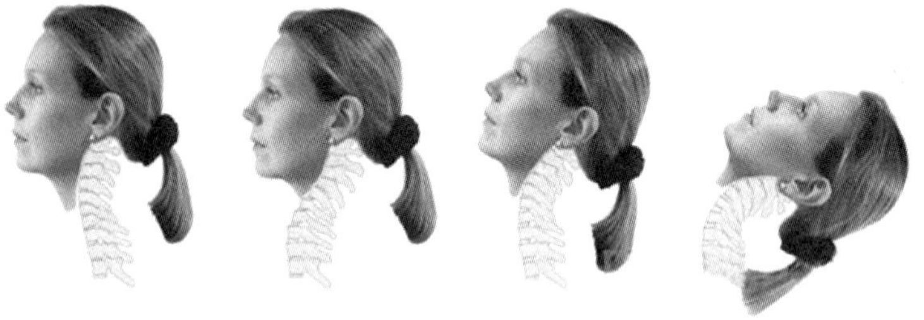

图3－9　挥鞭样损伤

七、刀、剪伤

根据刀的大小、轻重以及不同的作用方式，可以形成切创、砍创、刺创以及剪刀伤。

（一）切创

菜刀、剃刀、水果刀等锐器以其刃缘压迫体表并沿刃缘长轴方向移动，可形成切创。切创以自杀多见，一般发生在颈部，也可发生在腕部或腹股沟部。由于切割时用力大小不一致，往往起刀端创底较深而收刀端创底较浅，并常在收刀端创角处延续表浅的鱼尾状切痕。有时在一致命创的上下，可同时有近于平行的浅切创（试探创）存在，这种特征是认定自杀的依据之一。他杀切创可发生在身体的任何部位，分布比较零乱，可有多个致命创口。在被害人的手指掌侧、手掌和前臂等部位，可因自卫夺刀而形成防卫伤。

（二）砍创

由刀斧的刃缘砍击人体可形成砍创。造成砍创的致伤物除斧头外，还有较重的刀类（如菜刀、柴刀和镰刀等）。砍创多发生于头面部，以他杀为多见，多伴有防卫伤。由于砍击力主要向纵深传递，因此创腔较深，容易伤及骨组织并引起器官震荡（如脑震荡）。砍创创口的长度取决于刀斧砍入体内的刃口长度。砍创缘整齐，一般无表皮剥脱，但倾斜砍击在锐角一侧创缘上或钝刃形成的砍创创缘上，也会出现狭窄的表皮剥脱。斧刃的刃口较短厚，砍击时刃口常全都砍入体内，故创口长度与斧刃长度基本相等，创口明显哆开，创角较钝。如果斧刃的一端砍入人体，并沿刃口方向移动，则形成砍切创。砍切创的两个创角，一侧较钝，另一侧较锐。创的长度大于斧刃砍入体内的长度。刀类具有刃口薄而长的特征，故形成的砍创创口多较长，哆开较轻，创角较尖锐。容易形成砍切创。

（三）刺创

末端尖锐的刀类（如匕首、手术刀、小刀、三角刮刀等）刺入人体可形成刺创。刺创多发生于胸腹部、背部及颈部。多见于自杀或他杀。在体表刀刺入人体的部位形成较小的刺入口，其形状与刀的横断面形状相一致。例如，双刃刀形成的刺入口，形状常呈菱形，两个创角均尖锐；单刃刀刺入，刺入口的创角一钝一锐，形状呈葵花子形；三角刮刀则形成“△”形刺入口，由于拔刀后，皮肤和肌肉组织的收缩，故刺入口一般小于刀的横断面。如果刀在刺入的同时伴有切割作用，则形成刺切创，这时刺入口可大于刀的横断面。刺创的深度一般与刀刺入的深度相等。若刺入口周围有刀柄形成的压痕，说明刀体全部刺入体内。此时，可根据刺创道的深度推测刀的长度。但有时刺创道的深度不能正确反映刀刺入的长度，如腹部被刺，由于腹壁具有弹性因而下陷，拔刀后组织恢复原状，因而刺创道的深度可大大超过刀刺入的深度。一般情况下，一个刺入口只有一个刺创道。如果刀未完全拔出后又再次刺戳时，则可在一个刺入口下形成多个刺创道。这种刺创多见于自杀。贯通刺创会同时形成刺出口。刺出口一般小于刺入口，呈裂隙状，或近似于刺入口的形状。

（四）剪刀伤

剪刀可形成刺创、剪创、刺剪创和切创。剪刀不同程度地张开或互相交错时形成的刺创创口呈短弧形、瓜子形且成对排列，类似“八”字形；非张开的剪刀形成的刺创创口呈菱形或纺锤形。剪刀两个刃口相互夹剪可形成“V”字形或“八”字形的剪创。刺剪创是先形成两个相对应的刺创，再夹剪而形成的近似“S”形的损伤。夹剪肢端或较细、较薄的组织时，可使相应的组织离断，如手指、耳郭、鼻尖、乳头、阴茎等部位的剪断创。剪断创的典型特征是断面上有剪嵴。

八、火器伤

由于火药燃烧的作用，导致枪弹或爆炸物在人体上所形成的损伤通称为火器伤。

（一）枪弹伤

高速运动的弹头射入机体造成的损伤称枪弹伤。枪弹伤的程度可由于枪弹的发射距离、射击方向和被射击部位的不同而有很大差异。

1. 枪弹伤的分类

枪弹伤的种类依枪弹的作用和枪弹创的形态差异可分为贯通枪弹创、盲管枪弹创、回旋枪弹创、擦过枪弹伤、跳弹伤和散弹创。

2. 枪弹创的性状

典型的枪弹创由射入口、射出口和弹创管组成，其中以射入口的法医学意义最大。

（1）射入口。射入口是由高速旋转运行的弹头挫压并穿过局部皮肤组织形成。射入口多呈圆形，有组织缺损。创缘呈细锯齿状并有1～2毫米的一圈因弹头对皮肤挫压形成的环形表皮剥脱区，称为"挫伤轮（冲撞轮）"。挫伤轮处附着有弹头表面的污垢称"污垢轮（擦拭轮）"。近距离射击时，射入口附近的皮肤上可附着有火药颗粒和烟灰等"射击附加成分"，其分布范围因射击距离、火药和枪支的种类与性能而有所不同。通常，火药颗粒可随弹头发射飞行50～100厘米，这对判断射击距离有一定意义。接触射击时，气压冲击可引起射入口处皮肤组织呈星芒状撕裂创面和烧伤、熏黑，并可留有枪口印痕。

（2）弹创管。弹创管是弹头穿过组织所形成的管状创道。

（3）射出口。射出口是弹头穿出身体时形成的创口。射出口形状多呈裂隙状或星芒状，创缘外翻，创缘处无挫伤现象。远距离射击时，射出口常比射入口大。

（4）骨损伤。弹头垂直射击颅骨、肩胛骨、胸骨和髋骨等扁骨时，射入口呈与弹头横断面大小近似的圆形；射出口大于射入口，呈不规则形。骨质上形成的弹孔呈喇叭形，大口朝向的一侧为弹头行进的方向。颅骨上的弹孔常有放射状线性骨折。骨质上形成的枪弹创比较稳定，可长时间保留。

（二）爆炸伤

爆炸性物体爆炸时造成的损伤称爆炸伤。爆炸伤一般比较严重，如造成人体的肢体离断、内脏破裂等。强大的气流冲击也可造成广泛性皮下出血、脑挫伤以及胸腹腔出血等。

爆炸伤主要发生在战场、生产现场（如采矿巷道，爆炸物生产、运输或销售场地）、恐怖事件现场或日常生活现场（如液化气使用场所、燃放爆竹场所）等。

第三节　机械性损伤的鉴定

一、致伤物的推断

法医学鉴定过程中对致伤物推断的依据包括损伤的形态和性状、创腔内的遗留物和可疑凶器上的附着物。

（一）根据损伤的形态和性状推断致伤物

有些损伤具有独特的形态和特征，在鉴定时具有重要意义。如根据指甲形成的半月形表皮剥脱、牙齿咬痕、车轮印痕、索沟、棍棒形成的“中空性皮下出血”、三棱刮刀形成的三角形刺创等特征可推断指甲、牙齿、车轮、绳索、棍棒、三棱刮刀等致伤物及其特征。有些损伤虽不能由其推断致伤物的形态，但可以推断致伤物的质地，如根据斜向打击形成的骨面划痕，可推断致伤物的质地比骨的硬度大。

根据损伤的形态和性状推断致伤物时，应首先确定损伤系钝器伤、锐器伤，还是火器伤。如为锐器伤还应进一步明确是切创，还是砍创。并进而推断由何种致伤物形成。钝器伤与锐器伤的鉴别见表3－1，切创与砍创的鉴别见表3－2。

表3－1　钝器伤与锐器伤的鉴别

	挫　裂　创	切创、砍创、刺创、剪创
创口	呈条、弧、星等多样性不规则形	呈线形、梭形、楔形或瓣状规则形
创缘	不齐，边缘皮肤伴有挫伤	整齐，多无挫伤带
创壁	粗糙	光滑
创角	钝，可伴有撕裂现象	锐，不伴有撕裂现象
创腔	大于创口，创底不平，有组织间桥	小于创口，创底平整，无组织间桥
骨折	线形、凹陷形、孔状骨折较多见	砍器：线形、舟状骨折，切器：仅形成切痕
毛发	有挫损现象，断端不齐	可被齐断，断端整平
异物	可有致伤物脱落的异物	骨质上可留有刀刃断片或刺器断尖

表3－2　切创与砍创的鉴别

	砍　　创	切　　创
部位	多见于头、面、颈部	多见于颈、腕、腹股沟部
性状	创口短而宽，创角钝，创缘可伴挫伤带	创口长而窄，创角锐，创缘不伴挫伤带
骨折	可有线形、舟状及粉碎性骨折	无骨折，可在骨面形成伤痕
异物	创内可留有砍器刃部断片	不留刃部残片

（二）根据创腔内的遗留物推断致伤物

创腔内的遗留物常常是致伤物的断片或附着物，如锐器的刃片或尖端、木棍的木屑、砖头的砖屑等，可以据此推断致伤物。此外，致伤物作用于头部等有毛发的部位时，可形成相应部位的毛发损伤，根据毛发的损伤特征可以推断致伤物是钝器或是锐器。锐器可致毛发齐断，钝器可使毛发形成挫损的断面。

（三）根据可疑凶器上的附着物推断致伤物

可疑凶器上的血迹、毛发、组织等附着物，经检验确认与受害人的类型相同时，也可作为推断致伤物的依据。

二、生前伤和死后伤的鉴别

生前伤是指生前形成的损伤，死后伤是指死后形成的损伤。二者的鉴别点是看损伤处有无生活反应。

有生命的机体对损伤的反应称为生活反应。法医学鉴定常根据生活反应判断损伤是生前形成的还是死后形成的。生活反应包括局部生活反应和全身生活反应。

（一）局部生活反应

1. 凝血和组织液渗出

生前损伤出血后会发生凝血现象，加上局部创面有组织液渗出，可一起形成血痂。死后损伤则无此现象。

2. 炎症反应

炎症反应是机体对损伤的一种反应，表现为局部充血、水肿和白细胞聚集。机体受到损伤后，局部血管扩张、充血，血管渗出液形成局部水肿，白细胞通过血管壁游出并聚集在损伤部位。如果损伤（如机械性损伤和高温损伤）在皮肤或皮肤与皮下组织之间，则可形成局部水泡。

3. 组织修复

一般表皮与黏膜具有较强的再生能力，损伤后可以通过再生过程给以修复。若损伤到真皮下层，则需要通过瘢痕组织予以修复。再生与瘢痕性修复是机体对损伤的一种反应。

（二）全身生活反应

全身生活反应是指各器官活动对损伤的影响。其中出血是重要的生活反应，它表明损伤时有血压和血液循环的存在。开放性损伤血液外流，动脉出血呈喷溅状；闭合性损伤形成血肿；肝、脾等内脏损伤时血液多聚集在体腔内；消化道损伤可引起呕血、便血；呼吸道损伤可引起咯血；肾损伤可引起血尿等。出血是辨别生前伤或者死后伤的重要指标。一般生前伤均发生出血。如创伤发生在血管丰富的部位但出血却不明显时，则可以认为是死后伤。由于濒死期血压渐趋于零，因而濒死伤出血不明显，介于生前伤和死后伤之间。

三、损伤经过时间的推断

（一）根据损伤局部炎症反应和修复过程推断损伤时间

伤后数小时白细胞开始浸润，创缘即见红肿，15 小时可见纤维母细胞增生；36 小时，毛细血管增生；72 小时，上皮细胞开始生长。表皮擦伤一般需经过 7～12天痂皮脱落而痊愈。皮下出血随着时间的推移，颜色可经历青紫色（1～3 天）—绿色（6～9 天）—黄色（9～15 天）的变化规律，2～3 周后颜色完全消退。

（二）根据损伤局部的组织化学变化推断损伤时间

创缘处因组织受损、坏死，酶的活性降低。而创缘外围组织则由于防御反应，酶的活性增高。损伤后 8 小时内，先后有 5 种酶发生上述改变：1 小时，酯酶和三磷酸腺苷酶；2 小时，氨基肽酶；4 小时，酸性磷酸酶；8 小时，碱性磷酸酶。

四、死亡原因的确定

（一）直接死亡原因

由损伤直接造成死亡，包括心、肺、脑的严重损伤，造成这些器官的功能不可逆性丧失、休克和出血。

（二）间接死亡原因

由损伤继发病或合并症导致的死亡，包括感染、栓塞和外伤性窒息等。

五、致命伤后行为能力的判断

有的人受绝对致命伤（指对任何人在任何情况下都足以致死的损伤）后，并未马上死亡。而是在一定时间内仍能进行一些有意识的行为活动。如持刀自杀者可把致伤物藏匿到很隐蔽的地方，被人打伤者仍可追赶凶手一段路程等。这种现象形成的生理基础可能有两点：第一，除极少数受伤者（如全颅崩裂、头体分离等巨大暴力损伤）外，一般由损伤到死亡都有一个或长或短的过程，在这个过程中，只要脑组织保持一定功能，其支配的行为能力就会存在。第二，在紧急情况下，人体会产生极强的应激代偿反应，关于这一点已从医学上神经和内分泌调节的角度得到证实。

六、损伤性质的推断

损伤的性质包括自杀损伤、他杀损伤和灾害事故损伤。判断自杀、他杀或灾害事故时，必须根据损伤情况，结合案情，参考现场勘查所见进行综合分析后，才能得出正确的意见。自杀损伤、他杀损伤与灾害损伤的鉴别见表3－3。

表3－3 自杀损伤、他杀损伤与灾害损伤的鉴别

	自 杀	他 杀	灾害、事故
案情	常有自杀原因，死前表现异常或留有遗书	现场有搏斗动乱迹象和痕迹。尸体处于异常状态。可有移尸迹象	常有灾害现场，有事故发生或发展的经过
致伤物	多留在死者身边，尸体痉挛时可握在手中。以切、剪器多见	可被带走，或有与损伤不相符的凶器，或用其他凶器伪装自杀。以棍棒、砖石和砍器多见	多在尸体旁
损伤	颈、腕、腹股沟部切创，左胸刺创。右颞部或心前区枪弹创等，致死伤一般只有一处，损伤分布集中、平行、并列、重叠。可有试探伤	背部、颈部和头部钝器、砍器或枪弹伤，可有防卫伤，且排列零乱。可见多处重伤或致命伤，可有死后伤	灾害损伤多发生在身体突出部位，事故损伤部位多与致伤物作用的高度一致

典型案例剖析

某医院职工吴某被发现死在本院门诊大楼的一个房间内。现场勘验发现死者仰面躺在地板上，头颈部周围有大片血泊，在头颈部所在位置的墙角壁上可见密集的喷溅状血滴，高度均在60cm以内；右脚旁有一剃刀，剃刀上沾满血迹；房间内并不零乱，未见丝毫搏斗动乱痕迹。法医尸检时发现死者口腔内塞有半块婴儿衣服，另外半块婴儿服装在死者的裤兜内被找到；左右眉毛下沾有一层较厚的水泥粉，但眼球内无沾染；死者双手可见大量喷溅状血滴，且右手掌面沾满水泥粉；左颈部喉旁皮肤处可见一长约7.2cm深切创，创口呈明显纺锤形哆开，已切断深部颈动、静脉；与此深切创平行的有数道浅表切创（试刀伤），下创角可见托刀痕；颈部右侧皮肤亦可见一处长约5.9cm的切创，仅割破颈浅静脉，同样见到与此切创平行的数道浅表切创（试刀伤）及下创角处的托刀痕；双上肢、胸背部及颈部虽有麻绳捆绑，但捆得很松，且捆绑上肢的部位是在近腋窝处，应该不影响上肢的活动；两侧前臂背侧各有一处切创，特征为右侧浅而短，左侧深而长；身上所有切创的形状特征均与剃刀相符（致伤物）；尸斑主要集中在尸身背侧未受压处，颜色均较浅；余未见明显异常。尸检剖查发现内部脏器普遍呈贫血状态，颜色较浅，未发现除颈部动静脉被切断之外的其他致命性损伤及疾病病变的存在。实验室检查结果显示剃刀上只有死者的指纹，剃刀上所沾染血迹的血型与死者血型相同。经调查死者为儿科大夫，2年前离异后独居，曾因5年前没有被评上涨工资后一直情绪异常，不愿与人交往。

这一案件的死因比较明确，为锐器伤致左颈动、静脉破裂后出血性休克而死亡。死亡性质从表面上显示似为他杀，如死者被捆绑、面部被撒水泥粉、堵嘴、双臂遭砍伤，最后因切颈后失血过多而死亡。但经综合分析和汇总现场勘验、案情调查、尸检及实验室检测等结果后，法医最终判定死者为自杀。理由是：(1) 现场未见他人在场的证据；(2) 绳索捆绑上肢的特征符合自缚特征；(3) 致伤物剃刀上未见他人的指纹和血迹；(4) 面部被撒水泥粉和堵嘴所示特征与自己有备操作相符；(5) 颈部致命性创伤处表现有试刀创，且颈部切创左深右浅的特征与双臂背侧左轻右重的伤痕分布特征，均提示为右利手的死者自己持刀所伤；(6) 死者生前有情绪异常。以上所述本案特征均符合一般的自杀特征和规律。

第四章

机械性窒息

第一节　概　　述

一、窒息的概念和种类

（一）窒息的概念

人类生命的维系离不开机体对外界氧气的利用。机体与外界环境之间的气体交换过程被称为呼吸。机体通过呼吸从外界摄入氧气和排出体内的二氧化碳以维持各系统的正常生理和生命活动。

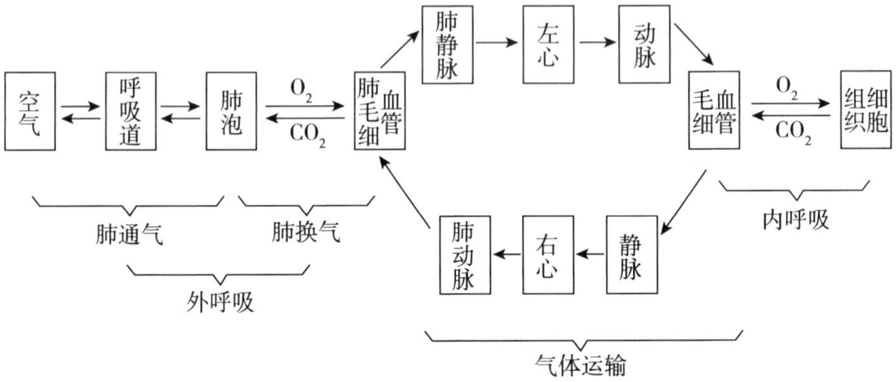

图 4－1　呼吸全过程的三个连续环节

人体呼吸包括外呼吸、气体的运输和内呼吸三个环节（见图 4－1）。外呼吸是指人体通过肺泡壁毛细血管与肺泡中的空气进行气体交换的过程。在空气中的氧气被机体摄入的同时，体内代谢产生的二氧化碳经肺排出。血液中气体的运输包括摄入体内的绝大部分氧气由肺经血液中红细胞内血红蛋白携带运送到组织，和组织细胞排出的二氧化碳经血液从组织运送到肺的过程。内呼吸是血液与组织细胞之间进行气体交换的过程。

窒息（asphyxia）是指由各种原因引起的机体呼吸功能障碍，即体内氧气吸入减少与中断或二氧化碳排出困难并蓄积，造成组织代谢障碍和生理功能紊乱的过程。呼吸功能障碍包括因外呼吸过程障碍引起的窒息（外窒息）和因气体运输或内呼吸过程发生障碍引起的窒息（内窒息）。严重的窒息可危及生命，因窒息而死亡者称窒息死。

（二）窒息的种类

根据发生的原因不同，可将窒息分为五类：

1. 机械性窒息

机械性窒息是指由于机械性暴力作用引起的外呼吸过程障碍所造成的一种窒息，如压迫颈部或胸腹部可阻塞呼吸道和妨碍呼吸，属外窒息范畴。

2. 中毒性窒息

中毒性窒息是指因毒物的作用致使红细胞内血红蛋白变性、组织氧化酶的功能减退与丧失或细胞膜通透性改变影响到氧的扩散等情况下发生的窒息。

3. 电性窒息

电性窒息是指呼吸肌因触电或雷击而发生强直，或呼吸中枢在电流作用下麻痹而导致的窒息。

4. 空气缺氧性窒息

空气缺氧性窒息是指因空气中氧气稀薄而发生的窒息，可见于密闭的箱柜或室内、头部套在塑料袋中、被困在塌陷的坑道或防空洞内等情况。

5. 病理性窒息

病理性窒息是指由影响呼吸的各类疾患导致的窒息，如严重的呼吸道疾病、心血管疾病、血液病。分娩过程中因胎盘供血障碍、脐带受压、胎盘早期剥离等引起胎儿在子宫内缺氧，娩出后可发生有心跳而无呼吸的窒息。

法医学司法实践中，以机械性窒息为最常见和最重要，故本章主要论述机械性窒息。

二、机械性窒息的分类

根据机械力作用方式和部位不同，机械性窒息可分为压迫性窒息和堵塞性窒息两类（见图4－2）：

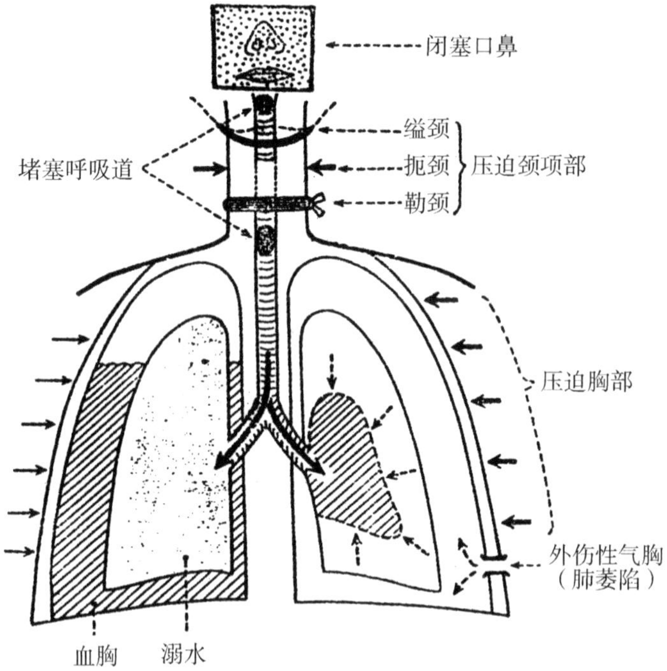

图 4－2　机械性窒息的暴力作用方式示意图

（一）压迫性窒息

1. 压迫颈部所致的窒息，包括缢死、勒死、扼死等。

2. 压迫胸腹部所致的窒息，包括活埋、房屋倒塌、人群拥挤等情况下引起的压死、挤死。

3. 胸膜腔内气体或液体直接压迫肺脏所致的窒息，如外伤性血气胸。

（二）堵塞性窒息

1. 呼吸道口堵塞所致的窒息，如用柔软物紧压口、鼻孔的捂死等。

2. 呼吸道内堵塞所致的窒息，如柔软物或固体物堵塞咽喉、气管。

3. 呼吸道及肺内吸入液体所致的窒息，如溺死。

三、机械性窒息的发生机制及过程

（一）机械性窒息的发生机制

机械性窒息导致机体内发生缺氧、二氧化碳蓄积和酸中毒，从而引起各系统组织器官的代谢障碍和功能紊乱，最终导致窒息症状的产生甚至窒息死。其中，缺氧所造成的机体损害最严重。

氧气是机体生物氧化产生热能，维持生命活动过程中不可缺少的物质。一个处于静息状态的人，每分钟耗氧量约250ml，每天约需360升氧。然而体内贮存的氧却非常有限，约1.5升，即便全部被利用也只能够消耗4~5分钟。如处于搏斗和精神紧张状态下，氧的消耗速度均可加快。因此，机体供氧不足或断绝后，很快会发生低氧血症并表现出窒息症状。血液中氧含量越低，窒息症状和后果也越严重。

二氧化碳在体内蓄积初期对呼吸中枢和心血管中枢有强烈的兴奋作用，是窒息初期呼吸和心跳加快加强的主要原因。随着窒息程度的加重，体内增多的二氧化碳则对中枢神经系统起抑制和麻醉作用，从而进一步加速缺氧的损害进程。当动脉二氧化碳分压（$PaCO_2$）上升到80mmHg左右时，机体就会出现头部胀痛、嗜睡等症状，严重者甚至发生昏迷、抽搐；上升到90~100mmHg就会危及生命。但体内$PaCO_2$升高的速度较缓慢，每分钟上升3~6mmHg，上升到致死值至少需要10~15分钟的时间，明显慢于血氧浓度下降的速度。

酸中毒是由于体内二氧化碳蓄积时血液中碳酸浓度的上升和组织细胞缺氧过程中代谢产生的大量酸性物质（如乳酸）造成的。正常人血液pH为7.35~7.45，当pH降到7.30以下时常会出现昏迷，降到7.10~7.20就会导致生命危险。

另有动物实验结果证实，在完全堵塞动物气管断绝肺脏通气的10分钟内，动物血液中的PaO_2会从92mmHg±22mmHg降为1mmHg±1mmHg；$PaCO_2$自30mmHg±5mmHg上升至53mmHg±9mmHg；pH从7.45±0.6降至7.15±1.0。由此可见，在二氧化碳蓄积和酸中毒达到致死浓度之前，缺氧已经远远超过了致死浓度。因此，窒息过程中的致命因素主要为缺氧，二氧化碳蓄积和酸中毒在一定程度上影响窒息症状的出现和加速缺氧的致命作用。窒息的本质可以说是由体内缺氧所引起的损害。

（二）机械性窒息的过程

在机械性窒息过程中机体的功能和代谢障碍主要涉及呼吸、中枢神经、血液循环和肌肉运动等多个系统，其中以呼吸系统功能障碍的影响最为重要。窒息的发生和发展是一个连续的过程，不能截然分开。但根据窒息期间的一些典型表现可人为地将窒息分为以下六期：

1. 窒息前期

此期机体无任何症状。因为此时虽然存在氧气吸入障碍，但体内组织中尚有余氧可用。一般情况下此期至少可持续半分钟，但具体持续时间长短可因不同个体间的耐受力不同或接受过训练与否而存在差异。

2. 吸气性呼吸困难期

此期体内氧气的低浓度和二氧化碳的高浓度可刺激延髓呼吸中枢，致呼吸加深加快，吸气强于呼气，呈喘息样。此期持续 1 ~ 1.5 分钟。

3. 呼气性呼吸困难期

呼气性呼吸困难期又称惊厥期。体内二氧化碳潴留浓度持续升高后可增强迷走神经兴奋性，反射性地引起呼气运动加剧，使呼气强于吸气，渐变为惊厥性呼吸运动，可出现全身惊厥。本期时间较短，可持续数秒钟乃至数十秒钟，一般不超过 1 分钟。

4. 呼吸暂停期

呼吸暂停期又称假死期。呼吸中枢在过度兴奋之后转为抑制状态，可出现呼吸暂停。此期心脏搏动非常微弱，血压下降，呈假死状态。此期持续 1 ~ 2 分钟。

5. 终末呼吸期

机体可出现间歇性张口、深呼吸、鼻翼翕动等症状。可有数次间歇性深呼吸。查体可见瞳孔散大、血压下降、肌肉松弛等体征出现。此期持续时间长短不定，一分钟至数分钟。

6. 呼吸停止期

此期虽然呼吸已停止，但心脏搏动仍微弱存在。持续时间因人而异，可自数分钟至数十分钟不等。最后当心跳停止时死亡。在呼吸停止期受到的损伤仍可有微弱的生活反应。

机体发生窒息时，各期具体持续时间长短、症状和体征的表现方式并不完全相同，此与该个体的年龄、健康状态等多种因素影响均有关系。一般来说，年老、体弱者的窒息各期持续时间较短；深度麻醉者多不发生惊厥。

窒息全过程所经历的时间为 5 ~ 6 分钟。如果人工呼吸等急救措施在窒息后 3 分钟内进行，一般可完全复苏；4 ~ 5 分钟内施救仍有救活的可能；若在 8 ~ 9 分钟以后抢救则复苏概率极小。但亦有报道称溺水死者在 20 分钟以内被抢救尚有复苏的例子。复苏后身体如不能康复仍可于数日后死亡。

四、机械性窒息死尸检的常见征象

由于机械性窒息可以由多种原因造成，故各型窒息死的尸体征象并不完全一致，多具有自身的一些特征性改变。但各类机械性窒息尸体身上存在一些常见的征象。

（一）尸体外表征象

1. 口唇指甲发绀

其为最常见的一种窒息征象。血液内血红蛋白因窒息过程中体内缺氧而多呈还原血红蛋白状态（呈深紫红色），在表皮较薄的嘴唇和微循环发达的甲床等部位呈青紫色，称发绀或紫绀。

2. 颜面部青紫肿胀

当死者生前颈部静脉回流受阻而动脉供血尚存时，头颈部组织会高度瘀血。此病变导致窒息死后的尸体征象可表现为颜面部青紫肿胀，面、颈部皮肤和口腔黏膜可见散在性出血点，颈部静脉怒张，眼底有不同程度充血、水肿和出血等。此高度窒息的征象多见于扼死、勒死及侧位缢死的尸体。

3. 尸斑明显且出现早

窒息死者由于缺氧，血液中暗红色的还原血红蛋白较多，故尸斑明显，呈暗紫红色。由于全身微循环缺氧导致广泛的组织及血管内皮损伤，血液中凝血与纤溶系统被激活后造成血液中纤维蛋白被大量消耗和溶解，致使死后血液呈流动不凝状态。加上血管受损后通透性增加，不凝血液可较快坠积在尸体的低下未受压部位的组织间隙中，故尸斑可较早出现。

4. 瘀点性出血

死者双眼或一侧眼结膜出现散在性点状出血是窒息死最重要的尸表征象。发生机制为局部组织缺氧及损伤、毛细血管通透性增高和瘀血（如头面部）使毛细血管内流体静压升高等因素，共同造成局部出现漏出性出血。瘀点性出血多见于眼睑结膜近穹隆部、球结膜的内外眦部和颜面部皮肤。结膜出血常伴有紫绀，但可无颜面青紫肿胀。而颜面青紫肿胀者均伴有结膜出血。此现象提示结膜出血点是缺氧和循环障碍的产物，对判定窒息死有重要参考价值。

5. 牙齿出血（玫瑰齿）

窒息死者的牙龈部可呈玫瑰色（或淡棕红色），如经酒精浸泡其色泽可更为明显。发生机制可能与窒息过程中牙龈部毛细血管破裂出血后红细胞浸染牙齿有关。玫瑰齿在鉴别腐败尸体是否有过窒息时具有参考价值，但并非绝对指征。

6. 其他

窒息者在呼气性呼吸困难期发生惊厥时可引起体内平滑肌收缩或痉挛，常表现为大小便失禁或精液排出，亦可表现为口涎和鼻涕流出（有时可呈血色）、眼球突出、舌咬痕等尸体征象。

（二）尸体内部征象

1. 血液呈暗红色流动状态

窒息尸体心血管内血液因还原血红蛋白含量高而呈暗红色。血液一般在死后0.5～1小时内尚有凝固倾向，或已出现凝固而后又逐渐溶解，2～3小时后则完全呈流动性。此乃由于窒息死者死前全身缺氧导致广泛的组织及血管内皮损伤，血液中凝血与纤溶系统被激活后使血液中纤维蛋白被大量消耗和溶解，致使死后血液呈流动不凝状态。

2. 浆膜及黏膜下点状出血

其主要见于心肺浆膜下，也可见于甲状腺、胸腺浆膜及咽喉、胃肠黏膜、肾盂及膀胱黏膜等处。其发生与局部毛细血管瘀血（可因血液回流受阻、血管痉挛）、血管内压升高（可因瘀血性、肾上腺素分泌增多时血管收缩及胸腔负压加大促进血液回流）和血管壁因缺氧损伤而通透性增加等因素有关。此瘀血性出血点由法国警察外科医师 A. A. Tardieu 于 1866 年首先描述，故被称为 Tardieu 氏斑。但后来发现 Tardieu 氏斑并非窒息所特有，在对猝死、败血症、磷中毒、砷中毒和急性酒精中毒等死者尸检过程中也可见到。

3. 右心及内脏瘀血

机械性窒息死者由于呼吸受阻导致胸腔负压急剧增加，右心回流血量剧增而右心肌却因缺氧而收缩功能下降。心脏前、后负荷的增加均可导致右心室高度扩张、瘀血，各内脏血液回流阻力增加，机体会出现全身体循环静脉系统瘀血（如肝瘀血、肾瘀血）。但脾脏因缺氧时需通过代偿性收缩使脾内原储备红细胞进入血液循环以代偿体内携氧能力不足，故脾脏不瘀血；反而表现为体积缩小、重量减轻、颜色变浅（呈贫血状态）等。

4. 肺气肿与肺水肿

在窒息发展过程中，强烈的吸气使胸腔负压增加，导致肺泡过度扩张、破裂形成肺气肿现象，尤以肺的边缘部分明显。同时，肺泡壁毛细血管瘀血伴管壁通透性增加，血液内的液体可进入肺泡腔，形成肺水肿。窒息过程持续时间越长，肺内水肿越明显。

5. 血液生化成分的改变

有研究报道说外窒息者血液中肾上腺素、血糖和胆固醇等水平均显著升高，还可伴血中甲状腺球蛋白含量的升高。此检测结果亦可作为认定窒息死的参考依据。

（三）机械性窒息的组织学病变特征

窒息过程中体内的缺氧状态可以导致代谢较旺盛、需氧量较高的组织器官首先出现明显的病理变化，如脑、心肌、肝、肾和肺等。

1. 脑

虽然人脑重量仅占体重的 2%，但其耗氧量高达全身总摄氧量的 20%。脑组织一旦供血停止，即可因缺氧造成比其他组织更为严重的损害。显微镜下可见大脑皮质第Ⅲ～Ⅴ层锥体细胞、小脑蒲肯野细胞出现细胞肿胀变圆、脂肪空泡变性；核破碎和核溶解消失等坏死特征。

2. 心肌

心肌对缺氧的敏感性仅次于中枢神经细胞。全身缺氧 5 ~ 6 分钟后心肌组织就可出现细胞水肿，核内和胞浆内有空泡形成，核呈细长、固缩等病理变化。

3. 肝

肝细胞在缺氧 3 ~ 10 分钟后，胞浆中即可出现脂肪空泡，散在性分布，为可逆性改变。

4. 肾

肾脏表现为组织内瘀血，间质水肿，近曲小管上皮细胞内可见脂肪空泡变性。

上述征象并非机械性窒息所特有，仅属于窒息死者的常见改变。在急死、中毒、冻死和电击死案例中亦可见到类似征象。因此，法医鉴定时需要将一般窒息征象结合各种机械性窒息自身所特有的征象进行综合分析与汇总后，方能判定机械性窒息死。

第二节　常见的几种机械性窒息

一、缢死

缢死俗称吊死，是指利用自身全部或部分体重拉紧套绕在颈（项）部的索套或其他带状物，使颈（项）部受到压迫而引起的窒息死亡。其中，条索状物件、套压在颈项部和自身体重下坠常被视为常规判定缢死的三要素。

人体在悬、立、蹲、跪、坐、卧等体位姿态下均可发生缢死。由于缢死的体位和姿态不同，颈（项）局部所承受的压力大小也各有不同。一般认为，悬位缢死者承受的压力最大，为 100% 的体重；蹲位缢死者为体重的 70% ~ 80%，卧位者约为体重的 20%。缢死现场多为室内，到达现场者应先检查缢吊者情况，若发现体温尚存应迅速解救或送医院抢救。

缢死多见于自杀，他杀和灾害偶可见到。但司法实践中，亦可遇到作案人用其他手段杀人后又将尸体悬吊起来伪装自缢现场的情况。因此，为明确死因，缢死尸体常需进行法医学鉴定。

（一）缢索和缢套

缢吊所用的绳索或类似物称为缢索，多系日常生活中常见的物品，如围巾、毛巾、尼龙丝袜、麻绳、电线、皮带。根据缢索的性质，可将其分为软缢索、硬缢索和半坚硬缢索三种。

缢（绳）套是指绳索被用作缢吊时需要一端固定在高处，同时被弯曲成索套状时的具体形状。缢套的式样较多，可依绳结固定与否分为固定绳套（又称死套）和滑动绳套（又称活套）两种。固定绳套依其周径大小又可分开放式和闭锁式两种，滑动绳套多为闭锁式。绳套的圈数以单套和双套常见，三套或多套者较少见。

绳结是在绳套上所打的结扣。结扣有活结、死结、帆结、瓶口结、牛桩结、领带结、外科结等多种形式。现场勘验时发现的结扣应作为物证原样保留。此外，将颈部直接压在桌椅的横档上、木板的边缘或树杈上也可发生缢死。

（二）缢型

缢死有多种表现类型。如根据缢绳压迫在颈部的位置将缢死分为前位缢型、侧位缢型和后位缢型三类；根据缢死者的体位可将缢死分为完全性缢死与不完全性缢死两大类（见图4－3）。

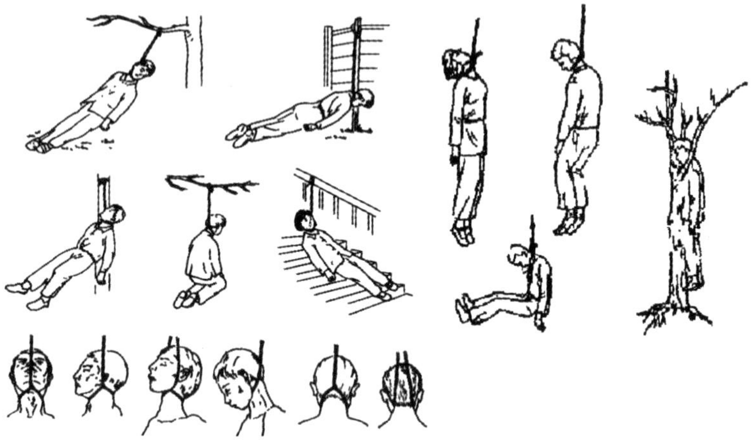

图4－3 缢死的各种体位、姿势和缢型

1. 前位缢型

此型最常见。即缢索兜住颈前部，两末端沿颈两侧向后上方提起，双足离开地面或其他支持物后，身体悬空吊起来，以全身重量压迫颈部导致缢死者。缢绳的着力部位在颈前部，多在甲状软骨与舌骨之间，绕向颈部左右两侧，斜行向后上方，沿下颌骨角，经耳后越过乳突，升入发际，达头枕部上方而形成提空（古称“八字不交”），最后绳索被系在枕后上方的固定点处。

2. 侧位缢型

绳索的着力处是在颈部左或右侧，相当于甲状软骨水平线的下颌骨角下方（耳部、乳突等部位处），绕颈（项）而斜行向上，在其对侧形成提空，头部偏倾于着力处的一侧。

3. 后位缢型

绳套的着力处主要在项部，绕过两侧下颌骨角，在颈前正中线上方提空。结扣在尸体颈前部上方，死者头向后仰。

另外，完全性缢死的含义为缢死者悬空后，颈（项）部通过缢绳承受全身体重的压迫而窒息死亡。有些缢死由于身体受到地面或其他物体支撑，只有部分体重作用于颈部，如站位、坐位、跪位、卧位等体位的缢死等，被称为不完全性缢死。

（三）缢死的机制

缢死的主要机制是由于缢绳同时压迫颈部的呼吸道和动静脉血管，造成呼吸道及颈部血管闭塞，致使机体因呼吸障碍和脑血液循环中断而死亡。此外，由于颈动脉窦及迷走神经受到外力压迫或牵拉刺激，亦可导致机体出现反射性心跳、呼吸骤停而死亡。

1. 呼吸道受压闭塞

前位缢型缢吊时绳索多位于舌骨与甲状软骨之间，因缢索压迫颈部，舌根被推向后上方，间接造成咽喉部被阻塞，呼吸不能而窒息。侧位缢型缢吊时绳索可通过直接压迫作用导致喉部和气管闭塞而窒息。后位缢型缢吊时颈椎受绳索压迫而向前突出，间接造成气道阻塞而致死。据研究，颈部受到15kg的压力即可压闭呼吸道，使呼吸被迫中断而继发窒息死亡。

2. 颈部血管受压闭塞

头部及大脑的血液来自颈动脉和椎动脉，回流经其静脉返回心脏。据研究，成年前位缢死者压闭颈静脉仅需约2kg压力，压闭颈动脉需3.5～5kg力量，压闭椎动脉约需16.6kg力量，故压闭颈部血管使头部血液循环完全中断仅需17kg的力作用。一个成年人即使采用半卧位缢死时其部分体重通过缢绳压迫到颈部的力量也会超过20kg，完全可以造成颈部血管全部闭塞。当颈部动静脉全部受压闭塞时脑部血流将全部中断，引起脑瘀血或脑缺血，最终导致脑缺氧、脑功能丧失而死亡。

3. 神经反射性心跳、呼吸停止

这种情况比较少见。由于绳索的牵引或压迫颈部时刺激了颈动脉窦压力感受器或颈部的迷走神经及其分支，引起反射性心跳停止；压迫刺激喉上神经后可引起反射性呼吸停止。

4. 脊椎和脊髓的损伤

颈部被套上绳索的缢刑（绞刑）受刑者站在离地较高（如2m）的高架踏脚板上，当踏脚板被突然抽去后，受刑者身体由于迅速下落而悬空，其颈项部第

2~3位或第3~4位颈椎因受向上猛烈牵拉力作用而互相脱离，发生骨折和脊髓撕伤，意识立即丧失。

缢死者意识丧失非常迅速，故缢吊者自己很难实施自救行为。但缢死者意识虽然丧失很快，死亡并非立即发生，多在缢吊5~20分钟后死亡。因此，缢死者死前如能获得及时抢救可有复苏机会。

（四）缢死的尸体征象

1. 尸体外表征象

（1）一般窒息征象。尸体表现或明显或缺乏与缢死的类型有关。一般前位缢死由于颈部的动、静脉血管完全闭塞，头面部不但不出现瘀血，反而呈贫血状态，所以死者外表无颜面青紫肿胀，呈苍白色面容，且眼结膜下出血点也较少，故前位缢死又称“苍白型”缢死。在因迷走神经反射性引起的心跳骤停而死亡的缢颈者尸体上，一般窒息征象也常阙如。

侧位缢死者由于颈部血管压闭不完全时，特别是静脉被压而动脉仍开放时，头面部会呈高度瘀血状态，常表现为颜面青紫、颈静脉怒张、结膜下点状出血等明显窒息征象，故又称“青紫型”缢死。

（2）颈部有生前缢沟。缢颈时绳索压迫颈部皮肤留下的痕迹叫缢沟。缢沟是缢死尸体上重要的暴力征象，它可反映绳索的性质、表面形状和缢型。缢沟的基本形态为马蹄形，呈不同程度的向上倾斜，水平的缢沟极罕见。单股绳索缢颈时，缢沟的下部（绳索着力的部位）较深，两端向上逐渐变浅直至消失，上口呈“八”字形不交叉，索沟两末端之间皮肤未受压迫部分被称为“提空带”（提空现象）；两道以上绳索缢颈时，其最后一道绳索形成的索沟也会反映出这些基本特点。缢沟的此形态特征是与勒沟相区别的主要鉴别点。

（3）口、鼻腔向下流出分泌液。缢死者于窒息过程中口和鼻腔分泌液增多，可出现流涎、流涕等现象。尸检时，可在尸体口鼻及前胸衣服表面见到由上向下形成的流柱状分泌液，有的呈血性。

（4）舌尖露出牙列外。缢死尸体的舌尖是否挺出唇外（牙列外）与缢索压迫颈部的位置有关。如果绳索套压在甲状软骨下方，身体悬吊时，缢索可把舌根推向前上方，使舌尖伸出唇外；如果缢索压在喉结上方，则常常使舌根向后方推移，舌尖因而不挺出唇外。

（5）尸斑、尸僵的位置和形态特殊。长时间悬吊的尸体，由于血液向下坠积，尸斑集中于双下肢，双前臂等处。尸斑高度发展时可出现散在的，大小不等的皮下坠积性瘀血点。同时，尸斑双足尖在肌肉弛缓时下垂，尸僵形成后可保存此下垂的状态。这些征象都有助于判断缢颈当时的姿势。

2. 尸体内部征象

解剖缢死尸体时除可见到窒息死的一般内部征象外，还可在颈部组织中见到重要的局部暴力征象。

（1）颈部皮下及肌肉内损伤出血。由于缢索的压迫和牵引作用，在缢沟部位深处，可见局部皮下组织挫伤和肌肉纤维断裂。生前缢颈者均可出现皮下组织和肌间出血，特别是胸锁乳突肌的起始处常可见到有肌肉撕脱现象和呈片状的肌间与皮下出血斑。

（2）颈动脉内膜横断。缢索向上的牵引作用常使颈总动脉分支处下方的颈动脉内膜出现1～2条横行的撕裂，周围伴有出血。颈动脉内膜的横断多见于患有动脉硬化者和老年缢死者。

（3）舌骨及喉软骨骨折。有时由于缢索压迫死者颈部，可造成舌骨、甲状软骨、环状软骨等喉软骨骨折的现象，但并不多见。当缢索压迫喉结上方时，可将舌骨大角和甲状软骨上角压到颈椎椎体前面，使之发生骨折。当绳索压迫在喉结下方时，可导致环状软骨骨折。在骨折处及周围组织内常见出血现象。

（4）咽后壁出血斑。由于缢索向后上方牵引，舌根部可压迫咽后壁，造成该处黏膜下出血。局部组织如受舌骨大角挤压亦可形成类圆形出血斑。

（五）缢死的法医学鉴定

绝大多数缢死者是自杀，他杀和意外缢死者均较少见。但对于儿童或失去抵抗能力的成年人来说，可能存在他人利用缢死以达到杀人目的。在实际案件中，常有罪犯用其他手段将人杀死后又悬尸伪装自缢。因此，鉴定疑为缢死的尸体，首先最重要的是先判定死者死因是否属缢死，再进一步确定案件性质。

1. 一般检验方法和步骤

（1）检验尸体前应先对案情进行调查了解并仔细勘验现场。在对尸体的位置、姿势、口鼻腔分泌物流向、悬挂点高度、垫脚物、缢绳种类、长短、打结方式等进行详细记录和照相后，方可剪断绳索将尸体放下。在临案检查时必须注意：①搜集并保留现场的缢绳。②检查现场缢绳的性状、绳套及其圈数等。③保留绳结。绳结常能反映作案人的职业性质和其日常生活中最熟悉、最习惯的结绳方法。④用放大镜检验缢绳纤维中的附着物（如粉类、油污、金属屑等）是否与缢沟上的相符合。

（2）检验尸体时除了对全身进行系统的检查外，还应重点详查颈部，如索沟的数目、位置、形态、方向等，仔细观察现场缢索与索沟之间位置关系是否吻合，并与勒沟、扼痕等暴力征象相区别。

2. 自缢的判定

自杀性缢死是最常见的一种自杀手段，一般具有以下几个特点：

（1）绝大多数死者有明显的自杀原因和生前反常表现。如久病不愈、精神失常、失恋、奸情败露、被虐待等。但个别案例亦可无明显自杀因素被发现。

（2）现场不零乱，衣着整齐。在室内常常是门窗紧闭，陈设整齐，无搏斗和挣扎痕迹；死者往往穿上新衣、新鞋，并梳妆打扮过。个别缢死者还衣着奇特，男扮女装。

（3）缢绳的种类与来源有一定特点。自缢者多选用较宽大和柔软的绳索，并且多是死者身边家中常用物品。若使用硬质粗糙的绳索常在绳套内垫上毛巾或衣服等。

（4）系绳处与垫脚物上常留下痕迹。自缢者在屋梁、木桩等处系绳时，常会留下指纹，垫脚物上也常留下死者的鞋印或足印。这些对确定死亡性质均有重要价值。

3. 他杀缢死的判断

他杀缢死很少见，主要见于儿童，一般情况下只有当成年被害人丧失了抵抗能力之后才有可能被他人缢颈致死。常见的有先将被害人扼、勒、打击或投毒致其昏迷，再将被害人悬吊起来伪装自缢。但此时尸体上必然留下相应的暴力征象。此外，还有一种他杀缢死是罪犯用绳索套住被害人颈部，然后反过身躯，背靠背地将被害人背在肩上，用力拉紧绳索，利用被害人自身重力而吊死。这种方法在我国民间俗称“套白狼”或“背死狗”。

4. 意外缢死的判断

意外缢死极为罕见。可见于生活中被意外的绳索类物品套住，身体失去重心而下坠所造成。如一小孩脖子上挂钥匙，在放学回家开门时，突然腹痛，身体下蹲，而钥匙又拨不下来而发生缢死。另外，还可见于模仿自缢。如一摄影爱好者，为拍摄自缢照片，在室内布置灯光，自己面对照相机自拍，却因失控后无法自救而缢死，从胶片中冲洗出四张自缢照片。性变态者有时也可出现意外的性缢死（性窒息）。这种缢死常有男扮女装，自身捆绑等一些奇异反常行为出现。

二、勒死

勒死（ligature strangulation）又称绞死，是以绳索状物环绕颈项部，由自己或他人的手或某种机械作用，使绳索勒紧并压迫颈项部导致的窒息死亡。

绞勒颈部所用的绳索称为勒索或绞索。常见有各种质地的绳索、电线、布条、皮带、尼龙袜、毛巾、围巾等，其中半硬或软质的绳索较常被使用。勒死的死亡机制与缢死类似，但勒索在颈部的位置、施加压力的方式和强度均与缢死有一定区别（见表4-1）。

表4-1 缢死和勒死的鉴别

	勒　死	缢　死
一般窒息现象	多较明显	前位缢死不明显，侧位缢死明显
尸斑部位	腰、背、胸、腹部	四肢末端
涕涎流出痕迹	向侧后方，呈横行流柱状	多向下方，呈垂落状
索沟位置	多在喉结及其下方	多在喉结上方，即甲状软骨和舌骨之间
索沟方向	呈水平状	由最低点起对称地向对侧上方倾斜
索沟形状	呈环状（水平环形闭锁状）	呈马蹄形，八字不交叉，有提空带
索沟深度	整个索沟深度较均匀一致	最低点处最深最宽，向后上方逐渐变浅变窄
皮下出血	索沟部皮下出血常见	索沟部皮下出血不常见
肌肉断裂出血	常见	不常见
骨折	甲状软骨、环状软骨骨折	舌骨、甲状软骨上角骨折多见
抵抗伤	常见多有	无

三、扼死

扼死又称掐死，是指用单手或双手、上肢等扼压颈部所造成的窒息死亡。扼死均为他杀，偶有误伤致死。因为自扼死亡是不可能的，当自扼者意识开始丧失、四肢肌肉松软后，不可能继续扼压自己的颈部而死亡。

扼颈有单手扼颈、双手扼颈、以肘部或前臂扼颈及用器械扼颈等多种方式。扼死的死亡机制与勒死相似，主要是颈部气管、血管受压及颈部神经受到刺激等。

尸体解剖外部征象中，首先可以发现死者颈部皮肤表面及深部组织处有凶手的手指和指甲、手掌以及前臂压迫被害人颈部过程中形成的特征性压痕（扼痕）。因被害人多挣扎，扼痕的部位、数目常有改变，形态多不规则。其次，扼死者的颜面部窒息征象明显，发绀而肿胀，呈青紫色。

尸检内部征象中，颈部皮下软组织出血和颈部骨折较常见。在手指和指甲扼压部位的皮下、胸锁乳突肌、胸骨舌骨肌和肩胛舌骨肌等部位常有出血。在扼死案例中，由于凶手扼颈时用力较大，甲状软骨、环状软骨往往发生骨折。

扼死均属他杀，多见于强奸和抢劫等刑事案件中。罪犯作案后常对尸体和现场进行伪装，这给法医鉴定工作带来一定的困难。

四、捂死

捂死是以手或其他柔软物体同时压迫、堵塞口腔和鼻孔，阻碍呼吸运动与气体交换之后发生的窒息死亡。除用手捂压口、鼻孔外，还可借助毛巾、衣被、枕头、泥团、塑料袋等物体捂压口、鼻孔。

捂死的机制比较单一，主要是因为口腔与鼻孔同时被压闭后，阻断了气体交换的通道，导致全身组织缺氧窒息而死。捂死是典型的单纯性缺氧窒息死，不同于其他机械性窒息类型。

由于捂死是单纯性缺氧窒息死亡，死亡过程比缢死、勒死或扼死都长，故尸体窒息征象也比较明显和典型。

捂死多见于他杀。因为能轻易捂死一名正常健康成年人的可能性极小，故被害人多限定在婴幼儿、年迈老人和暂时处于无抵抗能力状态下的成年人（如醉酒、昏迷、沉睡或无力抵抗者）等特殊人群中。但灾害或意外事故性捂死可见到。如婴儿面部伏在柔软的枕头和被褥上、母亲喂乳熟睡时乳房紧贴婴儿口和鼻孔等情况下均可发生意外性捂死。

五、溺死

（一）溺死的概念

溺死俗称淹死，是指因液体阻塞呼吸道及肺泡，阻碍气体交换而引起的窒息死亡。

溺液，是指引起窒息的液体，其中最常见的溺液是水。此外，酒、油、尿液等液态物质均能造成溺死。溺死并非需要全身浸没于溺液中，只要口鼻完全被溺液淹没即可导致溺死。如癫痫发作者、醉酒者、昏迷者跌倒等情况下，恰巧口鼻被浸在水盆、水沟、水田等液体中，即可发生溺死。

溺死多见于自杀或意外事故，作为杀人手段者较少见。但罪犯采用其他方式（打昏、毒昏）致人昏迷后，再抛入水中淹死亦非罕见。此外，为了毁尸灭迹，罪犯也常采用抛尸于水中的方法来逃避罪责。因此，水中被发现尸体的具体情况非常复杂，且此类尸体的检验在法医司法实践中占较大比例，属法医学研究的重点内容之一。

（二）溺死的经过

1. 前驱期

前驱期又称呼吸抑制期。人体落水后接触冷水，皮肤感觉神经末梢受冷水刺激后可引起反射性吸气运动，在吞入或吸入液体后会发生呛咳和呼吸暂停，但此反应可防止更多的水被吸入肺内。一般此期持续 0.5～1 分钟，但常于水中作业的人可达4～5分钟。

2. 呼吸困难期

呼吸困难期也称呼吸痉挛期。因体内缺氧和血中CO_2蓄积可刺激呼吸中枢，机体又开始吸气，但出现吸气性呼吸困难（0.5～1分钟），接着是呼气性呼吸困难。此期吸入的溺液并不多，主要是被吞入消化道。此期持续1～2.5分钟。

3. 失神期

持续几秒至几十秒。此期溺水者意识及反射功能逐渐消失，并发生强烈痉挛性、强直性和间歇性呼吸运动，大量溺液被吸入肺内并在气道中形成大量泡沫，可伴有大小便失禁、瞳孔散大等表现。

4. 呼吸暂停期

状如假死，持续约1分钟。此时机体意识完全丧失，呼吸运动暂停，瞳孔高度散大。

5. 终末呼吸期

呼吸暂停约1分钟后，机体又出现短暂的数次呼吸运动，继续吸入溺液，然后呼吸完全停止，但心跳可尚存，此时有效抢救可实现复苏。如未遇救，大约数分钟后心跳也停止。

溺死全过程的持续时间长短因人而异，一般为5～8分钟。

（三）溺死的机制

1. 缺氧窒息

由于溺液堵塞呼吸道和肺脏使气体交换障碍，机体出现持续性缺氧和二氧化碳蓄积状态，最后窒息死亡。

2. 急性心脏衰竭

大量低渗性淡水溺液能够透过肺泡壁毛细血管进入血液循环，引起血钠浓度降低、红细胞破裂溶血和组织细胞的坏死，细胞内大量钾离子被释放出来可导致高钾血症，引起心衰或心跳骤停而死亡。

3. 急性呼吸衰竭

因大量高渗性海水溺液被吸入肺泡，引起严重的肺水肿，导致机体发生急性呼吸衰竭而死亡。

4. 迷走神经兴奋

少数人对冷水刺激特别敏感，因此入水后即发生声门持续性痉挛，呼吸道阻塞而窒息死亡；亦可因冷水刺激喉头黏膜引起迷走神经兴奋，反射性心跳骤停而死亡。这种情况下的死亡非常迅速，且无溺液进入呼吸道，往往不具备溺死的典型征象，故有人称之为“水中休克”或“水中猝死”。

（四）溺死的尸体征象

溺死者除具有窒息死的一般征象外，尚可有下列特殊的尸体征象。

1. 尸表征象

（1）口鼻周围蕈样泡沫。新鲜的溺死尸体在捞出水面之后，往往有大量的白色泡沫样液体从口鼻腔溢出，较牢固地附着在口鼻部，并积聚形成类似蘑菇状且不易破灭的泡沫团，即“蕈样泡沫”。它的形成是由于大量溺液被吸入呼吸道后，冷水刺激呼吸道黏膜分泌大量黏液，黏液、溺液及肺内原有的空气三者经过剧烈的呼吸运动而相互混合搅拌而形成的大量黏稠泡沫状液体。一般来说，这种泡沫在春秋季能保持2～3天，冬季3～5天，夏季多在1天内消失。

蕈样泡沫是确定生前溺死的重要依据之一。如在尸检水中尸体时发现有大量蕈样泡沫，可初步确认为生前入水。死后抛入水中的尸体无此现象。需鉴别的是因有机磷农药中毒、癫痫和急性肺水肿而死亡者口鼻周围也可见到泡沫状液体，但这种泡沫液体不像溺水者泡沫液那样黏稠和细腻，也不积聚形成蘑菇状。

（2）手及指甲内有异物。生前入水者，由于存在水中挣扎和尸体痉挛的过程，两手可将水中的树枝、水草、泥沙等异物紧紧抓住，指甲缝内可嵌入泥沙，死后痉挛可保持异物仍然握在手中。这些现象对于判定生前入水亦有重要意义。

（3）鸡皮样皮肤。皮肤因冷水刺激，立毛肌收缩，毛囊隆起，汗毛竖立，使皮肤出现鸡皮样外观，故称鸡皮现象。但鸡皮现象并非溺死尸体所特有，有些陆地上的尸体，皮肤受到寒冷刺激后，也可见此种现象。因此，鸡皮现象仅为溺水死因判定的参考依据。

（4）手足皮肤出现浸软、膨胀。尸体长期浸泡在水中，手足皮肤的角质层膨胀浸软，表皮颜色变白，并出现皱缩。在表皮较厚的部位（如手掌、脚掌）此现象最为明显。一般在水中浸泡数小时至半天即可出现此现象，常被称为“漂母手”。

（5）尸斑浅淡、出现慢。由于冷水刺激，体表毛细血管和立毛肌收缩，加上水中尸体体位变幻不定可影响血流的坠积，故溺死者尸斑出现相对较慢。尸斑色浅（多呈淡红色）可能与水中游离的氧能透过皮肤渗入毛细血管内，与血红蛋白结合成红色的氧合血红蛋白有关。

2. 尸体内部征象

（1）上呼吸道内有溺液、泡沫和异物。溺水者在溺死过程中，因大量溺液被吸入呼吸道后引起剧烈呛咳，在喉头、气管和支气管等处黏膜出现充血水肿的同时，管腔内可遗留有溺液、泡沫液以及随着溺液进入的各种异物。

呼吸道内检出溺液所含成分来源有两种可能性：一是生前吸入，二是死后液体浸入所形成。前者由呼吸运动推动溺液成分深入支气管、细支气管和肺泡内；

后者是由水的压力推动进入，常不能到达深部，多停留在口腔、咽喉和气管内。偶可进入支气管，但异物数量很少。

（2）水性肺气肿和浆膜下出血斑点。大量溺液进入呼吸道和肺泡内，将其内空气挤压至肺边缘部分，同时造成溺水者肺内的肺水肿和肺气肿，故称水性肺气肿。该现象是一种生活反应，为确定溺死的重要证据之一。典型病变在肉眼观察时可见肺脏体积膨大，重量增加，有实变感，约为正常肺重量的2倍。肺脏表面可出现明显的肋骨压痕，边缘苍白圆钝，切开肺脏时有较多的泡沫样液体流出。经显微镜下组织学观察可见肺泡高度膨胀以致破裂，肺泡壁有断裂现象，其间毛细血管瘀血，肺泡腔内充满红染的液体。

（3）左右心腔内血液成分存在差异。肺内溺液经肺泡壁毛细血管和肺静脉进入左心，使左心腔血液被稀释，血红蛋白和电解质的浓度被改变，故左、右心血液成分出现一定差异。淡水中溺死者左心血液中氯、镁、钠的浓度降低，进而发生溶血，红细胞溶血释放出血红蛋白可将左心和主动脉内膜染成红色。海水中溺死者左心血液中氯、镁、钠的浓度增高，故左心血比重较右心高。

（4）胃及十二指肠内有溺液与异物。生前入水者，除呼吸运动使肺内吸入大量溺液外，还可随吞咽运动将溺液咽入胃内，并可进入十二指肠。这是支持溺死的有力证据之一。死后入水的尸体，有时胃内亦可进入少量溺液，但一般不会进入十二指肠内。胃肠内溺液应与现场溺液分别进行化验，以确定是否为同一性质液体。

（5）内脏器官中有硅藻类浮游生物。浮游生物是指水中生活的一些微小动物和植物，其中最具诊断意义的是硅藻。硅藻为水中常见的一种单细胞浮游生物，广泛分布于淡水、海水或陆地潮湿的地方，体积一般都在20μm左右。在溺死过程中，硅藻随溺液进入肺脏后，可通过破裂的肺泡壁毛细血管进入体内血液循环而分布于全身，故溺死者常在心、肝、肾、脾等内脏以及骨髓和牙髓中检出硅藻。因此，从内脏检出硅藻对于诊断溺死有特别重要的价值。同时，依据不同地区和水源中硅藻分布种类不同的特征，比对尸体中被检出硅藻与被采水样中的硅藻种类是否一致有利于判定死者的生前入水区域。

此外，在高度腐败的尸体身上，溺死的其他征象均可消失。但因硅藻具有坚硬的外壳，且其细胞壁具有很强的抗腐蚀能力，不会因为尸体腐败而破坏。此时检查骨髓和牙髓中有无硅藻存在是鉴别该死者属生前入水溺死还是死后抛尸入水的重要手段。

（五）溺死的法医学鉴定

1. 尸体的个体识别

溺死者多为无名尸体，故对死者身份的识别成为破案的关键环节。早期溺死尸体根据其容貌、身长、性别、发育状况、体表斑痣、牙齿、指纹、发式等特点尚可查清。晚期腐败尸体需注意搜集死者的衣物，如衣裤、鞋袜、手表、戒指、发卡、项链等物品；注意观察其有无畸形、毛发颜色等特征；另可取下死者的下颌骨，以备根据牙齿和牙床的特点推断死者的年龄及进行个人身份的识别。

2. 生前入水溺死和死后抛尸入水的鉴别

确定是否生前入水对于新鲜而典型的溺死尸体而言并不困难，较困难的是已腐败的尸体。对腐败尸体的鉴定需要根据上述所讲的各种尸体征象以及硅藻检验的结果综合分析，以确定其真正死因（见表4－2）。

表4－2　生前溺死与死后抛尸入水的鉴别

	生前溺死	抛尸入水
手	可抓有水草、泥沙等异物	无
口腔、鼻孔	口鼻部泡沫或蕈状泡沫	无
呼吸道	各级支气管和肺泡内可有溺液、泡沫和异物	上呼吸道可能有少量液体、异物，若水压较大，可达下呼吸道，但无泡沫
肺	水性肺气肿，肺表面有肋骨压痕、溺死斑，切面有溺液流出	无
胃肠	均可有溺液、水草、泥沙等异物	仅胃内有时可能有少量溺液，一般不进入小肠
内部器官	脑、肝、肾等器官瘀血，但脾呈贫血收缩状	不一定有瘀血等改变
硅藻检查	肺、大循环的各内部器官、骨髓、牙髓中均可能检出相当数量的硅藻	阴性或在肺中检出少量硅藻

3. 落水情况的判断

对怀疑落水地点，要全面仔细地勘验现场。搜集一切可疑物品，如血迹、呕吐物、药品、凶器或衣物等及时送检。对水流方向、流速、浮游生物种类等水体情况都要进行了解分析和判断。重要的是要将溺死者内脏组织中检测出的硅藻或其他异物，与现场和上游水中的浮游生物进行对比，该结果有助于判断该现场是不是死者落水点。

4. 死亡时间的推断

落水死亡时间主要是根据尸体现象的发展程度和尸检所见来推测。同时要考虑水温、水的深度和尸体在水中的深浅位置等因素对尸体征象的影响。

5. 溺死性质的鉴定

溺死多见于自杀或意外事故，他杀者较少见。检验水中捞出的尸体时，首先，要判明是生前入水溺死还是死后抛尸入水。其次，要慎重判定尸体上轻微损伤或其他明显暴力征象形成的原因。最后，在判明死因的基础上，只有结合现场情况和案情分析结果，方能准确判明死亡的性质。

（1）自杀溺死。溺死是自杀者常采用的一种手段，通常是一人投水自杀，但有时也有两个人相互拥抱或者捆绑在一起投江自杀的。

自杀溺死一般有以下特点：①有自杀的动机。②死前可因失恋、奸情、家庭纠纷、婚姻受到家庭其他成员阻挠等因素影响到情绪，曾流露出自杀的念头和厌世情绪，有时写下遗书。③尸体上多无生前损伤，若有也多系轻伤，且符合自伤的规律特点，如切颈、切腕的试刀痕等。④有反映自杀心理的奇特现象，如有强烈死亡愿望者往往投水前将自己的手脚捆绑起来，以便于迅速沉入水底，避免他人抢救。其捆绑特点是结扣不紧、捆得松，打结可以自己完成。

（2）他杀溺死。较少见。水中尸体死于他杀的情况主要有三种情况：一是杀人沉尸，此为作案人常采用的一种毁尸灭迹手段。这类尸体身上常有严重的生前致命性损伤、窒息、中毒等暴力征象存在，但缺乏生前入水溺死的特征。二是致被害人昏迷后移入水中溺死，多是奸情杀人或图财害命案件。这类他杀溺死常有损伤、窒息、中毒等暴力加害征象，伴有生前入水且最终死于溺死的征象。其杀人第一现场距入水地点多不远，只要认真分析研究尸体和现场情况不难揭露和证实犯罪。三是没有或仅有轻微伤害征象的他杀溺死。此在法医实践中属较难判明死亡性质的一种类型。死者有生前入水的典型征象而没有致命性或致昏迷的损伤，仅从尸体征象方面往往难以找到可靠的依据，主要需从现场勘查、因果关系、死者生前行踪及案情调查等方面获取犯罪信息。

（3）意外溺死。常发生于游泳、航船事故或失足落水等情况之下。这种溺死者毫无自杀、他杀的因果关系，也无捆绑手足和身负重物等异常情况，若系失足落水，现场上常有滑落的痕迹，若系游泳、翻船事故则易于查明。

典型案例剖析

某市群众报案说在河中发现一具无名女尸。经尸检发现尸体已高度腐败，呈巨人观；死者双眼结膜可见少许针头大小出血点；鼻腔内有较多已发臭的暗红色液体流出；颈部喉结下方有一根麻绳缠绕，在耳下 15cm 处有一死结；颈部索沟边缘皮下有轻度出血；右侧下颌下缘皮肤上有两处擦伤（2cm × 1cm 和 2.5cm ×

0.8cm)；其余部位皮肤和骨骼未见明显损伤。内部剖验发现脑组织已腐败；心腔内血液为暗红色，呈流动性；双肺明显肿胀，切面有泡沫性液体流出，剖开见气管及主支气管内有泡沫性液体；子宫大如鹅蛋，腔内有一约2个月胎儿。实验室化验检测结果提示肺、肝及肾内硅藻种类同现场水样中硅藻一致，常规毒物检测为阴性。尸检结果分析认为：(1) 死者颈部见一打死结麻绳勒索，但颈部仅见到皮肤擦伤，说明勒颈力量很轻，可排除他勒致死；(2) 尸检发现死者肺内瘀血，切面有泡沫性液体流出，且肺、肝、肾内检出与现场水样相同的硅藻，提示为生前溺水；(3) 胃内容物和血液常规毒物分析结果为阴性，不支持中毒。因此，法医学判定死者死因为溺死，属非暴力死亡。

第五章

高温、低温和电流伤亡

第一节 高 温 伤 亡

人体组织受到火焰、高温固体作用造成的损伤称烧伤，因烧伤而死亡者称为烧死。由高温液体和热蒸汽等形成的损伤称为烫伤，因烫伤而死亡者称为烫死。由热辐射引起的损伤称灼伤。常见的高温伤亡主要指烧伤（死）和烫伤（死）。在法医实践中，烧死多见于自然灾害及工伤事故，而自杀、他杀较少见，但也有杀人后为逃避罪行而焚尸灭迹或伪造灾害烧死现场。因此，弄清是烧死还是死后焚尸是法医检验的一项重要任务。烫伤或烫死多是由于日常生活中不慎被蒸气热水、热油等喷溅所致。

一、烧伤的局部变化（烧伤程度）

依照局部组织变化和出现的局部症状，可将烧伤分为四度（见图 5-1 和图 5-2）。

（一）一度烧伤（红斑期）

高温仅作用于表皮浅层，不损及基底层。受损区域深层小动脉及毛细血管充血扩张，渗透性增高，血管内液体渗出到组织中造成局部肿胀，形成红肿区并引起疼痛。一度烧伤的主要改变为血管反应，故烧伤引起的红斑系生前形成，是一种典型的生活反应。尸体受高温作用，皮肤上不可能出现红斑，因此一度烧伤是鉴别烧死和死后焚尸的重要局部征象之一。此期一般经 3～5 天痊愈，属最轻的一种烧伤。

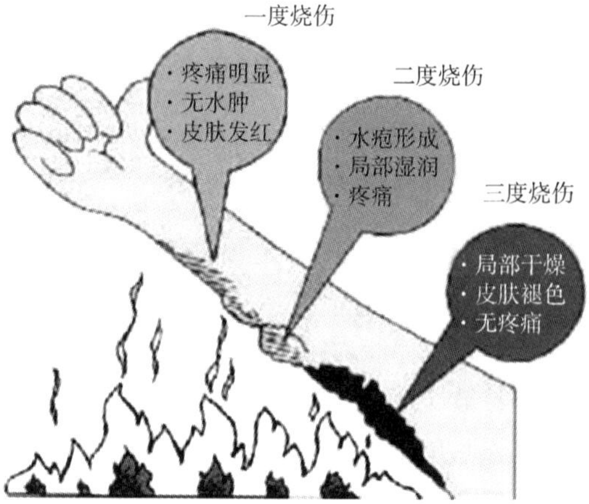

图5-1　烧伤程度分期（1）

（二）二度烧伤（水泡期）

高温损害到皮肤的表皮全层，被烧伤的表皮发生坏死后与真皮分离，加上真皮小动脉与毛细血管充血，血浆外溢，聚积于分离的表皮与真皮缝隙之间，形成水泡，故又称水泡期。水泡破裂后，可露出充血发红的真皮创面。较浅的二度烧伤有剧痛，水泡底部真皮未受到损害，在伤后2周左右可长出新的表皮，即愈合，且不留疤痕；较深的二度烧伤可损害到真皮浅层，发生局部组织的凝固性坏死，表现为皮肤的苍白、感觉迟钝，愈合速度较慢，需3~4周，愈合后留下疤痕。深二度烧伤可以不形成水泡或水泡形成延缓，烧伤周围和底部仍有充血反应、炎症变化及小动脉血栓形成等生活反应征象，这是区别烧死和死后焚尸的重要依据。

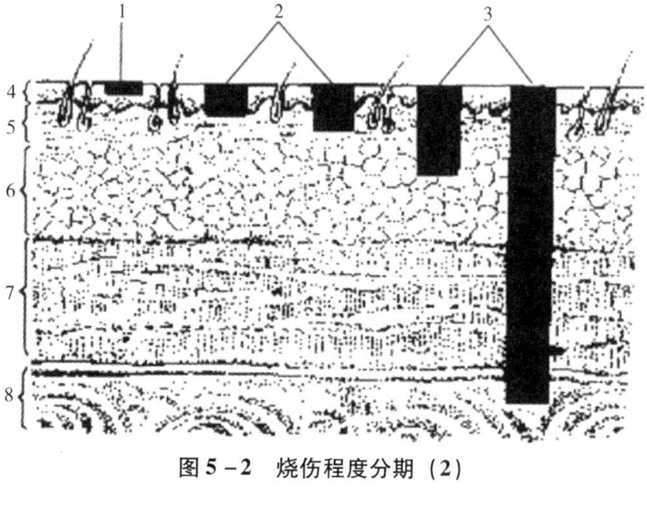

图5-2　烧伤程度分期（2）

（三）三度烧伤（焦痂期、坏死期）

烧伤深至真皮全层，以组织的凝固性坏死为主要表现，皮肤变黄发硬，形成硬而干燥的灰褐色或暗褐色痂皮，无疼痛、无感觉，严重者可深达皮下组织和肌肉。此期易继发感染，愈合很慢，并有疤痕形成。

（四）四度烧伤（炭化期）

其是累及皮下组织以下的高温损伤。皮下组织、肌肉、骨骼由于长时间的高温作用，组织水分丧失、蛋白质凝固、组织收缩以致变硬、变脆、发黑，类似木炭，故称炭化。炭化后的组织弹性和韧性消失，又因组织收缩而全层裂开，类似切创、砍创、挫裂创，易被误认为生前机械性损伤。炭化后的组织还可在高温下燃烧形成灰烬，这一过程叫灰化。炭化的尸体由于组织强度收缩变硬，上下肢屈肌缩短，使四肢关节屈曲，呈拳斗式或爬行状的特殊姿态。此期与三度烧伤一样，在烧死和死后焚尸时都可发生，损伤本身没有生前或死后形成之说。

二、临床上的烧伤程度划分法和面积计算法

（一）烧伤程度临床分类

1. 轻度烧伤。烧伤总面积在10%以下的二度烧伤。

2. 中度烧伤。烧伤总面积在11%～30%或者三度面积小于10%。

3. 重度烧伤。烧伤总面积在31%～50%或者三度面积在11%～20%。

4. 特重度。烧伤总面积在50%以上，或者三度面积在20%以上。

（二）烧伤面积计算方法

1. 手掌法

适用于小面积烧伤。以伤者手掌五指并拢时的面积为全身体表面积的1%为一个单位进行测算。

2. 中国九分法

头面部6%，颈项部3%，双上肢18%，躯干部26%，会阴部1%，双臀部5%，双下肢41%。它适用于成人大面积烧伤的测算。

三、烧死

（一）烧死的机制

人在火场中由于高温或其他因素的作用导致的死亡，统称为烧死。烧死不仅仅是由于烧伤的程度严重而导致的死亡，而是由多种因素共同导致的。一般情况下，二度烧伤达体表面积的1/2，三度烧伤占体表1/3以上的后果不良，常引起死亡。下面介绍一下烧死的机理：

1. 烧伤休克

机体受到高温的持续作用，会强烈刺激皮肤感觉神经末梢，引起反射性的剧烈疼痛，并反射性引起中枢神经系统功能障碍，导致疼痛性休克。另外，二度、三度烧伤又可导致血浆从创面大量流失，继发电解质紊乱，促使休克发生。总之，凡是由高温作用引起的休克均称烧伤性休克。

2. 中毒

火场中某些物质的燃烧会产生大量的一氧化碳，人体吸入会导致中毒死亡。

在法医检验中，如果心血及深部大血管中 CO 的浓度达到一定含量（一般为 8% ~10%）时可确定为 CO 中毒死亡。另外，某些化学物质燃烧后会产生多种有毒气体，如氰化氢、氨气、二氧化氮、硫的氧化物等，也可导致中毒死亡。

3. 窒息死

火场中有大量烟灰飞扬，当其被吸入呼吸道会造成呼吸道阻塞而窒息。热空气或火焰的吸入会造成呼吸道烧伤，发生呼吸道充血、水肿、分泌物增多，引起呼吸道阻塞而窒息死亡。

4. 自体中毒及感染

烧伤者可因坏死组织分解产物吸收后引起自体中毒（毒血症）、电解质紊乱及合并感染而死亡。

（二）烧死的尸体征象

1. 外部征象

（1）皮肤烧伤。人在火场中被烧死后，死者一般会被炭化，但往往有些被烧伤部位不被炭化，而是呈现Ⅰ~Ⅲ度烧伤，烧伤皮肤与正常皮肤交界处为充血带。

（2）四肢屈曲。即所谓的拳斗姿态。由于全身烧伤炭化，肌肉因受热作用而凝固收缩，四肢的屈肌收缩强于伸肌，所以关节因肌肉收缩而固定在屈曲状态，两手握拳，似拳斗姿势。

（3）闭眼征象。活人在火场中会本能地紧闭双眼，故外眼角皱褶处可不被烧伤，所以在眼睑皱褶处可见呈条纹状正常的皮肤，有的还可见到炭末沉积。由于眼睛闭合，其眼睫毛尖端会被烧焦。

（4）皮肤裂开。高温作用可导致皮肤组织凝固收缩。而皮下组织中的水分不断蒸发，可造成皮肤裂开。要注意与机械损伤中的切创、砍创区别开来。

2. 内部征象

（1）热作用呼吸道综合征。活人在火场挣扎时，必然会吸入火场中的烟灰炭末，导致咽喉、气管、支气管黏膜充血水肿，严重者甚至会有出血、水肿、坏死组织脱落，称为“热作用呼吸道综合征”。由此可以推断，生前烧死尸体的口、鼻、咽喉、气管和支气管的黏膜上必会有烟灰炭末附着。

（2）胃肠内可发现烟灰炭末。口腔咽喉里的烟灰炭末可随着吞咽进入胃、十二指肠。

（3）血液中碳氧血红蛋白含量急剧升高。活体在火场中吸入大量的CO，吸入后与血红蛋白结合，形成樱红色的碳氧血红蛋白。

（4）硬脑膜外热血肿。头部受到火焰作用时，脑及脑膜受热、凝固、收缩，与颅骨内板分离，形成间隙，硬脑膜血管与颅骨板障的血管破裂，流出的血液聚集于硬脑膜外腔隙中，形成血肿，称为硬脑膜外热血肿。发生血肿的部位常位于颅顶部，可发生在生前、濒死或死后。

（5）其他内脏器官的改变。烧伤后迅速死亡者，各脏器器官出血、伴血肿形成；烧伤后过段时间再死亡的，各脏器器官会发生变性、水肿和局部组织坏死等。

（三）烧死的法医学鉴定

1. 生前烧死和死后焚尸的鉴别

生前烧死是由高温和窒息等一系列因素导致活体的死亡；而死后焚尸一般是犯罪嫌疑人为了掩盖自己的犯罪行为，焚烧已经死亡的尸体。两者区分的意义有助于正确判断案件的性质（他杀、自杀或者意外事件）。生前烧死与死后焚尸的鉴别如表5－1中所述。

表5－1　生前烧死与死后焚尸的鉴别

区别点	生前烧死	死后焚尸
皮肤	可见红斑、水疱（内充满浆液，并含多量白细胞及纤维蛋白）	无红斑，可能出现水疱，但疱内含等渗液体外，大部分为气体
眼睛	闭眼征象	一般无此改变
呼吸道	有热作用呼吸道综合征，气管、支气管内可见烟灰炭末	无热作用呼吸道综合症，烟灰炭末仅附着于口鼻部
一氧化碳	心脏及深部大血管内含有碳氧血红蛋白	无
内脏	可发生水肿、淤血、变性	一般无
死因	烧伤休克、中毒等构成烧死的机制	有其他损伤等

注意：烧死的尸体征象中的四肢屈曲、皮肤裂开、硬脑膜外热血肿等要与机械性损伤区别开来。

2. 死因分析

在区分生前烧死和死后焚尸后，如果对火场尸体确认是生前烧死者，还应当进一步明确有无其他暴力作用存在，如机械性损伤、中毒、扼、勒、捂等，以确保对死因作出科学合理的判断。

3. 死亡方式的鉴别

即判断死者是自杀、他杀或者意外事件。要结合案情、现场情况及起火原因等综合分析。自杀者常常会在自己身上洒汽油、煤油等易燃液体，然后点火自杀。怀疑他杀烧死时，首先要查清受害人尸体上是否有机械性损伤或中毒等征象，若有此征象或者发现火灾前已经死亡的，则应考虑到他杀。此外，单纯他杀烧死一般多见于犯罪嫌疑人趁被害人昏迷、熟睡、醉酒时放火或被害人系年老体弱、瘫痪等无抵抗能力或抵抗能力弱的人。意外事件多见于因家用电器漏电引起火灾、床头吸烟、交通工具爆炸等导致的烧死。

4. 个体识别

对一些难以辨认的尸体，如面容损毁、肢体断离或尸体炭化等，需要进行个体识别。主要依据残存的牙齿、骨骼、毛发以及受害人遗留物品（如饰品、配件）来推断死者的性别、年龄、身高、体态等。牙齿、骨骼中所包含的生物学信息，对 DNA 遗传标记的检测具有决定性意义。

第二节　低温伤亡

低温伤亡主要包括冻伤与冻死。人体局部组织在低温环境下会发生一系列的病理改变，称为冻伤；长时间暴露于低温环境中使人体体温中枢调节功能丧失，不能维持正常的新陈代谢与生理功能而导致死亡的，称为冻死。

一、冻伤

（一）冻伤的形成

冻伤是由于机体的局部皮肤在低温作用下，血管痉挛、麻痹、血液循环发生障碍，可伴血栓形成。发生冻伤的外界温度条件可以在冰点以下，也可以在冰点以上。温度在冰点以下（－12℃～－7℃）会造成组织损伤；温度在冰点以上（0℃～10℃），加上风寒干燥，就可能形成我们所说的冻疮。一般易发生在肢体末端、耳郭等暴露部位。

（二）冻伤程度

与烧伤程度类似，冻伤也可分为四度损伤：

1. 一度冻伤（红斑性冻伤）

局部皮肤受寒冷作用，皮下毛细血管收缩，血管麻痹扩张，通透性增加，从而出血，导致局部血液淤积，形成肿胀。皮肤外观呈红色或淡紫红色。自觉局部发热、瘙痒、灼痛。

2. 二度冻伤（水疱性冻伤）

此时损伤已达真皮层，血液淤积加剧，血管通透性增强，血浆渗出，形成水疱。可感剧烈疼痛。水疱破裂后会形成溃疡。

3. 三度冻伤（坏死性冻伤）

血液的不断淤积导致血液循环受阻，皮下组织坏死，被冻部位周围形成炎症，局部知觉消失，皮肤逐渐变为褐色至黑色，约 10 天后坏死和健康皮肤形成明显分界线，坏死组织分离脱落后形成溃疡，易感染。

4. 四度冻伤（坏疽）

肢体坏死达骨组织后，坏死肢体分可离脱落。多呈干性坏疽，即肢体干燥，枯萎，变黑。一般由三度冻伤感染所导致，皮肤周围有明显的炎症反应，腐败细菌侵入后可导致组织腐败，发生湿性坏疽。

二、冻死

（一）影响冻死的因素

影响冻死的因素可以从个体因素和环境因素两方面分析。

1. 个体因素

（1）年龄。老人或小孩由于自身抵抗能力差，体温调节的能力差，因而在较低温度环境下易被冻死。

（2）机体状况。健康状况差、患有慢性疾病、饥饿、营养不良等人群由于对寒冷的抵抗能力下降，自身无法维持足够的热量代谢，因而较易冻伤或冻死。饮酒过多的人，由于皮肤血管扩张，散热加快，加上中枢神经系统受到抑制，故易被冻死。

（3）衣着。由于衣物的阻挡可使体内的热量散失减慢，因而衣着整齐的人较衣着暴露的人在其他条件相同的情况下冻死得较慢。

2. 环境因素

（1）温度。低温是发生冻死的主要条件，冻死最常发生在寒冷的季节或气候环境中。

（2）湿度。湿度大可使空气热传导增加，散热加快。如穿未晾干的衣服，由于水分蒸发带走大量热量，故导致体温迅速下降。一般情况下，全身浸在冷水中，体温下降的速度要比在同样温度的空气中快三倍。当水温下降至 0℃，半小时即可将人冻死。

（3）风速。风速大可加速热的对流，从而加快散热速度。在温度不是很低的环境下，如果风速大同样可以导致人体冻伤或冻死。如风雪交加的夜晚，温度本身就低，再加上大风凛冽，就会出现“路有冻死骨”的情形。

（二）冻死的死亡机制

人在常温环境下，新陈代谢功能正常，人体的热量产生与散失处于一种动态平衡状态。同时细胞酶的活性处于一种最佳状态。当人体处于低温环境下，如果保温措施不当，散失的热量要大于产生的热量，这样就导致散失的热量不能及时得到补充，导致体温下降和细胞酶的活性下降。新陈代谢出现障碍，更加剧了热量的产生减少，进一步加剧体温的下降。这样就形成了一个恶性循环。体温下降至35℃以下时，血液携 O_2 能力和组织器官摄 O_2 功能降低，导致机体内氧不能被充分利用，致使中枢神经系统发生营养障碍和代谢的紊乱。体温继续下降至30℃以下时，因发生中枢神经系统抑制而进入昏迷状态。体温下降至26℃时，人体新陈代谢趋于停止，从而导致死亡。

（三）冻死的尸体征象

1. 尸体外部征象

（1）冻死的尸体一般呈蜷曲状，全身皮肤苍白，裸露的肢体由于竖毛肌收缩而呈鸡皮样改变。尸斑呈鲜红或淡红色，出现比较晚，消失也慢。尸斑的颜色是由于组织受冻麻痹后用氧能力差，造成血液中的含氧量升高，故全身肌肉内血液呈鲜红或淡红色。

（2）尸僵发生迟、消退缓慢。

（3）尸体面部一般出现苦笑面容，有反常的脱衣现象。可能是由于寒冷刺激肾上腺代偿性分泌增加，体内肾上腺素和肾上腺皮质激素水平上升，致使人体主观上产生燥热的幻觉。其本质是由于低温导致中枢调节功能障碍而使机体对寒冷的刺激失去正常感应。

2. 尸体内部征象

（1）血液呈鲜红或淡红色，右心房扩张、充血，心外膜下点状出血。

（2）胃黏膜糜烂，胃黏膜下有弥漫性斑点状出血，出血点沿血管排列，颜色暗红、红褐或深褐。

（3）气管、支气管中有血性泡沫状液体。另可见肺充血、出血，肝脾充血，胰腺周围有不同程度的坏死，食道黏膜糜烂或坏死等。

（四）冻死的法医学鉴定

冻死一般发生在寒冷的地区或气候环境中，大多数为意外事件，自杀或他杀较为少见。但也需排除对于一些弱势群体，如老人、妇女、孩子及患有慢性疾病的人有无被他杀的可能。因而在检验尸体的时候，要明确死者身上有无机械性损伤等暴力痕迹。另外，乞丐、流浪汉或处于醉酒状态或生前失血的人在户外低温环境下容易被意外冻死。

第三节 电 流 伤 亡

电流与人体接触导致组织器官损伤或人体的死亡就称为电流伤亡。由于社会的发展，人们的生活离不开电，因而电击损伤或死亡的案件日益增多，作为法医工作者，能准确判定电流伤亡案件的性质，查明死亡原因，可为侦查工作提供必要的服务。

一、影响电流伤亡的因素

人体与电流接触后，形成的损伤受诸多因素的影响，不同的因素会导致不同类型、不同程度的损伤。

（一）电流性质

电流性质主要有直流电和交流电两种。不同性质的电流会对人体产生不同程度的损伤。一般来说，交流电比直流电造成的危害更大。如在低电压环境下，直流电仅仅导致肌肉收缩，而交流电则会引起肌肉收缩后不能松开电源。实验表明，在电压相同的情况下，人体对交流电比直流电敏感4～6倍。

（二）电流强度

电流强度是影响电流损伤最重要的因素。一般情况下，电流强度越大对人体造成的损伤就越严重。并不是说，人只要一触电就会受到伤亡，不同的电流强度所导致的后果是不同的。如强度为1mA的交流电对人体就没什么伤害，5mA～10mA的电流强度可以导致肌肉强直痉挛性收缩，22mA的电流作用于人体皮肤1秒钟即可将接触部位皮肤烧毁。实验表明，直流电电流强度达到100mA时，交流电达到80mA时，就可致命。

（三）电压

电压的高低对人体造成的损害是不同的。一般来说，1000V以下的电压为低压电，1000V以上的为高压电。直流电压在500V以上，交流电压在300V以上，可对人的生命构成严重威胁。但电压过低或过高也不易对人体造成严重的损伤。如150V以下的电压对人体相对比较安全，1000V以上的电压引起的损伤容易救治，而位于两者之间的电压就很危险。

（四）电阻

电阻直接影响着导体本身的导电性能。根据欧姆定律，电压一定时，电流与电阻成反比例关系。人体不同部位的皮肤组织的电阻是不同的，如脚掌最大，大腿内侧最小，另外血管丰富的部位如颊部电阻也小，这跟局部组织中体液的多少有关系。体液多则组织密度小，电阻就小，如血液、肌肉。体液少则组织密度大，电阻就大，如骨骼、毛发、脂肪等。

（五）电流作用时间

一般来说，在电流不变的情况下，电流作用时间越长，对人体的损害越大。在不同电压条件下，高压电通电时间短比低压电通电时间长所造成的损伤要小。如10，000V的电流作用人体0.5秒对人体并无危害，但250V的电流长时间作用就可导致人体死亡。

（六）电流通过机体的途径

电流通过机体有很多种途径。主要分为双极性接触和单极性接触。从头一侧到另一侧，从头到躯干，从头到手或脚，从上肢到下肢，从胸到背等双极性接触对人体会造成致命性的伤害。这是因为电流经过了脑、心、肺等重要生命器官，导致呼吸中枢麻痹、心室纤颤等致命效应。一般单极性接触为意外事件，电流通过机体导入大地，其导致后果的严重程度主要取决于地面的状况。若赤足、鞋底有铁钉或在潮湿的地面上，则对人体造成的后果就很严重。

（七）机体状况

机体状况与电流伤亡的程度关系密切。由于人的年龄、体重、健康状况、精神状态都各不相同，这些就会使每个人受到电流的损伤程度有所不同。青壮年对电流的耐受量要比老人和儿童大；一般男性的耐受量比女性要大；体重大的比体重小的耐受量大。此外，患有各种慢性疾病，如贫血、冠心病、高血压等人群和易疲劳、体弱的人对电流的耐受量降低；精神状态差或过于兴奋、敏感的人耐受量也降低。

二、电击死的死亡机制

电流致人死亡一般是由于电流通过了人体的重要生命器官，如心、脑、肺等。电流通过心脏时，会导致心肌兴奋性增强，心肌纤维颤动，从而使心脏泵血功能严重障碍或丧失，造成循环衰竭。电流通过颅脑会使呼吸中枢瞬间麻痹，导致呼吸停止。电流经过肺部时，导致胸腹部肌肉强制性收缩，呼吸运动无法进行，呼吸停止。电流通过其他重要器官，如肝、脾、肾等，会导致这些器官出现功能障碍或失血过多。

三、电流伤亡的尸体征象

（一）尸体外部征象

1. 电流斑

电流斑又称电流标记，是接触电流的皮肤因受电流的热能作用在皮肤表面形成的损伤。在皮肤角质层厚的手指、手掌、足底部，由于电阻大，产生的热量高，因而容易在这些部位形成电流斑。形成电流斑的数量少则一两个，多则数个。典型电流斑的外观一般是边缘隆起，中央凹陷，口小底大，类似火山口样的圆形或椭圆形。电流斑的直径一般在数毫米至一厘米，颜色呈黄褐色或灰白色，凹陷中心一般为黑色炭化区，周围呈灰白色。斑迹外可见红色的充血环，周围皮肤表面可出现水疱。

若电击的部位是皮肤表皮层较薄处或黏膜时，就不会形成典型的电流斑，而形成电灼伤。电灼伤的特征是：皮肤表皮层烧毁，形成黑色或红褐色的焦痂，无光泽，周围常形成烧焦黑色带，外围可见一圈充血环。电灼伤痕的形状也与导体接触面有关。如接触面导体呈长方形，则会形成长方形电灼伤痕。

2. 电烧伤

电流经过机体，产生局部高温，对机体产生不同程度的损伤称为电烧伤。电烧伤多发生在接触高压电时，在皮肤与高压电源之间可以形成电火花，温度可高达3000℃～7000℃，这样就掩盖了电流斑，使局部皮肤直接出现炭化，还可导致皮下组织、肌肉、关节甚至骨骼的熔化，形成“骨珍珠”的特殊烧伤征象。

3. 皮肤金属化

皮肤金属化，又称金属微粒沉着，指接触机体的金属电极在高温下熔化或汽化后，金属微粒或碎片沉积于受损皮肤表面或深部皮下组织的现象。不同的金属电极可以产生不同颜色的微粒沉着。如铜导体在皮肤会沉积下绿色或黄褐色微粒，铁呈灰黑或铁灰色，铝呈灰白色等。一般情况下，皮肤被交流电电击后会在电流的出入口出现此类现象。而直流电电击后，金属微粒只存在于阴极接触部位。

4. 电击花纹

高压电击中人体后，一般可在尸体表面形成树枝状或蜘蛛网状的红色花纹。形成的机理可能是电击后皮肤血管扩张，血管麻痹、充血所致。

（二）尸体内部征象

电击死的内部征象与窒息的内部征象在某些方面极为相似。如内脏充血、水肿，左右心房扩张，血液呈暗红色。电流通过脑部时，可导致脑组织撕裂伤，也可引起神经损伤。电流还可以导致肌肉收缩、骨坏死等。

四、电流伤亡的法医学鉴定

（一）现场勘查

到达现场后，应当首先切断电源。现场勘查时还应注意当时的天气、潮湿状况，了解电流的种类、电压及电源，并注意尸体所处的位置、衣着等情况。

（二）尸体检验

仔细观察尸体表面是否有电流斑等电击死的尸体征象。除此之外，还要对尸体的隐蔽部位，如外耳道、口腔、乳房、腋下、肚脐、阴部、肛门等处仔细检查，这是为了查明尸体在存在电流损伤的情况下是否还有其他机械性损伤，以准确判明案件的性质。

（三）电击死方式的确定

确定电击死的死亡方式主要就是区分自杀电击死、他杀电击死和意外电击死。一般来说，电击死多属意外，自杀电击死较为少见，他杀也有，还有他杀后伪装成自杀电击死亡的情况。对于死亡方式的判定，应当根据现场勘查和尸体检验等情况综合分析判断。

1. 自杀电击死

一般多见于男性抑郁症等精神病患者。死者多选择在室内进行，一般可保留着触电的原始状态或特殊设计的电路。死者多双手紧握导体或直接接触电源。有的使身体先触地，把一根裸线绕在身上，另一端拴在高压电线上等。从尸体的姿势、触电方式上较容易判断。

2. 他杀电击死

多数是作案人趁死者熟睡或者毫无防备之际突然袭击。现场一般被破坏，电源导体等工具无法找到。有些作案人作案后把现场伪装成其他死亡现场或焚尸灭迹。所以，在现场勘查时要仔细全面，检查身体隐蔽部位是否有电流斑等电击死尸体征象，结合调查访问综合分析。

3. 意外电击死

多数发生在家庭或工厂内，可能是由于设备漏电、裸线断落、违反技术操作规程等导致意外发生的。此类情况在死者身上一般可发现电流斑。但要注意的是：有些案件是他杀伪装成意外触电，还有的是通过其他手段杀死被害人后再伪装成意外触电。因而要认真勘查现场，不能主观臆断，注意搜集物证，用事实说话。

典型案例剖析

北京某出版社副总编杀妻焚尸被判死缓六年后重获自由

2013年3月20日中午，在被羁押6年后，原北京某报社副总编常某恢复了自由。在国内引起极大轰动的报社副总编辑常某杀妻案在北京市第一中级人民法院作出公开宣判，公诉机关指控常某犯故意杀人罪、放火罪的证据未达到确实、充分的证明标准，罪名不能成立，故判常某无罪释放。这是自2010年7月1日开始实施《关于办理刑事案件排除非法证据若干问题的规定》以来，非法证据排除的一个成功案例。

2007年5月16日凌晨，常某在中央财经大学家属院的家中，与42岁的妻子马某发生口角后，用手扼压马某的颈部，致马某机械性窒息死亡。后常某将马某的尸体运至单元楼楼道内纵火焚尸，导致火灾，两名邻居被烧伤，其中一人被鉴定为重伤。经过走访调查，警方了解到，常某在外有情人，且夫妻之间经常吵架，虽然有一个孩子，但是患有先天性自闭症。一审首次开庭时，常某坚称没有杀人，但法院认可了他之前在侦查阶段的有罪供述，并判决认定。警方法医尸检报告显示：经检验，死者气管内未见异物，右侧舌骨骨折，心血中未检出乙醇和一氧化碳。结论为：不排除是被扼压或掐勒颈部致机械性窒息死亡；死后焚尸。此外，消防部门调查显示，起火点就是尸体被发现的位置，初步认定为有人故意纵火。2010年5月，在火灾发生3年后，北京市第一中级人民法院作出一审判决，认定常某构成故意杀人罪和放火罪，判处其死刑，缓期两年执行。

常某以自己遭遇刑讯逼供提出上诉，2011年4月14日，北京市高级人民法院认为原审判决认定的部分事实不清，并裁定撤销了一审判决，将此案发回重审。常某提出上诉称：自己在公安预审期间作出的有罪供述，都是在被公安机关逼、诱、骗供、迫害的情况下违心作出的，他是冤枉的，案发时的情形是其和妻子发现楼下着火后冲出逃命，后发现其妻子丧命于大火之中。同时，常某的律师赵某也提出，侦查人员刑讯逼供、诱供获得的非法证据应该依法排除，而且尸体检验报告、现场勘验报告和火灾原因认定报告等均缺乏排他性，不能作为证据。

二次开庭重审焦点：由于是发回重审案件，法庭启动一项特殊的开庭程序——非法证据排除程序。此程序是对非法取得的供述和非法搜查扣押取得的证据予以排除的统称。

常某提出不应被采纳的非法证据，是他的有罪供述，他自称作出有罪供述的原因是遭受刑讯逼供。律师认为，审讯方式存在超强度审讯，“常某的有罪供述是在较短的特定审讯时间段里作出的”。辩护律师赵某提出，他通过多次会见常某，得知常某在羁押期间（2007年6月至2008年6月），被审讯近百次。通过卷宗，赵律师发现，常某的有罪供述仅有10余次，都集中在海淀公安分局预审期间的10余天时间里。而无罪供述约有80次。在这10余天时间里，预审人员6人分3组，不分白天黑夜，轮番对常某进行车轮式审讯，使其因长期不能睡觉而极度疲劳，并完全丧失意志力和辨别力。此外，赵律师还提出，常某所作出的有罪供述还有一个共同的特点，就是绝大部分是在夜间作出，而且每份有罪供述之间都存在区别和相互矛盾，对于掐人的过程、尸体的位置、引燃物的情况等多处细节都存在差别。常某还提出，自己于2007年6月28日上午10时许被刑警从积水潭医院带走后，当晚就被逼迫承认犯罪事实。他拒绝，刑警就大骂他、用电棍击打他，还将他尚未痊愈的双手、双臂反绑在铁椅子上，把他刚长好的皮打裂。

警方认为，审讯时间没有法律规定。记者从参加庭审的相关人员处获悉，昨天应检方邀请出庭作证的2名重案队刑警和3名预审处民警都作证称他们是依法办案，没有对常某刑讯逼供。在面对为何需要6个人分3组进行审讯的问题时，他们分别这样表示，“这个问题我不回答”“工作需要”“属于正常情况”。从常某的供述时间上看，他最长经历了18个小时的审讯，平时也都在5~7个小时。对于这种通宵审讯是否属于没有给予嫌疑人必要休息的问题，办案警员表示，目前法律上对于审讯时间并无明确规定。

2012年5月和7月，北京市第一中级人民法院先后两次对此案进行开庭审理。常某的代理律师赵某认为，在案发前，常某和妻子从来没有提及分手、离婚等严重影响感情的问题。常某因为业务的原因与程某保持了较一般朋友略亲密的关系，但时间短，感情并不深入，只是偶尔的两性关系。无论是常某，还是程某，均没有希望常某离婚、另行成立家庭的想法。因此，说常某在外面有了新欢而蓄意谋杀妻子的犯罪动机不成立。

针对尸检报告警方法医出庭作证称，在现场，死者完全可以确定属于机械性窒息死亡，他们所作出的“不排除马某被扼压或掐颈部致机械性窒息死亡”的意见，主要是针对死者机械性窒息死亡的手段，认为手段具有不确定性。死者“舌骨骨折、喉室黏膜淤血，双肺淤血，叶间可见出血点”。符合机械性窒息死亡的基本特征。而律师请来的北京华夏物证鉴定中心法医室主任胡某出庭作证称：尸检时发现“喉室黏膜瘀血”“双肺瘀血，叶间可见出血点”这种病理性改变，在机械性窒息、急死、中毒等情况下都可能出现，以此作为鉴定机械性窒息死亡的要素，并不具有特异性。尸检报告仅反映出对马某的心血、尿液进行了一氧化碳、乙醇以及安眠药这三种物质成分的检测，并不能就此排除马某身体中可能存在的其他毒物中毒的可能性。警方提供的鉴定报告没有充分描述死者舌骨骨折的状态，外部扼压颈部不是造成舌骨骨折的唯一因素，并不能排除生理性分离的可能性。

2013年1月，常某的代理律师赵某向法院递交法律意见书中称，自常林某被抓失去人身自由，至今已将近6年，日期合计超过2000天。自北京市高级人民法院发回重审至今，法院又已审理了21个月之多，合计640天，仍未重新作出判决，已经严重超过法律规定的审理期限。

这样，常某杀妻案再度在北京市第一中级人民法院开庭审理。49岁的常某因为在火灾中严重受伤，他的双手已严重畸形。法院认为，各方意见对被害人马某舌骨大角骨折是否系外力所致存在矛盾。关于常某双手、双臂被烧伤原因以及防火过程中是否使用助燃剂等证据存在矛盾。公诉机关指控常某犯故意杀人罪、放火罪的证据未达到确实、充分的证明标准，罪名不能成立。常某的无罪辩解及其辩护人的辩护意见，法庭予以采纳。

第六章

毒物与中毒

第一节　概　　述

一、毒物与中毒的概念

（一）毒物

毒物（poison，toxicant）是指在一定条件下以较小剂量进入机体后，能与机体发生化学作用并导致机体健康损害的化学物质。毒物与非毒物之间并无绝对的界限，从广义上讲，世界上没有绝对有毒和绝对无毒的物质。比如，食盐是人类不可缺少的物质，但如果一次摄入 60g 左右会导致体内电解质紊乱而发病；如一次摄入 200g 以上，即可因电解质严重紊乱而死亡。反之，一般认为毒性很强的毒物，如砒霜、汞化物、蛇毒、乌头等也是传统中医临床上常用的药物。

（二）中毒

中毒（poisoning，intoxication）是指机体由于毒物的作用，发生组织器官病理改变或功能紊乱而出现的疾病状态。因中毒而发生的死亡称中毒死。随着科学技术和工农业生产的迅猛发展，尤其是新的化学合成物质和药物的开发利用，日常生活与生产过程中接触和使用的有毒物质日益增多，中毒案件的发生率也随之增高。

根据上述概念，中毒和中毒死一定要是毒物对机体损害作用的直接后果。从体内检出的毒物量一定要达到中毒或致死的水平，而且中毒症状和中毒病理变化要与检出毒物的毒作用相一致。在法医实践中，有时可遇见从体内检出毒物，且毒物的量可能还相当大，但直接死因却可能是机械性损伤、机械性窒息或自然疾病的情况。如自杀者可以先服毒，在尚无明显中毒症状发生时又刎颈、高坠或自缢；或者犯罪分子先投毒致受害人昏迷后再将其投入水中溺死；弃于铁道上伪装交通事故；或从高处抛下伪装成意外高坠死等。

二、毒物的分类

毒物的种类繁多，目前尚无统一的分类方法。依分类的依据不同，毒物可以有不同的分类。

（一）混合分类法

1. 腐蚀性毒物

以局部腐蚀作用为主要毒作用的毒物，如强酸、强碱、酚类、硝酸银、铜盐等。

2. 金属毒物

以损害器官组织的实质细胞为主，并产生不同程度形态学变化的金属毒物，如砷、汞、铅、钡及其他重金属盐类等。

3. 脑脊髓功能障碍性毒物

其是指进入机体发挥作用后，以脑脊髓功能被抑制或兴奋而出现中毒症状的毒物，如巴比妥类、吩噻嗪类等催眠镇静安定药，各种麻醉剂、兴奋剂、致幻剂、酒精及大部分毒品。

4. 呼吸功能障碍性毒物

其是指进入机体发挥作用后，以呼吸功能受障碍而发生缺氧窒息为主要特征的一类毒物，如氰化物、一氧化碳、硫化氢、亚硝酸盐等。

5. 农药

其是指主要用于防治危害农作物及农产品病虫害及去除杂草的药剂，如有机磷、有机氯、有机氮、氨基甲酸酯类、拟除虫菊酯类等，也包括植物生长调节剂。

6. 杀鼠剂

其是指主要用于杀灭鼠类的毒物，如毒鼠强、磷化锌、敌鼠钠盐、氟乙酰胺等无机或有机合成的杀鼠剂。

7. 有毒动植物

其是指整体或部分器官组织具有毒性的动植物，如毒蛇、河豚、斑蝥、鱼胆、乌头、雷公藤、毒蕈等。

8. 细菌和真菌性毒素

其是指致病微生物产生的毒素，如肉毒杆菌毒素、节菱孢毒素等。

（二）以毒物化学性质为主的分类

1. 挥发性毒物

采用蒸馏法或微量扩散法分离的毒物。如醇类、氰化物、酚类、苯类、有机磷及有机氯农药等。

2. 非挥发性毒物

不能随水蒸气挥发而溶于有机溶剂，从而能用有机溶剂分离提取的毒物，有3类：（1）酸性毒物，如巴比妥类、斑蝥素等；（2）碱性毒物，如生物碱类、吩噻嗪类镇静药等；（3）两性毒物，如吗啡。

3. 金属毒物

采用破坏有机物的方法分离的毒物，如砷、汞、钡、铜、铅等。

4. 阴离子毒物

能采用透析法或离子交换法分离的毒物，如强酸、强碱、亚硝酸盐等。

5. 其他毒物

需采用特殊方法分离提取的毒物，如一氧化碳、箭毒、硫化氢等。

（三）按毒物毒作用的主要部位分类

1. 腐蚀毒

腐蚀毒对所接触部位有显著强烈腐蚀作用的毒物，如前所述。

2. 实质毒

实质毒又称毁坏性毒物，指被吸收后引起实质器官（肝、肾、心、脑等）较明显病理形态学损害的毒物，如金属毒、磷化锌、某些毒蕈等。

3. 酶系毒

酶系毒被吸收后主要抑制机体酶系统活性的毒物，如有机磷农药、氰化物、二硫化碳、五氯酚钠等。

4. 血液毒

血液毒被吸收后主要引起血液变化的毒物，如一氧化碳、亚硝酸盐、硫化氢、硝基苯、某些蛇毒等。

5. 神经毒

神经毒被吸收后主要阻碍机体中枢神经系统功能的毒物，如醇类、巴比妥类和非巴比妥类催眠镇静安定药、麻醉药、士的宁、烟碱、可卡因等。

（四）按毒物的应用范围分类

1. 工业性毒物

在工业生产中所使用或产生的有毒化学物。包括生产中的原料、中间体、辅助剂、产品、副产品、杂质或“三废”，如强酸、强碱、溶剂（如汽油、苯、甲苯、二甲苯）、甲醇、甲醛、酚、乙醇等。

2. 农业性毒物（农药）

如前所述。

3. 生活性毒物

日常生活中接触或使用的有毒物质，如煤气（含一氧化碳）、杀鼠剂、除垢剂、消毒剂、灭蚊剂、染发剂及细菌性毒素等。

4. 药物性毒物

原本用来防治疾病用的药物，由于用药过量或使用方式不当也可成为毒物。包括人用药物和兽医用药，诊断和治疗用品。

5. 军事性毒物

战争中应用的有毒物质，主要是毒气，如沙林、芥子气等。

6. 放射性元素

具有放射性的元素和射线。

三、毒物的毒作用

（一）毒物毒作用的类型

毒物对机体所产生的损害总称为毒作用（toxic action）。毒物的毒作用分为毒物直接接触部位的局部毒作用和被吸收入血后发生的全身毒作用。局部毒作用一般发生在毒物直接接触的皮肤、上消化道或呼吸道黏膜，也可能是阴道、直肠、尿道和膀胱黏膜。多数表现为局部的刺激性炎症，如腐蚀性的凝固性或液化性坏死。毒物的全身毒作用依毒物化学性质、进入机体的途径和数量等不同而表现为不同的损害作用。

（二）影响毒物毒作用的因素

并非所有毒物进入机体后都能引起中毒。常见同一中毒事件中，不同的人中毒后表现不同，中毒症状也轻重不一，有的中毒死亡，有的却可能并无可被觉察的中毒症状。这主要与影响毒物毒作用的各种因素不同有关。影响毒物毒作用的因素很多，可以分为两大类：

1. 毒物本身的因素

（1）进入体内的毒物量。这是指进入体内的毒物量而不是口服量的多少。毒物毒作用的强弱通常与其进入体内的剂量呈正相关，即常说的剂量—效应关系。一般进入体内的毒物量越大，毒物毒作用就越强，中毒症状也会越重。

（2）毒物的理化性状。这是决定毒物被机体吸收的量和速度的重要因素，从而影响毒作用的强弱和速度。毒物有固态、液态和气态三种，气态毒物经肺迅速弥散入血，发生作用快且强。液态毒物一般易透过皮肤和黏膜被吸收入血，故其毒作用发生较迅速和严重。固态毒物则随其溶解性不同而毒作用发生的快慢和强弱差异颇大。其溶解性越大，则毒作用发生越快、越显著。如金属汞因不溶于胃肠液，口服后随粪便排出，一般不致中毒。但较大量汞蒸气被吸入后，可迅速发生中毒或死亡。

（3）毒物的相互作用。两种或两种以上毒物同时或先后作用于机体，并相互影响他们对机体的毒作用，称为毒物的相互作用。分为协同作用和拮抗作用。

两种以上毒物联合中毒的案例时有发生，如它们的毒作用是相加或相互促进的，则使毒作用增强，称为协同作用。其法医学意义在于进入体内单独一种毒物的剂量虽没达到中毒致死量，但两种有协同作用的毒物同时或先后进入体内时则能引起中毒或死亡。

两种以上的毒物其毒作用是相减或相互冲突时，或一种毒物使另一种毒物变得难以或不溶解时，称为拮抗作用，此时可使毒物的毒作用减弱。如酸性与碱性毒物之间、阿托品与有机磷之间、抑制与兴奋脑脊髓功能毒物之间等。

（4）毒物性状的变化。一般化学性质不稳定的毒（药）物经过较长时间的存放，毒（药）性均会减低。如氰化物可因与空气中的二氧化碳结合而部分变为无毒碳酸盐而降低毒性；挥发性毒物也可因自然挥发而毒性变弱。但有时毒性较低的毒物如甘汞（HgCl）可氧化成毒性大的升汞（$HgCl_2$）。

2. 机体的因素

（1）年龄。小儿和老人由于其生理特点，往往较年轻人易于中毒，且中毒后果也相对较重，常常在低于一般中毒致死量或中毒致死血浓度的情况下发生中毒或死亡。

（2）体重。体重越大者中毒所需的毒物量越大。

（3）性别。妇女在妊娠、哺乳或月经期时对毒物较敏感，反应也强烈。

（4）健康状态。有潜在性疾病的人抵抗力下降，尤其是心、肝、肾有疾病时，更容易发生中毒且后果严重。

（5）营养状况。营养不良、饥饿、消瘦、过度肥胖者等均可降低对毒物毒作用的耐受性；营养良好、体质健壮者对毒物毒作用的耐受性相对较强。

（6）过敏性。对某种毒物有过敏性者，即使低于中毒量的该毒物进入机体内也能引起过敏反应，甚至造成死亡。

（7）习惯性、成瘾性或耐受性。长期使用同样的毒（药）物，机体对该毒（药）物可以习惯或成瘾，从而能耐受较一般人大的剂量而不发生中毒。

（8）体内蓄积。一些分解或排泄慢的毒（药）物可在体内蓄积，如反复使用，尽管每次使用的量并不大，也可发生蓄积中毒，出现类似急性中毒的症状。

如治疗心衰用的洋地黄类药物。

（三）急性、亚急性和慢性中毒

根据毒物进入机体后毒作用发生的快慢，可将中毒分为急性中毒、亚急性中毒和慢性中毒。

1. 急性中毒

一般指毒物进入机体后24小时内发生中毒症状者。在法医鉴定工作实践中所遇到的中毒案件，无论是自杀、他杀或意外灾害，绝大多数是急性中毒。常因毒物一次大量进入机体而发生。

2. 亚急性中毒

介于急性与慢性中毒之间的中毒。在法医工作实践中较少见，多为蓄积中毒，以意外多见。

3. 慢性中毒

通常指毒物进入体内1个月后才发生明显中毒症状者。在法医工作实践中很少见，多为职业中毒。

（四）毒物的中毒量、致死量和致死血浓度

凡能使机体发生中毒症状的毒物的最小剂量，称为该毒物的中毒量。凡能致机体中毒死亡的毒物的最小剂量，则称为该毒物的致死量。

决定是否中毒或中毒死亡最有价值的是进入体内，或更确切地说是被吸收入血中的毒物量。能引起中毒反应的毒物在血中的最低浓度为该毒物的中毒血浓度。引起中毒死亡时毒物在血中的最低浓度则称为该毒物的致死血浓度。

器官中毒物的浓度（如肝组织毒物致死浓度的测定）同血中毒物的浓度一样，在判断是否中毒或中毒死时也有很重要的价值，但同样也有其局限性。

四、毒物在体内的吸收、分布、代谢和排泄

（一）毒物在体内的吸收和分布

1. 毒物在体内的吸收

毒物只有通过吸收进入机体才能发挥其毒作用，尤其是全身的毒作用。毒物被吸收的途径不同可直接影响其进入体内的速度和量，进而影响其毒作用的快慢和大小。一般来讲，毒物由静脉途径直接进入体循环，机体的毒性反应出现最快，影响程度也最严重。其他途径进入机体的吸收速率由快到慢依次为：吸入、腹腔内、皮下、肌肉、真皮内、口服及体表接触。

（1）经消化道吸收。这是固态和液态毒物最常见的吸收途径。水溶性的毒物多能在酸性胃液内被大部分吸收，脂溶性毒物则主要在碱性的肠液内被吸收。

（2）经呼吸道吸收。主要是气体和易挥发性毒物、气溶胶和粉尘类毒物，多见于工业上接触。毒物经呼吸道吸入肺内后迅速大量的被弥散入血液而直接进入大循环，其毒作用发生迅速，常在几分钟内即发生中毒症状，死亡也较快。

（3）经皮肤或黏膜吸收。脂溶性毒物（如有机磷农药）可经皮肤缓慢被吸收。不少能溶解的固态毒物和液态毒物也能通过直肠、阴道、尿道、口腔、外耳道及眼结膜而被吸收。腐蚀性毒物腐蚀破坏接触部位的皮肤或黏膜后，常能迅速被吸收。

（4）经注射吸收。注射分皮下、肌肉、心血管、椎管、体腔内注射等方式。其中以心血管和椎管内注射毒物时毒作用发生最快，其次为体腔（胸腔、腹腔、心包腔）、肌肉和皮下注射。

2. 毒物在体内的分布

进入血液中的毒物随血液循环分布到全身各器官组织，并因其对组织器官的亲和力不同，富集于某一组织或器官。比如，肝中含量较高的为有机磷、巴比妥类、敌鼠钠盐等；肾中为巴比妥类、氟乙酰胺、敌鼠钠盐、杀虫脒、砷、汞、铅等重金属；脑中为巴比妥类和非巴比妥类催眠镇静安定药、麻醉剂等；肺中为甲醇、氰化物、有机磷农药等；脂肪组织中为杀虫脒、有机氯农药等；骨骼、毛发中为铅、钡、砷等金属类。

（二）毒物在体内的代谢

毒物被吸收后，在器官组织的微环境内进行的化学变化过程称为生物转化或体内代谢过程。此过程使大多数毒物变为低毒或无毒的产物，增强其极性和水溶性，有利于被排出体外。代谢的主要方式是氧化、还原、水解和结合。生物转化最重要的场所是肝脏。

毒物在体内的生物转化是决定其毒作用强弱和持续时间长短的重要因素。有些毒物进入体内后迅速转化，毒物分析不能检出其原形，但毒物中间代谢产物的检出可作为其进入体内的证据，有的可能仅能检出其代谢终产物。

（三）毒物在体内的排泄

毒物在体内的最后过程是排泄。肾脏和肝胆系统是毒物的主要排泄器官。

1. 肾脏

肾脏是最重要的排泄器官，几乎所有进入体内的毒物都可经肾排泄，所以肾脏也易受毒物的损害。大多数毒物经肾排泄较快，静脉输液和给予利尿剂可增加其排泄。少数毒物经肾排泄较慢（如重金属类），故可发生蓄积中毒。

2. 胆道

部分毒物（如吗啡、铅等）很大一部分可经胆汁排出。

3. 其他

有的毒物可随汗液、唾液、乳汁、消化液等进行排泄；气态或挥发性毒物可经呼吸道排出。

在法医毒理学鉴定中根据毒物的不同理化特性、中毒过程的长短等特征提取毒物的排泄器官或排泄物供毒物分析用，肾脏、尿、胆汁都是常用的重要检材，有时也可取肺组织和粪便等。

五、中毒的类型

（一）自杀中毒

在法医实践中，女性自杀中毒者最常见，尤其是中毒死。自杀中毒时毒物进入机体的途径以口服常见，不少自杀者直接采用毒物的原形而不顾其有无强烈的刺激性。尸检时可能在其口腔或胃肠内检见毒物原形。另一个特点是自杀者所用的毒物量大都很大，常远远超过该毒物的一般中毒致死量。同时使用几种毒物自杀者也较多见。

自杀所用的毒物一般为易于获得、众所周知的毒物，有的与其职业有密切的关系。农村以农药、杀鼠剂、有毒动植物多见。城市则多为催眠镇静安定药、灭蚊杀虫剂（如敌敌畏）、家用煤气（一氧化碳）。慢性疾病（如结核病、恶性肿瘤、精神病）患者常一次大量服用治病用的药物而致死。

（二）他杀中毒

他杀中毒在法医实践中较少见，现实中投毒杀人较少发生。为了不使被害者察觉，犯罪分子多选择无色、无味、无嗅而毒性高的毒物，如氰化物、毒鼠强等。一般将毒物混合在食物、饮料或药物中投毒，同时投放几种毒物的案例也在增多。他杀投毒时毒物进入机体的途径，除了口服仍最常见外，还能见于各种注射方式、塞入阴道或肛门、滴入外耳道等，甚至有采用毒蛇咬伤致人中毒死亡的案例。有的犯罪分子为了掩人耳目，采用小剂量多次投毒的方式，致被害人慢性中毒致死，伪装成被害人是因疾病而死亡的假象。

（三）意外中毒

意外中毒是各类中毒中最常见的一类中毒，有时因为情况不清楚而怀疑是被人投毒，或者酿成多人中毒甚至死亡的群体性灾害中毒事故，此时常需法医进行检查和鉴定，明确中毒的原因和性质。

意外中毒可发生在工农业生产时，如有毒气体的突然泄漏，挥发性农药气体被误吸，配制农药时农药经皮肤被吸收等。但更为多见的是日常生活中发生的意外中毒，如将砒霜、碳酸钡误当成碱面（碳酸氢钠）做面食，将亚硝酸盐错当作食盐等。

根据《刑法修正案（八）》第24条、第25条的规定，最高人民法院、最高人民检察院2013年5月2日颁布的《关于办理危害食品安全刑事案件适用法律若干问题的解释》第1条规定："生产、销售不符合食品安全标准的食品，具有下列情形之一的，应当认定为刑法第一百四十三条规定的'足以造成严重食物中毒事故或者其他严重食源性疾病'：（一）含有严重超出标准限量的致病性微生物、农药残留、兽药残留、重金属、污染物质以及其他危害人体健康的物质的；（二）属于病死、死因不明或者检验检疫不合格的畜、禽、兽、水产动物及其肉类、肉类制品的；（三）属于国家为防控疾病等特殊需要明令禁止生产、销售的；（四）婴幼儿食品中生长发育所需营养成分严重不符合食品安全标准的；（五）其他足以造成严重食物中毒事故或者严重食源性疾病的情形。"第2条规定："生产、销售不符合食品安全标准的食品，具有下列情形之一的，应当认定为刑法第一百四十三条规定的'对人体健康造成严重危害'：（一）造成轻伤以上伤害的；（二）造成轻度残疾或者中度残疾的；（三）造成器官组织损伤导致一般功能障碍或者严重功能障碍的；（四）造成十人以上严重食物中毒或者其他严重食源性疾病的；（五）其他对人体健康造成严重危害的情形。"

（四）吸毒与药物滥用

吸毒指为了寻求欣快、陶醉、自我沉迷的情感，而非法使用明令禁止的毒品。毒品是指国际公约明令禁止非法生产或使用的，能使人形成瘾癖的麻醉品和精神药物。常见的毒品类型有阿片类（如阿片、海洛因、吗啡、可待因等）、可卡因类（如古柯叶、可卡因等）、苯丙胺类（如苯丙胺、甲基苯丙胺即冰毒等）、大麻类（指印度大麻或美洲大麻的各种制剂）、致幻剂（如二乙麦角酰胺即LSD、苯环己哌啶即PCP等）。另外，还有毒品的替代剂二氢埃托啡、亚甲基二氧基甲基苯丙胺（MDMA）即摇头丸等。

药物滥用是指长期使用某种药物超过了治疗需要，也包括使用非医疗用的化学品以图得到欣快、陶醉的情绪感受而成瘾。吸毒是药物滥用的一种特殊形式，药物滥用的范围更广。滥用药物的种类除上述各类毒品外，还有催眠镇静药（巴比妥类、安定类）、镇痛药、挥发性有机溶剂（如丙酮、甲苯、四氯化碳、"溴胶"等）、酒精与烟碱等。

吸毒方式有吸入、静脉注射、肌肉或皮下注射、口服、咀嚼和吮吸。毒品依赖是指由于吸食各种毒品导致机体对毒品产生了渴望、需求，并具有重复性、强迫性及不断增加剂量的特点。一旦渴望、需求得不到满足时机体和精神就会出现一系列不良反应，故把这一现象称为毒品依赖，也称成瘾性。

第二节　中毒的法医学鉴定

中毒的法医学鉴定主要解决是否中毒，是何种毒物中毒，确定体内的毒物剂量是否足以引起中毒或死亡，推测毒物进入体内的时间、途径和形式，推断中毒案件的性质是自杀、他杀或意外灾害等。为此，必须进行案件调查，现场勘查，临床表现及病史的收集和症状分析，尸体检验，提取检材等多项工作。

一、中毒的案情调查与现场勘查

中毒案件的案情调查应着重了解有无服毒自杀、投毒谋害或意外中毒的线索及可能性，并通过现场勘查寻找和收集现场残留的可疑检材。

调查内容应包括：中毒者生活或工作中可能接触到何种毒物，有无滥用药物的习惯，有无误服或过量服药的可能；中毒和死亡的时间、地点及当时的情况，抢救经过及有关的人和事；中毒者近期有无异常情绪、言语行为及其他因果关系等。

现场勘查应寻找和收集可疑的毒物载体，如剩余的饭菜、饮料和食物原料；呕吐物或排泄物，以及盛装毒物的器皿、注射器及胶管等。怀疑有毒气体中毒，应寻找毒气来源，注意现场通风情况。同时尚需注意各种器皿上有无指纹等。

二、中毒症状分析

各类毒物具有不同的毒理作用，可反映出不同的中毒症状，根据某些症状的特点，常可推测为何种毒物中毒。不同的毒物也可出现类似的中毒症状；某些疾病也可具有与中毒相似的症状，应注意鉴别。

常见中毒症状和体征可提示如下主要毒物：

1. 短时间内迅速死亡：氰化物、有机磷农药、高浓度一氧化碳或硫化氢吸入等。

2. 恶心、呕吐、腹痛、腹泻：强酸、强碱、金属盐类、有机磷、磷化锌、氟化物及多种有毒动植物（斑蝥、钩吻、雷公藤、毒蕈、乌头等）。

3. 呕吐物及呼气有特殊气味：有机磷、磷化锌、酒精、苯酚、来苏、氨水等。

4. 昏迷：催眠镇静安定药、麻醉药、一氧化碳、硫化氢、酒精、有机磷、氰化物及某些毒品等。

5. 抽搐：番木鳖碱、有机磷、有机氯、氟乙酰胺、毒鼠强、异烟肼、局部麻醉剂、马桑、莽草实等。

6. 瘫痪：可溶性钡盐、肉毒杆菌毒素、一氧化碳、乌头、蛇毒、河豚等。

7. 瞳孔散大：阿托品、颠茄、曼陀罗、氰化物、酒精、催眠药、肾上腺素等。

8. 瞳孔缩小：有机磷、氨基甲酸酯类、阿片、海洛因、氯丙嗪、毒蕈碱等。

9. 视力障碍：甲醇、阿托品等。

10. 呼吸加快：咖啡因、甲醇、刺激性气体等。

11. 呼吸减慢：阿片、海洛因、一氧化碳、催眠药等。

12. 肺水肿：刺激性气体、有机磷等。

13. 紫绀：亚硝酸盐、氯酸盐、硝基苯、苯胺等。

14. 黄疸：磷化锌、四氯化碳、氯仿、异烟肼、三硝基甲苯、可溶性铅盐、砷化物、某些毒蕈、苍耳、鱼胆、椰毒假单胞菌毒素等。

15. 少尿或无尿：升汞、四氯化碳、磷化锌、砷化氢、磺胺、蛇毒、鱼胆、斑蝥、雷公藤等。

16. 血液凝固障碍：敌鼠钠盐、蛇毒、肝素等。

三、尸体检验

（一）尸体衣着检查

袋内有无残留的药片、药丸或药粉；有无遗书或与案情有关的文字材料。衣服上有无特殊气味，注意衣着上有无呕吐物或唾液污染；有无被药物流注或腐蚀的痕迹。

（二）尸体外表检查

注意尸斑的颜色。检查尸僵的强度，因痉挛性药物中毒致死者尸僵甚强。观察瞳孔大小，测量左右两侧的瞳孔直径。检查巩膜有无黄疸。口腔黏膜和口周围皮肤有无腐蚀现象，牙缝内有无可疑药物颗粒、植物碎片、牙龈有无铅线或汞线，口鼻有无特殊气味，体表其他部位有无化学灼伤。注意全身皮肤有无新的注射痕迹。检查女性尸体还需注意检查阴道内有无毒物，外阴部和阴道黏膜有无腐蚀坏死。

（三）尸体剖验

1. 解剖前的准备工作

解剖台需预先冲洗干净。所用解剖器械、手套等均应预先洗净、晾干备用，不要沾染消毒药液以免污染毒物化验检材。在尸体周围不要喷洒敌敌畏等农药来杀灭蚊蝇，以免污染毒物化验检材。收集毒物化验检材的容器、抽吸血液或尿液的注射器等均应预先洗净，晾干备用。盛装毒物化验检材的容器，以玻璃容器最好，也可用质量较好的塑料袋。解剖疑为中毒的尸体，在收集毒物化验检材以前，对胃肠及各脏器切勿用水冲洗。

2. 尸体解剖

对疑为中毒致死的尸体，均应按常规全面系统地进行法医解剖，只有通过全面解剖，才能完整地收集多种、足量的检材，以供毒物化验用。此外，也只有通过全面系统地观察各器官的病理变化，才有可能发现死者生前患有的潜在性疾病，再结合毒物化验结果进行综合分析，才有可能对是中毒还是自然疾病致死进行鉴别。

法医工作中所见的急性中毒多数通过胃肠途径吸收。因此，详细观察胃肠变化特别重要。观察食管黏膜有无腐蚀、坏死变化；胃内容物的性状及有无特殊气味，能否发现未溶解的残余药片或粉末，有时还需要在胃黏膜皱襞之间寻找；胃黏膜及胃壁的变化情况。另外，还应注意肝脂肪变性及坏死，肾变性、坏死及尿液特征，呼吸道损害及肺水肿，心内膜下出血，脑及脑膜充血水肿等病变的存在。

（四）检材的采集、保存和送检

通过全面系统的法医解剖，采集中毒死者体内的组织、器官和体液是法医毒物分析检材的最重要来源，但一定要采集合适、足量的检材供毒物分析用。固体检材一般采取 250 ~ 500g；液体检材应取 250 ~ 500ml；胃、胃内容物及尿应全取。疑为经注射途径投毒的案例，除一般采取胃及胃内容物、血、尿、肝、肾、脑等检材外，还应取注射部位的肌肉和距注射部位 20cm 以外（或对侧）的肌肉作为检材，一般切取 7 ~ 8cm^3肌肉组织即可。并注意在取材前先将注射针孔处照相。

怀疑毒物经阴道进入机体者，应取阴道和子宫组织作为检材。开棺检验，检材以胃与肝、肾或相当于该部位的腐烂肉泥为宜，也可采取毛发、骨骼等检材，分别装瓶备验；须同时收集棺木旁的泥土、棺内衣物、液体等作对照检验。

最后，将各种检材分别盛装于各容器内，不要加防腐剂，需及时送检；若不能及时送检者，要及时冷藏或冷冻保存。毒物化验检材应严密封签，及时送法医毒物分析实验室检验。随同检材另附一份材料，说明死者姓名、检材名称、收集日期、案情摘要、中毒症状、尸检所见及毒物化验目的等。

四、法医毒物分析

（一）毒物分析的主要工作内容

法医毒物分析在中毒的法医学鉴定中是至关重要的环节，它为确定是否中毒或中毒死亡提供重要证据。其任务是证明毒物化验检材中是否有毒物，是何种毒物，在组织和体液中的含量（浓度）多少，是否足以引起中毒死亡等。它的主要内容包括：(1) 从组织、体液或排泄物中分离和纯化毒物及其代谢物；(2) 毒物及其代谢物的定性分析；(3) 各检材中毒物及其代谢物的定量。

（二）毒物分析的结果评价

法医毒物分析的结果对确定是否中毒或中毒死亡起关键性作用，但还有很多因素可以影响毒物化验的结果，故阳性结果不一定总能肯定中毒，而阴性结果也未必肯定能排除中毒，需具体情况具体分析。

1. 阳性结果

如毒物分析结果为阳性或强阳性，达到致死量或致死血浓度，一般可肯定中毒死。如毒物化验结果为弱阳性时应考虑以下情况：(1) 毒物是否作为药用或因职业接触进入机体；(2) 毒物有无可能在死后进入尸体；(3) 是否为腐败产物的干扰；(4) 毒物分析操作是否正确，仪器、试剂是否纯净，盛装检材的容器有无污染，检验过程是否有毒物污染；(5) 是否为体内正常含有的金属元素。

2. 阴性结果

如毒物化验结果为阴性，则需考虑以下可能：(1) 收集检材是否有误；(2) 毒物是否因尸体腐败而分解消失，或因加入防腐剂而被破坏；(3) 毒物化验的技术操作是否正确、选用的化验方法是否灵敏；(4) 某些毒物目前尚无适当的检验方法。

综上所述，中毒的法医学鉴定不能单纯依靠毒物化验结果，对每一个具体案例必须根据案情调查、现场勘验、临床资料、尸体解剖及病理切片检查所见，再结合毒物分析及其他检验结果，进行综合评定和最终判定。

第三节　常见的几种毒物中毒

一、砷化合物中毒

砷俗称砒，砷及其化合物被广泛用于工业生产、木材防腐、玻璃制造和染料中。元素砷毒性低，但其化合物三氧化二砷（As_2O_3）剧毒，质重，呈白色粉末状，又名白砒、砒霜或信石。无特殊气味，微溶于水。

（一）中毒原因

砷是人类知道最早的毒物之一，中外历史上不乏使用砷化合物致死的案例。

无机砷化合物中三氧化二砷最多见，自古以来常被用于投毒他杀或自杀，近年来也有采用砒霜小剂量多次投毒或胃肠外途径投毒的案例报道，早期易被误诊为其他疾病。砷中毒也可见于意外。

（二）毒理作用

三氧化二砷多数通过消化道进入体内，大约80%可被机体吸收；也可通过皮肤黏膜吸收。砷吸收后，在开始数小时内以肝、肾中浓度最高，以后皮肤、毛发内含砷量较高。砷对体内蛋白质和多种氨基酸具有很强的亲和力，通过与多种酶蛋白分子上的巯基或羟基结合，形成较稳定的络合物或环状化合物，从而使酶丧失活性，导致细胞内生物氧化过程发生障碍或使细胞分裂发生紊乱，严重时可使细胞死亡；砷还能直接作用于神经系统，麻痹延髓的心血管中枢，导致中枢性循环衰竭；砷还直接损害毛细血管（特别是内脏毛细血管）并使之麻痹扩张，导致血浆渗出，甚至红细胞漏出；还可导致严重腹泻和肝、肾的变性、坏死。此外，砷还可损害染色体，具有致畸作用和致癌作用。三氧化二砷人口服的中毒量为0.005～0.05g，致死量为0.07～0.18g。

（三）中毒症状

急性胃肠型最常见。服毒后迅速发生呕吐、腹泻，呕吐物呈米汤样，有时腹泻频繁并伴有腹部痉挛性疼痛。较严重病例可见患者面容焦虑，呈脱水貌，全身皮肤湿冷，小腿痉挛，尿量减少，蛋白尿，可于数小时至数天内死亡。慢性中毒者病程可达数年，一般出现神经衰弱症候群，多伴有皮肤黏膜病变和多发性神经炎，而胃肠道症状较轻。

（四）尸体检查

根据临床表现不同，尸体检查所见也不完全一样。急性中毒死者呈脱水貌，尸僵明显，腐败缓慢，内部器官病变视中毒严重程度及死亡时间快慢而有所不同。如数小时内死亡的，口腔及食管黏膜充血，胃黏膜充血水肿，有的在胃黏膜皱襞之间夹有三氧化二砷粉末。迁延数日死亡者，则可见心、肝、肾等实质器官细胞水变性、脂肪变性，甚至坏死。肠系膜、腹膜后、心外膜及主动脉周围疏松结缔组织等部位灶性出血。有的在左心室内膜下，特别是室间隔部位可见明显条纹状出血。

慢性中毒者可见毛发脱落、皮肤色素沉着、皮肤表皮角化过度或角化不全；全身营养不良、贫血及恶病质；肝、心、肾明显脂肪化及周围神经炎等。

（五）法医学鉴定

砷中毒的法医学鉴定根据与砷的接触史、典型的临床表现（如呕吐、腹泻、米汤样大便、腹痛或皮肤角质增生、周围神经炎等）和毒物分析结果等综合分析，不难得出意见。

急性中毒者检材主要收集呕吐物、剩余食物、胃及其内容物、肝、肾、脑及尿等。亚急性和慢性中毒者还应收集毛发、指（趾）甲、皮肤、骨骼和甲状腺。无机砷化合物有防腐作用，久埋的尸体仍能检出砷，故从已埋葬甚至已高度腐败、白骨化的尸体中取材仍有必要和价值，但必须采取尸体周围的土壤和棺木同时做砷的含量测定以作对照。

二、乙醇中毒

乙醇俗称酒精，纯乙醇为无色透明液体，易燃、易挥发，有特殊芳香气味，能与醚、酮、氯仿等有机溶剂和水以任何比例混溶。乙醇常用做工业溶剂、防冻剂和燃料，医疗中用做消毒剂，生活中是各种酒类饮料的主要成分。

（一）中毒原因

乙醇中毒多属于意外事故，常见于狂饮或酗酒。直接因乙醇中毒死亡的，是由于脑干呼吸中枢受抑制或昏迷后呕吐物误吸入呼吸道造成窒息。此外，醉酒后在低温环境中冻死，坠入水中溺死；乙醇中毒后易引起斗殴伤害案件，形成各种类型的损伤，尤其是颅脑损伤；酒后驾车易发生交通事故等。值得注意的是近年来将毒物或药物（如安眠药、大麻、阿片、乌头等）投入酒中进行麻醉抢劫、他杀或自杀的情况屡有发生。长期酗酒还可致慢性中毒。

（二）毒理作用

饮酒后乙醇被吸收入血液后，迅速地、几乎均匀地分布于全身各组织中。乙醇对中枢神经系统有抑制作用，能抑制大脑功能。急性酒精中毒者在短时间内自我控制能力减退，随着饮酒量的增加，抑制作用进一步表现出来，可因延髓呼吸中枢受抑制而死亡。

乙醇能使血管扩张，皮肤出现温热发红，自我感觉燥热，体热散失加快。又由于体温调节中枢受到抑制，可使体温迅速下降，在寒冷环境中易发生冻死。

慢性酒精中毒可引起酒精性肝病、酒精性脑病、酒精性心肌病，伴发高血压、冠心病、中风、慢性胃炎及胰腺炎等。酒精中毒量为 75～80g，致死量为 250～500g，致死血浓度为 4～5g/L。环境温度 32℃时，乙醇毒性可提高1～2倍。

（三）中毒症状

急性乙醇中毒主要表现为不同程度的欣快感，兴奋、躁狂、情绪不稳定、意志力薄弱和易激惹等。具体表现为面部发红，呼气有酒味，脉搏加速，眼睛发亮，有攻击行为，反射动作的灵活性降低，动作不协调，步态不稳，重度口吃，语无伦次，含糊不清。喷射状呕吐，酒味明显，可伴有昏睡，醒后乏力。严重者昏睡甚至昏迷，呼吸表浅有鼾声，面色苍白，皮肤湿冷，紫绀，体温降至正常以下，心率加快，血压下降，瞳孔可散大，可持续10小时左右，可因呼吸衰竭而死亡。

慢性乙醇中毒由于长期脑损害可出现震颤性谵妄，可发生周围神经炎、酒精性肝硬化、酒精性心肌病、慢性胃炎、贫血及酒精中毒性精神病等。有时还可出现以下肢和躯体运动失调为主要特征的小脑综合失调症。慢性酒精中毒可因并发症或戒酒不当而死亡。

（四）尸体检查

急性酒精中毒引起的死亡，尸检时多见死者有颜面潮红、眼睑水肿、全身各器官充血、水肿及点灶状出血；呕吐物、胃内容物及体腔内能闻到酒的特有气味；膀胱扩张，充满尿液。

慢性酒精中毒可见肝细胞脂肪变性及脂肪肝、肝硬化、酒精性心肌病，中枢神经系统可见Wemicke脑病。

（五）法医学鉴定

首先确定是否乙醇中毒死亡，重要的是进行血、尿及其他脏器的乙醇定性、定量检测。采血测定乙醇浓度，以周围静脉（股静脉）血为宜。呕吐物、胃内容物、尿液均可做检材。脏器以脑最佳，其次为肺、肝、肾等，体液以尿最佳，乳汁、唾液次之。腐败尸体可取眼玻璃体液测酒精含量。所取检材应密闭低温保存，及时送检，勿超过一昼夜。对活体，可采呼出气检测乙醇含量，或取血、尿化验。

三、巴比妥类药物中毒

巴比妥类药物为最常用的镇静、催眠药物，均为白色粉末或呈晶体状，无嗅、味稍苦、微溶于水。常用的有巴比妥、苯巴比妥、异戊巴比妥等。

（一）中毒原因

大多数为自杀，误用或滥用引起中毒者也不少见，少数见于他杀。也有用于麻醉抢劫的案例。

（二）毒理作用

巴比妥类催眠药对中枢神经系统有广泛的抑制作用。较大剂量时能抑制延脑的呼吸中枢及心血管运动中枢，引起呼吸或心跳停止而死亡，或因微循环衰竭引起休克而死亡。一般情况下多因长时间昏迷而合并支气管肺炎或肺水肿而死亡。有时因合并尿毒症而死亡。该类药物因品种不同，毒性大小有很大差别，一般最小致死量为其治疗量的10倍。如巴比妥的致死量为5~10g；苯巴比妥为4~9g。

（三）中毒症状

急性中毒者可出现恶心、呕吐、眩晕、嗜睡、乏力、共济失调、神志不清，逐渐陷入昏迷状态后体温下降，呼吸变慢，以后呈潮式呼吸，紫绀、肢体松软，尿潴留、瞳孔缩小但晚期会再散大，反射消失，深昏迷，皮肤可出现疱疹，严重者10多小时内因呼吸停止而死亡。迁延时间较长者，可死于循环衰竭、肺炎合并症或尿毒症。慢性中毒者可有皮疹、言语不清、失眠、健忘、情绪不稳定、共济失调、食欲下降、便秘等症状。

（四）尸体检查

尸体检查可见皮肤黏膜紫绀，尸斑显著、色暗紫，内脏瘀血，肺水肿，脑水肿及膀胱内尿潴留等。有时胃内可发现残余药物。因巴比妥有一定刺激作用，胃黏膜可发生糜烂、出血现象。迁延数天死亡者，常并发坠积性肺炎，大脑苍白球对称性软化灶，伴神经胶质细胞反应，视丘和屏状核中也可有软化灶，可有脑水肿，脑血管周围血管性出血及细胞浸润。

（五）法医学鉴定

注意有无中毒病史，调查是否有自杀动机，根据临床症状和体征，结合尸检征象，最后需定性、定量检验证实结果。必须强调做可疑毒物的定量分析，以确定是否达到致死血浓度。

胃内容物、血液、尿液为最适宜检材。另外，可取肝、肾、脑等脏器。若有皮肤疱疹者，还应抽取疱疹液作为检材。

四、吗啡类中毒

（一）吗啡

吗啡是阿片（旧称“鸦片”，俗称“烟土”，为罂粟果实中的天然品）中最主要、含量也最多的有效成分。吗啡为白色结晶状粉末，味苦，难溶于水，能溶于乙醚、氯仿等有机溶剂。吗啡盐类可溶于水。药用的主要是盐酸吗啡。

1. 中毒原因

多见于医疗上误用或用药过量；偶有用吗啡自杀者，多数与职业接触有关；用吗啡注射他杀者少见。

2. 毒理作用

吗啡具有很强的镇痛作用，因镇痛可引起情绪变化，如欣快感。吗啡对中枢神经系统的作用还有镇静、催眠、抑制呼吸、镇咳等具有兴奋和抑制的双向作用。急性吗啡中毒直接死因是呼吸中枢麻痹。吗啡可兴奋平滑肌致缩瞳、呕吐、排尿困难、便秘和呼吸困难，并能抑制心血管功能，使心率和血压下降。另外，吗啡易成瘾和产生耐受性。

3. 中毒致死量

吗啡成人中毒量为60mg，致死量为200～250mg，吗啡成瘾者对吗啡有极强的耐受性，可耐受正常量的35～40倍，而不致发生中毒。小儿与肝病患者对吗啡敏感。

4. 中毒症状

吗啡急性中毒时症状发生快，表现为中枢神经系统深度抑制，意识朦胧、昏迷、感觉消失、紫绀、血压下降、脉缓且不规则、呼吸浅慢似叹息、体温下降、瞳孔极度缩小，但致死前瞳孔可扩大。中毒后6～8小时内可因肺水肿、呼吸停止而死亡。

慢性中毒多见于成瘾癖者，可有消瘦、贫血、精神萎靡、食欲不振、阳痿，多伴有精神异常。禁用时会出现强烈的戒断症状，造成成瘾者的极大痛苦，故为获得毒品而不择手段。

5. 尸体检查

急性中毒死亡尸体外表无显著变化，仅呈一般窒息征象。如尸斑青紫，尸僵持续时间较短，口鼻、呼吸道内有泡沫状液体，浆膜与黏膜有出血、瘀血及水肿，肺有坠积性充血、水肿或合并肺炎，尿潴留，胃内可见残毒。注射中毒者，四肢和躯干可见注射针痕。

慢性中毒死者可见营养不良、消瘦、肤色苍白，伴脑、脊髓、心、肝、肾等组织细胞变性。瘾癖者手臂、肩胛、臀部、腿部甚至躯干有注射针孔、不洁注射所致的化脓与瘢痕，可并发脓毒血症或肺炎。长期吸毒者常见自杀、自伤切割留下的疤痕。

6. 法医学鉴定

主要依赖案情调查、现场勘查、尸体检查和毒物分析结果进行综合分析判定。

血液、尿液、胆汁均是最好的检材；脑、肺、肝、肾也是较好的检材。呕吐物、洗胃液、胃肠内容物、鼻孔黏膜、注射处皮肤、皮下组织及肌肉、毛发都是重要的检材。

（二）海洛因

海洛因来源于鸦片，由吗啡经乙酰化改变构造，形成二乙酰吗啡，为白色或淡黄色结晶粉末，俗称白面或白粉。它无嗅，易溶于水或乙醇。毒理作用同吗啡相似，但强于吗啡，用后极具陶醉感，极易成瘾。其精神依赖性是吗啡的100倍左右，镇痛作用是吗啡的4～8倍，它成瘾过程迅速，只要注射一两次就会上瘾，且难以戒掉。致死量750～1200mg。急性中毒死亡原因多为肺水肿或呼吸麻痹。慢性中毒症状与死因与吗啡所致相同。尸检所见与检材提取与吗啡相同。

五、甲基苯丙胺中毒

甲基苯丙胺又称去氧麻黄碱，由盐酸麻黄素合成。它是苯丙胺的衍生物，为无色透明的晶体，外观似冰，俗称冰毒，为典型的兴奋剂。该药具有较强的习惯性、耐药性及依赖性，易成瘾癖，成为近年来滥用最为广泛的毒品，因此被我国法律严禁。该毒品可以口服、注射、喷雾、滴鼻等方式使用。

（一）中毒原因

常因滥用或医疗过量而发生中毒及死亡。

（二）毒理作用

甲基苯丙胺能使体内去甲肾上腺素代谢受阻，使其在血中浓度增高而发生作用。其作用为可兴奋外周的肾上腺素能神经，同时兴奋中枢神经系统，导致精神兴奋，尤其是疲倦时作用更强烈。甲基苯丙胺 10mg 即可出现轻度中毒症状，致死量为 20～25mg/kg，致死血浓度为 4mg/L。但成瘾者例外。

（三）中毒症状

急性中毒者可出现兴奋、出汗、血压增高、激动、焦虑、紧张、震颤、痉挛、意识紊乱、眩晕，严重时出现谵妄、躁狂、自伤、类偏执性精神分裂症，最重者可出现虚脱、心律不齐、循环衰竭。慢性中毒者多为瘾癖者，可见食欲减退、体重下降、失眠、各种精神妄想等，注意力降低、强迫行为等。

（四）尸体检查

急性中毒死者无特殊病变。尸僵出现早且强，脑水肿，肺瘀血、水肿，其他器官也呈瘀血、水肿改变。

慢性中毒死者可见体重减轻，营养不良。肝、心细胞病变及肺水肿。脑部有弥漫性出血、水肿，神经细胞变性及胶质细胞反应。

（五）法医学鉴定

有甲基苯丙胺药物接触史和中毒症状。表现为中枢兴奋和交感神经兴奋的症状。长期滥用者体形消瘦，有幻觉、妄想等精神症状。尸检可见心肌损害，肝、肺内肉芽肿形成，指甲脆化，脑出血等。结合毒物分析不难做出鉴定。

尿是最佳检材。还有血、肝、肾、脑、胃内容物、注射部位组织等均可作为检材。

六、氰化物中毒

氰化物（cyanides）是世界公认的一类剧毒物。氰化物含有 CN^-，毒性极大，具有广泛的工业用途。工业上常见的有氰化钾、氰化钠，均为白色易潮解的晶体，能迅速溶于水，微溶于乙醇。自然界中氰化物以氰甙的形式广泛存在于植物果仁中，其中苦杏仁含量最高，可高达4.5%。

（一）中毒原因

氰化物在工农业生产中应用广泛，易于取得，故常被用于自杀或他杀，亦有因防护不当、氰化物泄漏污染、食用含氰甙食物引起意外中毒者。

（二）毒理作用

氰化物经口服、注射、吸入或其他途径进入机体后分解产生氰离子（CN^-）。氰离子与组织的细胞色素氧化酶结合，使组织细胞内呼吸链的氧化过程中断，导致细胞失去摄氧能力而造成内窒息。由于中枢神经系统对缺氧最敏感，故脑组织最先受损，导致中枢性呼吸衰竭而死亡。

氰化物直接入血可刺激颈动脉窦，反射性地使中枢神经系统和延脑等麻痹，造成呼吸停止。氰化物中碱根还具有轻度腐蚀作用。氢氰酸口服最小致死量为0.7mg/kg；在空气中的浓度达0.2～0.5mg/L时，即可致人死亡。氰化钾与氰化钠口服致死量为1～2mg/kg，致死血浓度为1mg/dl。口服苦杏仁40～60粒，小儿口服10～20粒便可致死。

（三）中毒症状

氰化物中毒剂量大时，可使中毒者突然发生尖叫，随即倒地，意识丧失，瞳孔散大，全身痉挛，呼吸停止，全过程仅持续几秒钟或几分钟，呈“闪电式”死亡。小剂量中毒时可出现15～49分钟的中毒过程：头痛、眩晕、恶心、胸闷、咽喉紧缩感、强度恐怖感、视野发黑、心跳呼吸加快，而后可发生意识丧失、死亡。苦杏仁中毒可有一段潜伏期，症状出现也较慢。

（四）尸体检查

尸斑呈鲜红色，尸僵明显。死后早期血液、肌肉、内脏亦呈鲜红色，全身呈现类似窒息死的尸体征象，体腔内可嗅到苦杏仁味。口服中毒者胃及肠道内可有不同程度的腐蚀及炎性反应变化。

（五）法医学鉴定

凡突然急速死亡的案例而有中毒可能时，应考虑氰化物中毒的可能。

检材要采取吃剩的药物、食物、饮料、呕吐物、全部胃及胃内容物；对黏膜吸收或注射中毒的要采取毒物进入机体处的局部组织；还要采取心血、肝、肺及肾等。检材要密封包装，冷藏保存，迅速送检。

七、一氧化碳中毒

一氧化碳（CO）是一种无色、无味、无刺激性的气体，比空气轻，易扩散。其存在不易被人察觉。凡含碳物质在不完全燃烧时均可产生CO。在冶金、化工、石墨电极制造以及家用煤气或煤炉、汽车尾气中均有CO存在。

（一）中毒原因

一氧化碳中毒多为意外事故，如烟道不通畅或漏气等；亦有在火场中吸入一氧化碳而中毒者。其有关案件性质既有自杀，也有他杀。另外，还有用其他手段杀人后，伪装一氧化碳中毒现场以掩盖罪行的。

（二）毒理作用

一氧化碳经呼吸道进入人体后，与血红蛋白结合形成不易分离的碳氧血红蛋白（HbCO），造成血液携氧障碍，引起组织缺氧。病变主要累及对缺氧敏感的中枢神经系统。吸入较高浓度的一氧化碳时，还可使细胞色素氧化酶功能发生障碍，使内呼吸受到抑制。血液中HbCO达到Hb总量的50%以上即可致死。空气中CO含量为0.1%时，接触2小时；0.15%时，接触1小时；0.3%～0.4%时，接触半小时；0.64%时接触10～15分钟；1.28%时，接触1～2分钟；均可导致死亡。

（三）中毒症状

当吸入高浓度一氧化碳时，可使人意识迅速丧失，反射消失，呼吸中枢麻痹而死亡。一般急性中毒者初感头痛、恶心呕吐、视力模糊、乏力、共济失调，继之意识丧失，呼吸、脉搏减弱，陷入昏迷后因呼吸衰竭而死亡。慢性中毒者可出现神经衰弱症候群及神经和心脏功能障碍。

（四）尸体检查

一氧化碳中毒死亡者，尸斑、血液（尤其是心腔大血管内血液）、内脏和肌肉均呈樱桃红色，可有肺充血、肺水肿。慢性中毒者可有中枢神经系统和心、肝、肾的缺氧性损害。尸体腐败较慢。HbCO在尸体内可保持较长时间。

（五）法医学鉴定

现场勘查对确定CO中毒十分重要。应积极寻找CO来源，必要时测定空气中的CO浓度。CO中毒尸体的特征性颜色是重要的征象。HbCO在尸体内可以保存相当长的时间，尸体经福尔马林液固定后仍可检出HbCO。

检材主要收集心内、大血管内血液，其次为肌肉，以胸大肌为好。

八、亚硝酸盐中毒

亚硝酸盐常见有钠盐及钾盐，两者均为白色、淡黄色颗粒状结晶或粉末，无嗅，微咸稍有苦味，颇似食盐，易潮解，极易溶于水。其水溶液为中性或弱碱性。在醇中微溶。易误食中毒。其主要用作化工原料、肉类加工和建筑业中的防冻剂。

（一）中毒原因

亚硝酸盐外观与食盐类似，故误作食盐使用是引起中毒的常见原因。食入含亚硝酸盐过量的腌肉可引起中毒，食亚硝酸盐含量高的蔬菜和饮用含有大量硝酸盐的井水均可引起中毒。某些药物使用不当也会造成中毒。偶见用亚硝酸盐自杀或他杀的案例。

（二）毒理作用

亚硝酸盐中的亚硝酸离子 No_2^- 能迅速地使血红蛋白（含二价铁）转化为高铁血红蛋白含三价铁，使血红蛋白失去携氧能力，致组织缺氧，严重者可引起窒息死亡。亚硝酸盐对心血管有直接抑制作用，亚硝酸酯类还能使小血管平滑肌松弛、扩张血管和血压下降，导致外周循环衰竭。口服纯亚硝酸盐 0.2 ~0.5g 可引起中毒，其致死量为 2 ~3g。

（三）中毒症状

亚硝酸盐若直接摄入则引起中毒的潜伏期很短。中毒早期症状常以胃肠刺激症状为主，如恶心、呕吐、腹痛、腹泻等。随即出现皮肤黏膜青紫、头痛、头晕、乏力、嗜睡、血压下降。重者可昏迷、惊厥，1 ~2 小时内发生死亡。亚硝酸盐重度中毒者，因亚硝酸盐有扩血管及对心脏的抑制作用，可引起休克死亡，但皮肤青紫可不明显。

（四）尸体检查

亚硝酸盐中毒死亡者的典型特征为：尸斑呈蓝褐色，指端青紫，颜面发绀，血液不凝固，呈暗褐色酱油样。心、肝、肾、脑等内脏器官小血管显著扩张瘀血，或有点片状出血。当亚硝酸盐中毒时，血中除高铁血红蛋白外，同时可形成亚硝酸高铁血红蛋白，死者血液亦可呈鲜红色而不是蓝褐色，类似一氧化碳中毒时的血液改变。

（五）法医学鉴定

亚硝酸盐中毒特征以缺氧为主，皮肤、黏膜和尸斑均呈蓝褐色，血液似酱油样呈棕褐色，血液毒物化验证实血中高铁血红蛋白含量增高。有典型的临床表现时，鉴定较容易。对单例发生亚硝酸盐中毒案判定时，需与其他类似中毒相鉴别。中毒性质意外事故多见，常为群体性。

检材提取应尽早尽快。残余食物、呕吐物、胃内容物及血液均为检验亚硝酸盐中毒的良好检材。

九、有机磷农药中毒

有机磷农药是含磷的有机化合物，品种繁多，在农业上用作杀虫、除草等，对人、畜均有强烈的毒性。在我国法医检案工作中，有机磷农药中毒已成为最常见的中毒原因。有机磷农药除少数品种如敌百虫为固体外，其他多为淡黄色或棕色油状液体，具有类似大蒜样的特殊臭味，一般不溶于水，易溶于多种有机溶剂。根据有机磷农药的毒性可分为：（1）剧毒类，如对硫磷、内吸磷等；（2）高毒类，如敌敌畏、甲胺磷等；（3）中毒类，如乐果、敌百虫等；（4）低毒类，如家蝇磷、杀虫畏等。

（一）中毒原因

常见用于服毒自杀，也有用该类药物投毒杀人者，有时可因误服误用而发生意外中毒。

（二）毒理作用

有机磷农药能经无损伤的皮肤、呼吸道、消化道进入人体内，主要与体内胆碱酯酶结合而使该酶失活，致使乙酰胆碱不能及时被分解而大量蓄积，导致以乙酰胆碱为传导介质的神经以及这些神经所支配的效应器官处于持续过度兴奋状态，最后则转入抑制和衰竭。有机磷农药对人的致死量依药物不同而异。如对硫磷对人的致死量为3mg/kg，敌敌畏为56mg/kg，而乐果为215mg/kg。

（三）中毒症状

中毒症状可归纳为毒蕈碱样作用、烟碱样作用和中枢神经作用三类。一般经消化道吸收引起急性中毒者，5～20分钟后出现恶心、呕吐、腹痛、多汗、缩瞳、肌肉纤维挛缩、呼吸困难、口吐白沫、昏迷、痉挛而死亡。死因主要为中枢性呼吸衰竭所致窒息。但肺水肿、呼吸肌麻痹、支气管痉挛及呼吸道内黏液积聚等可加重呼吸衰竭，加速死亡发生。少数有机磷重度中毒后可出现周围神经炎症状。有的可引起局部皮肤损害，多见为接触性皮炎。

（四）尸体检查

尸斑显著、呈暗紫色；尸体血液呈暗紫红色、不凝固；尸僵甚强；部分案例可见腓肠肌和肱二头肌显著挛缩；多有明显瞳孔缩小，眼结膜有散在出血点；口腔及鼻孔出现白色泡沫，气管内有多量泡沫状液体；肺瘀血、肺水肿、肺浆膜散在点状出血及细小支气管挛缩；胃内容物有蒜臭味或特殊气味，胃黏膜有出血点，肠壁肌层有明显收缩波出现；胰腺可有出血；脑膜瘀血水肿，脑实质明显水肿。

（五）法医学鉴定

服毒自杀最多，意外中毒次之，用于投毒他杀的较少。应根据案情、现场勘查、临床表现、尸体检查发现、毒物分析结果等进行综合评定后作出意见。

检材应收集呕吐物、剩余食品、可疑容器、药瓶等。口服中毒尸体取胃及胃内容物和血液。经呼吸道吸入中毒者，可取血液、肺、肝等。经皮肤吸收，造成皮肤损害处有水泡形成者可抽取水泡液。经注射引起中毒者，可取注射处局部组织。

实验安排

亚硝酸盐定性定量分析实验

一、实验目的

熟悉亚硝酸盐的化学性质和分离方法。掌握几种常用的定性、定量分析方法。

二、实验要求

1. 检材的采取

亚硝酸盐中毒宜采取中毒者吃剩的可疑食物、饮料、呕吐物及血液作毒物分析检材。

2. 检材的分离提取

亚硝酸盐易溶于水，将检材加蒸馏水短时浸泡，过滤，滤液即可进行试验，有条件时可用透析法进行分离，应注意亚硝酸盐易分解（特别是在酸性环境中），检材的采取与检测均须尽快进行。

三、实验方法

（一）定性分析方法

1. 联苯胺—冰醋酸反应

（1）原理：亚硝酸盐在酸性溶液中将联苯胺重氮化生成黄红色或红棕色染料。

（2）操作方法：取检液1滴，置白瓷反应板上，加1～2滴联苯胺—冰醋酸试剂，如有亚硝酸盐存在，出现红棕色。亚硝酸盐含量大时，试剂需要加几滴才能出现。

2. 安替比林反应

（1）原理：亚硝酸盐在酸性条件下，可使安替比林硝基化，使溶液呈绿色。

（2）操作方法：取检液一滴于白瓷反应板上，加安替比林溶液1～2滴，如有亚硝酸盐存在，出现绿色。

3. 钠离子鉴定法

取检液1ml，用醋酸中和成中性或弱酸性，加醋酸氧铀锌溶液数滴，以玻璃棒搅拌之，如有钠离子存在则发生黄色浑浊或沉淀。镜下可见三角形立体结晶。

（二）定量分析方法

亚硝酸盐的定量是利用偶氮色素反应出现紫色的色度与亚硝酸盐的含量成正比的关系进行定量分析。

1. 试验试剂的准备

（1）亚硝酸贮存液：溶解0.4928g亚硝酸钠于蒸馏水中，并稀释至1L。

亚硝酸标准液：临用前量取贮存液10ml，用蒸馏水稀释至1L，即每ml含1μg亚硝酸（NO_2）。

（2）对氨基苯磺酸液：取0.5g对氨基苯磺酸溶于20%醋酸溶液150ml中，贮于棕色瓶中保存。

（3）1%盐酸N-1萘基乙二胺水溶液。

（4）硫酸锌溶液：取4.31g硫酸锌溶于蒸馏水中，并稀释至100ml。

2. 操作方法

血中亚硝酸盐在体外很快就被氧化，取血后应尽快进行测定，如保存在4℃以下则可稳定1小时，如加入甲醛液数滴，可延长测出时间。

（1）取血0.1ml置于一含0.6ml硫酸锌溶液的小离心管中加入0.4ml蒸馏水，混匀后加入4%氢氧化钠溶液0.1ml，充分混匀后置冰箱内1小时，然后取出离心（3000转/分）5分钟。

（2）取上清液0.6ml，放入一有塞比色管中，加蒸馏水0.4ml，混匀后加入对氨基苯磺酸溶液0.1ml，摇匀后置冰浴中15分钟使重氮化。然后加入0.1ml N-1萘基乙二胺液，混匀后室温下放置半小时，于540nm测光密度。

（3）取亚硝酸标准液0、0.1、0.2……0.8ml，各加入含有0.6ml硫酸锌液的9支小离心管，按上述方法操作，由测得的光密度绘制标准曲线。

3. 结果计算

（1）标准曲线绘制：以各浓度标准液的光密度值为纵坐标，以标准液各浓度值为横坐标，绘制浓度—光密度曲线。

（2）检材中亚硝酸盐浓度的计算：将测得的检材血样的光密度值代入标准曲线中，找到相对应横坐标所表示的浓度值，即为检样中亚硝酸盐的含量，再进一步求出检材中亚硝酸盐的浓度含量。

第七章

猝　死

第一节　概　　述

一、猝死的概念及特征

猝死是指某些平素健康或貌似健康的人，因体内潜在性的病变或功能障碍而引起的突然、意外的死亡。猝死虽属非暴力死亡，但其死亡的突然性、意外性及其常发生在某种诱因之后的特点，容易造成死者的家人、亲戚和朋友怀疑该死亡的性质为他杀或他伤致死，因而常涉及法律诉讼。

从上述定义可以看出，猝死具有以下三个特征：

（一）死亡发生的急骤性

关于猝死的时间限度问题，国内外各家文献报道不一。有的学者认为限定在发病后数分钟或数小时，有的认为应限定在 2～3 日内。美国心脏病联合会和国际心脏病学会规定，凡在症状出现后 24 小时内死亡的均称猝死。其中，在 30 秒钟以内死亡的称即刻死（暴死）。目前世界卫生组织（WHO）和我国均采用这一规定。

（二）死亡发生的意外性

死者生前外表貌似健康意味着他们从来没跟家人或周围人说过自己有不舒服的感觉，所以给人以健康的印象；或者死前说过有些不适感，但仍可照常生活和工作，本人及周围人都认为无关大碍，给人以无重病的印象；或是生前虽有不危及生命的疾病（如胃、十二指肠溃疡或稳定期肺结核），但可天天上班工作，给人以似乎健康的形象。

（三）死因是自然疾病而非暴力性

猝死的死亡性质属病理性死亡（由疾病引起），而非暴力性死亡。通过对死者做尸体检验发现，大多数人具有可致死程度的器质性组织病变存在，如冠状动脉Ⅳ度狭窄、脑动脉瘤等。极少数人没有器质性病变，只表现出一系列临床症状，而目前的技术手段查不出组织结构上存在病理变化，且可排除暴力死亡因素，即属功能性病变。如青壮年猝死综合征就属因机体功能性障碍而死。

［案例1］ 某中年男性，46岁，既往身体健康，因患化脓性扁桃体炎后发高烧而住院。住院第4天下午因自我感觉良好便回家吃了一碗妻子做的米粥。患者当晚返回医院后便发生呕吐、腹痛和腹泻等症状，并于次日清晨突然发生呼吸急促、胸口不适，经抢救无效后死亡。因其妻平时生活作风不检点，夫妻俩也经常吵架，故死者的弟弟怀疑有被投毒的可能，坚持要求做尸检。经检验，死者除有扁桃体炎外，还有严重的冠脉粥样硬化Ⅳ度狭窄及心肌纤维断裂等病变，实验室毒物检验结果为阴性。因此，法医判定死者死因为冠心病性猝死（自身体内早已存在冠脉粥样硬化这一潜在性病变，只是死前未表现出相关症状而已）。

［案例2］ 张某，男，38岁，车间主任，既往身体健康，某日在厂参加劳动至晚8点回家，饭后感觉疲乏劳累而随即就寝。翌日晨3点左右家人曾听到他哼哼了几声，但未引起任何人的注意。早晨6点多叫其起床不应，推之不动时才发现已死亡多时。尸检未发现任何致死性疾病病变存在。在排除了中毒、机械性窒息及外伤等死因存在的可能性后，法医最终判定张某死因是青壮年猝死综合征（生前既没有预先症状，死后也未查出体内存在器质性病变，属于自身机能性障碍而导致的机体死亡）。

猝死可发生于任何年龄，但存在两个高峰期，即出生后6个月内及30～50岁。发生猝死的人群中男性明显多于女性。

二、猝死的检验目的和意义

猝死为非暴力死，是一种病理性死亡，因此属临床医学研究的范畴，本不涉及法律问题。但在司法实践中，猝死性尸检几乎占所有尸检案的一半，属尸检工作的主要内容之一。猝死尸检率高的可能原因如下所述：

原因之一，由于猝死发生很突然，或许是在走路时，或在火车、汽车上，或在做客吃饭期间，或在旅馆睡眠中突然死亡。有的死亡有人目击，有的死亡无人在场，加之死前又貌似健康人，故常容易使人怀疑为他杀或自杀而向司法机关报案，要求查明死因和死亡性质。

原因之二，有些猝死发生在与他人争吵、打架之后，可能伴有轻微的外伤，故常被怀疑为暴力致死而向公安机关报案，要求查明其死因和死亡性质。

原因之三，有时猝死发生在夫妻、兄弟、婆媳之间家庭不和或朋友反目的情况下，由于死得突然，常被怀疑为非正常死亡而报案。

原因之四，一些猝死发生在因病住院治疗期间，或病情已大有好转却突然死亡，常被怀疑为医疗事故。

原因之五，某些犯罪分子常常利用被害人患病服药时投毒谋害，或是趁病人无力挣扎时施以暴力致死，但伪报猝死。

鉴于以上情况，对猝死尸体的检验主要有两个目的：一是通过尸检来确定死者是疾病致死还是暴力致死，以解决人民群众之间的纠纷；二是查明死亡真相，揭露犯罪行为。另外，在猝死与某种暴力因素并存时，判定谁为主要死因就成为确定该死亡性质的关键环节。此时通过尸检来正确区分猝死与暴力死对解决此类纠纷、证实犯罪具有重要意义。

三、猝死的原因

任何事物的产生和发展都有一定的原因，可被概括地分为内因和外因两大类，猝死同样也不例外。

（一）猝死的内因

导致猝死的内因多指全身各个系统组织在疾病状态下表现出来的病理变化，如冠脉粥样硬化引发的心肌梗塞，脑血管畸形引起的脑出血等。但各系统疾病引起猝死的发生率有所不同。据国内外统计资料显示，成人猝死以心血管系统疾病占首位，呼吸系统或神经系统疾病居次，消化、泌尿生殖和内分泌系统疾病较少；新生儿和婴幼儿猝死则以呼吸系统疾病为主，如小叶性肺炎；青壮年孕妇的猝死原因主要为生殖系统疾病，如羊水栓塞。

（二）猝死的诱因（外因）

多数猝死的发生都有某种外在因素起诱发作用，即诱因（外因）。导致猝死的诱因多来自机体以外的各种不良刺激。这些不良刺激对健康人来说毫无危害，而对于有某些潜在性疾病的人来说，却可引起突然死亡。虽然有些猝死案例只有内因而无明显的诱因，但大多数猝死有诱因参与。诱因可促使体内潜在疾病的恶化并最终导致猝然死亡的发生。常见的猝死诱因可归纳为以下五种：

1. 精神因素

喜、怒、忧、思、悲、恐、惊七情本是人们的正常精神活动，但突然、强烈而持久的情感刺激对患有潜在疾病的人（如高血压、心脏病）来说却承受不住。因为这些精神紧张、情绪激动可使交感神经兴奋性升高，引起心跳加快、血压升高，使本已存在病变的器官负担过重而导致猝死。

2. 物理因素

风、寒、暑、湿、燥、热以及过度疲劳和剧烈运动等均为常见的猝死诱因。寒冷的刺激可降低机体的抵抗力，使患肺部疾病的人病情加重而猝死；剧烈的运动可加重心脏负担，患有心血管疾病的人可以发生心肌急性缺血而猝死。

3. 化学因素

饮酒、吸烟及某些药物反应也容易诱发猝死。酒精可对心肌直接发生毒性作用，使心肌纤维脂肪变性；吸烟可使血中儿茶酚胺增多，碳氧血红蛋白含量增高，致使心肌缺血；洋地黄、奎尼丁等药物可以治疗心脏疾病，但也可引起心脏中毒而发生猝死。

4. 外伤和感染

慢性脾肿大的病人，腹部受到轻微外伤，便可导致脾破裂而猝死。轻微的感染也可使某些病人的抵抗力降低，进而使原有疾病恶化而死亡。如严重的风心病患者最怕合并患上呼吸道感染。

5. 暴饮暴食

急性胰腺炎患者暴饮暴食后，可刺激胰腺过度分泌，引起胰腺组织自溶、出血和坏死。胰腺组织中多种消化酶在细胞损伤后可外溢，导致胰腺及其周围组织发生自体消化，引发机体全身功能和代谢障碍后死亡；冠心病患者暴饮暴食后，可因摄入过量的高脂肪食物导致血液凝固性增高，冠脉发生血栓形成阻塞血管而发生心梗性猝死；酗酒可引起高血压脑出血和消化道溃疡大出血等突然死亡的发生。

为明确判定诱因在猝死发生中的具体作用大小和其与死亡之间的关系，至少需明确一点：无论何种诱因，即使这种诱因有时可以对猝死的发生起很大作用，但它在具体案例中只能作为潜在疾病急性发作的诱因，而不能作为死亡的直接原因。否则就不属于猝死范畴，而属于外因性的急性死亡。

第二节　猝死的法医学鉴定

猝死虽属自然死亡，本不涉及法律问题，但司法实践中确实存在有些罪犯采用暴力手段致人死后，伪报猝死以逃脱罪责的情况。而有些案例被疑为暴力死却实际上是猝死。鉴于上述两种情况，凡突然死亡且对其死因持怀疑态度的案例，为明确死亡性质和死亡原因，均应进行法医学鉴定。

一、现场勘验

常见的有如下几种猝死现场：（1）患者在就诊过程中死于门诊或急诊室；（2）独居一室并有家庭不和者；（3）死于旅游或出差途中，如旅馆、车站、码头或交通工具行驶中；（4）与他人争吵斗殴，遭受轻微损伤，于气愤后突然死亡。勘验过程中应注意现场有无搏斗现象、有无血迹、残余食物、饮料、药物及呕吐物等，并注意取材送检作毒物分析。

二、案情调查

了解死者死前的发病情况，调阅其病历及化验报告等相关资料，同时要注意分析判别所获信息的客观性、可靠性和可信性。要向死者家属、亲友和单位保健医生询问死者的既往史、家族史、死亡时间及近期表现等情况。尤应注意在斗殴或嬉戏后发生的猝死，其家属往往隐瞒既往病史，而夸大现实伤情。

三、尸体解剖

全面系统的尸检是判明猝死死因的关键性步骤，其重要性不言而喻。

[案例1] 某犯人在监狱内突然死亡，尸检发现其体内存在重度冠状动脉粥样硬化及心肌纤维化，此病变足以解释死因。但在解剖喉头时发现有一手绢堵塞在呼吸道内，提示该死者并非单纯性心脏病猝死，而是采用机械性窒息的方法自杀身亡。

[案例2] 在某医院中猝死者的家属开始只同意做胸腹腔解剖，后经医生再三劝说，才同意打开颅腔。结果尸检中发现死者有急性脑脓肿，大脑内囊部位可见大量出血，证实其真正的死因为脑实质内出血。

另外，解剖时还应注意采集死者的胃内容物、血、尿及肝和肾等样品供毒物分析及生化检验。

[案例3] 某男性，既往曾有风心病史，此次因患感冒而服药后突然死亡。妻子坚持说丈夫是因心肌炎致死，但死者家属怀疑死因及死亡性质而要求尸检。尸检中确实发现死者有风心病病变存在，但其胃内容物常规毒物检测发现大量磷化锌存在，故其真正死因为磷化锌中毒死。如果此案当时不做常规的毒物分析，这例他杀致死案则会被误断为猝死。

猝死尸体的尸检征象可以从外表和内部两个方面来观察。从外表检查看，因猝死者死的急骤，故尸斑多显著，呈暗紫红色。但如果因内出血而猝死（如严重贫血、急性大失血），则由于血管内残存血量少，尸体可表现为尸斑不明显，颜色较淡。从尸体内部检查来看，因死亡急骤，心脏及大血管里的血液呈暗红色，无鸡脂样凝血块形成（猝死前紧张→肾上腺素上升→全身血管先收缩后扩张→局部微循环内瘀血、缺氧、组织与内皮细胞损伤→微血栓广泛形成→纤维蛋白被大量耗损和纤溶酶原被激活→有效循环血液中纤维蛋白含量下降，凝血因子减少→大血管内血液呈不凝状态）；右心及腔静脉因血液回流受阻而扩张、瘀血；肺、肝、脾、肾等器官显著瘀血；心肺浆膜、胸腺被膜、肾盂黏膜均可见点状出血。此外，尸体内部检查有时还可嗅到一些特殊气味，如尿毒症者可嗅到氨味，糖尿病酮症酸中毒者可嗅到烂苹果味，死前大量饮酒者可嗅到酒味。

上述尸斑显著、心血不凝、内脏广泛瘀血、内脏浆膜和黏膜呈点状出血等病变特征虽在猝死案例中常见，但本身并无特异性。因为上述病理变化特征在一些暴力性死亡案件的尸检中亦可见到。因此，猝死尸检中最主要的是对各脏器进行仔细的病理解剖学检查，再根据疾病的特异性病变特征和程度来判定何种疾病是猝死死因。

总之，要想得出正确的尸检判断意见，除了依靠尸检过程中发现的机体内原有病变客观存在外，还需在排除中毒及其他暴力死亡的可能性后，才能最终判定为猝死。

四、死因分析

死因分析的最终目的是分析判定各种原因在死亡过程中的主次位置、各自因果关系及其责任“参与度”等。经常有人不能正确区分猝死的死亡原因和死亡机制。死亡原因是指机体中原发的疾病，而死亡机制是指死因引发的危及生命的病理生理功能紊乱过程，如心律失常、循环衰竭、呼吸衰竭、电解质平衡紊乱、多器官功能衰竭等。下面简要介绍死因分析中常见的几种情况。

（一）猝死死因非常明确

多见于体内有显著的器质性病变时。该病变的性质、部位和程度应足以解释死亡原因，但需先排除有致死性暴力损伤或中毒存在的可能性。如判定主动脉瘤破裂导致猝死的案例需要在尸检中检查到该病变的客观存在。

（二）猝死死因基本明确

虽然疾病本身并不一定引起猝死，但其病变范围广泛、程度严重。在排除其他死因之后，可作为猝死死因的法医判定意见。如小儿间质性肺炎病变严重时亦可导致儿童的猝死。

（三）猝死死因是推断死因

虽然可以排除暴力死，且自然性疾病的器质性病变存在，但尚未严重到致死性的病变程度。例如，心脏冠状动脉粥样硬化呈Ⅲ级狭窄，生前又无明显症状，但在排除其他疾病死因、暴力损伤或中毒存在后，只能将其作为推断死因。

（四）猝死死因不明

当病史和病变均不能说明死因者，即根据案情调查情况、现场勘验结果、尸检病变特征、实验室检测结果等均不能有效解释死因，在排除暴力死因之后，可以采用排除法作出猝死“死因不明”的意见。

（五）自然性疾病与损伤共存

此种情况至少可见到以下两种：（1）虽有自身疾病存在，但死因应归于损伤。如心脏贯通性刺创同时伴有严重冠心病，其死因显然为心脏贯通创所致。（2）虽有损伤因素存在，但死因应归于疾病。如严重冠心病或高血压脑出血者临终前曾被别人不小心用水果刀碰破前臂表皮。

（六）自然性疾病和中毒共存

此处仅简单介绍以下两种情况：（1）体内器质性病变显著，同时又检出致死量的毒物或药物，应判定为中毒死。（2）若检出的毒物或药物含量甚微，且经核实与治疗、嗜好或职业接触有关，而体内又查出患有严重疾病时，应判定为疾病死。

第三节　常见的几种猝死

在司法实践中，最常见的成人猝死原因中占首位的是心血管系统疾病，如冠心病、心瓣膜疾病、心肌炎和心肌病等；占第二位的是呼吸系统疾病，如肺炎、肺结核空洞出血和异物阻塞呼吸道等；占第三位的为中枢神经系统疾病，如脑血管意外（又称“中风”或“卒中”），它包括蛛网膜下腔出血、脑出血、脑栓塞和脑血栓形成等；占第四位的是消化系统疾病，如急性胰腺炎、胃溃疡出血及穿孔等。另外，内分泌系统疾病中的甲亢危象与死亡原因不明的青壮年猝死综合征也常可遇到。下面重点介绍几个常见的具有代表性的疾病。

一、冠心病猝死

（一）概述

心血管系统疾病在引起猝死的疾病中占首位。其中冠心病最常见，占心血管系统疾病导致的猝死案中一半以上。

冠心病的全称叫“冠状动脉粥样硬化性心脏病”，是指由于冠状动脉粥样硬化使管腔狭窄或阻塞，导致心肌缺血、缺氧而引起的心脏病。由于冠状动脉完全阻塞常常为局部继发血栓形成所致，近年又被称为冠状动脉粥样硬化血栓性心脏病。

冠心病猝死常常发生在院外，多在1～2小时内死亡（来不及住院治疗）。好发年龄多为30～49岁青壮年，男性较女性多见。70%的冠心病猝死无明显诱因，多发生在睡眠、休息、轻度活动过程中。但部分猝死可有明显诱因，常见的诱因有精神紧张、情绪激动、强体力活动、轻度外伤、感染、暴饮暴食。虽然多数死者死前没有明显的前兆症状，但当猝死者发病前有胸痛、心前区疼痛、胸闷、心慌、头晕、恶心、出汗、全身不适，或睡眠中出现鼾声、呼吸变快或变慢、口吐泡沫、呻吟或惊叫、肢体抽搐等前兆症状时，则应首先考虑冠心病性猝死。

（二）病因与发病机制

动脉粥样硬化的病因和发病机制较为复杂。根据流行病学研究结果，与该病相关的重要危险因子为高脂血症、高血压、糖尿病、吸烟、肥胖、血液内同型半胱氨酸增高、体力活动少、高龄和男性等。冠状动脉（冠脉）容易发生粥样硬化的原因可能与其内膜血供由其管腔直接供给，使脂质容易伴随氧气和营养成分透入内膜下，如脂质透入过多则容易发生内膜下沉积。此外，冠脉与主动脉的交角几乎呈直角，血流冲击的机械力容易导致冠脉近端和其主要分支近端的内膜受损，有利于血液中的脂质进入内膜下。故高血脂伴随血管内膜受损因素存在时，更容易发生因血中脂质过多透入而继发的内膜下脂质沉积等病变。

（三）病理变化

冠状动脉有左、右两支，分别开口于左右主动脉窦处。冠心病时动脉粥样硬化发生的部位以左冠脉前降支上1/3为主，其次为右冠脉主干，最后为左冠脉旋支和左冠脉主干。心肌梗死的好发部位与病变血管的支配区域一致，因此左心室为心梗的好发部位。

冠脉粥样硬化的主要病理变化为病变部位血管内膜下粥样斑块的形成。早期轻者斑块小，呈点状，分散分布或阶段性分布；重者管壁中邻近的斑块可互相融合，在动脉横断面上可见内膜呈半月形隆向管腔，使血管壁弹性下降、血管腔变窄。冠状动脉粥样硬化引起管腔狭窄的程度通常根据内膜增厚并突向管腔的程度而分为四级：用放大镜观察粥样硬化斑块时，管腔狭窄25%以下为Ⅰ级；26%～50%为Ⅱ级（轻度）；51%～75%为Ⅲ级（重度）；76%以上为Ⅳ级（严重）。狭窄越重越易发生猝死，多数人认为猝死多发生在三级以上，但二级猝死的也时有发生。典型粥样斑块处组织在显微镜下观察主要呈血管内膜明显增厚，隆向腔内，内膜隆起的表面有纤维组织呈帽状增生并覆盖深处的泡沫细胞（巨噬细胞吞噬过多脂质后形成）和胆固醇结晶等典型病变。

心肌梗死系由于冠状动脉粥样硬化引起的管腔狭窄或阻塞，导致该冠状动脉供血区心肌发生不同程度的缺血坏死，坏死的心肌呈凝固性坏死的特征。活体内心肌梗死病灶一般需要6小时后肉眼方可辨认。初始梗死灶为灰白色，与周围界限不清（呈地图状）；8~9小时后呈土黄色、干燥且无光泽。显微镜下可以在梗死后2小时观察到心肌纤维的波浪样改变和变性；2周左右肉芽组织开始机化梗死的心肌组织；至少3周后才会有瘢痕组织形成。

（四）临床类型

根据冠脉病变的部位、范围、心肌血供不足的程度和病变发展速度不同，冠心病可分为以下五种类型：

1. 隐匿型或无症状性冠心病

心肌无病变，管腔无明显狭窄或虽有狭窄但侧支循环较丰富，故患者无任何临床表现（症状），仅安静状态下做心电图检查时提示心肌有缺血的表现（无此表现者即不能称为冠心病）。

2. 心绞痛

因冠脉硬化时管腔狭窄（如伴冠脉痉挛时）造成暂时性或局部性的供血不足，一般表现为短暂的发作性胸骨后钝痛，时长不超过15分钟，口含硝酸甘油有效。此时心肌一般无病变。

3. 心肌梗死

心肌梗死为严重临床类型，是冠脉发生了明显的急性闭塞，引起心肌持续性严重缺血以致心肌坏死。可表现为胸前区持续性疼痛、发烧、恶心呕吐、窦性心律失常、心衰、休克等临床症状。

4. 缺血性心肌病

缺血性心肌病是由于冠状动脉长期缓慢地供血不足，使心肌纤维因营养障碍而萎缩，伴间质纤维结缔组织增生、纤维化，最终导致心脏收缩功能下降。临床上表现为心脏扩大、心衰和（或）心律失常。

5. 猝死

突发心脏骤停而死亡者，多为心脏局部发生电生理紊乱引起严重心律失常所致。患者一般于发病后6小时内死亡。

（五）冠心病猝死的死亡机制

心肌梗死直接导致猝死的病例并不很多。但当大面积心梗导致的急性心衰、室壁瘤破裂和冠状动脉粥样斑块增大伴发血栓形成、斑块内出血或持续性痉挛等情况存在时，容易发生冠心病猝死。多数造成冠心病猝死的直接死亡机制为严重的心律失常，尤其是心室纤颤和心室停搏。尸体解剖报告也证实许多冠心病猝死者在尸检中仅可见到程度不同的冠脉硬化，但无血栓形成或心肌梗塞等病变。如天津医学院尸检41例冠心病，其中15例冠脉狭窄程度只有Ⅰ级，9例仅达到Ⅱ级。此种程度的冠脉病变在通常情况下患者不应出现供血不足的症状，更不会发生梗塞。但显微镜下观察却发现心肌纤维有波浪状变形，有收缩带形成，还有心肌纤维断裂。此病变与体内注射大量儿茶酚胺引起的心肌病变特征较一致，提示人在情绪激动时，通过大脑使肾上腺髓质释放的大量儿茶酚胺可造成严重心律失常紊乱而猝死。国外的研究也证明在心脏猝死中，80%是由于心电衰竭致死。另外，还有许多冠心病猝死是在睡眠中发生的，这可能与睡眠时迷走神经活动占优势有关。

（六）冠心病猝死的鉴定中应注意的几个问题

由于冠心病猝死较多见，且一定程度的冠脉粥样硬化在其他原因致死的成人尸检中也常被检出。因此在具体案例中，判定冠脉病变是猝死死因前，一定要先进行详细的案情调查、全面系统的尸检（包括病理检验）和常规毒物化验，并排除其他可能死因的存在，否则很容易得出错误的意见。判定依据关键点简述如下：

1. 死者冠状动脉硬化的管腔狭窄程度至少应在Ⅱ级以上。

2. 死者心脏心肌中应可以发现因冠脉供血不足而引起的心肌缺血性改变，如变性和凝固性坏死等病变。

3. 仔细追寻既往病史和死亡前短时间内存在的与冠心病吻合的征兆和体征，如典型的心绞痛病史、心肌缺血的心电图改变等。

4. 排除其他的致死性疾病，如心肌炎。

5. 冠心病猝死与中毒的鉴别。

[案例1] 张某，被其妻以患冠心病需要吃药为掩护，用老鼠药将其在夜间毒死，晨起后谎称为冠心病发作致死。死者家人怀疑死因并提出做尸检。结果发现死者除了有较严重的冠脉粥样硬化病变外，胃液中还发现含有磷化锌。

[案例2] 一公安干警，男，38岁，临死前一天生活工作均很正常，晚上同邻居打扑克到10点钟后回屋睡觉，次日被邻居发现死于床上。尸检发现其左冠脉前降支有Ⅱ度狭窄，毒物化验检测出胃内容物中含有巴比妥类药物，进一步毒物定量检验证实其含量并未达到中毒量。经调查死者生前有牙痛病史，近期内又服用过去痛片，故可排除中毒死，死因为冠心病性猝死。

以上两个案例提示，在尸检时若发现了毒物，经测定其含量很少，未达中毒或致死量，经调查又是因治疗或职业关系进入体内，内脏病变又足以解释死亡的疾病，此应定为猝死。若发现死者有冠脉硬化（或是很严重），同时又检出大量毒物，达到了中毒或致死量，此应判定为中毒死。

（七）冠心病猝死与外伤的关系

当遇到损伤与猝死同时存在时，需鉴别该死亡到底是因伤害致死还是因疾病发作而引起的猝死。司法实践中可见到以下几种情况：（1）伤害了重要器官，能成为直接死因的，即使体内有足以引起猝死的冠心病也应认定为伤害死；（2）伤害仅仅是造成死亡的一个诱发因素，而疾病则是死亡的主要原因，则认定为猝死；（3）伤害轻微，疾病单独可以致死的应认定为猝死。

［**案例**］某厂一门卫，50岁，为看报纸与一青年工人发生争吵，颞部被打一拳，当即面色苍白，出冷汗，但一般情况尚好，无恶心、呕吐、昏迷等症状，被周围人很快送到医院。经常规医疗救治后不久，患者就出现烦躁不安、心慌憋气与抽搐等症状，并很快发生呼吸心跳停止，最终经抢救无效而死亡。从左颞部遭拳击到死亡历时一个多小时。尸检所见：左颞侧皮下有瘀斑，颅骨无骨折，无外伤性脑出血及脑挫裂伤；左冠状动脉前降支及右冠状动脉均有粥样硬化病变，且狭窄程度已达Ⅳ级；主动脉和脑动脉也有粥样硬化病变；心肌纤维有断裂现象。经分析后法医判定本案中死者是因遭拳击后冠心病发作引起室颤而死亡。

冠心病猝死判定中需注意，许多外伤可以成为冠心病发作的诱因，但并非任何损伤都可诱发冠心病发作。应根据损伤与发病时间间隔的长短、损伤的轻重，特别是损伤后发病症状的特点及死亡的经过，结合尸检资料后再进行意见判定。

二、脑血管病猝死

脑血管病是中枢神经系统疾病猝死的主要原因，其中脑出血和蛛网膜下腔出血最常见，癫痫、脑肿瘤和脑脓肿也可引发猝死，但脑动脉血栓形成和脑栓塞引起的猝死则相对较少见。

（一）脑出血

脑出血指原发性脑实质出血，又称为自发性脑出血。是由于脑内血管因病变破裂而引起的出血，为非外伤性脑内出血。

1. 病因和发病及猝死的机制

脑出血中最常见的病变基础是脑动脉粥样硬化，其次是动脉瘤和脑血管畸形。脑出血多见于中老年人，其发病机制多为在情绪激动、饮酒、重体力劳动、洗澡、便秘时用力大便、性交或跑步等诱因存在情况下，大脑内原已存在病变的血管因血管内压力突然升高而发生破裂出血。出血部位的80%在大脑半球，其中以大脑基底节和内囊处最多见；20%发生在小脑和脑干。大脑出血常需经历一昏迷阶段（几小时）后死亡，但如果累及脑室系统，可迅速致死。

脑出血猝死的发生机制是由于脑出血灶周围脑组织受压、变形、水肿、移位和继发出血后形成脑疝，脑干等生命中枢受到直接压迫，机体功能代谢障碍所致。

2. 尸检病理变化

解剖脑出血死亡的尸体时可见到颅内张力（压力）增高，硬脑膜呈紧张状态。切开大脑、小脑和脑干可在脑实质内发现大面积的出血区，多伴有血凝块。有时出血穿破脑膜组织流入脑室内或蛛网膜下腔，使脑脊液变为血性。检查脑基底动脉环常可发现脑动脉变硬、变粗，呈绳索状，此为脑动脉硬化的证据。脑组织表面无挫伤，颅骨及头皮无任何暴力损伤。脑组织病理切片可找到脑内病变的血管，但脑组织坏死等显微镜下病理形态学改变在脑出血发生后 6 小时内不明显。

3. 法医学鉴定

法医学鉴定重点在于鉴别脑出血是自发性还是外伤性。主要内容包括：（1）调查死者既往病史（如高血压史）和现病史（如外伤史）；（2）现场勘查注意有无异常（如呕吐物等）；（3）系统仔细检查尸体外表征象（如头外伤情况）和内部器官剖验（如有无血管硬化与畸形）。

脑出血时临床可表现以下症状和体征：突然发生剧烈的头痛、眩晕、伴喷射性呕吐、口眼歪斜、两侧瞳孔不等、一侧肢体出现感觉和运动及视觉障碍、短时间内进入昏迷状态。如果是严重的大脑出血或出血部位在脑干及小脑处，患者可突然出现昏迷、全身瘫痪、肌肉痉挛、瞳孔缩小、体温升高、呼吸不规则、血压不稳定（波动），并可迅速死亡。

[案例] 某男孩，11 岁，参加小学组织的游泳活动，因入口处人多拥挤，管理员用小竹条维持秩序时打中其头部。男孩很快头疼、恶心，并晕倒在地，被送到医院后约 30 分钟，因抢救无效而死亡。尸检：小脑血管畸形，小脑幕下可见 4cm × 3cm × 3cm 大小的出血灶。法医鉴定意见为，小脑畸形血管破裂出血后猝死，外伤为诱因。

（二）自发性蛛网膜下腔出血

根据出血来源可以将自发性蛛网膜下腔出血分为原发性和继发性两种。原发性是指蛛网膜下（蛛网膜本身不含血管）紧贴在软脑膜上的血管因疾病发生破裂出血，在蛛网膜下腔内形成积血；继发性是指因脑实质出血时，血液穿破脑实质进入蛛网膜下腔或破入脑室后再经小脑延髓池进入蛛网膜下腔。

1. 病因和发病及猝死机制

自发性的蛛网膜下腔出血大多数是由于先天性颅内动脉瘤、粥样硬化性脑动脉瘤或脑血管畸形等原因引起。此病多发生于 40 ~ 60 岁。青少年发病以脑血管先天发育畸形为主要原因。本病发病机制是因上述血管病变导致大脑表面的动脉血管壁变薄或脆弱，弹性减小，当某些可以使颅内压突然增高的诱因存在时，病变处的血管即可发生破裂出血。蛛网膜下腔出血发病的诱因与脑出血基本相同，有时轻微的外力作用于头部，也可造成病变的血管破裂出血。

本病一般发病急骤，患者可突然感到头痛并剧烈呕吐，或很快进入昏迷，并出现抽搐、惊厥、颈项强直，可于短时间内迅速死亡。其死亡机理是由于脑底部蛛网膜下腔大量出血，颅内压迅速升高，脑干等重要结构受压或移位（脑疝）导致生命中枢麻痹而死亡。

2. 尸检病理变化

尸体检查可见颅内蛛网膜下腔有弥漫性积血，一般脑底部的脑干周围较多，可见到凝血块。若仔细分离血块，有时能见到破裂的血管瘤或其他病变的血管，但往往比较困难。为了与外伤所引起的脑血管损伤出血相区别，常需对脑基底动脉和脑表面血管进行详细的病理组织学检查。

3. 法医学鉴定

法医学鉴定主要依据尸检大体病变特征和病理组织学检验结果进行综合分析后得出判定意见。对死者生前与人有过争吵或遭受过轻微外伤的案例，尸体解剖要求尽快确定是自发性蛛网膜下腔出血还是损伤性蛛网膜下腔出血，仔细寻找到破裂的动脉瘤或血管畸形等病变是尽快确定案件性质的关键。一般情况下，脑底部弥漫性出血多为自发性，而大脑半球表面片状出血多为外伤性。

［案例］ 一中学生，男性，13 岁，被同学在 3 米远处用一鸡蛋大小的碎砖块打中耳部后，马上捂头蹲下，被周围群众看到后即送医院，但在运送途中死亡。尸检发现其耳后乳突下有一 5.0cm × 2.5cm 面积大小的皮下出血区，其间有 0.7cm × 0.4cm 大一表皮剥脱区，无颅骨骨折。开颅后见蛛网膜下腔内弥漫性出血，脑脊液红染，脑组织无明显挫伤。法医判定该男生死因为自发性蛛网膜下腔出血，头部外伤为促发因素。

三、肺炎性猝死

肺炎是小儿猝死的主要原因，多发生在 1 岁以内小儿。肺炎可根据不同的分类标准而具有许多名称。如按病变的范围大小可分为大叶性肺炎、小叶性肺炎（又称支气管肺炎）和节段性肺炎；按病变性质可以分为浆液性肺炎、纤维蛋白性肺炎、化脓性肺炎、出血性肺炎、干酪性肺炎及肉芽肿型肺炎等；按病变部位可分为肺泡性肺炎和间质性肺炎等；根据病因可分为细菌性肺炎、病毒性肺炎、支原体肺炎、立克次体肺炎、真菌性肺炎及寄生虫性肺炎等。

（一）小叶性肺炎（支气管性肺炎）

支气管性肺炎是指以细支气管为中心的化脓性炎症。常见于婴幼儿，是婴幼儿期猝死的主要原因。曾有人报告在一周岁以下的婴儿猝死中，97% 的病例由支气管肺炎引起。除婴幼儿外，老人和体弱多病者也可因患小叶性肺炎而猝死。

1. 病因和发病及猝死机制

小叶性肺炎除原发外，也可作为其他疾病（如麻疹、百日咳或白喉等急性传染病）的继发合并征。多数病例由细菌（最常见的为肺炎双球菌Ⅳ型，其次是葡萄球菌、流感杆菌、链球菌等）感染所引起，亦可为呼吸道误吸导致吸入性肺炎等原因引起。婴幼儿容易发生小叶性肺炎的机制首先是因为小儿呼吸较浅、与外界相通的气管和支气管腔相对狭窄、纤毛运动差等生理解剖特征造成气管容易发生阻塞；其次，气管发生阻塞后相应区域肺组织萎陷，加上小儿肺脏弹力纤维组织发育差，肺泡膨胀不够充分等原因，萎陷的或膨胀不全的肺组织局部血液循环障碍，经常瘀血，故局部营养差。另外，再加上婴幼儿全身免疫防御系统功能发育还不完善，机体抵抗力差，没有产生足够抗体的能力等。因此，小儿很容易患呼吸道感染。

小叶性肺炎猝死的机制主要是由于肺内炎症使肺呼吸面积缩小，换气功能障碍，机体继发缺氧和 CO_2 蓄积，最终可因呼吸功能代偿不全，抑制呼吸中枢后死于急性呼吸衰竭。因为 7 岁以下的小孩常不会咳痰，黏液及其他炎性渗出物淤积在支气管内，可因机械性阻塞支气管而导致窒息死亡。此外，大量病原体的毒素入血还可引起严重的毒血症，毒素作用于心脏、血管、脑、肾、肝、肺等重要器官，特别是当影响到周围血管或心肌时，可发生中毒性休克或急性心力衰竭而猝死。

2. 尸检病理变化

小叶性肺炎早期与其融合性肺炎阶段均可发生猝死。尸检时肉眼可见肺部病变多位于双肺下叶及背侧，呈大小不一灶性分布。病灶呈暗红色或灰黄色，可伴有相互融合现象。病灶质实，支气管腔中可见黄绿色脓性渗出物。显微镜下可见多处以细支气管为中心及其所属肺组织内毛细血管充血、中性粒细胞浸润和组织坏死等病变特征。若为吸入性肺炎引起，小支气管及肺泡内应见到吸入的异物（如呕吐物等）。

3. 法医学鉴定

法医学鉴定主要依据尸检大体病变特征和病理组织学检验结果进行综合判定。猝死前临床症状多不明显或仅有喷嚏、咳嗽、流涕等轻微上呼吸道感染症状，或仅出现吐奶、轻泻等轻微消化系统症状；也有部分病例发病急剧，表现为高热、气促、发绀和烦躁不安，可在发病后数小时内发生惊厥、昏迷、呼吸困难等症状后死亡。由于小儿死亡的突然与意外，特别是当死前毫无症状时，死者常常被怀疑为加害或灾害致死；若是在经门诊或住院治疗期间死亡，很容易引起医疗纠纷。

［案例］ 一男性幼儿，1 岁半，在托儿所午睡时死在童床上。因家属上午送托时小儿一切都很正常，所以怀疑是由于保育人员工作粗心导致的意外死亡，遂要求进行法医尸检鉴定。经尸检发现两肺下叶有散在分布的深褐色病灶，在排除其他可能的死因之后，判定该小儿死因为小叶性肺炎性猝死。

（二）间质性肺炎

间质性肺炎多由病毒和肺炎支原体感染引起。病变主要弥散分布于各肺叶肺泡间质，无明显实变病灶。病变肺叶充血、色暗红。显微镜下可见细支气管壁和肺泡间隔充血水肿，伴单核细胞和淋巴细胞浸润，细支气管腔和肺泡腔内渗出物较少。故此病患者临床上多表现为干咳。

死亡机制为肺泡壁水肿伴大量单核细胞和淋巴细胞浸润时，厚度明显增加，导致肺泡内氧气弥散进入血液的距离增宽，气体交换发生障碍引起机体缺氧，严重缺氧和呼吸困难可引起呼吸衰竭性窒息死。急性间质性肺炎多发生于小儿，可导致婴幼儿在毫无临床症状或仅有轻微不适时猝死。

（三）大叶性肺炎

大叶性肺炎是在整个肺叶或一个肺段范围内，发生以纤维素性炎症为主要病变特征的肺部急性炎症。多见于青壮年，常有诱因参与，一般不引起猝死。但休克型大叶性肺炎如未经及时治疗可导致猝死。

大叶性肺炎猝死多发生在肺组织灰色肝样变期或红色肝样变期。死亡机制为机体抵抗力低和大量细菌毒素被吸收入血后发生毒血症，引发中毒性休克死亡；若毒素损害心肌可引起中毒性心肌炎，加上大片肺组织实变，肺血液循环障碍，超过心脏负荷后可死于急性心力衰竭。

四、原因不明的猝死

绝大多数猝死可以在体内查到致命性疾病的存在，但少数猝死案例在经过全面尸检之后，仍不能发现足以解释猝死发生的原因，因此其死亡机制尚未阐明。这一小部分猝死案例目前只能归入猝死综合征的范畴。

（一）青壮年猝死综合征（sudden manhood death syndrome，SMDS）

SMDS 是发生在青壮年的一种原因不明性猝死。1915 年首见于马尼拉的报道中，被称为“睡眠中猝死”和“夜间猝死综合征”。该猝死主要见于亚洲的日本、中国、朝鲜、菲律宾，在西方国家较少见。此病在菲律宾曾被称为菲语噩梦

（惊叫之后死亡），在日本被称为嘎吱病，1974 年由渡边富雄提议而最终被命名为青壮年猝死综合征。本病好发于男性，男女之比约为 14∶1。死亡年龄以20～40 岁的健康青壮年最多见，职业上绝大多数为体力劳动者。SMDS 多发生于夜间睡眠中，尤其是凌晨 1～5 时，死亡前的主要症状是突然发出哼哼声、呻吟声或惊叫声，随即呼吸急促、抽搐或痉挛，并陷入朦胧状态或意识完全丧失，于数分钟内死亡。

虽然 SMDS 病因不清，但它一般具有以下几个特点：（1）多为青壮年（20～40 岁）；（2）多数为男性；（3）死者生前多身体健康、营养发育良好；（4）死前多无明显诱因；（5）尸检多无明显致死性病变；（6）大都死于睡眠中，尤其是在凌晨 1～5 时；（7）死前有呻吟、惊叫、抽搐；（8）死亡很迅速，不过数分钟，为急死中之急死——即刻死。

[案例] 某体校一名 17 岁男性举重运动员，于晚上睡眠中死去。此人平时体健，每天早起跑步。某周六晚上因陪姥姥一起看电视，睡得较晚。次日清晨，姥姥叫他起床时见他哼哼两声，认为他还想睡，又恰逢周日，就没再叫醒他。8 点左右，家人叫他吃早饭时发现床上的他无任何反应。经请来的医生检查，心跳、呼吸均早已停止，瞳孔也已散大，各种神经反射均已消失。

1. 病理变化

死于 SMDS 者在尸检时体内无明显致死性病变被发现，尸体表现为急性死亡的特征，如尸斑明显、口唇和指甲青紫发绀、大血管内血液不凝、心室扩张、全身各脏器瘀血、内脏浆膜面可见出血点等；显微镜下可见到心肌间质水肿、心肌断裂、肺内水肿等急性心力衰竭时的病理变化。

2. 死因和猝死机制

目前国内外对 SMDS 的死因和猝死机制众说纷纭，但 SMDS 有两个不容忽视的特点，即睡眠的时间因素和男性占优势因素。从这两个特点出发解释 SMDS 发病机制的主要有以下几种学说：

（1）急性心脏死学说。睡眠中发生心脏死的原因之一是晚上睡眠时迷走神经张力相对增高，它可以反射性地引起心跳停止。故同样的刺激在白天尚不足以导致心跳停止，而在晚间睡眠时却可引起。

睡眠中发生心脏死的原因之二是噩梦刺激。大家知道，人的一生大约有 1/3 的时间被睡眠占去，其中，又有 1/4 的时间是在做梦（一位七旬老人花在睡眠上的时间占 23 年，做梦占五六年）。一个健康成年人若按每天 8 小时睡眠计，有 90～120 分钟是在做梦。美国芝加哥大学，睡眠问题研究专家克雷曼博士通过用脑电图、心电图、肌电图、眼动电流图对睡眠人的整夜追踪观察发现，人在睡眠过程中，眼球有快速转动和慢速转动两个固定速度。其中，快速转动出现的次数较多，慢速转动出现的次数相对较少，人的正常睡眠就是这两种睡眠时相的交替过程。故科学家们将睡眠分为快波睡眠和慢波睡眠两个时相。一般开始先进入慢波睡眠直至深睡期，1 小时左右转入快波睡眠，经 30 分钟左右又转入慢波睡眠，一夜有 4 ~5 次的反复，平均一个睡眠周期约 90 分钟。其中，快波睡眠占 20%，慢波睡眠占 80%（大部分）。

成人的慢波睡眠分四个阶段，第一阶段为打盹浅睡，第二阶段为中度睡眠，第三阶段为中度至深度睡眠，第四阶段为深度睡眠。前两个阶段易于叫醒，人们称为浅睡；后两个阶段深沉不易唤醒，人们称熟睡。在这慢波睡眠过程中，初始表浅，后渐深沉，大脑基本处于静息状态，时有鼾声，睡得十分香甜。由于大脑皮层失去控制能力，心率和新陈代谢都保持最低限度，眼球转动缓慢，四肢肌肉松弛（肌张力↓），心率慢，呼吸深、慢、均匀，血压下降。脑电图表现：浅睡时频率高，振幅小；深睡时频率低，振幅大。深睡阶段对促进身体生长发育，驱除身体疲劳和恢复体力具有重要作用。

快波睡眠的表现特征是两眼球在眼睑下不停地无规则的转动，每分钟转50 ~60 次，看上去睡得很不安稳，却不易唤醒。此时机体心率加快，温度升高，血压和呼吸均不稳定；由于大脑又开始活动，新陈代谢比较旺盛，面部和四肢肌肉常出现不规则的抽动；幼儿表现尤为明显，如吸吮、微笑、手足乱动等表现；小孩子还有磨牙、阴茎勃起等症状出现；脑电图表现特点为高频率、低振幅。由于这一阶段大脑神经细胞并没完全被抑制，而是处于另一种特殊的活动状态，故流经大脑皮层的血液比慢波睡眠时要多 30% ~50%，对氧的消耗量也显著增加，这对大脑的智力发展提供了物质基础，对脑功能的恢复可以起到重要作用。

做梦是每个人都经历过的事情，但各自的梦境千差万别，那种飞起来或落下去的奇特体验，光怪陆离杂七杂八的回忆，时而虚无缥缈，时而若有其事，均可让人感到迷惑不解。其实做梦是快波睡眠的一种表现，是一种必要的生理过程。大脑不仅有接受信息的能力，而且还有加工、处理、综合分析这些信息的能力，梦境的杂乱无章正是大脑工作特性的自然表现。在日常生活中常有人抱怨自己夜眠多梦，似乎觉得休息不好，影响健康，其实做梦对于维持和恢复大脑功能，消除疲劳，恢复精神，维持人的心理平衡有着积极的作用。英国心理学家指出：睡眠的全部功能，就在于使人能够做梦。

有人说自己从来不做梦或极少做梦，这是不可能的。一个人醒来是否诉说做梦或正在做什么梦，与他是从慢波睡眠中还是快波睡眠中醒来有关。假如你正好从快波睡眠醒来，常常是梦境历历在目；假如你正好从慢波睡眠醒来，你会说根本没进入过梦乡。有实验证实，人在慢波睡眠之末快波睡眠开始之前醒来时，梦境的想起率最低，约5%；在快波睡眠开始20分钟后醒来，梦境的想起率最高，可达94%。

有人诉说常做噩梦是由于梦者本身某脏器存在不同程度的病变，如心绞痛患者睡眠中常做胸口处被人刺一刀后剧痛的梦。同时，外界因素的作用如影响到某些脏器的正常生理活动也可导致做噩梦，如睡眠姿势不正确，把手放在胸前时可影响这些部位的器官（如心和肺等）血流供应，会做一些与人生死搏斗的危险怪梦。在噩梦中的人们常有呻吟、惊叫、挣扎等现象，这同SMDS死前的表现很相似。所以，有人认为SMDS是由于噩梦刺激引起了心跳、呼吸、血压的极度不稳定而导致心脏死（亦有人称之为噩梦学说）。

（2）内分泌因素。因SMDS人群中男性占明显优势，故有人考虑内分泌因素在猝死中可能起一定作用。在SMDS猝死者血内确实可以检测到胆固醇、β-脂蛋白和乳酸脱氢酶的表达水平增高，而在人体内实验性注射男性激素后血液中胆固醇和亚油酸含量可明显增加。此现象提示在急性心脏死过程中，血液脂质水平的改变和性激素异常可能与之有一定的相关性。此外，有证据显示SMDS猝死的发生与肾上腺皮质分泌类固醇激素减少有关，而本病好发于男性可能与男性激素具有使肾上腺皮质萎缩的作用有关。

（3）呼吸性猝死学说。有人认为睡眠中舌根下沉可造成气道狭窄，机体如换气不足可反射性地引起深吸气，而深吸气又使舌根部进一步下沉，最终使气道闭塞窒息而死。有学者将SMDS发作时的"哼哼"声认为是呼气性呼吸困难的表现，死者血液和脑脊液中的氧分压和pH的下降、CO_2分压的升高均为中枢性呼吸麻痹的结果。

虽然学说很多，但均无法独自解释SMDS中的所有问题。因此，SMDS的确切死亡机制尚有待进一步的研究证实。

3. 法医学鉴定

平时身体健康的青壮年因SMDS而突然意外地死亡，常引起人们对其死因的质疑。而尸检却不能发现除机体猝死后发生的一般性病理变化之外的其他致死性病变存在。因此，目前法医学鉴定SMDS多采用法医学排除法。即案例在符合SMDS基本特征的同时，又能排除暴力死、中毒及致命性疾病死亡的可能性，再综合分析现场勘验、案情调查、全面系统的尸检和各项实验室检验结果等各方面情况后，可以判定SMDS死因。

（二）婴幼儿猝死综合征（sudden infant death syndrome，SIDS）

婴幼儿猝死综合征（SIDS）在欧美一些国家曾因婴幼儿多死于摇篮里或小床上而被称为"摇篮死"。到1970年第二届国际婴幼儿猝死原因会议以后，世界上已普遍采用"婴幼儿猝死综合征"这一称谓。

SIDS 是指一岁以下的健康婴儿突然和意外的死亡。其死亡原因至今不明，但案例一般均具有以下五个特点：（1）好发于发育良好的健康婴儿；（2）2～4 月龄定为发生高峰，85% 发生于 6 个月之内；（3）性别差异不大，男婴稍多；（4）多死于安静状态，90% 发生于睡眠中；（5）尸检不能发现致死性病变，仅见内脏瘀血、内脏浆膜面点状出血、肺瘀血水肿等非特异性急死病变存在。

SIDS 的判定也是采用一种排除性诊断方式。案例除了需满足上述几个特点外，还应排除暴力死、中毒及致命性疾病死亡的可能性，再综合分析死者生前健康状况、病史、生存环境、现场勘验、案情调查、全面系统的尸检和各项实验室检验结果等各方面情况后方能得出最终意见。

典型案例剖析

抑制死的法医学判定

2007 年 2 月 3 日下午 4 时许，被告人鲍某因修车事宜与被害人马某发生争执，鲍某从身旁三轮车上取下车摇把，击向马某腹部，致马某迅速倒地并死亡。经安徽省公安厅法医鉴定，马某尸体解剖未发现皮下存在明显外伤痕迹，系统尸检后亦无法找出致死的原因。最后法医判定马某的死因属于在外力作用下的心脏抑制猝死，即医学上所称的“抑制死”。

抑制死（death from inhibition）与前面介绍的青壮年猝死综合征和婴幼儿猝死综合征一样，同属于原因不明的猝死。抑制死是指由于身体某些部位受到轻微的、对正常人不足以构成死亡的刺激或外伤后，通过神经反射在短时间内（通常不超过 2 分钟）引起心跳停止而死亡，且尸体剖验不能发现明确死因者。一般认为抑制死的死亡机制可能与机体某些敏感部位受到刺激，反射性地引起心脏抑制、心跳骤停而猝死。

由于抑制死的病因不清，有关该病的法医学鉴定主要运用排除法，即排除有病变死亡的因素存在。鉴定的依据一般需遵循以下几个特点：（1）表现为迅速继发于某种刺激或诱因之后的突然死亡，且死亡与刺激之间存在明显的因果关系。死亡必须是在钝性机械力作用于机体的某些敏感部位之后迅速发生（通常不超过 2 分钟的即时生理性死亡）。钝性刺激作用于机体敏感部位的情况可以发生在以下事件之后：如击打胸部、上腹部、会阴部和喉头；颈动脉窦或眼球突然受到压迫或颈部过度伸展；声门、喉头等部位受到冷水刺激；胸腹腔的浆膜突然遭受牵拉刺激；扩张尿道、宫颈或肛周脓肿切开引流；极度惊吓、恐惧、悲哀和疼痛等精神刺激。(2) 最好有目击证人佐证死者确实是在某些敏感部位仅受到刺激或轻微的外力之后迅速死亡。因为如果没有目击证人在现场见证死亡发生的经过，除非在这些受力部位检到相应的外伤病变（如在颈动脉窦的限定部位上方检出了皮肤的擦挫伤和/或颈前肌群或颈动脉窦区的出血性损伤），连尸检法医在内的其他人均很难断定相应的刺激是否发生在身体限定的敏感部位。(3) 全面系统的尸检与实验室毒物检验结果均不支持其他任何可能死因的存在。全面系统的尸检应包括：胸、腹、颅和颈部的大体形态学观察，重要内脏组织的病理学检查，根据案情需要所做的相关毒物化验以及血液等体液样品的实验室化验等。尸检和检验结果可以有效排除诸如机械性损伤、机械性窒息、电击、高低温、中毒及疾病等可能存在的其他死因。这些可能死因的排除必须要有充分的检查结果作为依据，切不可凭空想象和主观臆断，否则就难免发生错误判定。

由于抑制死者尸检时在病理上仅表现为猝死的一般非特异性改变，检查不到特殊病变的存在，因此在鉴定是否为抑制死时主要运用排除法，即排除死者体内有病变死亡的因素。在确认无致死性病变，无致命外伤，无中毒证据，受害人死亡与外界刺激有明显因果关系之后，才能判定为抑制死。本案例中的被害人抑制死的法医学死因判定就是采用这种方式得出的。

第八章

法医尸体检验

第一节　法医尸检的对象及相关法律

尸体检验是法医鉴定工作的一个主要组成部分。法医学尸体解剖是以普通解剖和病理解剖为基础，应用法医学和病理学的理论知识和技术方法来研究并解决法律上有关人的死亡的问题。通过法医学尸体检验可以确定死因、推断死亡时间和损伤时间、分析死亡方式或案件性质、进行无名尸体的个人识别和致伤工具认定，从而为刑事侦查提供线索，为司法审判和民事调解提供科学证据。

一、法医尸检的对象和类型

我国1979年颁布的《尸体解剖规则》中将尸体解剖分为普通解剖、病理解剖和法医解剖三种。

普通解剖：限于医学院校和其他有关教学，科研单位的人体学科在教学和科学研究时施行。下列尸体可收集作普通解剖之用：（1）死者生前有遗嘱或家属自愿供解剖者；（2）无主认领的尸体。

病理解剖：限于教学，医疗，医学科学研究和医疗预防机构的病理科（室）施行。凡符合下列条件之一者因进行病理解剖：（1）死因不清楚者；（2）有科学研究价值者；（3）死者生前有遗嘱或家属愿供解剖者；（4）疑似职业中毒，烈性传染病或集体中毒死亡者。

上述两种解剖方式，一般应先征得家属或负责人的同意。但对享受国家公费医疗或劳保医疗并在国家医疗卫生机构认为有必要明确死因和诊断时，原则上应当进行病理解剖，各有关单位应积极协助医疗卫生机构做好家属工作。

法医尸体解剖技术与病理解剖技术基本相同，但因目的不同，侧重点存在差异：一般病理学侧重在自然疾病方面，而法医病理学则除一般自然病理性死亡外，更侧重于各种非自然的暴力性伤害死亡。对各种暴力死以及死因不明的死亡，一般均需做法医学尸体解剖检验。

通常应对以下情况的尸体进行法医学尸体检验：

1. 凶杀、伤害、投毒、抢劫、盗窃、强奸、报复等案件中的尸体。
2. 猝死、病死、自杀及意外事故灾害中怀疑为他杀的尸体。
3. 重大事故或灾害中必须进行尸体检验才能明确原因和性质的尸体。
4. 怀疑为暴力性死亡的无名尸体。
5. 涉及医疗纠纷、人身保险需尸体检验判明死因及死亡方式的尸体。
6. 监狱、拘留所内被监管人员发生的死亡，死因和死亡方式不清的尸体。
7. 怀疑为烈性传染病死亡，有关部门认为需进行法医学检验的尸体。
8. 经有关部门认为必须检验的自杀死亡的尸体。
9. 在中国境内死亡的外国人的尸体。

由于刑事案件的复杂性以及尸体种类的多样性，法医尸检的主要类型有常规尸体检验、无名尸检验、碎尸检验、开棺验尸、强奸杀人尸检、交通事故及医疗事故尸体检验等。

二、与法医尸检相关的法律规定

为了维护人民群众的生命安全，揭露和打击犯罪，正确判定和处理与死亡有关的民事纠纷和赔偿，不少国家对尸体检验作了明确规定。《刑事诉讼法》第131条规定：“对于死因不明的尸体，公安机关有权决定解剖，并通知死者家属到场。”《人民检察院刑事诉讼规则》第198条规定：“人民检察院解剖死因不明的尸体时，应当通知死者家属到场，并让其在解剖通知书上签名或盖章。死者家属无正当理由拒不到场或者拒绝签名、盖章的，不影响解剖的进行，但应当在解剖通知书上记明。对于身份不明的尸体，无法通知死者家属的，应当记明笔录。”

《解剖尸体规则》中规定，法医解剖限于各级人民法院、人民检察院、公安局以及医学院校附设的法医科（室）进行。凡符合下列条件之一者应进行法医解剖：（1）涉及刑事案，必须经过尸体解剖始能判明死因的尸体和无名尸体需要查明死因及性质者；（2）猝死或突然死亡，有他杀或自杀嫌疑者；（3）因工、农业中毒或烈性传染病死亡涉及法律问题的尸体。“病理解剖或法医解剖，一般应在一个月内向委托单位发出诊断报告。如发现其死因属烈性传染病者，应于确定诊断后12小时内报告当地卫生主管部门。”

1996年7月公安部颁发了《法医学尸体解剖》GA/T 147—1996行业标准，规定了法医学尸体解剖的内容、步骤及方法。标准适用于各级公、检、法、司及医学院校系统进行司法解剖。

2015年11月20日，司法部颁发《法医学尸体解剖规范》（SF/Z JD 0101002—2015），规定了法医学尸体解剖的一般程序及规则。适用于各级公安部门、检察机关及面向社会服务的司法鉴定机构进行法医学尸体检验、鉴定。其制定依据是根据《刑事诉讼法》、《民事诉讼法》及司法部《司法鉴定程序通则》有关规定，运用法医病理学的理论和技术，结合法医病理学鉴定的实践经验而制定，为法医学尸体检验、死亡原因鉴定提供科学依据和统一标准。该技术规范有助于各级专业技术人员在进行法医学尸体检验、鉴定过程中形成一整套完善的工作程序，有助于法医学重新鉴定工作的开展，能为相关学术交流提供技术支持。

同日，司法部还颁发了《法医学虚拟解剖操作规程》，规定了法医学虚拟解剖操作的原则及一般程序。规范适用于各级公安机关、检察机关及面向社会服务的司法鉴定机构开展法医学虚拟解剖检验工作。虚拟解剖作为一种非侵入性的新型“解剖”技术，是通过影像学技术独立、客观、完整地构建人体组织器官的三维立体图像，是法医学判断死亡原因、死亡方式和致伤方式的一种辅助手段。内容包括法医学虚拟解剖的一般程序原则、技术要求及操作规范等。

第二节　尸体外表检查与尸体解剖检查

常规的法医学尸体检验包括尸体外表检查和尸体解剖检查。

一、尸体外表检查

尸体外表检查是指仅对尸体外表包括衣着进行检查，不解剖尸体的一种检查方法。这种方法一般只适用于现场尸体的初步检验和少数案情十分清楚的案件，如有几名现场见证人目击的自杀或一般的工伤和交通事故中的尸体，或个别特殊情况（如由于宗教信仰、少数民族习惯）不允许解剖尸体的情况。通过尸体外表的检验就能解决诸如死因、死亡或损伤经过时间、死亡方式等问题。

（一）尸体衣着检查

尸体衣着检查是法医尸体检验的开始。在照完相后，要对尸体的衣着从上到下，从外到里，一层层予以检查。应当注意死者穿戴是否完整，穿衣是否与性别、年龄、季节等相适应，衣服有无破损擦痕，有无异常气味，看衣服口袋内是否有遗留物品等。通过这些检查可以为判断死者的身份、死亡原因等提供有价值的信息。

（二）尸表检查

尸表检查首先要观察尸体姿势，确认性别、年龄，测量尸长、尸重。注意观察尸体变化如尸斑、尸僵的分布和程度，有无局部干燥、角膜混浊、腐败征象等，还要注意尸表是否有疤痕、色斑、畸形等可识别特征。如皮肤颜色、有无水肿、黄疸、出血点、皮下出血斑、创口、针眼、色素改变、文身、疣、痣等。记录各种改变的部位、大小、形状。然后就是对身体各部分的逐一检查。

1. 头部

发色、发型、梳理情况、卷曲程度，头皮有无损伤，叩击颅骨有无异常声响。

2. 面部

颜面是否发生紫绀、有无出血点、有无肿胀，眼睑结膜有无点状出血，瞳孔大小是否等圆，口腔内有无异物或出血、口腔黏膜有无损伤，舌尖有无损伤，牙齿有无松动、脱落，耳郭、外耳道有无损伤或血迹。

3. 颈项部

有无勒痕、扼痕、表皮剥脱、皮下出血等机械性损伤，有无肿块等。

4. 胸腹部

皮肤有无损伤，压迫肋骨有无骨折，外观是否对称，有无变形，腹部有无隆起或凹陷，肚脐有无针眼及损伤等。

5. 腰背部

脊柱有无脱位，皮肤表面有无擦伤痕、压痕等其他损伤。

6. 臀部及会阴部

有无损伤，有无可疑斑迹，对女尸还要检查外生殖器及阴道情况，必要时提取阴道内容物检查。

7. 四肢

有无损伤，尤其要注意手臂有无抵抗伤，关节是否脱臼，有无骨折，指甲缝等处有无血痕、异物，手中是否握有异物等。

尸表检查一定要仔细、全面，尤其要注意尸体表面有无针眼等细小特征。凡见异常均应准确记录。

二、尸体解剖检查

尸体解剖是法医学尸体检验的主要程序。尸体的剖验目的有二：一是进行各脏器和重要部位的肉眼形态学观察；二是提取组织学检查和其他特殊检查的检材。

一般为保持尸体外形的完整，穿好衣服后外露部分见不到切痕，解剖时皮肤切口多采用“T”或“Y”字形切口。

“T”字形切口，由左肩喙突沿锁骨下窝，至右肩喙突切一横口，然后从横口的中点，即胸骨柄正中开始，向下沿中线，绕脐的左侧止于耻骨联合上缘，作直线切开。

“Y”字形切口，从两腋的前缘开始，沿乳房外侧折向中线至胸骨的剑突处汇合。再从汇合点沿中线，绕脐的左侧一直切开至耻骨联合上缘。

当颈部作为检验的重点时，为了视野清晰，避免血液污染，影响观察结果，一般多采用直线形切口，即从下颌下缘中点开始，沿颈、胸、腹正中线、绕过脐的左侧，直至耻骨联合上缘，将皮肤、皮下脂肪和肌肉层一并切开，再将胸部皮肤连同皮下脂肪和胸大肌等，自胸部正中紧贴肋骨面向两侧剥离，至肋骨的软硬骨联合线外侧。同时应注意检查软组织有无出血、水肿或其他病理改变。如果有出血，则应注意出血部位、形态和范围。肋骨有无骨折、骨折部位、形态和周围组织有无生活反应。女性尸体，还应自肌层（深面）切开乳腺，检查有无出血或病理改变。假若疑有气胸，可将两侧已剥离的胸部皮肤提起，灌上水，然后用小刀刺破胸壁，如是气胸，即见有气泡从胸腔内冒出来。

若颈部有损伤如扼痕、索沟、切创等，可采用另一“Y”字形切开法，即分别从左右两侧耳后向下切开，延至锁骨窝部作直角向锁骨顶部会合，胸腹部切开同上。剥离颏下及胸前皮肤，往上翻盖于颜面，显露颈前部器官。

尸体解剖的术式和方法很多，可根据尸体检验的要求和目的，依照尸体的具体情况和解剖者个人的习惯不同而采用任意一种术式和方法。但无论用什么术式和方法，都应做到系统、全面、规范性地操作。同时，应根据不同情况，突出重点。但仅做局部解剖是不可取的错误做法。

尸体解剖对确定死因、判断死亡或损伤经过时间、分析损伤与疾病的关系、推断或认定致伤物、鉴定死亡方式及提取病理组织学、毒物分析和有关理化检验所需的检材，都有重要的价值。法医病理学工作中出现的失误，绝大多数与忽视尸体解剖检查和检查不规范有关。任何以条件差、时间紧为搪塞和借口而放弃尸体解剖的做法，都是错误的，应该对由此而发生的失误承担责任。死者家属应支持和协助法医做好尸体解剖。对暴力性死亡或怀疑暴力性死亡，特别是有他杀可能时，司法机关可以决定进行尸体解剖，死者家属不得进行阻挠。

尸体外表和内部检查没有明显损伤的，胸、腹、颅腔及颈部等所有器官，包括肾上腺、甲状腺、垂体等都应全面检查并取材做病理组织学检查，必要时还应做有关理化检查；机械性损伤死亡的，对重要部位和重点损伤处还应做局部分层解剖；怀疑机械性窒息死的尸体，在解剖检查胸腹脏器和颅脑后，仔细分层解剖颈部组织和器官；怀疑中毒死的尸体，应根据毒物进入机体的途径不同，提取胃和胃内容、注射部位组织和心血，同时也要检查其他脏器和提取其他组织、体液做病理切片检查；水中发现的尸体常因尸体腐败而尸表的生前溺死征象消失，必须做尸体解剖来观察呼吸和消化系统中有无生前溺死征象，并提取适当的检材做硅藻检查。还有许多较为特殊的死亡都有一些相对特殊的解剖检查方法，如对空气栓塞、肺动脉栓塞、脂肪栓塞等的检验，应根据情况选择使用。

尸体解剖检查除了肉眼观察各体腔脏器和组织的外观变化外，还应剖开脏器和组织观察剖面的变化。不少损伤和病变在外表是观察不到或难以观察到的，如脑挫伤、脑干损伤、脑内血肿、冠状动脉粥样硬化病变等。此外，还有不少损伤或病变，甚至致死性损伤或病变，用肉眼是观察不出来的，必须做成病理切片后在显微镜下观察，如弥散性轴索损伤、轻度的脑干损伤，小的脑血管瘤或血管畸形，心脏传导系统的疾病或损伤，心肌的炎症或一些缺血性病变等。因此，不做病理组织学检查的尸体解剖，不能算是系统全面的尸体解剖，也难免会遗漏某些重要的病变或损伤，从而可能导致鉴定意见的不科学性或错误，也容易使人怀疑意见的可靠性。

三、几种特殊类型的尸体检验

（一）无名尸体的检验

无名尸体是指不知姓名和身源的尸体。无名尸体案多数是发生在野外，其中有的是他杀，也有的是自杀或意外死亡，这类案件一般均需经过法医检验鉴定。检验无名尸体，除按照常规尸体检验的要求进行系统详细的检查，判明死亡原因、死亡性质及其他有关问题以外，更重要的任务是要查明死者身源和死亡时间。在多数无名尸体案件中，一旦查明死者身源和死亡时间，对案情分析和侦查破案均会起到关键性作用。

1. 查明死者身源

查明死者身源，就是利用个体识别的各种方法，查清尸体的个人特征，为查找尸主提供线索和证据。

检验无名尸体，一定要做到全面、细致。首先，要详细检查尸体的着装和携带物品。详细记录和拍照，并检查衣袋内有无证件、票据、书信及其他物品。这些衣着、物品常常可提供死者生前的生活环境、生活条件、生活习惯、职业特点、活动路线等，甚至可能提供死者姓名、年龄、种族、工作单位、家庭住址、联系人等更加具体的线索。记录后应将所有的衣着、物品收集保存，以供辨认。其次，尸表检验要详细记录尸体的身长、体重和相貌特征，如发型、发色、五官特征等。整理尸体容貌后，拍摄正面及侧面全身、颜面等多角度、多部位的辨认照片，有条件的最好进行录像。注意检查尸体的牙齿特征、全身生理病理特征及体表特殊标记。此外，对尸体的手足皮肤粗糙程度、胼胝的部位及多少、指（趾）甲缝内有无异物、四肢肌肉发育状态以及发垢、耳垢等方面，也要详细检查。这些都与死者生前的生活习惯和职业特点有关。例如，体力劳动者与脑力劳动者之间，北方人与南方人之间，这些特征都有较明显的区别。解剖检验要重点发现尸体内部的一些个别特征，如内脏手术痕迹、子宫内避孕环、脏器结石等，这些都是很有意义的个人特征，一经发现要详细记录。最后，还应根据需要提取尸体的血液、唾液、骨骼、指纹等检材进一步检验。在全面的尸体检验及实验室检查基础上，根据所获得的资料，尽可能详细地分析判断死者性别、年龄、血型、指纹特征及其他个人特征，为查明死者身源提供依据。如果是女尸，检验时还应注意有无怀孕或妊娠纹，处女膜是否破裂，外阴部有无损伤，阴道内有无异物，并常规提取阴道内容物进行精液成分检验，以便为侦查提供更多的线索。

2. 推断死亡时间

对于无名尸体，周围群众常无法提供有关死亡时间的线索，故通过尸检推断死亡时间显得十分重要。正确推断死亡时间，有助于判断死亡原因、死亡性质和查明尸体身源，如果是他杀，还能为侦查工作提供范围。

推断无名尸体的死亡时间，一般主要依据尸体的着装情况（如穿着衣物的厚薄、多少等）、尸体现象（尸温、尸僵、尸斑、角膜混浊、腐败等）、尸体胃内容物及体内生化变化等情况，综合分析、判断。例如，根据衣着情况可以分析死亡当时的季节、气温；根据胃内某些蔬菜、水果等食物成分，也可推测季节；胃内容物的消化程度、尸体现象以及尸体上的一些生物物理学、生物化学变化，更有助于推测死亡发生的具体时间。

3. 推断死者年龄

应当根据尸体骨骼的生长发育情况，如颅骨骨缝的愈合情况，骨髓腔、胸骨变化，牙齿的磨损程度，面部皱纹以及身体其他变化特征等情况综合推断。

4. 推断死者职业

应当根据死者的衣着穿戴，随身携带物品，手足及皮肤特征，身体强壮程度，指甲磨损情况，甲缝、甲沟及皮肤残留物的特征等情况进行综合分析判断。

5. 进行个体识别

通过捺印死者指纹，DNA 检验，查看死者体表是否具有胎记、文身、色素沉着、生理畸形、镶牙、染发等，以提取死者个人特征。

（二）碎尸检验

杀人碎尸案件是指罪犯杀人后将尸体分解为数块，然后进行隐藏或丢弃的案件。对于这类案件的法医学检验，主要任务是通过详细的现场勘查和尸块检查，分析判断出罪犯杀人分尸的现场位置、杀人分尸的工具和手段、尸体的死亡原因、死亡时间以及死者身源。

1. 现场勘查

杀人碎尸案件现场包括杀人现场、分尸现场和弃尸现场。

罪犯杀人后，一般是就地对尸体进行肢解，因此杀人现场和分尸现场多同为一处，称为杀人分尸现场。弃尸现场是指罪犯丢弃或隐藏尸块的地点，常常是在杀人分尸现场以外的地方，而且多不止一处。勘查杀人碎尸案件现场，就是要对上述每一个现场一一进行详细的勘查。

勘查弃尸现场时，要详细记录发现尸块的位置、尸块的状态、现场有无散落的尸块包装物及死者衣物等，并进行照相固定。如果现场发现遗留的尸块包装物如麻袋、布片、纸张、绳索、塑料袋等，或者有死者的衣着物品，都要反复细致地进行检验，尽可能查明每件物品的特征、用途及来源范围，并要注意观察这些物品表面是否沾有特殊的附着物，如煤灰、锯末、糠秕、油漆、石灰、油脂、纤维、泥土、植物叶片等，这些痕迹物品有时能反映罪犯或死者的身份和碎尸现场可能具备的条件，为查找罪犯提供线索。在弃尸现场常有罪犯遗留的足迹、交通运输工具痕迹及其他犯罪痕迹，一定要注意发现并认真提取。局部勘查完毕后，还要在发现尸块地点的周围及可能有关的地区进行全面搜查，以发现别处的弃尸现场。

在详细勘查弃尸现场的基础上，根据弃尸现场的地理位置、尸块分布和现场物证特征，进一步分析推断杀人分尸现场的位置。查找和勘查杀人分尸现场，是侦破杀人碎尸案件的关键。由于作案人在杀人和分尸时都有复杂的活动过程，必然在现场留有大量血迹、毛发和尸体组织碎块等，尽管经过精心处理，也很难完全清除干净。例如，有的作案人杀人碎尸后，将现场墙壁、地面等重新粉刷、油漆，但仍在地板缝、天棚、床底、被褥内面等隐蔽处留下连其本人也未发现的少量血迹、毛发等。这些细小的物证，对于侦查破案具有十分重要的意义，只要在杀人分尸现场认真勘查寻找，是能够发现和提取到的。所以，勘查杀人分尸嫌疑场所，一定要反复、细致、全面地搜索，力争发现点滴血迹或其他物证，为侦查破案提供证据。

2. 尸块检验

检验尸块时，首先要详细检查尸块的包装物，观察其包装方式，分析其来源，并且注意表面有无异常附着物。然后要认真检查每一尸块的个别特征。再将收集到的尸块按照人体解剖学的位置排列拼凑起来，观察各尸块位置是否合适；断离部位是否吻合；软组织形态、颜色及腐败程度是否一致；对应的部位是否对称；并结合血型、性别、年龄、指纹特征等方面的检验鉴定结果，判断所有尸块是否为同一人。如果确定为同一人而又是无名尸体，则要按照无名尸体的检验要求，为查找其身源提供个人识别的依据。

检验尸块还要认真分析每一处损伤的形状、颜色、损伤程度、有无生活反应，并结合胃内容物的消化程度以及有无毒物成分等，进一步判断尸体的死亡原因、死亡时间及作案人的杀人分尸工具和手段。特别要注意检查尸块断离端的损伤特征，分析作案人分解尸体的熟练程度，有时可据此推测出作案人的动作习惯、职业特点及其对人体解剖学知识的熟悉程度。例如，医生或某些从事屠宰业的人员，对骨关节的结构比较熟悉，能较熟练地分解关节部位而不损坏其他部位；一些对骨关节结构不了解的人分解肢体时，则可能盲目乱砍乱切，造成复杂的局部损伤。

3. 推断死亡原因

通过尸表检验及解剖检验来查明尸体被肢解前死者的死亡原因，要注意尸体表面有无机械性损伤及损伤部位、特征以及是否有中毒征象等。

4. 碎尸的个体识别

由于碎尸案往往是作案人将碎尸抛于不同的地方，这就要求法医对发现的尸体碎块确定是否为同一具尸体。一般可根据尸体的形态特征及断端间能否吻合，血型、性别是否相同，还可提取血液、毛发、骨骼等进行 DNA 鉴定来区分是否同一尸体。

5. 利用微量物证推断作案人的碎尸环境

通过提取碎尸上的微量黏附物及包装物品内的附着物等进行微量物证检验，从而推断作案的当时环境，缩小侦查范围。

（三）强奸杀人尸体的检验

在强奸杀人案件中，作案人既实施了强奸行为，又有行凶杀人的过程，而且一般均有较明显的搏斗发生，因此在犯罪现场和被害人尸体上常常留下一些特有的痕迹物证及尸体征象。勘查强奸杀人案件的现场和尸体，除按常规要求进行外，还应特别注意对精斑、毛发、血迹等有关物证的提取和检验，以及对尸体着装、姿势和外阴部的检查。

1. 现场勘查

强奸杀人案件可以发生在荒郊山野、路旁草丛等野外场所，也可发生在被害人家中、宿舍及其他室内场所。由于作案人在现场活动时间较长，又常常与被害人发生激烈的搏斗，因此大都在现场留有较多的痕迹物证。

勘查野外的强奸杀人现场，要注意在罪犯隐蔽、行走、休息过的地方和实施强奸杀人的中心部位发现和提取法医物证。要认真寻找有无烟头、粪便、痰、头发、血迹、凶器等犯罪遗留物，特别要注意提取精斑和阴毛。精斑和阴毛一般是作案人实施强奸过程中必然留下的物证，如能发现和提取，对确定案件性质和作案人个人特征（血型等）具有十分重要的意义。现场寻找精斑和阴毛，应在被害人被奸污处的地面或其他物体表面进行仔细搜索，对发现的可疑斑痕和毛发要逐一提取，分别包装，待进一步检验鉴定。

对于室内的强奸杀人现场，重点要认真勘查作案人实施强奸的场所及其接触使用过的物品。要检查现场有无搏斗过程中遗留的纽扣、布片、头发、血迹等，检查床单、被褥、地面上有无身体压痕、手掌和脚掌压印，最重要的还是要在强奸现场中心部位及周围寻找提取精斑和阴毛。由于室内现场常常存在一些与案件无关的毛发，因此在现场勘查时，对提取毛发检材的部位要逐一记录清楚，以便在检验鉴定和分析案情时进行参考。

2. 尸体检验

检验强奸杀人案件的尸体，除对一般的全身系统和局部损伤进行检验外，还要重点对死者的衣着、姿势和外阴部情况进行详细检查。

被强奸杀害的被害人尸体，衣着多被完全脱下或部分脱下，可有撕破及纽扣脱落，裤带被扯断或解开，身体呈裸露状态。有的在被奸污后又穿上了裤子，但仔细检查可以发现穿着并不整齐，有的在匆忙中仅仅穿上外裤而未提起内裤。尸体的姿势可有多种多样。作案人先杀人后奸污尸体，常呈双腿叉开的仰卧位。

尸体外阴部的检查在强奸杀人案的检验中极为重要。一般主要是检查处女膜的状态、外阴及其周围有无损伤及阴道内有无异物。检验时使尸体呈仰卧位，将双大腿分开，观察大腿内侧及外阴部周围有无红肿、表皮剥脱、皮下出血等损伤，有无血迹或其他分泌物痕迹附着，阴道口有无液体流出，如有则用干净纱布提取并进行化验。然后检查处女膜的形状、颜色，有无破裂，是新鲜破裂还是陈旧破裂，是生前破裂还是死后破裂，其破裂的位置、方向、程度如何，有无出血等，都要详细记载。如果尸体上发现新鲜的处女膜破裂，对于判断案件性质有关键性的意义，一般说明死者曾被奸污。但也有作案人用手指或凶器撕裂处女膜而未行奸污，此时应结合精液检验结果进行综合分析判断。处女膜检验完毕后，要进一步检查阴道口有无撕裂，阴道黏膜有无擦伤及黏膜下出血，阴道内有无异物，这些都是暴力触及阴部的证据。同时，还要用洁净纱布分别将阴道内的分泌物和口腔内的唾液，连同死者的内裤及在现场和尸体上其他部位提取的疑有精斑的检材，一并送交技术鉴定部门进行精斑的定性检验。

（四）开棺尸体的检验

开棺检验又称开棺验尸，是指尸体被埋葬以后，由于发现了他杀嫌疑线索，或者初次检验不够全面，需要进一步查明死因或重要情节时，挖掘尸体并进行的检验。

掘坟开棺，要尊重群众的风俗习惯，事先需经过领导批准，说明开棺的理由。开棺前应充分估计到原来暴力征象的出现情况和尸体腐败对死因分析的影响，科学地、实事求是地提出开棺检验要求。

发掘尸体时，要由死者亲属或者参加埋葬的人员认定死者的埋葬地点，记载坟地的标记、土壤性状、棺材形状、棺木厚薄等相关信息。

启开棺木后，先让棺木内腐败气体充分流通。在抬出棺材或尸体前，检查和记录棺内衣物、被褥和其他随葬品，有辨认条件的，可让亲属对物品、容貌进行辨认。确定尸体是被检对象后，可将尸体抬出棺内，按一般尸体检验程序进行剖验。在进行全面检验的同时，应对有疑点的部位作重点检查，提取足够数量的组织学检查和毒化分析检材，尽可能做到不再有遗漏。

对于高度腐败的尸体，应当仔细鉴别生前伤、死后伤和尸体腐败现象。如尸体软组织已经腐败消失，则应检验尸骨是否完整、骨质上有无损伤。必要时，可经领导批准提取尸骨，做进一步分析检验。

疑为中毒死亡的开棺检验，可以提取尸体内脏组织，供毒物分析用。若尸体内脏已经腐败液化，可提取相当于欲取内脏部位的尸泥作为检材。为了排除泥土中元素对化验结果的影响，注意在棺内其他部位和棺木四周各取泥土 500 克，作为化验的对照样品。

开棺验尸的结果依尸体在土中的保存状况不同而差别很大。保存型尸体所能发现的阳性征象较多，有时与新鲜尸体的检验条件相似，结果较为全面可靠。腐败严重的尸体检验条件很差，软组织损伤的征象随软组织液化而消失，只有骨质上的机械性损伤可能得以保留。但在一般情况下，尸骨上损伤发生时间（生前伤或死后伤）的认定并非易事。所以，在尸体腐败后，绝大部分机械性窒息，机械性损伤等暴力作用征象有可能消失或变得模糊不清，只有阳性结果（看到什么或检见什么）才具有分析的价值，不能轻易作出否定或排除性意见。如在已变成尸骨的尸体上，不可能发现颈部的软组织损伤，也见不到其他的窒息征象，所检见的舌骨即便是完整的，也不能排除缢死、扼死的可能性，故不能作出“非缢、扼所致的机械性窒息死亡”的否定性意见。

开棺检验的另一个常规项目是提取毒物。外表无损伤，疑为投毒杀害而要求开棺检验的情况比较多见，有的案件发生时间可追溯到几年甚至十几年前。在结果分析时应注意，对于毒物化学性质比较稳定（如大部分重金属盐类）、坟地比较干燥的情况，结合对照检材进行分析有较大的意义。对于一些易于破坏分解的毒物，或有较多水分渗透的坟地，检验结果则不理想。有时其化验结果如果比对照土壤有明显升高，尚有一定的认定价值；如果未查出毒物或其量与比对样品无多大差别，则无否定意义。

延伸阅读

尸体解剖与社会之间的伦理关系

从伦理学角度出发，死亡不仅仅是生理现象，更是与大众心理和文化相关联的社会现象。由于长期以来科学文化知识不够普及，封建和迷信思想禁锢等原因，社会对尸体解剖存有偏见和疑虑，尸体解剖与社会之间的伦理关系是法医工作者首先要面对的问题。

在我国古代，死亡是最大的忌讳之一，死亡通常是与“不祥”、“阴森”和“晦气”等贬义词联系在一起的，人们不愿意去思考死亡，甚至于否定一切与死亡相关的事物。所以，历朝历代也都制定各种法律条文，对人体解剖行为进行了限制。

在公元5~9世纪的盎格鲁—撒克逊王国时期，当地方发生死亡案件时，由国王任命的官员主持尸体勘验和证据调查，并作出裁断，这就是英国验尸官制度的起源。1878年，法国人亚历山大·拉卡圣出版了《法医学论文集》，他在古费案中成功地查明了一具高度腐烂尸体的身份并为警方侦破该谋杀案提供了有力的证据。这不仅使他名噪一时，而且扭转了公众对法医的传统偏见。

从尸体解剖的历史可见，尸体解剖并不是传统观念中对尸体“大不敬”的行为，而是将疾病的“实体”与死者的肉体准确叠合、将人体自身暴露给予自由的目视。历史学家们在研究医学发展史的时候，不约而同地赋予了尸体解剖以重要的地位，把它与新医学精神的出现紧密联系在一起，甚至认为它是奠定了后者的基本要素。解剖学在医学认识的最后阶段出现，却为整个医学知识提供了实证。在法医学尸体解剖中，死亡的地位发生了转变：尸体成为关于生命和案件的真理来源，死亡也就不再仅仅是一个消极的终结者，而成为获得关于生命真实消逝过程的唯一可能途径。死亡从一个突兀而来的事实变成了一个绵延于生命之中的过程，法医学尸体解剖提供了认识生命和案件的最佳视角。从社会伦理学角度来讲，法医学尸体解剖是处理社会有关诉讼和争议中有关死亡的最直接、最客观的手段，尸体解剖在伦理学上有其必须性和强制性。鉴于严肃性及公正性，法医学尸体解剖就必须在相关社会法律规范下进行。

第九章

法医活体检验

第一节 概 述

《刑事诉讼法》第 132 条规定，为了确定被害人、犯罪嫌疑人的某些特征、伤害情况或者生理状态，可以对人身进行检查，可以提取指纹信息，采集血液、尿液等生物样本。犯罪嫌疑人如果拒绝检查，侦查人员认为必要的时候，可以强制检查。

活体检验与尸体检验是法医学工作中最重要的两个内容。活体检验是运用临床医学的理论和技术对受伤者进行的检验检查，是法医临床学的主要内容之一。近年来，随着我国法律制度的健全和公民法律意识的增强，除了刑事案件，一些民事纠纷、交通事故、工伤事故等造成活体损伤案件也越来越多地进入了诉讼程序，为司法机关正确审理案件、公正合理地调解民事纠纷，需要科学准确地对活体损伤进行法医临床学检验鉴定。通过活体损伤检查，可以为侦查破案提供线索，为定罪量刑提供证据，还可为调解民事纠纷提供科学依据。

一、活体检验鉴定的内容和方法

法医活体检验的内容很广泛，主要包括损伤的性质与类型，损伤的程度，损伤时间，致伤物推断，损伤与疾病的关系评判，劳动能力与伤残程度评定，性侵害检验，活体年龄推断，诈病、造作病（伤），护理依赖程度评定，误工护理营养三期评定，医疗损害及精神损害鉴定（均已单列一章）等。它涉及临床医学的各个学科，特别是外科、眼科、耳鼻喉科、妇产科、神经内科等，这就要充分运用临床各科的检验方法和诊断技术，如影像学的 X 线检查、CT 扫描检查、MRI 检查、B 型超声检查，电生理学的脑干诱发电位检查，眼底荧光造影，激光视网膜视力计测定，视网膜电流图检查等。

二、活体检验鉴定的程序

（一）案件受理

根据司法部《司法鉴定程序通则》的规定，司法鉴定机构接受鉴定委托，应当要求委托人出具鉴定委托书和委托人的身份证明，并提供委托鉴定事项所需的鉴定材料。委托人委托他人代理的，应当要求出具代理委托书。并对委托的鉴定事项进行审查，对属于本机构司法鉴定业务范围，委托鉴定事项的用途及鉴定要求合法，提供鉴定材料真实、完整、充分的鉴定委托，应当予以受理。

近年来，随着人身伤害案件的不断增多，一些非刑事案件、非诉案件（如工伤、病残鉴定）常常由律师事务所、单位保卫处、居委会或者当事人一方等委托，这样易导致鉴定资料不完整，影响鉴定意见的准确性，建议尽量谨慎接受个人或律师事务所一方当事人的委托，仍应坚持司法委托或政府部门委托的原则。

（二）案情了解

鉴定人应当向委托人详细询问损伤发生时间、地点、诊治经过，仔细阅读卷宗材料和病史资料，了解委托鉴定事项和要求。

（三）法医临床学检查

包括活体检查和辅助检验。对被检者应作全身系统检查，从头面部、躯干、直至四肢及神经系统状况逐一检查；对损伤位置、数目、形态、大小、颜色，陈旧性损伤的愈合状况、瘢痕特征都要详细记录。辅助检查，包括实验室的各种化验检查，影像设备检查，电生理设备检查等。

（四）现场勘查

有个别案例通过法医临床检验，发现损伤性质、损伤形成机制与伤者主诉的成伤过程不吻合，如造作伤等。此时鉴定人应向委托单位提出现场勘查的要求，以获得真实的损伤性质。

（五）写出鉴定意见

根据鉴定人对活体检验所见，结合病史资料、各种实验室辅助检查、案情调查资料，既要考虑原始损伤程度，又要考虑与损伤有直接关系的并发症所造成的后果，实事求是、客观全面地进行分析，综合评定，作出公正科学的鉴定意见。

三、活体损伤鉴定应注意的事项

1. 对损伤程度在轻伤以上，以及伤残程度评定案件，建议只接受司法机关、交通部门、民政部门的委托。轻微的人身损害可以接受律师事务所、当事人、单位团体、居委会或村委会的委托。

2. 活体检验涉及临床医学各科，必要时，应请有关临床医师作为“医师鉴定人”协助检查并进行专家会诊。

3. 活体损伤的最后结局（预后）与时间关系极为密切，不同时间检验会有不同的意见，如骨折的畸形愈合、疤痕的修复等，所以鉴定时间问题要注意把握。

4. 注意鉴别伤与病的关系。损伤是疾病的结果，还是损伤仅仅是疾病的诱发因素。

5. 在判定损伤程度时，要特别注意把握损伤当时伤情和损伤最后结果的评定原则。

第二节 人体损伤程度鉴定

一、损伤的定义

损伤有损坏、伤害之意。广义的损伤应包括精神上、物质上的损害，如精神创伤、心理创伤，躯体的棍棒伤、刀伤。不同研究领域的专家学者对损伤的定义也各有不同。《病理学》（武忠弼主编）对损伤的定义为：各种致病因素的作用，如果超过细胞、组织的适应能力，便可引起细胞、组织的损伤。其中，致病因素包括缺氧、物理的、化学的、生物的、免疫的、遗传的、营养不良的等。《外科学》（裘法祖主编）对损伤的定义为：由暴力或其他致伤因子引起的人体组织破坏。《法医病理学》（祝家镇主编）对损伤的定义为：损伤是致伤因素作用于机体引起组织结构的破坏和功能障碍。《实用法医学词典》（翟建安主编）对损伤的定义为：损伤是由生物性如遗传、免疫、营养等，物理性如机械力、电、热、冷、放射等，化学性如药物、化学物、激素等因素使正常组织结构和功能的异常改变。《现代法医学》（郭景元主编）对损伤的定义为：外界因素作用于机体，可致机体组织器官发生结构破坏和（或）功能障碍，称为损伤。外界因素可分为物理性（机械、高温、低温、电流、放射）、化学性（强酸、强碱等各种腐蚀性毒物，无机化合物、有机化合物等）和生物性（如动物、植物、微生物等）三大类。

本书认为广义的损伤，除了物理、化学、生物因素引起机体组织结构和功能损坏外，还应包括精神因素引起的大脑皮质功能紊乱所致的精神障碍。即损伤是由于物理的（机械、高温、低温、电流、放射）、化学的（强酸、强碱等各种腐蚀性毒物，无机化合物，有机化合物等）、生物的（如动物、植物、微生物等）和精神因素导致的人体正常组织结构和功能的异常改变。这基本上符合了世界卫生组织对损伤的定义（损伤是心理、生理或解剖结构或功能的任何丧失和异常）。在法医学上，常常应用狭义的损伤概念，即损伤是由于物理性、化学性、生物性因素所致的人体正常组织结构破坏和（或）功能障碍。在法医临床实践中，尤以机械性损伤最多见。

二、损伤的分类

法医学根据研究的目的不同，可以将损伤分成以下几类：

（一）按致伤物性质不同分类

1. 生物性损伤。包括动物、植物、微生物对人体的损害。

2. 化学性损伤。包括有机物、无机物导致人体的中毒或灼烧伤。

3. 物理性损伤。包括机械力、电流、温度、气压、放射线、红外线、激光、微波、超声波等对人体的损害。

（二）按致伤物性状不同分类

1. 气体损伤。如瓦斯爆炸。

2. 液体损伤。如高处跳水、高压水龙头。

3. 固体损伤。如砍伤、棍棒伤、拳击伤。

（三）按损伤领域不同分类

可分为：战地伤、交通伤、工业伤、农业伤、自然灾害伤、体育运动伤、日常生活伤、医疗损害伤。

（四）按案件性质不同分类

1. 自伤。包括自杀伤、造作伤。

2. 他伤。包括被他人用暴力手段致伤。

3. 意外伤。包括自然灾害伤和人为事故伤，如地震、交通事故、工伤事故、生活意外事故等。

（五）按损伤时间不同分类

1. 生前伤。生前伤是指在有生命的机体上形成的损伤。

2. 死后伤。死后伤是指人死后在尸体上造成的损伤。

（六）按损伤部位不同分类

可分为：头部损伤、面部损伤、颈部损伤、胸部损伤、腹部损伤、脊柱和四肢部损伤、会阴部损伤。

（七）按损伤程度不同分类

分为致命伤和非致命伤，后者又分为重伤、轻伤和轻微伤。

三、机体对损伤的反应

损伤对人体是一种强烈的外界刺激，大多以局部受累为主，同时引起全身和局部一系列生理、病理的变化。

（一）损伤的局部反应

暴力作用于局部首先引起的基本病理变化是组织损伤和炎症。组织损伤包括细胞变性、坏死和局部组织解剖学结构破坏，是因受伤的局部组织缺血、缺氧所致。炎症是机体对损伤的一种防御性反应，开始表现为局部的血管反应，接着是炎性细胞渗出，后期是局部增生修复，其表现是红、肿、热、痛、功能障碍。

（二）损伤的全身反应

损伤作为一种应激性刺激，通过下丘脑—垂体—肾上腺皮质系统的功能活动，引起一系列内分泌与代谢方面的改变。改变的程度与损伤严重程度密切相关。轻微损伤，全身反应不明显，仅表现为局部炎症反应；严重的损伤则全身反应明显，可因严重缺血、缺氧引发创伤性休克、急性肾功能衰竭。

四、损伤程度鉴定及其分类

《人体损伤程度鉴定标准》（以下简称《损伤标准》）于2013年8月30日经最高人民法院、最高人民检察院、公安部、国家安全部、司法部五部委联合公告发布，并自2014年1月1日起施行。按人体损伤严重程度的不同，由重至轻依次分为：三等（重伤、轻伤、轻微伤）；五级（重伤一级、二级；轻伤一级、二级；轻微伤）。

《损伤标准》首先规定了其适用范围，适用于《刑法》及其他法律、法规所涉及的人体损伤程度鉴定。《损伤标准》整合了原有重伤、轻伤和轻微伤3个标准，将损伤程度分为“三等五级”，使标准体系更加科学、更加符合诉讼要求。《损伤标准》充分考虑了近20年临床检查手段的快速发展，将CT检查（电子计算机X射线断层扫描技术）、MRI检查（磁共振成像）等已在临床实践中普遍应用的技术方法应用于法医学伤情鉴定，使得检查手段更加丰富，技术条款更加完善。

为了便于鉴定人员掌握新标准，《损伤标准》在附则、附录中对如何操作进行了详细说明，增加了诊断方法，并附加了图表等。使其操作性更强。《损伤标准》还增加了人体对称性器官、假体、移植物、人工组织器官损坏的损伤程度评定，以及人体损伤造成的心理损伤和社会功能障碍的损伤程度评定等内容，对损伤程度的分级尽量进行数字量化，并且对现行标准中比较模糊的伤病关系评定原则、关节功能障碍评定原则以及损伤的评定时机等进行了具体规定，使得这一标准更具实用性和可操作性。实现了我国人体损伤程度鉴定由单纯生物医学模式向生物—心理—社会多元化模式的转换，体现了与国际标准的可交流性。

(一) 重伤

重伤是指使人肢体残废、毁人容貌、丧失听觉、丧失视觉、丧失其他器官功能或者其他对于人身健康有重大伤害的损伤，包括重伤一级和重伤二级。重伤的特点：一是伤害严重，损伤危及生命，如不及时抢救常常导致死亡；二是造成容貌毁损或器官、肢体严重功能障碍；三是外伤后遗症造成重度残废，严重影响生活能力、劳动能力和社会适应能力。

1. 重伤一级

各种致伤因素所致的原发性损伤或者由原发性损伤引起的并发症，严重危及生命；遗留肢体严重残废或者重度容貌毁损；严重丧失听觉、视觉或者其他重要器官功能。它主要适用《刑法》中有关“致人重伤造成严重残废的，处10年以上有期徒刑、无期徒刑或者死刑”的法律规定。

2. 重伤二级

各种致伤因素所致的原发性损伤或者由原发性损伤引起的并发症，危及生命；遗留肢体残废或者轻度容貌毁损；丧失听觉、视觉或者其他重要器官功能。

(二) 轻伤

轻伤是指使人肢体或者容貌损害，听觉、视觉或者其他器官功能部分障碍或者其他对于人身健康有中度伤害的损伤，包括轻伤一级和轻伤二级。

1. 轻伤一级

各种致伤因素所致的原发性损伤或者由原发性损伤引起的并发症，未危及生命；遗留组织器官结构、功能中度损害或者明显影响容貌。

2. 轻伤二级

各种致伤因素所致的原发性损伤或者由原发性损伤引起的并发症，未危及生命；遗留组织器官结构、功能轻度损害或者影响容貌。

(三) 轻微伤

依据我国《治安管理处罚法》的规定，轻微伤是指各种致伤因素所致的原发性损伤，造成组织器官结构轻微损害或者轻微功能障碍。

（四）等级限度

重伤一级的上限是致人死亡，重伤二级是重伤的下限，与重伤一级相衔接；轻伤二级是轻伤的下限，与轻伤一级相衔接，轻伤一级的上限与重伤二级相衔接；轻微伤的上限与轻伤二级相衔接，未达轻微伤标准的，不鉴定为轻微伤。

五、损伤程度鉴定原则

（一）全面分析，综合评定原则

从客观实际情况出发，坚持以致伤因素对人体直接造成的原发性损伤及由损伤引起的并发症或者后遗症为依据，全面分析，综合评定。

“原发性损伤”是指因损伤直接导致的人体组织器官结构破坏或功能障碍。它往往于损伤后即刻发生，体征一般也在损伤后早期出现。

“并发症”是一个较为复杂的概念，相对于原发性损伤而言的并发症，是指在原发性损伤发生、发展与转归过程中引发的另一种、另一组或者另几种与原发性损伤具有关联性的表现或病症（临床过程、症候群或者综合征），如严重出血导致的失血性休克，硬膜外血肿导致的脑疝，肠破裂引起的弥散性的腹膜炎，开放性骨折造成的骨髓炎等，通常情况下并发症不是马上发生的，往往是在原发性损伤一段时间后出现，同时并发症是否发生带有一定的或然性，并非每一个个体都必然发生。不能因临床治疗好转，预后良好而减轻原损伤程度；也不能因医疗处理不当或因患者有其他疾病或因个人体质、偶然因素作用而加重对原损伤程度的评定。

（二）具体伤情，具体分析原则

评定时有的应侧重于损伤当时的伤情，如血气胸、休克；有的则侧重于损伤后果或结局，如面部疤痕、肢体功能障碍。

治疗终结也称医疗终结，是指损伤后，临床医学一般原则所承认的临床效果稳定，伤者的症状消失或者稳定，体征相对固定。常可根据临床表现的转归结局，分为治愈和好转。

对于以原发性损伤及其并发症作为鉴定依据的，鉴定时应以损伤当时伤情为主，损伤的后果为辅。如血气胸、休克不能因临床治疗好转，预后良好而减轻原损伤程度。

对于诸如：特异体质形成的面部疤痕修复、整容手术、断指再植 、神经再植（均属特殊治疗方法）结果良好，评定时不能按预后，而按损伤当时的伤情。

（三）多处损伤综合评定原则（相加、晋级、降级原则）

《损伤标准》附则 6.17 规定：“对于两个部位以上同类损伤可以累加，比照相关部位数值规定高的条款进行评定。”说明新标准继续沿用了以往旧标准和其他国标中的相加、晋级原则。另外，在总则4.3.2中规定，“损伤与既往伤/病共同作用的，即二者作用相当的，应依据本标准相应条款适度降低损伤程度等级，即等级为重伤一级和重伤二级的，可视具体情况鉴定为轻伤一级或者轻伤二级，等级为轻伤一级和轻伤二级的，均鉴定为轻微伤”。这一规定符合法理精神，也体现了对当事者双方的公平。但在晋级中注意把握一个原则：多部位损伤相加只晋升级不晋升等，即严格谨慎把握从轻伤晋升到重伤。

（四）类推适用原则

《损伤标准》附则6.2规定：“未列入本标准中的物理性、化学性和生物性等致伤因素造成的人体损伤，比照本标准中的相应条款综合鉴定。”

《损伤标准》附则6.4规定：“本标准未作具体规定的损伤，可以遵循损伤程度等级划分原则，比照本标准相近条款进行损伤程度鉴定。”

《损伤标准》附则6.5规定：“盲管创、贯通创，其创道长度可视为皮肤创口长度，并参照皮肤创口长度相应条款鉴定损伤程度。”

这是类推制度在司法鉴定中的应用，类推制度曾经是我国1979年《刑法》的一种定罪处罚制度，即法无明文规定时可按最相类似的条文类比推定处罚。随着1997年《刑法》罪刑法定原则的确立，即法无明文规定不为罪，法无明文规定不处罚。类推制度寿终正寝。但作为损伤鉴定标准的类推适用是基于以下几个缘由：一是人体损伤类型千变万化，损伤程度也十分复杂，《损伤标准》不可能将所有的人体损伤类型一一罗列出来。二是致伤因素多种多样，无法穷尽。所以，对标准未能列入的损伤，如放射性损伤、有毒动植物损伤等，可比照本标准相近条款综合评定。三是鉴于人体损伤形态的多样性和复杂性，肯定会出现标准中没有的损伤情形，因此，也需要比照标准中较为相近的条款进行具体分析，综合评定。有了这些适当的类推条款规定，才能真正体现鉴定技术标准的科学性、合理性、完善性和可操作性。但是，鉴定时一定要严格按照《损伤标准》总则的规定内容和原则把握类推的适用。

六、损伤鉴定时限原则

1. 以原发性损伤为主要鉴定依据的，伤后即可进行鉴定；以损伤所致的并发症为主要鉴定依据的，在伤情稳定后进行鉴定。

2. 以容貌损害或者组织器官功能障碍为主要鉴定依据的，在损伤90日后进行鉴定；在特殊情况下，可以根据原发性损伤及其并发症出具鉴定意见，但须对有可能出现的后遗症加以说明，必要时应进行复检并予以补充鉴定。

3. 疑难、复杂的损伤，在临床治疗终结或者伤情稳定后进行鉴定。

七、伤病关系处理原则

1. 损伤为主要作用的，既往伤/病为次要或者轻微作用的，应依据本标准相应条款进行鉴定。

2. 损伤与既往伤/病共同作用的，即二者作用相当的，应依据本标准相应条款适度降低损伤程度等级，即等级为重伤一级和重伤二级的，可视具体情况鉴定为轻伤一级或者轻伤二级，等级为轻伤一级和轻伤二级的，均鉴定为轻微伤。

3. 既往伤/病为主要作用的，即损伤为次要或者轻微作用的，不宜进行损伤程度鉴定，只说明因果关系。

第三节　人体损伤程度鉴定标准的适用

一、颅脑损伤

颅脑损伤的发生率和死亡率均甚高，（据统计仅次于癌症和心血管疾病而居第三位，但在暴力死亡中却占居首位），头部是生命的要害部位，往往成为行凶打击的对象，在法医检验中头部的各种损伤亦是比较多见的，按解剖层次划分，颅脑损伤包括头皮损伤、颅骨损伤、脑膜损伤和脑实质损伤。

（一）颅脑的解剖生理

1. 颅骨

头颅是由大小不等，形态各异的23块分离颅骨（3对听小骨未计其内）借结缔组织和软骨彼此牢固结合成一个整体，具有支持、保护脑和感觉器官的作用。从眶上缘至外耳门上方画一斜线，可将头颅分为脑颅和面颅两部分，此斜线的后上方为脑颅，前下方为面颅。

颅骨各部位的厚薄不均匀，颅顶骨的前额部和中顶部最厚，可达1.0cm，而颅骨的两侧（颞部）较薄，厚度仅0.1～0.3cm，颅底凹凸不平，厚薄相差悬殊，厚者可超过1.0cm，而最薄处尚不到0.1cm。因此，同样大小的暴力作用于头颅的不同部位，可发生不同的后果。

2. 颅骨的外层结构——头皮

由表及里共分五层：皮肤层、皮下组织层、帽状腱膜层、腱膜下疏松结缔组织层、骨膜层（见图9－1）。

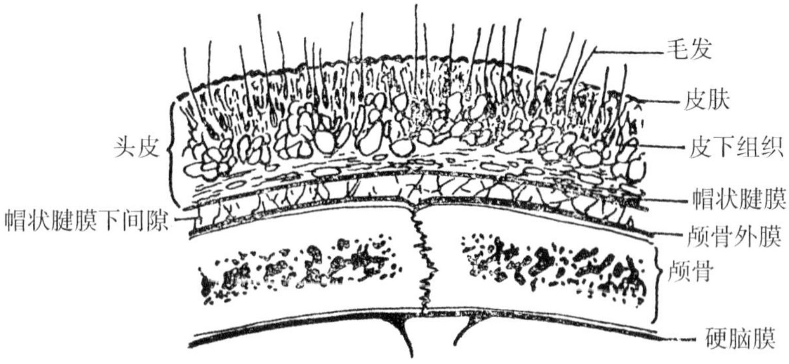

图 9－1 颅骨外层结构图

其中，帽状腱膜层为一层白色坚韧而有张力的腱膜组织，它覆盖在颅顶上部，前连额肌后接枕肌，两侧至颞区逐渐变薄形成颞浅筋膜。头皮损伤时若未伤达帽状腱膜，伤口并不裂开或裂开较小。由于帽状腱膜与皮下组织中的纤维束紧密连接，皮肤层也与皮下组织的纤维束紧连在一起，这三层结构紧密连在一起，宛如一层，很难分开，故人们通常把这三层统称为“头皮”。

腱膜下疏松结缔组织：又称腱膜下间隙，是由一层比较薄的疏松结缔组织构成，它将头皮的外三层与颅骨骨膜疏松结合，头皮可在这里滑动，头皮撕脱时，就在此层分离。此间隙中含有许多小动脉和重要的导血管直接与颅内静脉窦相通，头皮破裂时，细菌可沿导血管进入颅内引起颅内感染，当头皮受暴力牵拉时，血管断裂形成广泛性的帽状腱膜下血肿。

3. 颅骨的内层结构——脑膜层

在颅骨的内面有三层被膜，由外向内依次为硬脑膜、蛛网膜、软脑膜，统称为脑膜。这三层膜于枕骨大孔处均与椎管内脊髓表面的同名被膜相移行，脑膜具有支持、保护、营养脑的作用（见图 9－2）。

其中，硬脑膜为结缔组织构成的一层坚韧而厚的膜状结构，分两层，在有些部位两层之间形成静脉窦，如上矢状窦、直窦、乙状窦、下矢状窦、横窦等，它将脑的静脉血导入颈静脉。硬脑膜与颅盖骨结合较疏松，易剥离，二者之间有一潜在的硬脑膜外腔，当颅顶骨损伤出血时，易形成硬脑膜外血肿，硬脑膜与颅底骨结合紧密，并向外与外骨膜相续，故在颅底骨折时，容易将硬脑膜和蛛网膜同时撕裂，形成脑脊液外漏。

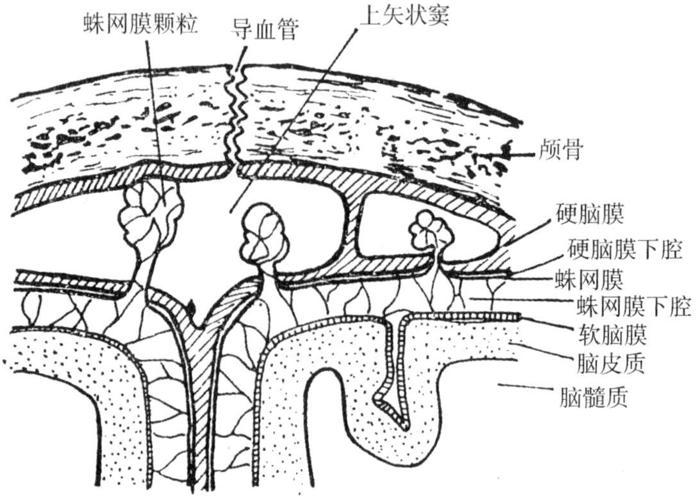

图 9－2　颅骨内层结构图

4. 脑实质

脑位于颅腔内，由大脑、间脑、中脑、脑桥、延髓、小脑六个部分组成。通常又把中脑、脑桥、延髓三部分合称为脑干（见图 9－3）。

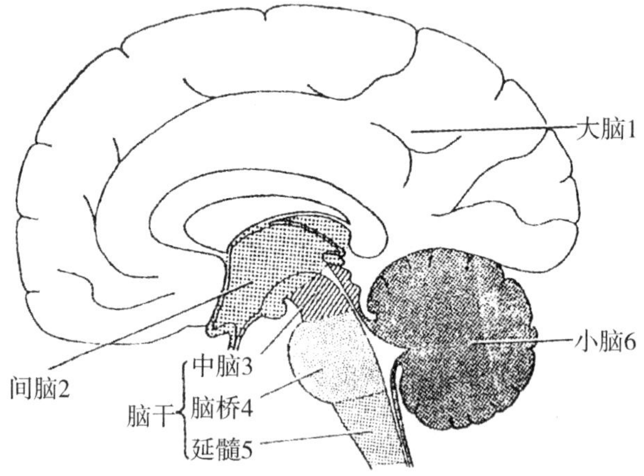

图 9－3　脑实质结构图

（1）大脑。由左右两个大脑半球组成，是中枢神经系统最高级部分，大脑的最表层是灰质，称大脑皮质，厚 2～3 毫米，不同的神经细胞呈分层排列于灰质内，大脑皮质是神经系统调节人体生理活动的最高级中枢，大脑皮质不同局部区域的厚度、神经细胞的层次不同，决定了不同的功能，身体各部分运动和感觉等功能都分别由大脑皮质的一定部位来管理，这一定的部位为大脑的功能区，也就是所谓神经中枢。

在皮质的深面是白质（髓质），它由大量的神经纤维束组成，包括联系同侧大脑半球回与回之间，叶与叶之间的神经纤维，也包括联系两侧大脑半球之间的胼胝体以及皮质与间脑、脑干、脊髓之间的上下纤维（如内囊），脑就是通过这些神经纤维的广泛联系来完成其人体的复杂功能和机体的协调活动。

（2）脑干。自上而下由中脑、脑桥、延脑三部分组成，上接间脑，下续脊髓，背侧与小脑相连。延髓、脑桥和小脑之间的腔隙为第四脑室，上通中脑导水管，下通脊髓中央管。脑干是大脑皮质联系小脑和脊髓上、下行神经纤维束的必经之路，又是反射活动的低级中枢，特别是延髓内有调节心血管活动和呼吸运动的“生命中枢”，这些中枢若遭损伤，可立即危及生命。延髓的下界与枕骨大孔平齐，与脊髓相接，在腹侧面的正中裂两旁各有一条纵行隆起叫锥体，它由大脑皮质发出的锥体束构成，在锥体下端绝大多数的锥体束纤维左右交叉，即称锥体交叉，交叉后的纤维下行至脊髓前角运动细胞，这就是为什么脑部一侧受损引起对侧肢体瘫痪的道理。在脑桥和中脑还分别有呕吐反射、角膜反射、视觉反射、听觉反射等中枢。

（3）小脑。位于脑桥和延髓的背侧，中间较窄的部分叫小脑蚓部，两侧膨隆的部分叫小脑半球，半球的下内侧有一明显向中央凸出的部分叫小脑扁桃体，它靠近枕骨大孔，当颅脑外伤引起颅内压增高时，小脑扁桃体可被挤入枕骨大孔，发生小脑扁桃体疝（或称枕骨大孔疝），压入枕骨大孔的扁桃体可压迫延髓，严重者引起死亡。小脑的机能是维持人体平衡，调节肌肉的紧张度和协调肌肉的动作，小脑损伤可引起平衡失调，站立、走路均不稳。

（二）头皮的损伤

广义的头皮是指覆盖于颅盖骨的软组织，包括皮肤、皮下组织、帽状腱膜、腱膜下组织和颅骨的外膜五层结构。

1. 头皮挫伤

头皮挫伤指头部被钝器打击或头部碰撞在钝性物体上形成的闭合性损伤。它是确定着力点和打击次数的重要依据。其特点是皮肤和皮下组织挫损出血，但皮肤未裂开，常常形成头皮血肿，由于出血所在的解剖层次不一样，头皮血肿的形态特征和范围也有明显差异。

（1）皮下血肿。指皮下组织出血所形成的血肿，位于真皮和帽状腱膜之间。由于头皮的皮下组织与其他部位的皮下组织不同（它是由许多致密的纤维小梁把真皮与帽状腱膜连在一起，交织成许多小隔），血液不容易向四周扩散，从而形成鸡蛋至鹅蛋大小的血肿，外观呈青紫色半球形突出，境界清楚，较坚硬，可随头皮移动，属轻微伤。

（2）帽状腱膜下血肿。指帽状腱膜下组织的多量出血而言。因帽状腱膜下组织为疏松结缔组织，所以血肿易于扩散，成为大片扁平的出血，甚至蔓延至整个头部，其硬度软，中央有波动感，外表无颜色改变。血肿达 50.0cm^2 以上属轻伤。

2. 头皮创伤

头皮创伤指头皮破裂而形成的开放性损伤。由于头皮血管丰富而又缺乏弹性，头皮的收缩性能不强，不易自行止血，故头皮创伤常常出血不止，甚至引起失血性休克。创口或者疤痕长度累计达 8.0cm 以上为轻伤二级。

（三）颅骨损伤

颅骨由外板、板障、内板三层结构组成，其中内板和外板均为骨密质，内外板之间为骨松质，称板障，内有骨髓、血管。这种结构对钝力的打击有一定缓冲作用。并且因内板较外板薄，受暴力时，内板更易发生骨折，出现颅外面完好，而颅内面有裂纹的情况。

颅盖骨的损伤主要有以下几种类型：（1）颅骨表面压痕；（2）线状骨折；（3）凹陷骨折；（4）孔状骨折；（5）粉碎性骨折。单纯线状骨折为轻伤二级；单纯凹陷骨折、粉碎性骨折为轻伤一级。

粉碎性骨折，是由巨大暴力或多次打击形成的大面积骨折，骨折线相互交叉，形成多块骨质碎片（两块以上）。颅骨骨折本身对生命并无直接危害，即使是凹陷骨折、孔状骨折和粉碎性骨折，都不能单独作为死因诊断。但是颅骨骨折常合并有脑实质的损伤或颅内血管破裂出血，这些是常见的颅脑损伤的死因。开放性的颅骨骨折还可因继发细菌感染，引起脑组织化脓性炎症而致死。

颅骨骨折的程度与颅内脑组织损伤的程度有时并不相称，有时骨折程度很轻，甚至没有骨折，脑组织的损伤却很重，如脑挫裂伤、脑干损伤。同样，有时颅骨骨折很严重，如凹陷骨折、粉碎性骨折，其脑组织损伤较轻，伤者并不因之发生死亡。颅骨凹陷性或者粉碎性骨折，出现脑受压症状和体征，须手术治疗，属重伤二级。

颅底骨折，除枕骨大孔后部有时形成直接骨折外，一般都是颅顶或脊柱受力而造成的间接骨折，不同部位的颅底骨折鉴别如下（见表 9－1）：

表 9－1 三种颅底骨折的鉴别

骨折部位	软组织出血部位	血性脑脊液流出部位	脑损伤部位及症状
颅前窝	眼眶青紫，结膜下出血，俗称熊猫眼	从鼻腔、口腔流出。称脑脊液鼻漏，是诊断颅底骨折的重要依据	额叶底面，可伴有嗅、视神经损伤及精神症状
颅中窝	耳后乳突处皮下出血	从伤侧中耳或咽部流出，又称脑脊液耳漏	颞叶底部，可伴有听、面神经损伤症状
颅后窝	耳后、项部皮下出血	脑脊液流至胸锁乳突肌及乳突后方的皮下，又称脑脊液皮肤漏	脑干，伴吞咽、迷走神经和小脑、脑干损害症状与体征

颅底骨折伴脑脊液漏，为轻伤一级。颅底骨折，伴脑脊液漏持续 4 周以上、伴面神经或者听神经损伤引起相应神经功能障碍，为重伤二级。

（四）脑膜损伤

1. 硬脑膜外血肿

硬膜外血肿是指头部外伤出血，血液积聚于颅骨和硬脑膜之间的血肿。它占整个颅脑血肿的 30%。多由于暴力直接作用于颞部，造成颞骨骨折，骨折线伤及硬脑膜中动脉及其分支和上矢状窦破出血所致。血肿以颞部最多见，其次为颞顶部、额顶部，通常为单侧性，双侧出血极少见。血肿多为扁平状，局限于血管破裂处附近。

临床表现：常与出血快慢有关，出血快者，常在伤后持续性昏迷，很快出现颅内高压（剧烈头疼、呕吐、视乳突水肿等）及脑干受压症状和体征，伤者很快死于中枢性呼吸、循环衰竭；如出血较慢，不伴重度脑挫裂伤时，可出现原发性昏迷—中间清醒期—继发性昏迷“三联征”。原发性昏迷是脑震荡的表现，清醒期的长短依出血快慢，从数分钟到几小时不等，继发性昏迷是颅内高压、脑干受压的表现。血肿的大小取决于出血量，10～200ml 不等，伤后常常是进行性出血，随出血量的增加而颅内压升高，症状加剧，出现头痛、头昏、恶心呕吐、昏迷以及受压对侧肢体瘫痪。出血量 50～100ml 可使人死亡。约 30% 的案例由于血肿压迫脑组织很快死亡。一般不伴有脑震荡，脑挫裂伤时，可从几小时至 24 小时内不出现症状，常在白天受伤而无异常感觉，至夜间出现症状，很快意识丧失，常是家人尚未发觉人已死亡（见图 9－4）。

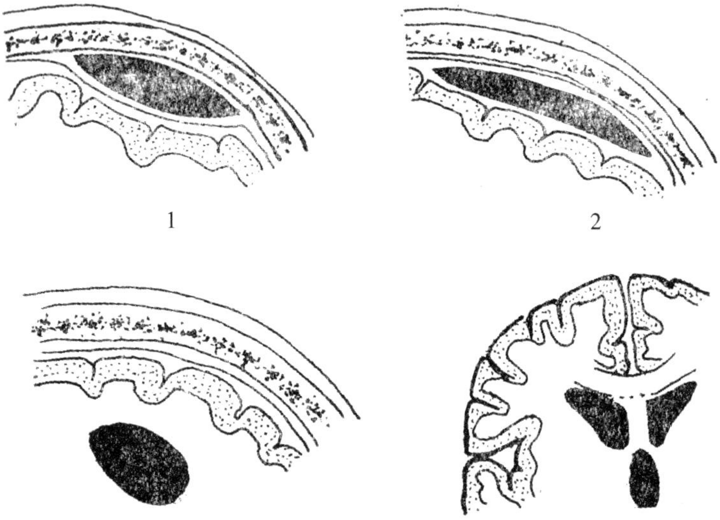

1.硬脑膜外血肿　2.硬脑膜下血肿　3.脑内血肿　4.脑室内血肿

图 9－4　颅内血肿种类

2. 硬脑膜下血肿

头部外伤引起出血，血液积聚于硬脑膜与蛛网膜之间。占颅脑血肿的 60%，50% 以上伴颅骨骨折。多数为脑挫裂伤时，较小动脉或毛细血管破裂出血造成，少数由桥静脉断裂（头部受力，脑在颅内旋转运动时引起），静脉窦撕裂（骨折时引起）造成。好发于额顶部、颞顶部等处，通常血肿大小直径约数厘米，10～100 克，当量达 50～100ml 时可致死。出血除发生在直接着力部位外，在对侧形成对冲性脑挫裂伤的部位也常有血肿，注意这是一次打击造成，不要误认为是两次损伤。

根据外伤出血的缓急，临床上分急性（3 日内）、亚急性（受伤后 4 日～3 周内出现血肿症状者）和慢性（3 周以上）3 类。硬脑膜下血肿由于多伴有脑挫裂伤，所以有一部分常常迅速（1～2 小时）出现症状直至昏迷，占硬脑膜下血肿的 60%，死亡率高达 50%～80%；由于少数出血为静脉性出血，血肿形成缓慢，出血后又发生较广泛的扩散，因此不至于很快出现明显的脑压迫症，往往呈亚急性经过，死亡发生率约 20%；慢性硬脑膜下血肿指伤后 3 周以上才出现血肿症状，临床较少见。由于是在伤后数周或数月逐渐出现颅内压增高和脑压迫症甚至死亡，往往成为法医鉴定死亡与受伤关系时应注意的问题。

3. 蛛网膜下腔出血

蛛网膜下腔出血是指出血积聚在蛛网膜和软脑膜之间的腔隙里，占外伤性颅内出血60%以上。蛛网膜下腔出血多数为自发性的出血，主要见于脑动脉瘤和脑血管畸形，脑底动脉硬化，或者由轻微的外伤而诱发，这种出血往往是致命性的。外伤性蛛网膜下腔出血常常是颅骨骨折和脑挫裂伤所致，这种出血量较少，很少引起死亡。

鉴别：外伤性蛛网膜下腔出血，积血区与头皮、颅骨损伤的部位一致，并且常伴有脑组织挫裂伤，而病理性蛛下腔出血，多位于脑底和大脑外侧裂，出血量多，且易扩散至脑表面和脑沟内。

外伤性蛛网膜下腔出血，伴神经系统症状和体征；颅内出血，伴脑受压症状和体征。两者均为重伤二级。单纯外伤性蛛网膜下腔出血，为轻伤二级。

（五）脑实质损伤

1. 脑震荡

国内的神经外科学给脑震荡所下的定义是："暴力作用于头部，即刻引起一过性脑功能障碍，临床上出现相应的临床症候群。"其症候群主要有伤后即刻出现的意识障碍，面色苍白，出冷汗，呼吸浅慢，脉搏微弱，对光反应消失，肌张力减低或消失导致不能维持坐立姿势而摔倒在地。清醒后往往有近事遗忘、头痛、头晕、恶心、呕吐、烦躁不安、耳鸣、心悸、多汗、失眠、情绪不稳、注意力不集中、不自主啼笑、畏光、怕震等植物神经症状。

其实，脑震荡是脑组织损伤中最轻微的一种损伤，脑组织无器质性病变，仅为暂时的机能障碍。所以，《损伤标准》（5.1.5.a头部外伤后伴有神经症状）将它修订定为轻微伤是合理的。

脑震荡引起的一过性意识障碍是其重要特征，并且有其特点，即速发性和一过性（马上倒下或走几步倒下，其意识丧失不超过30分钟）。发生意识障碍的机理，近年来由于神经生理、生化和病理的综合研究，多数认为脑震荡时因脑组织移位使脑干受到牵拉、扭曲，引起脑干网状结构的一时性功能损伤，同时震荡引起的颅内压变化，脑血管运动功能紊乱（脑血管痉挛缺血）以及脑脊液动力学的改变，也间接影响脑干。另外，震荡波侵犯边缘系统也是比较常见的，从而可以解释受伤者出现的烦躁、恐惧、遗忘等情绪与思维的变化。据国外报道，某些职业拳击者经过多次脑震荡后，晚年常出现痴呆症状，尸体解剖可发现大脑皮层有广泛性神经细胞消失及胶质细胞增生现象，这是由于多次轻度脑震荡造成弥散性脑细胞变性坏死，大脑皮层受损的结果。

总之，脑震荡与颅脑撞击时脑脊液的冲击、颅内压急剧上升，脑血管运动功能障碍，脑干的机械牵引扭转，以及脑组织的生化改变等诸多因素有关。这些病理生理改变引起了大脑皮层及脑干网状结构功能广泛抑制，弥漫性脑充血、脑水肿。但这些病理改变可随病情好转而逐渐恢复，临床上不留下后遗症。

关于脑震荡后遗症问题，因本症是颅脑损伤中最轻的一种类型，一般不需住院治疗，只要在家卧床休息，少做脑力、体力劳动，7～10天即可恢复正常，对于伤后一段时间内出现的头痛、头晕、失眠、记忆减退等症状多可随伤势的恢复而完全消失，多数在一个月内恢复。所以，单纯的脑震荡不存在后遗症的问题，对于部分症状持续时间长，而神经系统检查无阳性体征者，多数人认为，完全是心理因素所致，往往与本人性格、周围人的不良影响、补偿心理有一定关系。

在司法鉴定实践中，对于脑震荡应从以下几点来把握：

（1）头部损伤确证，就是说一定要确定有头部外伤史，这是一个很关键的问题，是首要条件。在查阅卷宗时，尤其是第一次的讯问笔录和原始的病历记录要特别注意有无记载头部损伤处的擦伤、挫伤。

（2）短暂的意识障碍，其特点是伤后即刻发生并且是一过性的，一般持续数秒钟或数分钟，最长不超过30分钟。除自述外，还必须有在场其他人的证明。

（3）近事遗忘，指对损伤前后的一段经历不能回忆，若他能对受伤经过、抢救过程叙述，便可排除。此项检查只能在损伤近期内进行，时间长了记忆可恢复。

（4）伤后无神经系统阳性体征查出（生理反射存在，病理反射未有），BP、R、P均正常。腰穿脑脊液检验均正常（压力、颜色、细胞数）。

2. 脑挫裂伤

脑挫裂伤指头部外伤后造成脑组织挫损、破裂和出血的器质性损伤。脑组织的器质性损伤，按其病理形态改变可分为脑挫伤和脑裂伤。脑挫伤是指脑组织有挫损、出血（一般只有脑皮质表面散在出血点，脑肿胀），但软脑膜完整。脑裂伤是指因暴力作用使软脑膜和脑组织发生断裂及严重出血。在临床上，脑挫伤和裂伤常同时存在，二者只是损伤程度不同，故常统称为脑挫裂伤。

脑挫裂伤不只是发生于外界暴力直接作用的部位，在着力点的对侧常发生对冲性脑挫裂伤。对冲伤是由于遭受打击的头颅运动突然停止或减速，颅内脑组织因惯性作用还继续向前运动，并与着力点对侧的颅骨相撞而形成。对冲伤的发生常与颅底结构特点有关，颅前窝和颅中窝骨面凹凸不平，容易形成对冲伤，而颅后窝表面光滑，又有富于弹性的小脑支撑，不易形成对冲伤。

脑挫裂伤的症状比脑震荡严重。伤后昏迷时间多在半小时以上，个别严重者昏迷数日、数周或更长。其特点是意识障碍发生率高，程度严重，即昏迷程度较重，持续时间较长，出现相应的神经系统症状和体征以及蛛网膜下腔出血。清醒后常有头痛、恶心、呕吐、脑膜刺激征（颈强直、克氏征）抽搐等症状，神经系统体征有偏瘫、偏盲、失语、失听、失读、一侧肢体感觉障碍等，脑脊液为血性。

3. 脑内出血

脑内出血指头部外伤引起的脑皮质下、髓质内的出血。外伤性脑内血肿占颅内血肿的5%～10%。多发生在额叶、颞叶的对冲挫裂伤部位，也可发生在直接伤部位。往往呈大小不一的出血灶，很少形成巨大血肿。若出血位于脑的中心区域（如基底核处）应与非外伤性脑出血（动脉瘤破裂、高血压性脑出血）鉴别。后者往往没有严重的外伤史，症状和体征较严重，另一鉴别点是，外伤性脑内血肿，在血肿区以外，由于脑脊液冲击，在脑室附近可有多发性斑点出血。

关于脑内血肿的最小量，各家主张不一，一般作为一个血肿，其积血直径应不小于3cm，而脑干内血肿，其标准应在1.5cm以上。临床表现：意识障碍时间长，无中间清醒期，颅内高压征明显，有头痛、呕吐、肢瘫、失语、二便失禁、脑膜刺激征、高烧等。

头部外伤后，经过一段时间后发生的脑出血称为“外伤性迟发性脑出血”。其诊断标准：（1）头部有明显的外伤史；（2）有中间无症状期（几天、几周）；（3）既往无脑血管疾病；（4）呈卒中样发作，多在外伤后3周内发生。进行法医鉴定时要引起注意。

脑挫（裂）伤，伴神经系统症状和体征和颅内出血，伴脑受压症状和体征，均定重伤二级。

单纯脑挫（裂）伤和颅内出血，均定轻伤一级。

4. 脑干损伤

脑干损伤是指包括中脑、脑桥和延髓的损伤，脑干损伤可分原发性损伤和继发性损伤。原发伤是指头部受伤后引起脑组织移位使脑干撞击在颅底斜坡或小脑幕裂孔边缘上，也可由于外力引起脑干扭转牵拉等直接损伤，常见的是颅底骨折，特别是蝶鞍、基底部骨折引起脑干腹侧面的损伤。继发损伤是指颅内血肿或脑水肿引起颅内压增高，脑肿胀或脑疝压迫脑干而言。

脑干是生命中枢的所在地，脑干受伤后会出现一系列威胁病人生命的临床症状和体征。其死亡率很高。其诊断标准：（1）意识障碍，常出现深度昏迷，且昏迷时间较长，可达数月、数年；（2）呼吸循环功能紊乱，出现呼吸浅快不规则，脉搏频数，血压低，常常呼吸先于心跳停止而死亡；（3）去大脑强直，可见全身肌张力↑，四肢过度伸直，头向后仰呈“角弓反张”的强直发作，这常预示病情严重；（4）瞳孔或大或小，对光反射消失，双眼球同向偏斜或分离；（5）锥体束征出现，肢体瘫痪，肌张力↑，腱反射亢进，病理反射引出；（6）体温调节障碍，常出现40℃～41℃的高热。

深度昏迷、持续性昏迷、迁延性昏迷、植物人状态、去大脑强直，其实就是《损伤标准》中的“植物生存状态”。植物生存状态是国际医学界通行的称谓，这种状态的人睁眼若视，貌似清醒，但已失去了正常人的言语、思维、情感、运动和感觉，而仅仅保留了植物所具有的呼吸、新陈代谢、生长和发育的功能。生活在无意识状态，游离在生死之间。这类病人最后多死于并发症，平均生存期在 2 年，护理好的生存期在 2 ~ 10 年。近年来也不乏恢复清醒的案例。这种病人常常因颅脑外伤或其他原因如溺水、中风、窒息等大脑缺氧、神经元退行性变等导致长期意识障碍，病人虽能吞咽食物、入睡和觉醒，但无白昼黑夜之分，不能随意移动肢体，有自主呼吸，体温、脉搏、血压可以正常，属重伤一级。

5. 肢体瘫

肢体瘫包括四肢瘫、截瘫、偏瘫和单肢瘫。它是由于大脑或脊髓严重损伤引起的肢体所有肌肉瘫痪。不包括周围神经损伤或肌肉疾病引起的某些肌群肌力下降、肢体部分肌瘫及功能性（或癔症性）瘫痪。

截瘫是指双上肢或双下肢瘫痪，我们将第二胸椎以上的脊髓横贯性病变引起的截瘫称为高位截瘫；将第三胸椎以下的脊髓损伤所引起的截瘫称为下半身截瘫。高位截瘫一般都会出现四肢瘫，感觉障碍、大小便失禁等。偏瘫是一侧上、下肢体的瘫痪。单肢瘫是仅仅一个肢体的瘫痪。

功能性（或癔症性）瘫痪是并无神经系统器质性损害，而出现的神经功能失调引起的瘫痪。其症状、体征与神经解剖生理特征不符。如癔症性瘫就是与人的性格精神因素有关。

非肢体瘫的运动障碍是锥体系、椎体外运动系受损伤，出现肢体随意运动障碍。锥体系有上、下运动神经元，上运动神经元支配下运动神经元，下运动神经元再支配骨骼肌运动，当损伤发生在上运动神经元时，由于下运动神经元失去抑制控制而发生亢进，表现为肌肉张力增大，痉挛，深反射亢进，浅反射减弱，病理反射（Babinisk 征阳性）出现，小脑性共济失调、不自主运动、震颤等。

《损伤标准》附录 B. 1. 4　肌瘫（肌力）：

0 级：肌肉完全瘫痪，毫无收缩。

1 级：可看到或者触及肌肉轻微收缩，但不能产生动作。

2 级：肌肉在不受重力影响下，可进行运动，即肢体能在床面上移动，但不能抬高。

3 级：在和地心引力相反的方向中尚能完成其动作，但不能对抗外加的阻力。

4 级：能对抗一定的阻力，但较正常人为低。

5 级：正常肌力。

《损伤标准》附录 B.1.5　非肢体瘫的运动障碍：

非肢体瘫的运动障碍包括肌张力增高，共济失调，不自主运动或者震颤等。根据其对生活自理影响的程度划分为重、中、轻三度。

重度：不能自行进食、大小便、洗漱、翻身和穿衣，需要他人护理。

中度：上述动作困难，但在他人帮助下可以完成。

轻度：完成上述动作虽有一些困难，但基本可以自理。

二、眼、耳、鼻、口部损伤

（一）眼部损伤

眼是视觉器官，由眼球、眼睑、结膜、泪器和眼肌等组成，其中最主要部分是眼球。眼球近似球形，前后极距离约为24mm，后面由视神经连于间脑，眼球壁由三层膜构成，眼球内有三种透明的内容物，具体结构如图 9－5 所示，眼球的水平切面见彩图 9－6。

- 眼球
  - 眼球壁
    - 外膜（纤维膜）
      - 角膜
      - 巩膜
    - 中膜（血管膜）
      - 虹膜
      - 睫状体
      - 脉络膜
    - 内膜（视网膜）
      - 色素层
      - 神经层
        - 杆细胞
        - 锥细胞
  - 内容物
    - 房水
    - 晶状体
    - 玻璃状体

图 9－5　眼球结构

晶状体：位于虹膜、瞳孔之后，是玻璃状体凹内的一个无色透明、有弹性的物体，形如双凸透镜，不含血管、神经。其营养主要来自房水。晶状体具有屈折光线的功能。当看远物体时，晶状体无须调节，物象即可清晰地投射在视网膜上；而当看近物时，副交感兴奋，睫状肌收缩，使睫状体向中心移位，晶状体悬韧带得以松弛，晶状体曲度增大（变厚），屈光（折光）力增强，物象才能恰好聚集在视网膜上。

随着年龄的增长，晶状体会逐渐硬化、弹性减低、调节功能减退，从而出现看远物时清晰，看近物时模糊，即为远视。如果用眼过度，使睫状肌长期处于收缩状态，最后失去调节的灵活性，以致在看远物时，睫状肌仍然收缩着，使晶体过凸，物象集结在视网膜的前方，即成为假性近视，若不加以防治，时间久了，就可能转变为视轴变长的眼球器质性变化，物象永远集结在视网膜的前方，即为真性近视，必须配戴凹透镜加以纠正。

远视，多见于眼球发育不正常，造成眼球前后径较正常眼短，使物像集焦于视网膜之后，矫正办法是配戴凸透镜。晶状体由于代谢障碍可发生混浊，影响视力，临床上称白内障。

玻璃体：为透明的胶质体，充满在晶状体后面的眼球腔内，对视网膜起支撑作用。玻璃体99%为水，其余为胶原和透明质酸，本身无血管，其营养来自脉络膜、睫状体和房水，无再生能力，其功能除了屈光作用外，主要是支撑视网膜的内面，玻璃体若脱失或液化，此种支撑作用大为减弱，易导致视网膜剥离。

眼损伤不仅可导致视觉功能障碍，还会因眼球萎缩或缺失影响容貌。

1. 角膜损伤

角膜受损伤后常发生炎症或溃疡，在伤口愈合或溃疡修复以后，形成瘢痕组织，角膜失去其透明性，结果产生不同程度及范围的混浊，根据其混浊的浓淡厚薄，分为角膜云翳、角膜斑翳、角膜白斑。

角膜斑翳和白斑为浓、厚的白色瘢痕组织，无须照明便可发现。如白色范围较大，不仅影响视觉功能还可对容貌产生明显的影响。故《损伤标准》定轻伤二级。

2. 晶状体脱位

晶状体脱位可因钝挫伤导致晶体悬韧带断裂而发生（可参见彩图9－6）。晶体脱位可有全脱位和不全脱位两种。晶体全脱位可进入前房或玻璃体内，脱位于前房或嵌于瞳孔处者还可引起继发性青光眼，视力障碍严重。不全脱位的晶体，有时可有赤道部出现在瞳孔中部，而将瞳孔分为有晶体和无晶体的两半，外界目标通过此两者不等的屈光度的中间质，在视网膜上形成两个大小不等的影像，从而产生单眼复视。评定为轻伤二级。

3. 外伤性白内障

晶体由于钝挫伤或穿孔伤造成囊膜破裂，晶体皮质与房水相接触，晶体皮质由膨胀而变混浊，产生外伤性白内障。轻者白内障可局限，或混浊部位不在瞳孔区正中位，对视力影响可不明显。但如晶体皮质全部混浊，则可造成视力丧失。青少年的外伤性白内障，有时可逐渐自行吸收，而成为无晶体眼。有的外伤性白内障则因肿胀的晶体皮质被分解为白色絮状块，溢入前房，造成前房角阻塞，导致眼内压增高，产生继发性青光眼，而严重影响视力。所以，法医临床学鉴定时，还应以矫正视力的程度决定损伤程度。

4. 外伤性视网膜脱离

视网膜脱离是较为复杂的眼病，判断是否属于外伤性视网膜脱离须与多种眼病鉴别。如果是外伤致锯齿缘离断，多为外力直接导致，且力度大，损伤部位多在鼻上方与颞下方。鉴定实践中应注意以下几种情况：一是眼部损伤严重，无论视网膜是否存在基础病变，外力足以引起脱离的就判定为直接因果关系；二是外伤前存在的眼部基础病变仅为视网膜脱离的危险因素，病变本身尚不足以直接引起脱离的，可评定为相当因果关系；三是外伤前即已存在诸如高度近视、糖尿病等严重眼部病变，且眼部外伤轻微，则评定外伤仅为视网膜脱离的次要因素。本损伤属轻伤二级。

5. 外伤性青光眼

青光眼是指眼内压力增高超过个体能够承受的极限，造成视神经损害、视野缺损及视力下降等一系列视功能损伤的病变。各种类型的眼损伤都可以引起眼压异常增高，导致青光眼的发生，如眼球钝挫伤引起眼内出血、晶体脱位、虹膜睫状体炎、视网膜脱离等。如果眼部钝挫伤仅出现一过性眼压增高，很快恢复正常且未遗留视觉功能障碍，则不认定为外伤性青光眼。《损伤标准》5.4.3a）规定："外伤性青光眼，经治疗难以控制眼压"，评定为轻伤一级。

6. 法医临床学对眼外伤的鉴定方法

（1）采集病史。首先，要有肯定的眼外伤史，如为他伤或工伤应具有可靠的旁证材料。了解受伤的时间、场所及眼部损伤的具体情况。其次，要获取外伤后在医疗单位诊断治疗的资料，包括伤后初诊的诊断、检查记录。如受伤时视力有无变化，有无眼部流血、疼痛症状，有无恶心、呕吐、昏迷等病史。如做过手术应阅读手术记录。特别要注意眼部病情变化情况，视力的改变是改善或是恶化。

（2）眼科常规检查。视力检查应分别检查每眼的远视力、针孔视力和近视力。然后按顺序对眼睑、结膜、泪器、眼位、眼球运动、角膜、巩膜、前房、瞳孔、晶体、玻璃体及眼底的视神经乳头和视网膜脉络膜等各组织结构进行全面检查。除用肉眼观察外，还应使用裂隙灯、显微镜及检眼镜进行检查。

（3）眼部特殊检查。根据眼部伤情需要，使用眼压计测定眼压，或作前房角镜检，了解有无青光眼存在；为了查明眼底病变性质可作三面镜检查或眼底血管荧光造影，如疑有眼眶骨骨折或视神经管骨折可做眼眶或视神经管 X 线片，可做 B 型超声波检查；必要时须做 CT 扫描、复视图、眼球突度测量或视觉电生理检查。

（4）作出诊断及鉴定意见。根据所搜集的受伤病史资料及查体情况，特别是眼部的检查结果，结合《损伤标准》作出意见。

7. 法医学鉴定中的注意事项

关于视力，一般指远视力，经镜片矫正达到正常或接近正常视力者，都不作视力障碍论。正常视力范围是指视力或最佳矫正视力在0.8以上者。0.4~0.8为接近正常视力。视力障碍根据WHO规定按低视力及盲目分为以下五级标准（均按最佳矫正视力）（见表9-2）。

表9-2 低视力及盲目分级标准

级别		最好视力低于	最低视力等于或优于
低视力	1	0.3	0.1
	2	0.1	0.05（3米指数）
盲　目	3	0.05	0.02（1米指数）
	4	0.2	光感
	5		无光感

注：表中数据均为最佳矫正视力。

盲及视力损害分级（见表9-3）。

表9-3 盲及视力损害分级标准（2003年，WHO）

分类	远视力低于	远视力等于或优于
轻度或无视力损害		0.3
中度视力损害（视力损害1级）	0.3	0.1
重度视力损害（视力损害2级）	0.1	0.05
盲（盲目3级）	0.05	0.02
盲（盲目4级）	0.02	光感
盲（盲目5级）	无光感	

评定视力障碍，应以远视力为标准，并参考近视力情况。如中心视力好而视野缩小，以注视点为中心，视野半径小于10°而大于5°者为3级盲，如半径小于5°者为4级盲。

诈盲，又称伪盲。由于是伪装，故患者常拒绝检查，或夸大伤情，或检查不合作，客观检查与视力检查结果亦不相符合，不能作出科学解释。为明辨真伪，作出正确的鉴定可对伪称双眼失明者，令其睁大睑裂，在出其不意时，用物体或手指在其眼前晃动，诈盲者会立即出现瞬目反射。也可用激光视力检查表查出其真实的视力。视觉诱发电位检查，诈盲者的检查结果是正常的。

（二）耳部损伤

耳是位听器官，既是听觉器官又是位置和平衡感觉器官，具有双重功能。它分外耳、中耳、内耳三部分。外耳和中耳是传导声波的部分，内耳是感受声音和感受身体在静止和运动时位置的（见图9-7）。

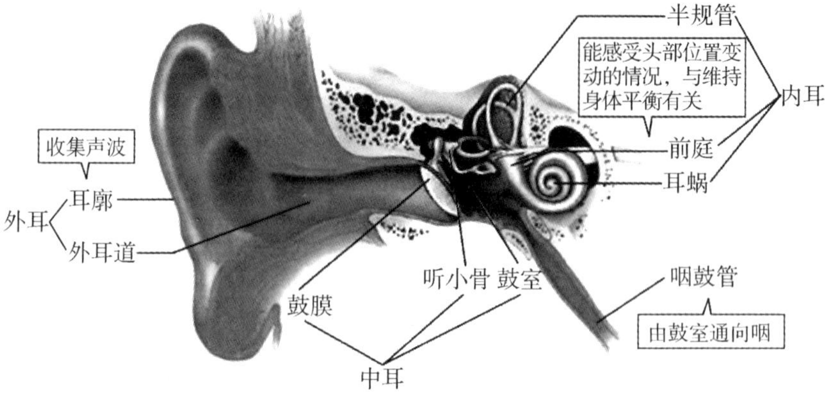

图 9－7　位听器官结构图

外耳：由耳郭、外耳道和鼓膜三部分组成。鼓膜为一卵圆形半透明薄膜，厚约 0.1mm，直径 10mm 左右，鼓膜弹性强，质地坚韧，呈浅漏斗形，凹面向外向下，经外耳道传来的声波，可引起鼓膜振动。

中耳：包括鼓室和咽鼓管。鼓室是颞骨中的一个小空腔，内有三块听小骨（锤骨、砧骨、镫骨），并且连成一串听骨链，锤骨柄附在鼓膜内面，锤骨头与砧骨体相连组成关节，砧骨的长脚与镫骨小头相连组成关节，镫骨底板抵在耳的前庭窗上，当鼓膜随外耳道声波振动时，三块听小骨相串运动，使镫骨底板也在前庭窗上来回振动，推动内耳的外淋巴液振动，这样声波就传入了内耳。咽鼓管是一条连通鼓室和鼻咽部的管道，平时咽鼓管咽口是关闭的，当吞咽、打喷嚏时开放空气通过此管进入鼓室，使鼓室内压和大气压相等，以保证鼓膜的正常振动而维持正常听力。

内耳：位于颞骨内，构造很复杂，故称内耳迷路，它包括骨迷路和膜迷路两部分。

骨迷路：由前庭、骨半规管和耳蜗组成。

膜迷路：由椭圆囊、球囊和膜半规管组成。前二者位于前庭内，后三条管分别套在相应的三条骨半规管内。

耳蜗是传导并感受声波的，半规管和前庭则是位置和平衡感受器。

1. 外耳道损伤

单独耳郭损伤，如无外耳道闭锁或中耳及内耳损伤，虽不致明显影响听觉功能，但可造成程度不同的毁容。如一侧外耳道损伤后瘢痕闭锁，常造成该耳传导性听力障碍，听力损失不超过 41dB，属轻伤。如双侧外耳道完全闭锁，两耳语言听力减退均大于 61dB，应为重伤。

2. 鼓膜损伤

鼓膜虽位于耳道深部，但因甚薄，故易受直接或间接外力冲击而破裂。

（1）直接损伤。多因外耳道异物或锐器刺伤、挖耳时创伤、热金属屑或熔渣溅入、滴入腐蚀性药物等引起。刺伤之鼓膜穿孔常位于其后下象限。灼伤穿孔常为圆形，边缘有焦痕，腐蚀剂常同时造成耳道内段皮肤糜烂，鼓膜表面有污灰色伪膜，甚至鼓室黏膜亦有损害。

（2）间接损伤。它是指因空气压力急剧改变，如炮震、爆炸、掌击耳部致使鼓膜破裂。法医临床实践中，耳部掌击伤是常见损伤。此类损伤之程度，视暴力之大小不同而不等，轻者仅发生鼓膜出血，重者则鼓膜破裂。一般多在鼓膜破裂刹那间，突然出现耳痛、耳鸣、耳聋、偶伴短暂眩晕。此时检查，可见外耳道有少许鲜血流出，片刻即止。耳镜检查可见外耳道或鼓膜充血，鼓膜表面有血迹或血痂，鼓膜穿孔常位于其前下方，呈不规则之裂孔，穿孔边缘呈现轻微充血。穿孔可于3～4周内迅速愈合，局部仅遗留菲薄瘢痕，或不留瘢痕，但亦可遗留永久性穿孔且感染中耳炎之可能。

外伤性鼓膜穿孔若已自行愈合，对患者听力可毫无影响，属轻微伤。较大而经久治不愈的穿孔，其听力损失为典型的传导性耳聋，超过6周不能自愈，属轻伤二级。

3. 外伤性听觉功能障碍的法医学鉴定

听觉系统不同部位的损伤均可造成听觉功能障碍。一般对轻者称为重听，指听力部分减退，重者谓耳聋，指实用听力丧失。听觉功能检查法可概括为以下两类：

（1）主观测听法，又名行为测听。包括一切需要受检者主观配合，反映其对测试声感受能力的测听方法，如口声试验、表声试验、音叉试验及纯音听力计测听等。其中，除纯音听力计测听外均不能作准确的定量检测，所以不适于法医学听力鉴定。听力计虽能作准确的计量检查，但因需要受检者主观配合，故也往往不适于法医学听力鉴定。尽管如此，纯音听阈测定仍为法医学听力鉴定中不可缺少的参考资料。

正常人的气、骨导听阈，在听力图上均应在0dB水平，但凡听力曲线在20dB水平以内者，均可作为听力正常论。根据国际标准化组织（ISO）规定的耳聋程度分类法，是直接计算语言频率的平均听力损失分贝数，即按500Hz、1000Hz、2000Hz三个频率听阈值的平均分贝数分级（见表9－4）。

表 9-4　耳聋分级标准

语频平均听阈（dB）	障碍程度	理解语言能力
<25	正常	听小声无明显困难
26~40	轻度聋	重听，听微弱语声有困难
41~55	中度聋	听普通语言有困难
56~70	中重度聋	听大声谈话常困难
71~90	重度聋	只能理解大声喊叫
>90	极度聋	残余听力，甚至不能理解大声喊叫

（2）客观测听法。主要是电反应测听法，当声波传入内耳后，从耳蜗到大脑皮层的整个听觉传导路径中都会发生一系列的生物电变化，这种由声刺激引起的生物电变化称为听觉诱发电位。利用记录下来的电位变化以检查听觉系统功能，即电反应测听法。因为这种电位变化不受主观意识所控制，所以电反应测听也属于客观测听法。

电反应测听法又可分为：①耳蜗电图描记法，可以记录耳蜗微音电位、听神经动作电位及总合电位；②听性脑干反应测试法，可以记录脑干中听觉传导路径的变化；③皮层诱发电位测听法，记录的电位变化可能源于初级及次级听觉皮层投射区。目前临床上较常用的是听性脑干反应测试法。

由于现代战争、车祸、工伤和生活中各种意外伤害诉讼事件的日益增多，听觉功能鉴定在法医临床学领域中显得越来越重要。一般包括三个方面：①劳动能力鉴定，如工伤事故或劳动噪声对听觉功能的损害；②军人抚恤鉴定，指服役期间引起的听力减退；③他人伤害及意外灾害案件鉴定。尽管此三者在鉴定原则、着重点及残废程度的确定方面不尽一致，但对听力损失的确定上基本相同。

总之，对听觉功能障碍的法医学鉴定，应根据多方面因素，如耳聋程度、社交语言能力、既往情况、合并症状及预后，职业及劳动能力，甚至心理或精神上的创伤等因素进行全面考虑。

（3）声阻抗-导纳测试法（acoustic impedance admittance measurements）是客观测试中耳传音系统和脑干听觉通路功能的方法。国际上已日渐采用“声抗纳”（immittance）一词代替还在使用的声阻抗-导纳之称。当声波传到鼓膜时，一部分声能被吸收并传导，称声导纳；一部分声能被阻反射回来，称声阻抗。中耳阻抗越大，声导纳越小；或者说声能传导越小，反射的越多。所以，从反射回来的声能可以了解中耳传音功能情况。用于诊断中耳各种传音结构的病变、咽鼓管功能检查、感音神经性聋与传导性聋及精神性聋的鉴别、响度重振的有无、面瘫的定位、耳蜗与蜗后病变的鉴别、以声反射客观估计听阈等。

（三）鼻部损伤

鼻部损伤包括鼻骨骨折、鼻部离断或缺损、鼻出血。鼻部损伤一般由于锐器切割，钝器砸压、撞击以及咬伤烧伤等。最常见的是鼻骨折，骨折程度依外力强度及方向而异。轻者伤侧鼻骨脱位内陷。重者可使一侧鼻骨及上颌骨鼻突被推向内后方，另侧鼻骨被挤向前外方隆起，造成歪鼻塌陷畸形。如遭正面暴力强烈打击，常使鼻骨下段骨折断离，或正中线处分离呈“八”字形展开，鼻梁上段塌陷变宽，外鼻扁平。

鼻骨骨折有移位者，伤后立即出现外鼻畸形，数小时后因软组织肿胀或血肿形成，畸形反不明显，肿消之后畸形复现。若有鼻黏膜撕伤，可有鼻出血，若伴中隔软骨骨折、脱位或血肿形成则有鼻塞。还应注意是否合并鼻周骨性结构的损伤及筛骨水平板有无骨折，后者常可撕伤脑膜造成脑脊液鼻漏。

法医学鉴定：外鼻的离断或缺损或骨折塌陷可造成毁容、发音功能障碍，此时损伤范围的确定和测量显得很重要。严重鼻部骨折伤后处理不当，常遗后患，如歪鼻、塌鼻、鼻前孔狭窄或闭锁等，不仅影响呼吸或发音，且有碍美观。严重者如外鼻切割伤或咬伤等，常有鼻缺损，虽经手术整复，其效果亦常不令人满意，造成对伤者的心理打击和精神创伤，故在法医鉴定时应根据详细检查所得，判定损伤范围及程度，充分重视损伤带来的不良后果，全面分析，综合评定。

（四）口腔颌面部损伤

它主要包括口唇的离断或缺损，舌体的离断或缺损，牙齿的脱落或折断，颌骨及颧骨骨折等，本部位损伤可引发容貌毁损、饮食及发音功能受损。

1. 口、舌损伤

法医学鉴定主要是根据容貌毁损和功能障碍来确定损伤的程度。口唇缺损齿外露 3 枚以上为重伤二级。舌具有搅拌食物、协助吞咽、感受味觉和辅助发音的功能，若离断达舌系带为重伤二级。舌缺损为轻伤二级。

2. 牙齿脱落或折断

人的一生先后有两组牙发生。开始为乳牙，上、下、左、右各 5 颗，共计 20 颗。在 12 ~ 14 岁前会逐步被恒牙替换，此时的恒牙上、下、左、右各 8 颗，共计 32 颗。当损伤使牙齿脱落 7 颗以上时，对侧相应牙齿也就丧失了功能，相当于丧失了 14 颗牙齿的功能，可严重影响咀嚼、发音、语音功能，故鉴定为重伤二级。

牙脱落多是由于较重的暴力撞击所致，牙齿脱出牙槽窝，多发生于上前牙。注意：牙脱落除牙全部脱离牙槽窝的，还包括嵌入牙槽窝深部即嵌入性脱位，临床表现有松动移位和疼痛，且有咬合障碍；向深部嵌入者，则牙冠暴露部分变短，位置低于咬合平面。也包括牙与牙槽窝仅有少许软组织相连的牙槽窝内无牙。也包括Ⅲ度以上松动无法保留的。

牙齿折断可分为牙冠折、牙根折、冠根联合斜折和冠根联合纵折四种类型（见图9－8）。

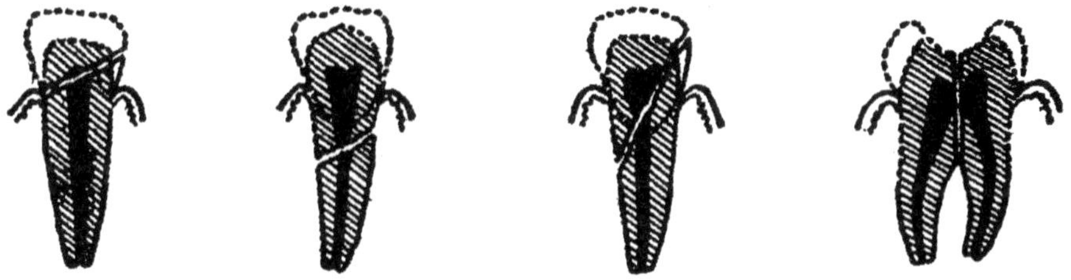

1.　　2.　　3.　　4.

1.牙冠折　2.牙根折　3.冠根联合斜折　4.冠根联合纵折

图9－8　牙折的种类

根据折线的方向，可有斜折、横折和纵折。冠折的折线可以穿通牙髓腔或不穿通牙髓腔，二者的处理和预后皆不同。折线穿过牙髓者，则必须首先进行根管治疗后再进行牙体缺损的修复。牙根折断或冠根联合折断，除极少数有条件先进行根管治疗再作套冠或全冠修复外，多数情况需拔除。牙拔除后，可根据部位和邻牙的健康状况采用固定桥修复或活动义齿修建，以恢复缺牙后丧失的咀嚼功能。一般情况下，较理想的修复体也仅能恢复其自身咀嚼功能的70%～80%。

3. 颌骨和颧骨骨折

它们的损伤主要是引发张口困难。损伤致张口困难Ⅲ度，评定重伤二级。损伤致张口困难Ⅰ度（只能垂直置入食指和中指），评定轻伤二级。若是单纯骨折属轻伤二级。

三、容貌毁损

人体容貌是指颜面部皮肤和五官外露部分，是协调组合的一个整体。面容范围一般是指前额发际下、两耳根前与下颏下缘之间的区域，包括额部、眼眶部、鼻部、口唇、颏部、颧部、颊部、腮腺、咬肌部和耳郭。一般情况下，颜面皮肤平整无疤痕，眼、耳、鼻、口左右对称，无缺损，面部表情肌运动正常，颞颌关节功能正常为完整容貌。当人体颜面部受到各种损伤，使正常的皮肤、组织、器官发生形态结构的改变，并产生难以复原的损伤，致使容貌显著变形、丑陋或者功能障碍，称为容貌毁损。颜面部邻近组织的严重损伤，有时亦能导致容貌变形。容貌毁损后不仅是面部器官出现功能障碍，还会影响到受害人的社会交往活动，同时也会给伤者造成无法估量的精神痛苦。

（一）导致容貌毁损的常见类型

1. 皮肤疤痕所致的毁容

多见于锐器切割、砍、刺创愈合后，亦可见于钝器创、烧烫伤、化学性损伤后，在颜面遗留明显的条状疤痕或者较大面积的块状疤痕，以及大面积色素改变，致使容貌丑陋。

2. 面部五官的毁损

多发于锐器的砍、切割或者拳击等钝器损伤，伤后使眼、耳、鼻、口缺损或者严重变形，咀嚼障碍——如牙齿折断或者脱落七个以上，张口度小于1.5cm。

3. 神经麻痹引起的毁容

如颞骨岩部骨折可使面神经受累，导致面部表情肌瘫痪，可呈现面部变形和功能障碍。

4. 骨折畸形愈合所致毁容

面部遭受暴力打击而发生骨折后，复位不良，畸形愈合，使面部不对称，致使严重变形。常伴面部其他组织或者器官损伤。

（二）毁容的法医临床学检验及鉴定注意事项

对于毁容的损伤程度鉴定多数宜在损伤愈合后，结痂消退、浅表疤痕吸收、局部色素沉着消失后（一般在损伤后3~6个月）进行。根据被鉴定人的颜面部损伤史，颜面损伤遗留的显著变形、丑陋或者功能障碍，从形态学和功能学两方面进行整体评估，综合评定。检验时，须拍摄附加比例尺的彩色照片。检查确定损伤部位、大小、性状、颜色、范围，同时可取伤前照片进行比对检验，对有功能障碍的，须进行眼科、耳鼻喉科、口腔科等检查。

（三）面部疤痕组织

疤痕是各种创伤后所引起的正常皮肤组织的外观形态和组织病理学的改变的统称。它是伤口或创面自然愈合过程中的一种正常的、必然的生理反应，也是创伤愈合过程的必然结果。疤痕的本质是一种不具备正常皮肤组织结构及生理功能的，失去正常组织活力的、异常的、不健全的组织。疤痕不仅破坏了体表美，还可妨碍相关组织或器官的生理功能，甚至导致畸形。

根据临床表现和组织学改变可做以下八种分类：（1）表浅性疤痕或扁平疤痕；（2）索条状疤痕或挛缩性疤痕；（3）蹼状疤痕；（4）凹陷性疤痕；（5）萎缩性疤痕；（6）桥状疤痕和赘状疤痕；（7）增生性疤痕；（8）疤痕疙瘩。

面部损伤可见于机械的、物理的、化学的等各种致伤因素所致，其中以锐器切、砍创愈合形成疤痕为多见。皮肤损伤在愈合过程中，因受全身因素和局部因素的影响，而形成程度不同的疤痕。损伤遗留的疤痕可造成毁容或者功能障碍。

法医临床学中的所谓明显疤痕，是指除去扁平疤痕（外观多平坦，与四周皮肤等齐或者稍低，平滑光亮，色素减退，一般不引起功能障碍）外的其他疤痕，如增生疤痕、萎缩疤痕、疤痕疙瘩、凹陷疤痕、桥状或赘状疤痕、蹼状疤痕、挛缩疤痕等。实践证明，面部的锐器创绝大多数经过一期愈合后留下扁平疤痕。

法医学疤痕检查时应注意以下几点：

1. 根据外伤的形态来判断损伤的性质。

2. 详细描记外伤的部位、长度、深度、面积范围，检查有无肌肉、肌腱、血管、神经等损伤。

3. 疤痕长度测量。创口或疤痕的长度测量不能包括两端的浅表划伤（表皮剥脱）及以后形成的色素，应仔细区别一些线状疤痕与其两端或中间间隔段的色素，使疤痕的长度测量尽量精确，对一些不规则形伤口或疤痕，宜先用质地柔软的线段沿伤口或疤痕走向确定其长度，再测量线段的长度。

4. 疤痕面积测量。对不规则形块状疤痕或色素改变，可用描图法标出待测面积的范围，再用方格纸测算或称重法测算或直接应用计算机面积测试系统进行测算。

5. 仔细检查疤痕对相应部位功能的影响，如眼睑闭合不全、张口受限、发音、咀嚼、吞咽功能，或腮腺导管损伤影响功能，或面神经损伤导致面瘫，可用诱发电位辅助检测。

（四）眼部毁损

1. 一侧眼球缺失或者萎缩

眼球遭到严重穿孔伤、破裂伤或者合并严重并发症后，使伤眼无法保留或者为保障健侧眼球，伤眼必须摘除，严重穿孔伤后亦有时造成受伤眼球萎缩。眶部损伤常造成损伤性眼球内陷，乃至眼球损伤性摘除。导致严重毁损容貌，可评定为重伤。

2. 眼睑损伤

眼睑损伤包括眼睑缺损、睑外翻、上眼睑下垂、眼睑闭合不全。多见于眼睑受到锐器切割伤或者钝器挫伤引起眼睑疤痕收缩，面神经麻痹，出现以上功能障碍。

眼睑俗称眼皮，分上睑和下睑。它有保护眼球防止干燥的功能。眼睑有内外两面，外为皮肤，内为结膜。二者之间为皮下组织层、肌层和纤维层，眼睑的游离边缘叫睑缘。

眼睑下垂是由于提上睑肌功能不全或者丧失，以致上睑不能提起或者提起不全，遮盖部分或全部瞳孔，而发生遮挡视线。

3. 眶部骨折或眶内软组织损伤

眶部骨折或眶内软组织损伤可造成眼球内陷或眼球突出而影响容貌。

（五）耳郭毁损

锐器切、砍创可致耳郭部分或者全部断离；钝器挫伤或者撕裂、咬伤等，也可将耳郭挫灭、断离而造成耳郭部分或者全部缺失。枪伤、爆炸伤以及烧伤等可使耳郭变形或者畸形。耳郭的完整性遭破坏后，主要是影响面容的整体美观，声音空气传导受到一定的影响。

（六）鼻缺损、塌陷或者歪曲致使显著变形

外鼻缺损包括挛缩畸形、鼻尖缺损、鼻翼缺损、侧半鼻缺损或者全鼻缺损等。外鼻畸形多为损伤疤痕挛缩畸形所致，外鼻塌陷常因鼻的骨性组织受损，畸形愈合形成。

外鼻缺损、塌陷、歪曲可造成毁容或者发音等功能障碍，在法医临床学检验、鉴定中占有重要地位。法医临床学检验、鉴定时，依据鼻部损伤情况，是否有外鼻缺损、塌陷、歪曲，致使显著变形造成容貌丑陋，评定损伤程度。

（七）面神经损伤

面神经损伤可造成该侧表情肌瘫痪后两侧肌力平衡失调所致的具有特征性的形态和功能失常。形成眼闭合不全，口角歪斜，流涎。患侧前额皮肤皱纹消失，不能纵眉皱额，眉向下方移位下眼睑松弛外翻，兔眼、泪溢、鼻尖、鼻小柱和人中向健侧歪斜，鼻唇沟消失，口角低垂，且偏向健侧。表情丧失，不能作鼓腮，吹口哨等动作。说话时，唾液常从口角流出。

法医临床学检验鉴定时，依据面部损伤情况，典型的临床表现，辅以 X 线检查可诊断面神经损伤。损伤程度的判断应以面肌瘫痪导致容貌毁损显著程度而定，凡一侧面肌大部瘫痪造成眼睑闭合不全、口角歪斜、面部显著不对称者，评定为重伤。

依据《损伤标准》附录 B. 2. 2 规定，容貌毁损有以下分类：

重度：面部瘢痕畸形，并有以下六项中的四项者：（1）眉毛缺失；（2）双睑外翻或者缺失；（3）外耳缺失；（4）鼻缺失；（5）上、下唇外翻或者小口畸形；（6）颈颏粘连。

中度：具有以下六项中的三项者：（1）眉毛部分缺失；（2）眼睑外翻或者部分缺失；（3）耳郭部分缺失；（4）鼻翼部分缺失；（5）唇外翻或者小口畸形；（6）颈部瘢痕畸形。

轻度：含中度畸形六项中的两项者。

四、胸部损伤

胸部包括胸壁、胸膜腔以及胸内各脏器，胸壁是以胸椎、肋骨、胸骨构成的骨性胸廓为支架，和皮肤、肌肉等软组织构成。胸膜是一层薄而光滑的浆膜，覆盖在肺表面，并折返于胸壁的内面和膈肌的上面形成一闭合腔隙——胸膜腔。紧贴在肺表面的叫脏层胸膜（肺胸膜），紧贴在胸壁内面、隔上面和纵隔侧面的叫壁层胸膜。正常情况下，胸膜腔只是一个潜在的腔隙，其中只有极少量的浆液。胸膜腔内为负压，为负5mmHg（经测定如大气压为760mmHg，胸膜腔内压约为755mmHg），负压的存在使肺经常保持一定的扩张状态，使肺泡不论在吸气还是呼气时都不塌陷，这对肺的通气和气体交换具有重要生理意义，同时有利于静脉回流，是呼吸的必需条件。

胸部损伤可分开放性损伤和闭合性损伤。开放性损伤是指穿透胸壁、胸膜腔与外界相通的损伤，如胸部的刺伤、枪弹伤、爆炸伤；闭合性损伤是指胸壁完整，没有创口与外界相通，如心肺的挫裂伤，多由高坠、爆炸引起。

（一）肋骨骨折

肋骨骨折多发生在第4～7肋，因第1～3肋有锁骨、肩胛骨保护，第8～10肋的肋软骨未直接与胸骨相连，而是连于上一肋的肋软骨组成肋弓，弹性较大，故不易骨折。但是一旦第一肋发生骨折常合并锁骨骨折及锁骨下动脉、静脉挫伤，死亡率高达30%，一旦第11～12浮肋发生骨折常合并有肝、脾、胃损伤。

肋骨骨折分直接骨折和间接骨折。直接骨折是暴力直接作用的部位发生骨折，是肋骨受力向内弯曲而发生的，断端常刺破胸膜和肺脏，继发血气胸和皮下气肿。间接骨折是指骨折发生在着力点以外的部位，是肋骨受力向外弯曲或上下移动而造成的，一般为多根肋骨同时骨折，骨折线在同一直线上，如胸部或背部受力挤压，在腋下发生的肋骨骨折，高坠头部或臀部着地，在肋骨颈发生的对称性骨折，间接骨折较少见，亦很少刺破肺脏。

（二）血气胸

血气胸是指胸膜腔积血和积气的现象，在胸部损伤中是常见的并发症。外伤性血胸，主要是胸壁血管（如肋间动脉）、肺脏、心脏、大血管破裂出血，血液流入胸膜腔。外伤性气胸主要是胸壁穿通伤（刺伤、枪弹伤），因肺脏、气管损伤，空气进入胸膜腔所致。胸部损伤时，血胸与气胸往往是同时存在。处于站立位置的伤者，血胸的血液集中于肋膈角和胸膜腔下部，气体则位于肺尖和胸膜腔的上外侧，X线检查可确诊。严重的血气胸，可死于急性大失血或占位挤压严重肺萎缩导致体内缺氧窒息死亡（见图9-9）。

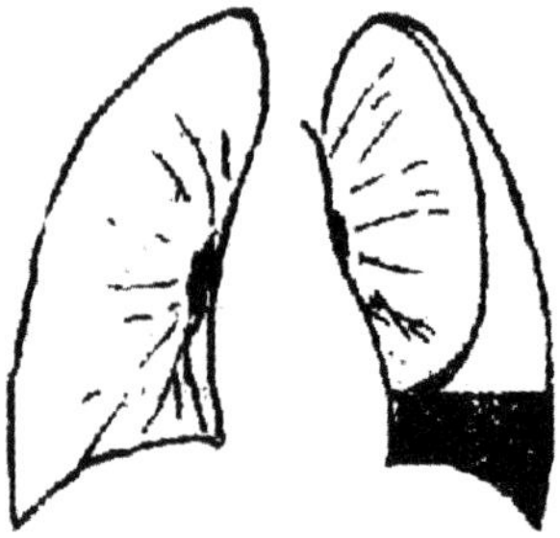

图9－9　血气胸

气胸时，肺压缩之30%以下称小量气胸，属轻度气胸，伤者无明显呼吸、循环功能障碍；肺压缩之30%～60%称中度气胸；肺萎陷超过60%称大量气胸，属重度气胸，伤者往往有胸痛，气管向健侧移位，呼吸音弱或消失，叩诊呈鼓音，有明显呼吸困难。

胸腔积血少于500ml称小量血胸，积血不超过膈顶平面，常无明显症状、体征或有肋隔角变钝、消失；若积血小于200ml时，胸片可无异常；胸腔积血在500～1500ml称中量血胸，积血上界可达肺门平面，患者可有面色苍白，呼吸困难，立位时胸下部叩浊，呼吸音降低，X片示为液平面达肩胛中部；积血超过1500ml为大量血胸，患者呼吸困难加重，呈休克面容，脉搏细速，血压下降，气管向健侧移位，X片示为液平面超过肺门平面，甚至达上肺野，不及时抢救常致死亡。

《损伤标准》5.6.2g规定，血胸、气胸或者血气胸，伴一侧肺萎陷70%以上，或者双侧肺萎陷均在50%以上，定重伤二级。单纯胸腔积血、积气一侧肺萎陷30%以下为轻伤二级。

依据《损伤标准》附录B.6.2规定，呼吸困难分以下几级：

1级：与同年龄健康者在平地一同步行无气短，但登山或者上楼时呈气短。

2级：平路步行1000m无气短，但不能与同龄健康者保持同样速度，平路快步行走呈现气短，登山或者上楼时气短明显。

3级：平路步行100m即有气短。

4级：稍活动（如穿衣、谈话）即气短。

（三）肺脏损伤

多数是开放性损伤，由刺器或弹头造成，死因是血气胸、急性大失血。肺脏闭合性损伤多因肋骨骨折，断端刺破肺脏，发生血气胸。另外，高坠、挤压、拳击爆炸冲击波可造成肺组织的挫伤。

肺挫伤是肺受钝性暴力作用，受力的肺组织充血水肿或发生出血而肺表面完整的一种损伤。病理变化为肺膜完整，肺膜下片状出血，肺泡毛细血管破裂出血。肺挫伤一般都有胸壁的损伤，有广泛胸膜粘连患者更容易形成肺挫伤。常见症状：咳嗽、胸痛、严重时有咯血（痰中带血）、呼吸困难、紫绀。诊断：凡出现泡沫样红色痰液、呼吸困难。X 片示：斑片状或束条状边缘模糊阴影应考虑为肺挫伤，单纯性肺挫伤引起的 CT 可见的少量积液不评定损伤程度。

（四）心脏及胸腔大血管损伤

心脏损伤多数是开放性损伤，可由刺器和枪弹造成。死因是急性大失血，胸部遭受巨大钝性暴力作用亦可致心脏破裂，高坠可引起胸部大血管断裂。心脏局部造拳击、脚踢等钝性暴力作用还可引起心脏震荡、心脏挫伤而发生猝死。

1. 心脏挫伤

心脏挫伤指左胸受伤后引起的心外膜（心包）、心肌和（或）心内膜以出血为主要特征的一种损伤。由于心肌挫伤最具特征性，所以有时也叫心肌挫伤。心脏挫伤者一般表现为心前区疼痛、心电图改变和血浆酶活性增高，心脏挫伤往往伴有胸前软组织损伤和胸骨骨折，轻度的可能没有明显的临床症状，重者有胸痛、心悸、气促。并发症可有心力衰竭，心理失常，心室壁瘤，心包内积血，猝死等。只要心脏损伤，达心功能不全Ⅲ级即可评定为重伤二级。

2. 心脏及大血管破裂

常见于开放性损伤，由刺器和枪弹造成，钝性暴力引起者多数是患者原来有心脏病变，如脂肪心、心室壁瘤、陈旧性心梗等，常因急性心包填塞而致死。此项均评定为重伤二级。

依据《损伤标准》附录 B. 6. 1 规定，心功能分级如下：

Ⅰ级：体力活动不受限，日常活动不引起过度的乏力、呼吸困难或者心悸。即心功能代偿期。

Ⅱ级：体力活动轻度受限，休息时无症状，日常活动即可引起乏力、心悸、呼吸困难或者心绞痛。亦称Ⅰ度或者轻度心衰。

Ⅲ级：体力活动明显受限，休息时无症状，轻于日常的活动即可引起上述症状。亦称Ⅱ度或者中度心衰。

Ⅳ级：不能从事任何体力活动，休息时亦有充血性心衰或心绞痛症状，任何体力活动后加重。亦称Ⅲ度或者重度心衰。

五、腹部损伤

腹壁由较厚的皮肤、皮下脂肪和肌层组成，对腹腔内的脏器有较好的保护作用。钝性暴力作用于腹部，一般只能在腹壁外表皮肤上形成程度不重的擦伤或（和）挫伤，难以形成挫裂创，有时甚至在腹壁皮肤上检查不出明显的损伤，但内部的脏器损伤可能很重。如肝、脾破裂导致致命的内出血，或胃肠破裂继发急性化脓性腹膜炎。锐器和火器作用于腹部易造成腹壁的创口，形成开放性腹部损伤，腹腔内的脏器自然损伤也重，常形成脏器破裂，后果一般比钝器形成的闭合性腹部损伤严重。其中以肝、脾损伤最多见，其次为胃肠，肾、胰、膀胱、子宫等均较少见。

（一）肝脏损伤

肝脏为人体最大的实质性器官，大部分位于右上腹部，隐藏于右侧膈肌下和季肋部深面，少部分超越正中线达腹腔左上部。由于肝脏体积大，质地较脆，所以损伤发生率较高。外力的直接作用，如钝器打击、碰撞或挤压右上腹部，或者锐器刺、砍，火器作用于右上腹，都容易导致肝破裂。肝脏损伤依程度和部位不同，可分为肝被膜下破裂、真性破裂和肝内血肿（中央型破裂）三种类型。肝真性破裂见于钝器猛烈作用或锐器、火器的直接作用，其后果是急性失血，导致腹腔积血腹膜炎感染性休克，急性失血性休克致伤者很快死亡。肝被膜下破裂和肝内血肿一般是钝器作用的结果，如出血继续发展，也可演变成真性破裂，不过表现为延迟性破裂，如果出血终止，一般后果不重。

（二）脾脏损伤

脾脏位于左上腹左季肋部深处，虽然其体积远比肝脏小，周围又有胃、胰、结肠等脏器遮挡，但由于其质地较脆、富含血液，不少疾病可使脾脏肿大，因此其损伤的发生率也很高。损伤的原因、机制和类型与上述肝损伤相同。脾破裂的主要后果是急性失血性休克，如得不到及时抢救，伤者常因此而死亡。脾迟发性破裂较肝损伤时多见，也是由于被膜下破裂和脾内血肿继续出血发展而来，以外伤后第 1 ~ 2 周最常见。一些寄生虫病、肝硬化等疾病可使脾脏肿大，严重时可使脾肿大到腹中部，甚至达盆腔，这种巨脾有时能无明确诱因或在一些微不足道的诱因作用下而破裂，此时称病理性或自发性破裂。这是法医鉴定时涉及损伤与疾病的关系问题。当脾脏病变重而外伤程度轻时，疾病是脾破裂的主要原因。反之，则外伤是破裂的主要原因。

（三）胃肠损伤

开放性损伤较多见，诊断和鉴定也较容易；闭合性损伤较少见，但也易于被漏诊，以肠破裂常见，好发于空肠上端和回肠下端。开放性和闭合性胃肠损伤的主要危害是化脓性腹膜炎，它的发生和发展有一个过程，一般在伤后 1 ~ 2 天才出现剧烈腹痛、恶心、呕吐、腹部反跳疼等症状和体征。若治疗不及时，可在症状出现后 1 ~ 2 天死于中毒性休克。

（四）肾脏损伤

由于肾脏位于腹后壁，位置较低，又有肋骨、锥体、腰肌和前面脏器的保护不易发生损伤，但有时拳打、脚踢可造成闭合性肾挫伤，其表现是肾区叩痛，外伤性血尿。肾脏损伤若有尿液外渗继发感染则有发热和全身中毒症状。肾脏破裂可发生急性失血性休克，损伤后期可死于化脓性腹膜炎、肾功能衰竭。

《损伤标准》中对肾脏损伤程度的分级如下：

重伤一级：肝功能损害（重度）；肾功能不全（尿毒症期）。

重伤二级：胃、肠、胆囊或者胆道全层破裂，须手术治疗；肝、脾、胰或者肾破裂，须手术治疗；肾功能不全（失代偿期）。

轻伤一级：肾功能不全（代偿期）。

六、脊柱四肢损伤

四肢部的损伤不仅包括四肢和脊柱的骨折，还包括其神经、血管、关节、韧带及手足等的损伤，每一处的损伤都可能引起局部的或全身的功能障碍。脊柱的畸形愈合、神经损伤、韧带断裂都可能造成劳动能力和生活自理能力下降。四肢骨折愈合不良、关节僵直、关节韧带松弛也必然影响肢体功能。肢体功能障碍程度是评定损伤程度或伤残程度的重要依据之一，几乎是所有鉴定案例都涉及的问题。肢体正常功能是建立在解剖结构（骨、关节、肌肉、韧带、神经、血管及皮肤等）的完整和生理功能正常的基础上，任何肢体组成部分的解剖结构破坏或生理功能异常，均可导致肢体功能障碍。骨折所致的肢体功能障碍包括：骨折不愈合、畸形愈合以及骨折的并发症（主要有神经损伤，肌肉肌腱损伤、关节僵硬）等。

（一）脊柱损伤

脊柱是人体的主要支柱和运动中枢，具有保护脊髓、神经根，支撑身体，保持运动平衡，缓冲暴力冲击和震荡的作用。脊柱损伤主要包括椎体及附件骨折、椎体脱位、椎间盘脱出和韧带损伤等。脊柱不仅是交通、生产或生活中意外事故和故意伤害案件中易受急性损伤的部位，而且也是人体易发生慢性损伤（或劳损）和退行性改变的常见部位。在法医学鉴定案例中，如两者同时存在，为分清责任必须对两者加以鉴别。此乃法医学研究的重点，也是难点。直接暴力造成脊柱损伤并不多见，最多见的是间接暴力，如垂直压缩性暴力，屈曲压缩性暴力，仰伸压缩性暴力，侧向压缩性暴力，旋转压缩性暴力。

椎体压缩性骨折常发生在下胸椎和上腰椎，椎体压缩呈楔形，X 线表现：椎间隙常保持正常，不见骨折线，反见致密影，脊柱的纵轴线在骨折处常有后凸。严重骨折可压迫脊髓引起截瘫。

椎体骨折时间也是法医学鉴定中经常遇到和必须解决的问题。是新鲜骨折还是陈旧骨折，主要根据是 X 线片和 CT 扫描所见，适当兼顾骨折局部的软组织情况和伤后的临床表现。一般新鲜骨折的骨折线清晰，断端锐利，无骨痂形成，局部软组织肿胀，甚至可有血肿。陈旧骨折的骨折线模糊不清，断端钝圆，可有骨痂形成。在两者鉴别有困难时，动态观察不同时间的多次 X 线片、CT 片变化，也是一种行之有效的方法。

外伤性椎间盘突出常常需要与退行性变引起的椎间盘突出症相鉴别。目前多数人认为，椎间盘突出系在椎间盘退行性变基础上，受外力作用而引起。

椎间盘突出症的诊断包括临床诊断和影像学诊断两个方面，由于椎间盘突出的症状和体征多缺乏特征性，以及部分病例只有症状而无明显体征，而仅有影像学改变无任何症状、体征，又不能称其为“突出症”。因此，诊断本症时，必须综合症状、体征和 X 线片、CT 及 MRI 所见。

CT 诊断腰椎间盘突出的准确率大于 90%，主要表现为：硬膜外脂肪间隙消失，硬膜囊前缘或侧方受压变形，椎间盘后缘局限性突出，CT 值小于骨但大于硬膜囊，神经根受压移位，突出的间盘可钙化。MRI 诊断本症优于 CT，主要表现在 MRI 可行多方位成像，可更清晰、全面地观察到髓核和脊髓、马尾、神经根之间的关系，并可反映髓核的化学组成等。但两者之间也有互补性，CT 对骨质改变和韧带钙化等则显示更好。

脊柱受外力作用是否引起椎间盘突出，主要取决于椎间盘退变的程度，而不是外力的大小。因为脊柱受到强烈的暴力作用，造成了椎体严重压缩骨折，但很少引起正常椎间盘的突出。相反，已有椎间盘退变者，受到轻微外力即可引起椎间盘突出。引起椎间盘突出的外力可以是外部施加的，也可来自伤者的某一特殊动作。应当明确指出，椎间盘膨出是椎间盘的退行性变，系椎间盘受到长期慢性损伤的结果，与急性外伤无关。

外伤性椎间盘突出的损伤程度为轻伤二级。鉴于绝大多数椎间盘突出可无明显功能障碍，因而不构成伤残。严重的椎间盘突出，压迫神经根或脊髓，而引起一定程度的功能障碍者，可视功能障碍程度评定为不同的伤残等级。由于功能障碍程度是评定伤残程度的关键，鉴定时必须仔细检查，排除不配合因素的影响。

（二）四肢损伤

肢体是造成人体损伤最多的部位，可以是肢体的缺失，也可以是肢体的功能障碍，不论是骨折性损伤、肌肉性损伤，还是神经血管性损伤、肌腱韧带性损伤，最终都可导致机能障碍。单纯的四肢长骨骨折多为轻伤，如果畸形愈合严重影响到了功能多为重伤。

损伤标准中的“肢体离断”是指损伤当时肢体完全离体；“肢体缺失”是指肢体因损伤严重发生缺血坏死无法保留，或因医疗所需被截肢。

骨折畸形愈合：是指骨折后复位不良或固定不良或不适当运动、过早负重而导致的成角畸形，旋转畸形、重叠缩短等，即复位、愈合未达临床骨折复位标准。

骨折的复位标准：

1. 解剖复位：达到对位、对线。

2. 功能复位：未能达解剖复位，但愈合后对肢体功能无明显影响。

3. 复位参考值：（1）无旋转畸形和分离移位；（2）缩短成人小于1.0cm，儿童小于2.0cm；（3）在对位良好的情况下，成角成人小于10度，儿童小于15度；（4）在对线良好的情况下，骨干部位对位至少达1/3，干骺端对位不能小于3/4。

（三）关节损伤

关节由关节囊、关节面和关节腔构成。当关节遭遇外伤或暴力作用，会导致关节损伤，出现关节脱位和韧带损伤等。表现为疼痛、肿胀、青紫及功能障碍等较普遍的一般症状。损伤体征有：

1. 畸形：发生骨折或脱位时，因骨端移位，出现肢体形状改变。

2. 骨擦音：骨折时，由于断端相互触碰或摩擦而产生，一般在检查骨折局部时用手触摸而偶然感觉到。

3. 异常活动：受伤前不能活动的骨干部位，在骨折后出现屈曲旋转等不正常活动。

正常关节的运动有四种基本形式：滑动运动、角动运动、旋转运动和环转运动。多数关节在正常运动范围内可以进行屈伸、内收、外展、旋内和旋外动作。当超过其运动范围时，便可发生关节连接部位的损伤或关节的脱位。

四肢大关节是指上肢的肩、肘、腕和下肢的髋、膝、踝六个。关节强直是人体关节在病理状态下关节功能受限所导致的屈伸不利和僵硬的一种状态。

关节强直畸形，是指关节面软骨遭到损伤，呈现（早期）关节的骨骼之间由纤维组织相连，关节间隙不规则；经过一段时间的固定，纤维短缩，关节间隙变狭窄，最后纤维骨化，关节骨骼融合成为一体，关节丧失活动功能。

法医临床学检验、鉴定时，特别应注意关节强直与关节僵硬相鉴别。关节僵硬是指受伤肢体长期外固定而不注意功能锻炼时，静脉血和淋巴液回流不畅，伤肢组织间隙中浆液渗出物和纤维蛋白沉积，可使关节内、外组织发生纤维性粘连，同时由于关节囊及其周围的韧带、肌腱、肌肉等挛缩，关节活动范围可发生程度不等的障碍。对已发生程度不等的关节僵硬，宜在被鉴定人的密切配合下及早进行功能锻炼，尤其是年龄在40岁以下，因组织内弹力纤维还比较多，有可能完全恢复关节正常活动功能。

关节脱位不仅是两骨之间的正常位置关系失常，同时可能还有关节软骨、滑膜、韧带、关节囊和肌肉等组织的损伤和破裂。尽管多数的关节脱位为轻伤或轻微伤，但是，如果遗留严重后遗症功能障碍，也可构成重伤。

1. 正常关节活动度

为描述关节活动状态，必须规定关节活动为0°的位置，即关节中立位（见表9－5）。

表9－5　各关节中立位

关节名称	中立位
肩关节	上臂自然下垂，并贴近胸侧壁
肘关节	前臂与上臂成一条直线
前壁	屈肘90°，拳心向上
腕关节	手与前臂成一条直线，掌心向下
髋关节	平卧，下技伸直
膝关节	大腿与小腿成一条直线
踝关节	足外缘与小腿垂直

正常关节活动度量表（见表9－6）。

表9－6　正常关节活动度

关节名称	活动方向和角度			
肩关节	前屈70°～90°	后伸45°	外展90°	内收20°～40°
	上举180°	内旋45°	外旋45°	环转360°
肘关节	过伸10°	屈曲135°～150°	旋前80°～90°	旋后80°～90°
腕关节	掌屈50°～60°	背伸50°～60°	桡偏25°～30°	尺偏30°～40°
髋关节	屈曲130°～140°	后伸10°	外展30°～45°	内收20°～30°
	内旋30°～45°	外旋40°～50°		
膝关节	屈曲120°～150°	过伸5°～10°		
踝关节	背伸20°～30°	跖屈40°～50°		
距骨下关节	内翻30°	外翻30°～35°		

2. 关节活动度测量

测量关节活动度是评价关节功能丧失程度的基础，鉴定时应尽量使用关节测量器分别准确测量双侧关节主动活动范围和被动活动范围，不宜用目测估计关节活动范围。同时测量主动、被动活动度，有助于分析关节功能障碍的原因，去除因被检者不配合所致的功能障碍。

关节主动运动不能、被动活动正常，可因神经损伤、肌腱断裂引起，或被检者不配合所致。此种情况下，须注意有无肌萎缩、肌腱是否断裂以及被动活动时有无抵抗等。神经损伤导致支配肌瘫痪所引起的关节功能障碍，除主动运动障碍外，还可见到肌萎缩、感觉障碍。功能障碍程度和范围应与神经损伤程度和支配区域相一致，肌电图可明确有无神经损伤。肌腱断裂所致功能障碍，一般关节运动时可见肌腱断端随之活动；仅有主动运动障碍，而无可解释运动障碍的原因，且被动活动时有抵抗者为被检者对检查不配合。关节主、被动活动功能障碍程度一致，可因肌腱粘连、关节僵硬，或被检者不配合所致。如被动活动时，瘢痕随之活动，则说明肌腱有粘连；如被动活动到某一角度骤然停止，拮抗肌无收缩，则说明关节僵硬；如被动活动时，感觉有弹性抵抗，且拮抗肌收缩，则说明被检者不配合。

3. 关节功能丧失程度确定

关节维持正常功能需具备下列条件:（1）组成关节的骨端关系正常；（2）关节面平整；（3）滑膜及滑液正常；（4）韧带制约正常；（5）肌肉控制正常。

上述任何组成部分损伤均可引起关节功能障碍。虽然运动是各关节的主要功能，但不是唯一功能。因此，在确定关节功能丧失程度时，不仅要考虑活动度，也要考虑关节其他功能的丧失程度，如下肢关节的持重功能等。

不同年龄、性别和不同个体间关节活动度差别较大，根据关节活动度正常值计算关节活动度丧失程度，误差较大，仅适用于双侧关节均受损案例。同一个体的双侧同名关节活动度相近，以健侧关节活动度为标准，计算关节活动度丧失程度较准确。

鉴于关节运动功能以外的其他功能比较复杂，目前尚难做到定量描述，在确定关节功能丧失程度时，应以活动度丧失程度为主，适当考虑其他因素（如关节不稳定、下肢骨折畸形愈合、创伤性关节炎等）对关节功能的影响。

（四）捩伤（扭伤）

捩伤（捩：音 liè，扭转之意）又称扭伤，属人体软组织的损伤。它既可单独存在，也可和骨折、脱位、血管神经损伤等合并存在。当某个部位发生捩伤，局部很快会有肿胀、疼痛、组织内出血，受伤肢体的功能障碍。如果治疗不及时，有可能留下后遗障碍，如关节粘连、关节不稳、关节畸形、关节僵硬、关节连枷等。

（五）手足损伤

手损伤包括手部皮肤、肌腱、神经、血管、骨和关节的损伤。手部的感觉、运动与四肢比较相对要精细得多，损伤后造成功能障碍对人的精细动作完成往往影响也大。手的损伤程度评定重点也就是手的功能丧失，包括运动功能丧失和感觉功能丧失。其丧失又源于手的某一部位离断和缺失，手及前臂软组织损伤形成的疤痕挛缩畸形，肌腱、神经损伤，骨折畸形愈合，关节脱位、韧带损伤等。

手缺失和丧失功能的计算：一手拇指占一手功能的36%，其中末节和近节指节各占18%；食指、中指各占一手功能的18%，其中末节指节占8%，中节指节占7%，近节指节占3%；无名指和小指各占一手功能的9%，其中末节指节占4%，中节指节占3%，近节指节占2%。一手掌占一手功能的10%，其中第一掌骨占4%，第二、第三掌骨各占2%，第四、第五掌骨各占1%。《损伤标准》中，双手缺失或丧失功能的程度是按前面方法累加计算的结果。

足部损伤大体相同于手损伤，不论是足骨的骨折、关节损伤还是足部肌腱的断裂或是神经损伤都可引发运动功能障碍。值得注意的是，足部的足弓像一个拱桥，将身体的重量分散到了足的前后，更因为足弓的存在也缓冲了人体来自外力的震荡撞击。

踝部损伤多见于踝关节韧带损伤和踝部的骨折，踝关节为屈戍关节（滑车关节），即关节头呈滑车状，关节窝正中生有矢状方向的嵴，与关节头的沟相对应。仅能沿水平冠状轴做屈、伸运动，手的指间关节属于此型。屈（flexion）时两骨互相靠拢，角度变小；伸（extension）时两骨离开，角度增大。踝关节由胫腓距三骨组成，周围有坚强的韧带相连肩负着全身的负重和背屈跖屈功能活动。胫骨下端内侧为内踝，后端为后踝，腓骨下端为外踝，胫骨下端凹形关节面与内外三踝构成踝穴，骑在距骨上，组成踝关节。外踝防止距骨外翻的作用比内踝防止距骨内翻的作用强大，故踝关节损伤以内翻损伤最多见。踝关节的关节面比髋、膝关节面小，但所负担的重量及活动量却很大，故易发生骨折。距骨骨折多见于高坠伤，跟骨骨折为跗骨骨折中最常见的，多为高处跳下或跌下，足跟着地压缩所致。

七、损伤与疾病的关系

在活体损伤的法医学鉴定中，损伤与疾病的关系有时纠缠不清，且极其复杂。有时被鉴定人在受伤前已患有某种疾病，在受伤后加重了临床表现；或受伤前虽已患有某种疾病，但没有临床表现，受伤后显示出原患疾病的临床表现；或受伤前表面上是健康的或不自觉有病，在受伤后诱发了疾病的发作；或者在受伤后发生了与损伤有直接关系的损伤性疾病。此时，鉴定人就必须解决损伤与疾病及其他的因果关系，这不仅对刑事案件的定罪量刑，而且对民事案件的损害赔偿，各种意外灾害事故的补偿，保险赔偿及处理民事纠纷都是非常有必要的。

由于人体生理机制极其复杂，疾病的发生和已有疾病的发展都可能或多或少地受到外伤的影响或与外伤发生直接或间接的联系，受害者心因性反应的参与导致临床表现更加复杂。在这种情况下，简单地用现有法定损伤鉴定标准硬套，或者没有全面深入分析情况和占有客观材料，容易导致鉴定意见错误。因此，鉴定人必须小心谨慎，尊重医学科学性，坚持实事求是的原则，具体情况具体分析，做到客观公正。

（一）损伤与疾病无相关性

其是指损伤和疾病不仅在损害健康导致死亡的作用上无关，而且在损伤与疾病本身的发生上也没有因果关系。

1. 损伤是损害健康、导致死亡的唯一原因

损伤与疾病共同存在，损伤是损害健康、导致死亡的唯一原因，与疾病无关。这是法医损伤学中最常遇到的情况，一般不引起争议。比如，胸部开放性损伤导致的损伤性血气胸，对任何人都可导致呼吸功能保障、危害健康。又如，脑、心、肺等生命器官受到严重损伤，毫无例外地对任何人都足以导致死亡，死者原患疾病（即使是严重疾病），不参与构成死因。有时是单处损伤并非必定死亡，但当多个损伤同时出现时，也可致死，如数个肢体断离或数个内脏器官破裂。有时损伤部位隐蔽或体表无明显损伤，如不仔细检验就可能遗漏，以致将某种疾病误判为死因，如颈椎枕寰关节脱位所致脊髓损伤，在缺乏目击者的情况下，案情不明、不仔细检验就可能遗漏致死伤。

2. 疾病是损害健康、导致死亡的唯一原因

损伤与疾病共同存在，疾病是目前危害健康或导致死亡（主要是猝死）的原因，而与外伤无关。有些貌似健康的人，由于体内有潜在的严重疾病，当其猝然发作而死亡时（如冠心病、主动脉瘤破裂、高血性脑出血、自发性蛛网下腔出血、急性出血性坏死性胰腺炎等），如果与某种损伤并存，就易被怀疑为损伤致死。比如，疾病发作时跌倒在地致体表皮肤擦伤，或在施行人工呼吸、心脏按压等抢救过程中，造成肋骨骨折、肋间肌出血、胸腔出血等损伤。

（二）损伤与疾病具有相关性

1. 损伤是损害健康或导致死亡的主要因素，而疾病只是一种辅助因素

患有某种疾病的人受到某种损伤时比健康的人受到该种损伤更容易导致死亡。说明疾病促使了死亡的发生，但其死亡原因仍是损伤。贫血病人其血液内的红细胞数量及血红蛋白浓度低于正常，因而血液携氧能力下降，当外伤失血时，所失血量可能对正常人不构成死亡，但贫血者却可因血液携氧能力严重下降而死亡。也有的是由于患有某种疾病，组织器官的脆性增加，抗损伤能力差，当遭到对正常人可不致严重损伤的外力作用时，即发生了严重的损伤，终于死亡。这时虽然其死因是损伤，但所患疾病起了辅助作用。如患疟疾、血吸虫病、脾肿大者，脾脏受外力作用较易损伤破裂，患有骨质疏松症者，受外力作用也较易发生骨折。

2. 疾病是损害健康或导致死亡的主要原因，而损伤只是一种诱因或辅助因素

这是一种最常引起争议、往往容易被忽视，而有时又不易判别的问题。常见于纠纷扭打中发生的猝死，如患主动脉瘤、脑动脉硬化、高血压者常因较轻的操作即诱发血管壁破裂死亡，由于病情隐匿发展，或死者亲属故意隐瞒。所以，在检验时必须格外仔细，以免遗漏。

3. 损伤和疾病共存时损伤参与度判断

对于损伤与疾病共存者，如果损伤与疾病无关，即损害健康或导致死亡的原因要么是只有损伤，要么是只有疾病，则案情性质的判断及伤者的责任划分都比较明了，没有疑问。但是当损伤和疾病都对损害健康或导致死亡的发生起了一定作用时，情况就比较复杂了。比如，损伤是主要原因、疾病是辅助因素，究竟损伤和疾病分别起了多大的作用，较科学的判断方法就是要有一个数量化标准。

（三）损伤与疾病互为因果关系

有时损伤与疾病互为因果关系，比如慢性腰肌劳损就是一种慢性轻微损伤性疾病。患有某些疾病的组织器官有时又比较容易导致损伤，比如病理骨折，就是骨骼组织因患有某些疾病（如骨质疏松症）而脆性增加，在进行一般的生活、劳动过程中就易形成骨折。

1. 损伤性疾病

外伤后可发生某些并发症、后遗症，这些并发症、后遗症可以疾病的形式出现，并逐渐发展，损害健康或导致死亡，其特点是：损伤在前，疾病在后，损伤为原因，疾病为结果。

2. 疾病导致损伤的发生

疾病导致损伤的发生，多为疾病发作导致意外损伤的发生。例如，高空作业工人因癫痫病突然发作遭致高坠损伤死亡，如果是操作机器则可能导致意外的工伤事故。又如，脑血管意外病人，在公路上行走时突然发病倒地，遭到急速行驶的车辆碾压死亡。飞机失事事件，除对飞行员进行损伤检验外，还必须注意检查是否有何疾病，就是为了证明飞机失事是否由于飞行员突发疾病所致。这类损伤致死病例，都是潜在性疾病突然发作所造成的结果。上述死亡的基本特点是：自然性疾病发作本身并非死因（不会致死或不会立即致死），而是由它引起的损伤。如高坠损伤或机动车撞击伤、碾压伤等所造成。

（四）损伤与疾病因果关系的类型

1. 损伤与疾病之间不存在因果关系。

2. 损伤与疾病之间存在因果关系。又可分为直接因果关系和间接因果关系，以及很难区分究竟系直接因果关系还是间接因果关系的“临界型”因果关系。

（1）直接因果关系，是指外界各种致伤因素直接作用于人体健康组织、器官，致组织、器官解剖学结构的连续性、完整性破坏，并出现功能障碍及与损伤有直接联系的并发症和后遗症，即损伤性（后）疾病。

（2）间接因果关系，是指外界各种致伤因素作用于人体患病组织、器官，在正常情况下不至于引起组织、器官解剖学结构连续性、完整性破坏及功能障碍，而在有器质性病变的基础上，使业已存在的器质性病变显示、加重。在间接因果关系中，基本表现形式为：

①诱因。损伤促发潜在性病变显示。

②辅因。损伤只在疾病过程中起辅助作用。

③损伤后又介入了第三人的行为，或者介入行为人本身的行为，或者介入了自然因素、医源性因素等造成了进一步损害。

（3）“临界型”因果关系，是指外界各种致伤因素作用于人体患病组织、器官，引起组织、器官解剖学结构连续性、完整性破坏及功能障碍，损伤与疾病两者兼而有之，作用基本相等，独自存在则不可能造成后果。

不同类型的伤病关系中外伤参与程度等级划分采用百分比，依据损伤与疾病因果关系类型，责任划分为：0% 无责任、12.5% 轻微责任、25% 次要责任、50% 共同责任、75% 主要责任、100% 全部责任。

（五）损伤与疾病并存时的伤情程度评定

《损伤标准》伤病关系处理原则为：

1. 损伤为主要作用的，既往伤/病为次要或者轻微作用的，应依据本标准相应条款进行鉴定。

2. 损伤与既往伤/病共同作用的，即二者作用相当的，应依据本标准相应条款适度降低损伤程度等级，即等级为重伤一级和重伤二级的，可视具体情况鉴定为轻伤一级或者轻伤二级，等级为轻伤一级和轻伤二级的，均鉴定为轻微伤。

3. 既往伤/病为主要作用的，即损伤为次要或者轻微作用的，不宜进行损伤程度鉴定，只说明因果关系。

当被鉴定人目前后果已达重伤范围，损伤与疾病之间存在“临界型”因果关系时，外伤参与程度为 50%，评定为轻伤害。损伤与疾病之间系间接因果关系时，外伤参与程度为 12.5% ~25%，评定为轻微伤害。

若被鉴定人目前后果已达轻伤范围，损伤与疾病之间存在“临界型”因果关系时，外伤参与程度为 50%，评定为轻伤害；损伤与疾病之间系间接因果关系时，外伤参与程度在 12.5% ~25%，只说明因果关系，不评定程度。

若被鉴定人目前后果已达重伤范围，损伤与疾病之间存在直接因果关系，即外伤参与程度为75%～100%，评定为重伤害。

若被鉴定人目前后果已达轻伤范围，损伤与疾病之间存在直接因果关系，外伤参与程度为75%～100%，评定为轻伤害。

若被鉴定人目前后果已达轻微伤范围，损伤与疾病之间存在直接因果关系，外伤参与程度为75%～100%，评定为轻微伤害。

第四节　劳动能力与伤残程度评定

《宪法》第45条规定，公民在年老、疾病或丧失劳动能力的情况下，有从国家和社会获得物质帮助的权利。《工伤保险条例》第21条规定："职工发生工伤，经治疗伤情相对稳定后存在残疾、影响劳动能力的，应当进行劳动能力鉴定。"劳动能力鉴定就是为受伤害者在因伤致残，而丧失劳动能力时，能够依法得到经济赔偿，以保障其生活的权利。在许多事故和伤害案件中，受害者常常发生暂时性或永久性的、不同程度的劳动能力丧失。因此，劳动能力鉴定就成为当事人提起法律保护的重要依据。

一、劳动能力的概念及其分类

劳动能力是人类进行劳动工作能力的总和，包括脑力和体力两个方面。

在实际生活中，劳动能力取决于相互联系的多种因素。它包括个体的年龄、体质特性、智力和体力的发育状况等生物学因素，还包括各种社会因素和社会心理因素，如教育、职业、职务、工龄以及家庭状况等。

劳动能力通常分为一般性劳动能力、职业性劳动能力和专长性劳动能力。

一般性劳动能力，多指日常所需的劳动能力，包括自己日常生活的吃饭、穿衣，做家务，看护老人、小孩的简单体力和脑力劳动。

职业性劳动能力，是指从事各种职业或者工作的能力，它是经过专业训练，具备专门知识的一种劳动能力，如工程师、教师、医生等。

专长性劳动能力，是指在职业性劳动能力中经过特殊训练所获得的专门工作能力，也称为"专门性劳动能力"。如歌唱家、钢琴家、舞蹈家等。

从生理学观点分析，专门性劳动能力是指经过训练所获得的人体某部分器官的特殊功能，即个人的专长。如钢琴家灵巧的手指，芭蕾舞演员的脚和画家的眼睛所具有的专门劳动能力。这些器官受到伤害致残，可导致受害者原有的职业性劳动能力完全丧失。

二、劳动能力的丧失及其分类

劳动能力丧失，轻者仅丧失职业性劳动能力。重者则丧失任何劳动能力，甚至生活亦不能自理。

劳动能力丧失分类原则：

（一）按劳动能力丧失持续的时间分类

1. 暂时性丧失劳动能力。因伤或病损害了机体某些重要器官，造成功能障碍，但痊愈后功能即恢复。如胫骨骨折后失去功能，骨折愈合后可恢复其原有功能。这种劳动能力丧失是暂时性的。

2. 永久性丧失劳动能力。机体某些重要器官受到严重损伤或患病，未能完全治愈和恢复其原有功能，成为永久性功能障碍，称为永久性丧失劳动能力。如外伤性截瘫。

（二）按劳动能力丧失的程度分类

1. 完全丧失劳动能力。不仅不能从事任何职业性劳动，而且生活完全不能自理。

2. 大部分丧失劳动能力。丧失从事任何职业性劳动的能力，而生活尚可自理。

3. 部分丧失劳动能力。不适于在一般的工作条件下从事原来的职业劳动，但是能够利用尚存的劳动能力从事短时间少量或简单工作。

无论是完全丧失劳动能力或部分丧失，均可能为暂时性或永久性丧失劳动能力。

（三）按劳动能力丧失的百分比分类

劳动能力丧失以百分数计算法方便赔偿及处理。其计算方法是将正常完全劳动能力计为100。计算劳动能力丧失的部分占正常劳动能力的百分比。如劳动能力完全丧失，则其丧失劳动能力为100%；如丧失一半，则为丧失劳动能力50%等。例如，一名32岁男性电影摄影师，执行任务中因交通事故致双下肢截肢（右大腿下1/3处及左小腿中1/3处截肢），鉴定其一般性劳动能力丧失100%，电影摄影师职业性劳动能力丧失亦为100%。

三、伤残及其分类

“伤残”是一个法律名词，是指损伤引起人体结构或功能不同程度的丧失，由此而造成生理上或心理上的缺陷，不同程度地丧失生活能力、工作能力和社会活动的能力，即由损伤引起的残疾。

残疾（disability；handicap），是指正常人当然可以完成的基本日常生活活动以及其他能力受到削弱的状态（如穿衣、洗漱、行动、语言交流）。它是一种心身状态。处于这种状态的人，由于躯体功能或精神心理的障碍，不能或难以适应正常社会的生活和工作。

根据致残的原因不同，我们将由疾病、先天缺陷和发育障碍引起的残疾称为病残；由损伤引起的残疾称为伤残。主要表现为肢体缺陷的简称为肢残，主要表现为智力方面缺陷的简称为智残。

构成残疾的要素主要有以下几个：（1）有由于疾病或外伤所导致的一种现代医学条件下尚无法使之完全“复原”的器官或组织的“终局状态”。这种终局状态的存在，是残疾的病理要素，又称病理损害。这是残疾的必备要素。（2）有病理损害导致的躯体生理功能或精神心理功能的低下或丧失。这是残疾的生理功能障碍要素。（3）有由于生理功能障碍或病理损害造成的在完成与其年龄、性别、文化相适应的社会角色方面的困难，这是残疾的社会角色障碍。又称社会功能障碍、社会环境障碍。

残疾是身体的一种显著功能障碍。有了残疾就会影响正常地生活、学习和工作，如腿不能走路，手不能拿东西，眼睛看不见，耳朵听不着，不会说话，不解人意，或智力低下，精神、情绪和行为严重不正常，以致不能独立生活和参加社会活动。

根据致残的程度不同，我们将由于残疾程度严重，身/心功能严重障碍，不但个人生活不能自理，而且影响到参加社会生活和工作，称为残障（旧称残废）。由于损伤、疾病或发育上缺陷，造成身体组织或功能有不同程度的缺损，身体、精神和智力活动受到不同程度的限制，对独立生活、工作和学习有不同程度的影响，但生活上仍能自理，称为残缺。

康复医学是涉及功能障碍——残疾的医学，目的是改善或提高残疾者的功能能力。1980 年，世界卫生组织（WHO）发布了第一版《国际残损、残疾和残障分类》（International Classification of Impairment，Disability and Handicap，ICIDH），它从病损、失能和残障三个层次反映身体、个体及社会水平的功能损害程度。随着康复医学的发展，WHO 对 ICIDH 做了进一步改进，以更好地描述功能和残疾状态，表述健康的概念，并于 1996 年修订 ICIDH－2。然而，随着卫生与保健事业的发展，以及国际残疾人活动的开展，人们对残损以及由此而产生的社会生活的变化有了新的认识。随着人口的老龄化，卫生保健的重点从急性、传染性疾病转移到慢性、难以准确说明的疾病。医疗服务的重点从治疗转移到保健，并以提高处于疾病状态的人们的生活质量为目的。原有的有关残损、残疾与残障等模式也越来越不能满足卫生与康复事业发展的需要，迫切需要建立新的理论模式与分类系统，需要对原分类系统进行修订，以适应由于保健观念和对残疾认识所发生的社会变化的需要。

2001 年 5 月，第 54 届世界卫生大会上，各成员国通过了将《国际损伤、残疾和障碍分类》（第 2 版）改名为《国际功能、残疾和健康分类》（International Classification of Functioning，disability and health，ICF）的决议，并鼓励各成员国考虑其具体情况在研究、监测和报告中应用 ICF。ICF 已经正式由 WHO 颁布，在世界各地运用。

传统医学模式认为残疾是个人问题，并将它视为由疾病、创伤或健康状态所导致，从而以个人治疗的形式提供医疗保健。而 ICF 则基于“生物—心理—社会”理论模式，从残疾人融入社会的角度出发，将残疾作为社会性问题，不再仅仅是个人特性，而且也是由社会环境形成的一种复合状态。医师在了解患者疾病的同时，应从患者的社会背景和心理变化出发，对患者所患疾病进行全面分析和诊断，制订有效的综合治疗方案，提高对患者心理社会因素作用的观察和分析能力，最终提高治疗效果。

ICF 的建立与使用很好地诠释了“预防—保健—治疗—康复”四位一体的现代医学模式，有利于康复医学与医学的其他方面（预防、保健、临床治疗）以及与自然科学和社会科学获得共同语言，取得共识，是对现代医学模式的继承和发展。国际疾病分类第十版（ICD－10）提供关于疾病、外伤或其他健康情况的“诊断”信息，而 ICF 提供了“功能”信息，补充和丰富了 ICD－10 的内容。两者联合使用可以提供更广泛、更有意义的表达方式，描述人群健康状态，并作出相关决策。

ICF 从功能、残疾和健康的角度，评估身体结构（body structures）、身体功能（body functions），活动和参与（activities and participation），环境因素（environmental factors）以及个人因素（personal factors）四项。ICF 分类系统的最终目的是要建立一种统一的、标准化的术语系统，以对健康状态的结果进行分类提供参考性的理论框架。该分类系统所依据的是在身体、个体和社会水平的健康状态所发生的功能变化及出现的异常。

ICF 不仅是对疾病、障碍或损伤进行分类，ICF 还提供了一种新的理论与应用模式，它可以对疾病进行诊断，注意健康状态的结果，并且建立了一种国际性的术语系统。这将促进国际性的比较研究与制定国际性的政策。该分类也将满足世界上处于残疾状态人们的需要，使残疾人成为卫生工作者的合作者，并为制定有关社会政策发挥作用。

ICF 是当代国际残疾人事业发展和康复科学研究进步的产物。随着研究的不断深入与分类体系的完善，ICF 可以在与残疾人有关的教育、就业、社会保障、医疗、康复、社会经济发展以及残疾人统计等方面得到更广泛的应用。它是

WHO 第一次以六种正式语言出版的国际性分类体系。

四、关于残疾和劳动能力鉴定的法律规定

这里涉及的法律法规和标准有：

1. 《工伤保险条例》（国务院令第 586 号）、《劳动能力鉴定职工工伤与职业病致残等级》（GB/T 16180—2014）；

2. 《残疾人保障法》、《残疾人残疾分类和分级》（GB/T 26341—2010）（以下简称《残疾标准》）；

3. 《人体损伤致残程度分级》；

4. 《军人抚恤优待条例》（国务院令、中央军事委员会令第 413 号）、《军人残疾等级评定标准》。

《残疾人保障法》第 2 条规定，残疾人是指在心理、生理、人体结构上，某种组织、功能丧失或者不正常，全部或者部分丧失以正常方式从事某种活动能力的人。

残疾人包括视力残疾、听力残疾、言语残疾、肢体残疾、智力残疾、精神残疾、多重残疾和其他残疾的人。

关于残疾人标准，各国因经济和社会发展水平不同，掌握尺度也不一样。

国家标准化管理委员会 2011 年 1 月 14 日发布的《残疾标准》是目前我国界定残疾人残疾分类分级的重要基础标准，也是我国制定实施残疾人社会保障政策的重要依据。

（一）残疾分类

按不同残疾分为视力残疾、听力残疾、言语残疾、肢体残疾、智力残疾、精神残疾和多重残疾七种。

1. 视力残疾

各种原因导致双眼视力低下并且不能矫正或双眼视野缩小，以致影响其日常生活和社会参与。视力残疾包括盲及低视力。

2. 听力残疾

各种原因导致双耳不同程度的永久性听力障碍，听不到或听不清周围环境声及言语声，以致影响其日常生活和社会参与。

3. 言语残疾

各种原因导致的不同程度的言语障碍，经治疗一年以上不愈或病程超过两年，而不能或难以进行正常的言语交流活动，以致影响其日常生活和社会参与。包括：失语、运动性构音障碍、器质性构音障碍、发声障碍、儿童言语发育迟滞、听力障碍所致的言语障碍、口吃等。注：3 岁以下不定残。

4. 肢体残疾

人体运动系统的结构、功能损伤造成的四肢残缺或四肢、躯干麻痹（瘫痪）、畸形等导致人体运动功能不同程度丧失以及活动受限或参与的局限。

5. 智力残疾

智力显著低于一般人水平，并伴有适应行为的障碍。此类残疾是由于神经系统结构、功能障碍，使个体活动和参与受到限制，需要环境提供全面、广泛、有限和间歇的支持。

6. 精神残疾

各类精神障碍持续一年以上未痊愈，由于存在认知、情感和行为障碍，以致影响其日常生活和社会参与。

7. 多重残疾

同时存在视力残疾、听力残疾、言语残疾、肢体残疾、智力残疾、精神残疾中的两种或两种以上残疾。

各类残疾按残疾程度分为四级，残疾一级、残疾二级、残疾三级和残疾四级。

残疾一级为极重度，残疾二级为重度，残疾三级为中度，残疾四级为轻度。

（二）劳动能力鉴定

根据《工伤保险条例》（国务院令第586号）第21条规定："职工发生工伤，经治疗伤情相对稳定后存在残疾、影响劳动能力的，应当进行劳动能力鉴定。"

劳动能力鉴定是指劳动功能障碍程度和生活自理障碍程度的等级鉴定。劳动功能障碍分为十个伤残等级，最重的为一级，最轻的为十级。生活自理障碍分为三个等级：生活完全不能自理、生活大部分不能自理和生活部分不能自理。劳动能力鉴定标准是由国务院劳动保障行政部门会同国务院卫生行政等部门制定的。

《工伤保险条例》第23条规定："劳动能力鉴定由用人单位、工伤职工或者其直系亲属向设区的市级劳动能力鉴定委员会提出申请，并提供工伤认定决定和职工工伤医疗的有关资料。"

第24条规定："省、自治区、直辖市劳动能力鉴定委员会和设区的市级劳动能力鉴定委员会分别由省、自治区、直辖市和设区的市级劳动保障行政部门、人事行政部门、卫生行政部门、工会组织、经办机构代表以及用人单位代表组成。劳动能力鉴定委员会建立医疗卫生专家库。列入专家库的医疗卫生专业技术人员应当具备下列条件：（一）具有医疗卫生高级专业技术职务任职资格；（二）掌握劳动能力鉴定的相关知识；（三）具有良好的职业品德。"

第25条规定："设区的市级劳动能力鉴定委员会收到劳动能力鉴定申请后，

应当从其建立的医疗卫生专家库中随机抽取3名或者5名相关专家组成专家组，由专家组提出鉴定意见。设区的市级劳动能力鉴定委员会根据专家组的鉴定意见作出工伤职工劳动能力鉴定意见；必要时，可以委托具备资格的医疗机构协助进行有关的诊断。设区的市级劳动能力鉴定委员会应当自收到劳动能力鉴定申请之日起60日内作出劳动能力鉴定意见，必要时，作出劳动能力鉴定结论的期限可以延长30日。劳动能力鉴定结论应当及时送达申请鉴定的单位和个人。”

第26条规定：“申请鉴定的单位或者个人对设区的市级劳动能力鉴定委员会作出的鉴定结论不服的，可以在收到该鉴定结论之日起15日内向省、自治区、直辖市劳动能力鉴定委员会提出再次鉴定申请。省、自治区、直辖市劳动能力鉴定委员会作出的劳动能力鉴定结论为最终结论。”

五、劳动能力丧失的赔偿

在我国，对劳动能力丧失的赔偿，按照现行立法及司法解释所确定的范围，通常包括以下费用：一是受害人的生活补助费；二是受害人支出的残疾用具费；三是残废者致残前扶养的间接受害人的扶养费。对于致残的伤害治疗所需的医疗费、误工工资、护理费等费用以及特殊治疗的医疗费，都可以按照侵害健康权的常规赔偿原则去确定。

（一）生活补助费赔偿

在确定对丧失劳动能力人赔偿生活补助费的范围时，应当注意以下几个问题：

1. 当地居民基本生活费，是指受害人居住地，即受害时的居住地，一般指住所，有居所的，也可以指居所。居民基本生活费大体上应以省、自治区、直辖市统计部门的统计结果作为参照，如果一个省级地区经济状况相差较大，则应以地区或市、县作为统计单位。应当注意的是，基本生活费不是最低生活费，应当是当地居民中等的或者平均的生活费。

2. 司法解释中“一般应补足到不低于当地居民基本生活费的标准”，应当理解它不是一个绝对的标准，它的“一般”和“不低于”意味着它是一个相对的标准，或者是一个最低的标准。在实践中，完全可以在这个标准以上确定具体标准。

（二）伤残用具费赔偿

各地法院基本上都予以赔偿。如北京市高级人民法院规定：受害人因残疾确需购置残疾用具的（包括装假肢、购代步车等），按中等标准掌握，由侵害人一次性支付。天津市高级人民法院还规定，致残受害人确实生活不能自理的，侵害人应按月承担护理费，但负担护理费的，则不再承担伤残用具费的赔偿。

（三）致残的间接受害人的扶养损害赔偿

对于这一项赔偿，国外立法基本上没有规定。我国最高司法机关根据实际情况，为更好地保护伤害致残的间接受害人的扶养权利，可以比照《民法典》中的相关规定。

六、司法实践中各种残疾标准的适用问题

（一）工伤致残标准

《劳动能力鉴定职工工伤与职业病致残等级》目前已历经三次修订。从最初的1992年标准到1996年第一次修订，2006年第二次修订，2014年第三次修订，更新为《劳动能力鉴定职工工伤与职业病致残等级》（GB/T 16180—2014）标准。

本次修订的标准相比以前的2006年标准变化很大，主要是增加了大量的相关内容，更加人性化。主要从三个方面进行了调整和完善：一是对原标准中部分条款的表述进行了细化和明确；二是增加了部分条款和量化判定标准；三是对部分易造成歧义的条款进行取消或明确。与原标准相比，新标准更加科学、规范、合理，为准确把握关节功能障碍程度，用定性定量相结合的方法对关节功能障碍程度的判定基准进行适当调整。此外，新标准新增了“手、足部功能缺损评估参考图表”，对条款进行了细化和量化，提高了可操作性，减少争议和纠纷；取消年龄和生育的不合理表述，35岁前和35岁后脾脏切除归并为七级；生殖器官损伤不再区分是否生育，而是根据损伤程度定级。修订后的新标准伤残条目由原标准的572条调整为530条，具有较强的针对性和可操作性，对落实公平合理的鉴定原则有重要的指导意义，推动劳动能力鉴定工作朝着科学化、规范化方向迈进。

（二）损伤致残标准

2016年4月18日，最高人民法院、最高人民检察院、公安部、国家安全部、司法部联合发布了《人体损伤致残程度分级》（以下简称《伤残标准》），并于2017年1月1日起正式实施。该标准的实施将对统一规范相关鉴定执业行为，保证鉴定结果科学公正、维护公民合法权益、保障公正司法具有里程碑的意义。

（三）残疾人残疾标准

《残疾人保障法》第2条规定，残疾人是指在心理、生理、人体结构上，某种组织、功能丧失或者不正常，全部或者部分丧失以正常方式从事某种活动能力的人。残疾人包括视力残疾、听力残疾、言语残疾、肢体残疾、智力残疾、精神残疾、多重残疾和其他残疾的人。国家和社会在保障残疾人基本物质生活需要的基础上，为残疾人在生活、工作、教育、医疗和康复等方面提供设施、条件和

服务。

关于残疾人标准，各国因经济和社会发展水平不同，掌握的尺度不一。按照世界卫生组织、国际劳工组织和一些国家规定的标准，残疾人占总人口的10%左右。

1986年12月15日，国务院颁布了《全国残疾人抽样调查五类“残疾”标准》。1995年，中国残联重新制定了《残疾人实用评定标准（试用）》（又称六类残疾标准）。

2006年2月，第二次全国残疾人普查，又制定了最新评定标准。与第一次全国残疾人抽样调查相比，主要的变化和特点是：

1. 残疾类别由原来的视力残疾、听力语言残疾、肢体残疾、智力残疾、精神残疾5类增加为视力残疾、听力残疾、言语残疾、肢体残疾、智力残疾、精神残疾6类，把“听力语言残疾”分列为“听力残疾”和“言语残疾”两类。

2. 名称上的变化，原来的“精神病残疾”改称“精神残疾”，原来的“综合残疾”改称“多重残疾”。

3. 应用ICF理论模式、分类与编码系统，建立了新的残疾分类、分级和编码系统，与国际接轨。

2011年，国家标准化管理委员会发布《残疾标准》并于2011年5月1日起正式实施。这是我国残疾人事业发展中的一件大事，也是保障和改善残疾人民生的一件喜事。《残疾标准》是目前我国界定残疾人残疾分类分级的重要基础标准，也是我国制定实施残疾人社会保障政策的重要依据。

《残疾标准》分类原则：按不同残疾分为视力残疾、听力残疾、言语残疾、肢体残疾、智力残疾、精神残疾和多重残疾。

《残疾标准》分级原则：各类残疾按残疾程度分为残疾一级、残疾二级、残疾三级和残疾四级。残疾一级为极重度，残疾二级为重度，残疾三级为中度，残疾四级为轻度。

（四）军人残疾标准

我国现役军人残疾级别标准曾依照民政部1989年颁发的《革命伤残军人评定伤残等级的条件》，分为“四等六级”，为贯彻国务院、中央军委2011年7月29日公布新修订的《军人抚恤优待条例》，民政部、人力资源和社会保障部、卫生部、总后勤部重新修订了《军人残疾等级评定标准》（以下简称《军残标准》），自2012年1月1日起执行。

《军残标准》依据《军人抚恤优待条例》，综合考虑残疾军人于医疗期满后的器官缺损、功能障碍、心理障碍和对医疗护理依赖的程度，将现役军人因战、因公（含职业病）致残等级评定标准由重至轻分为1~10级，其中，1~6级同时适用于因病致残的义务兵和初级士官。

《军残标准》增加了包括医疗依赖、护理依赖、智力减退分级等二十三个分级的《功能分级判定依据及基准》，以进行残情描述；将因战、因公、因病残疾评定标准合而为一，解决了现行标准致残程度一样，而评定的等级不一致的问题；残情条目详尽，内容极为丰富，设置更加细致；将精神病残情列入了病残条目，为解决精神病人长期滞留部队的难题创造了条件。

第五节 诈病、造作病（伤）和性侵害

在活体损伤检验鉴定中，有时会遇到被鉴定人伪装伤病、夸大病情或故意造作某种损伤或疾病的病史、症状和体征，以达到骗取病假或疗养的机会；掩盖犯罪行为或企图减刑，甚至逃避刑事责任；要求赔偿或获得优厚的劳保福利；要求调换工种或不值夜班等目的。因此，在这类案件的鉴定中应注意分析其病史和有关资料的真实性，详细检查损伤或疾病的特征和部位，根据客观检查结果作出公正鉴定。

一、诈病

（一）诈病的概念

身体健康的人，假装或模仿患有某种疾病，称为诈病。诈病者均有其目的，如逃避刑事责任、要求经济补偿和获得优厚的劳保福利、骗取病假及调换工种等。

（二）诈病的一般表现

1. 伪装运动功能障碍

常见的有假装肢体瘫痪，假装双手震颤，但表现为无节律及粗糙的抖动；假装抽搐，而意识清楚；假装肢体痉挛等。

2. 伪装感觉功能障碍

如假装头痛、头晕、神经痛、腹痛；假装失明，故意执杖行走，碰撞硬物，或假装夜盲，故意黄昏时行走并跌倒；假装耳聋，但当听到羞辱自己的话时，可见其面色改变等。

3. 伪装内脏疾病

如假装咳嗽、痰中带血、胸痛，自称患有肺结核；呕出饮入的动物血以假装胃溃疡出血；假装腹痛、腹泻并在大便内混入血液诈称肠炎；将肾炎患者的尿、化验单冒充是自己的；尿内掺入蛋白及血液，伪装成蛋白尿及血尿；也有人甚至

事先将血液及蛋白的混合液注入尿道内，然后再在检查者面前排尿，假装患有肾炎；将蔗糖或葡萄糖掺入尿内诈称糖尿病等。

4. 伪装精神病

在诈病中较常见，而其中又多见于刑事案件。即可出现在犯罪之前，也可发生于犯罪的当时，最多见的还是事后的伪装。一般多装作严重的精神病，如胡言乱语、动作怪异、痴呆、模仿木僵状态等。但症状往往不持久且简单，多为突然发作、间歇出现等。

（三）诈病的特点

1. 症状混乱而矛盾

诈病者大多缺乏必要的医学知识，在伪装某种疾病时，不可能将这种疾病应有的典型症状和体征正确地组合起来，因而其症状和体征也不可能表现得具体、全面。有的诈病者还会把一种疾病和另一种疾病的症状、体征混合在一起。因上述原因，其症状就会显得混乱而矛盾，易被有丰富临床经验的专科医师所识破。

2. 过分夸大症状

诈病者为使人相信其“确实患病”，往往过分夸大某种疾病的症状，如看得比盲人还差，听得比聋人还糟，震颤得比帕金森病还厉害等，这反而暴露了自己的伪装。

3. 不正常的病程

各种疾病的发生、发展和转归都有一定的规律。但诈病者一般突然发病，或病情突然加重；常常一经用药立即康复，或用药后病情顽固，不见好转甚至恶化等。

4. 突然恢复

当诈病者的目的或企图已达到，或长期装病欺骗难以奏效，就突然结束其诈病症状，终结伪装。

（四）诈病的鉴定

诈病的检查没有特殊的、固定的方法，对有关专科的疑难案件，可聘请有关学科经验丰富的专家共同检查、诊断，必要时住院观察，以便取得第一手资料。鉴定诈病应注意以下几个方面：

1. 了解案情

进行细致的案情调查，观察被鉴定人的心理状态，了解其有无诈病的动机、目的和企图。通过审查案卷中有关案情的调查记录、询问笔录、医院病历、化验报告、处方、诊断证明等，了解病人发病的时间、出现的症状、体征、化验结果以及治疗效果等情况，从中寻找病人的发病情况是否符合某种疾病的发生、发展及其转归的规律，或从中找出矛盾所在。

2. 询问病史

认真、耐心听取并详细记录病人的主诉，同时注意观察病人的面容、表情、态度、行动、对各种事物的反应等，做到听其言、观其色，在听取其主诉及回答提问时，要有意识地发现、分析伪装疾病的蛛丝马迹，找出症状矛盾、混乱的证据。

3. 检查

包括法医学活体检查、实验室检查及仪器检查，如 X 线、CT、B 超、心电图、肾功能、肝功能等。即使被鉴定人已做过某些检查，必要时可重新进行，以取得可信资料。

4. 鉴定意见

根据上述检查结果，结合案卷资料及案情，进行全面、客观、科学的综合分析，从而作出是否诈病、诈何种病的意见。另外，鉴定时需注意必须有科学依据，切忌先入为主，主观臆断，要像对待真病人一样对待诈病者。对某些罕见病或疑难病，切勿误断为诈病，也勿将癔症误诊为诈病。总之，在作出诈病鉴定意见时必须非常慎重。

二、造作病（伤）

（一）造作病（伤）的概念

凡运用各种物理的、化学的或生物的方法，故意损害自己身体或授意他人代作损伤或疾病，称为造作病或造作伤，后者也称自伤。和诈病一样，造作病（伤）也有其目的和企图，如掩盖犯罪、骗取荣誉、逃避工作或义务、诬陷他人等。

（二）造作伤的特点

造作伤虽可授意他人造成，但是法医实践证明，绝大部分造作伤是自己亲手造成的自伤。因此，这类造作伤经常表现出某些特殊规律性，尤其是用锐器造成的造作伤，其规律性更加突出。

1. 造作伤的部位特征

（1）本人手可及处。右利手者，造作伤多偏于左侧或前面。实际案例中，很少见伤及右侧，而背部的造作伤则更罕见。

（2）无生命危险的部位。造作伤的目的在于达到欺骗别人、满足个人的某些欲望，绝不想结束自己的生命。因此，一般不会伤及脑、心、肺等重要器官。

（3）不毁容的部位。自残者一般不想毁容。因此，不会损伤面部，即使授意他人致伤，也不会毁容。

（4）损伤与目的有关的部位。造作伤者经常在特殊的部位造成损伤，以证实是在特定情况下所受伤，故这些损伤经常与目的企图相符。例如，为了诬陷他人强奸，常在大腿内侧造成抓伤及皮下出血，在性器官周围造成黏膜擦伤及黏膜下出血。

2. 造作伤的创口特征

造作伤常局限在某一局部范围内，有数量多而密集的创伤，表现出多数性、密度大、间距小、各创整齐一致平行排列、创口短小浅表、伤形大小一致等特点，而且几乎每例造作伤都有试刀痕，表现为表皮划痕或浅表切创，这是造作伤的重要判断依据。

3. 造作伤者的衣服特征

一般情况下，造作伤者的衣物无破损、无血污；因造作伤前，造作伤者大多首先解开衣服，卷起衣袖，看准部位后，再划破皮肤，造成损伤，所以衣服大多无造作伤形成过程中留下的痕迹。但有的自残者于伤口形成后，会反复仔细检查自己自伤过程中有无破绽，当发现创口处衣服未破，也无血污时，就会在衣服的相应部位上补做刺伤口、切破口或剪破口，并在各层衣服上染上血迹以蒙骗他人。鉴定时，应对此引起注意，细心检查衣服上的破损部位、数目、形状、大小、方向、边缘是否整齐等，再与身上的创口进行对比，看是否相符，从而找出破绽。

4. 现场特点

自己造作伤的现场由于没有格斗，一切程序均按预先设计进行，故整齐不乱，维持原状。现场上的血迹常可提供判断的依据。例如，血滴呈圆形，边缘光滑或呈短细的星芒状，表现血液由短距离的上方垂直滴下，前者相距仅 10 ~ 15cm；后者可能在 50cm 以内，一般不见喷射状血滴。

总之，损伤经过前后矛盾，造作伤者经常有一套事先准备好的损伤说明，但当详细地、反复地询问时，则难免语言颠倒，前后矛盾。

（三）造作病的常见方式

1. 造作心脏病

长期服用烟草叶、金雀花、浓咖啡等影响心脏功能的毒物，外加夜间不眠、过度活动等引起心跳过速、心律不齐，以造作心脏病；但经住院观察、反复化验小便，找出毒物，不难被识破。

2. 造作支气管炎

吸入二氧化硫、硝酸、盐酸等刺激性气体，引起支气管炎。其导致的症状、体征与感染所致的支气管炎无明显区别。因此，从医学的角度难以区别，只有用侦查的方式来确定。

3. 造作糖尿病

内服某些制剂，可人为地造成糖尿病，如根皮苷、间苯三酚或尿偶嘌呤等。应住院观察，反复化验小便，发现毒物即可揭穿造作病。

4. 造作黄疸

长期服用苦味酸、阿托方吖啶等毒物，能造作黄疸；一旦引起中毒性肝病，即变成真的黄疸。如及时化验大、小便，尚可发现毒物成分。

5. 造作结膜炎

利用沙子、粉末、酸、碱、胡椒等刺激，可造作结膜炎，甚至可导致结膜混浊。

6. 造作溃疡

在肢体皮肤上（尤其是小腿）涂抹斑蝥软膏等造皮成炎、坏死、溃疡；或使溃疡扩大，变成慢性溃疡，以达到长期治疗或保外就医等目的。

7. 造作呕吐

服作催吐剂引起人为呕吐。

8. 其他

如脊髓内注射高渗盐水，致双下肢瘫痪；用异物反复塞入肛门造成脱肛等。

（四）造作病（伤）的鉴定

1. 了解案情

详细询问“被害”的全过程，包括时间、地点、“凶手”人数和特征、所用凶器、打击部位和次数、双方位置关系、有无抵抗搏斗、“凶手”逃走方向等。应耐心听取，随时提问，详细记录，则常会发现在自述及答疑中，内容过分夸大、离奇、前后颠倒、矛盾、不合逻辑等现象，特别是关键性细节，往往含糊其词。这些对造作病（伤）的判断很有参考价值。

2. 损伤检查

这是判断造作病（伤）的科学依据，必须全面、细致地进行检查，并记录、拍照，注意有无造作病（伤）的特征。必要时，配合仪器及化验检查或住院观察。但应注意有的造作伤可能由于某种原因不易与他人伤害区别。

3. 衣着检查

注意衣服破损情况，并与身体损伤对比，观察两者是否一致。

4. 现场勘验和事件重建

应详细观察、记录、拍照并收集现场的有关物证。条件许可时，最好请当事人在现场或模拟现场再次介绍并表演受害过程，这对推断是否造作伤很有价值。

三、性侵害

人类的性行为不仅受到道德规范的约束，而且必须适应法律行为规范的要求，接受其限制和制约。性行为的合法性是由当时、当地的相关法律来规定的。在我国，侵害他人的性犯罪有强奸（rape）、猥亵（indecency）、性虐待（sexualrbuse）。

（一）强奸的概念

男子违背妇女的意愿，使用暴力、胁迫、利诱、欺骗、药物或者其他手段，使其不敢或者不能抵抗，强行与之发生婚姻以外的非法性交的行为，称为强奸。对发育未全、不满 14 周岁的幼女、意识丧失、精神病发病期间的患者或智障病人等女性，不论本人是否同意而实施奸淫、性交者，均以强奸论罪。

性交的生理概念，是指阴茎插入阴道内并完成射精两个过程。但在法律概念上则不强调上述两个过程，一般认为只要男子阴茎与女子阴道前庭接触，不论是否射精，或处女膜是否破裂，均已构成强奸罪。

性交的征象包括处女膜破裂、精液遗留、妊娠、感染性病。处女膜是阴道黏膜皱襞延续至阴道口周围形成的一圈薄膜。一般认为，当有直接机械性暴力作用于处女膜时，常致处女膜破裂，而绝大多数的处女膜破裂则发生在第一次性交时。因此，处女膜破裂是已经性交的证据。

（二）强奸的证明

女性被强奸，多数是活体，少数女性被强奸后又被杀害，个别被杀害后再遭奸尸。被强奸后，无论是活体或尸体身上，都可有强奸时留下的许多痕迹和证据。及时提取和检验物证对正确鉴定可起关键作用，如果时间拖延，可因活体创伤愈合，尸体发生腐败等变化，许多证据逐渐模糊或破坏，甚至完全消失，以致不能作出科学的鉴定。法医学欲鉴定强奸行为的存在，必须解决的问题是：被害女性有无性交的痕迹，强奸实施的手段或方法有哪些，强奸的后果有哪些。一般鉴定程序如下：

1. 案情调查

对被害人应重点详细了解被强奸的经过细节：包括时间、地点、次数、是否自愿、加害手段（包括使用什么暴力、药物，有无恐吓、欺骗、利诱等）、防卫和抵抗情况、犯罪嫌疑人与受害人相互位置关系、受害过程、有无射精等。同时，应请被害人详细描述犯罪嫌疑人的个人特征：包括身高、体格、发育、脸型、毛发、痣、疤、文身、衣着等特点；在防卫、抵抗过程中，有无抓伤或咬伤犯罪嫌疑人，并提供抓伤及咬伤的部位及程度。被害人还要提供本人有无衣裤被撕破、裤带被扯断、纽扣被扯脱等情况。是否认识犯罪嫌疑人，是否为亲友关系等。注意：有时可能存在诬告！

2. 现场勘查

强奸案的发生可在室内也可在室外，农村则多发生在野外僻静处。如在室内则观察家具陈设是否整齐，有无变动翻转，床上被褥、枕巾、床单是否零乱，有无扯拉、撕破等现象，如在野外、草地、菜地或稻田等处，则观察地面、青草、蔬菜或水稻等处有无抵抗格斗时造成的泥土零乱，草、菜被践踏或拖压等现象，现场有无凶器、绳索、血痕、精斑、毛发或其他证物。现场所见均应详细记录，绘图并照相留证，条件许可时最好录像留证，然后分别提取，备作实验室检验。

3. 暴力检查

罪犯为了达到强奸的目的，对被害人往往施加各种暴力，因此在被害人身体、衣裤等处留有相应的损伤或痕迹。同时，由于被害人的防卫抵抗，也可在被害人及加害人身上造成防卫抵抗伤。这些损伤的发现，可作为强奸的间接证据。强奸暴力可归纳为以下四类：

（1）机械性暴力。罪犯对被害者多采取突然袭击方式，如打击头颅部，扼勒颈项部，捂压口鼻部，用手帕布团等物堵塞口腔，并绑缚手足等，使被害人失去知觉或不能抵抗。因此，机械性窒息（多为掐死）及机械性损伤（头部致命伤）往往是强奸案最多见的伤害方式或死亡原因。被害人身上均可检见相应的严重损伤，应详细描写并记录各损伤的部位、数目及特征。

由于被害者的防卫及抵抗，故在其大腿内侧、乳房、上臂、腕部和膝盖等处可能有指甲抓伤或咬伤，腹部可能有被压迫造成的擦伤；肩背部、肘部、臀部等处可能留有抵抗、挣扎时形成的挫擦伤或特殊形状异物的特殊压痕，有时还可能沾有现场上的异物（如泥沙、青草、树叶、木屑、沥青等）。

一般情况下，一个罪犯不可能对一个健康的、清醒状态下的成年妇女进行强奸，除非两人的体力相差悬殊，或对被害者搞突然袭击，使其失去抵抗力。

（2）精神创伤或心理创伤。罪犯对被害人进行恐吓、威逼、利诱、欺骗等，利用这些手段影响被害人的心理状态，迫使其屈从或不敢抵抗。这样，在被害人身上可以不遗留施加机械性暴力的痕迹，仅于被强奸后短时间内检见外阴部轻度的摩擦伤以及轻微红肿等现象。

（3）药物中毒。用酒灌醉被害人，或用催眠药、麻醉剂使被害人丧失知觉，处于昏睡状态，失去抵抗能力。因此，在被害人身上除外阴部有轻度摩擦伤之外，也可不留有其他机械性暴力的痕迹，但是可取呕吐物、洗胃液、胃内容、血、尿等进行毒物分析，证实中毒。

（4）其他手段。对智障病人、痴呆患者、正在发作中的精神病人或由于极度疲劳而熟睡的健康妇女等，罪犯利用她们无知觉状态，或不善于辨别是非的情况下，对她们进行强奸，被害者身上也可能不留暴力痕迹，仅见轻度外阴部摩擦伤或轻度红肿现象，但可找到精液、精斑等重要证据。

4. 被害人的检查

强奸案的被害者多数是活人，一般被强奸后，受害人的心理压力很大，尤其是未婚少女，顾虑其今后的婚姻，表现为情绪低落，感情抑郁。检查者应注意观察被害人步入检查室时的表情、神态是否自然、走路姿势、步态如何，有无伤口疼痛表情，举止、行动、精神状态是否正常，情绪激动还是压抑，当被害人诉说受害经过时，有无害羞表情、有无恐惧、担忧心理或气愤表现。然后进行一般体检，包括身高、体重、发育和营养状况、第二性征成熟情况、体质是否强健等。最后，重点检查有无性交、性交的后果及强奸使用的手段（有无损伤等暴力的证据）。

5. 犯罪嫌疑人的检查

对犯罪嫌疑人进行检查前。先询问其姓名、年龄、职业、与被害人的关系，强奸的目的、时间、地点、手段及过程，被害人有无反抗、抵抗情况，本人有无性病等。

（1）一般检查。观察犯罪嫌疑人的身高、发育、营养及体格等一般状态。如为被害人不熟识的人，应注意观察其体形及个人特征与被害人陈述是否相符。

（2）损伤检查。检查有无因被害人的防卫、抵抗而留下的相应损伤，如鼻尖、口唇、手指、肩部、上臂等处被咬损，或颜面、胸背、外阴部等处的皮肤被抓伤。检查犯罪嫌疑人各部位有无损伤非常重要，有时即使只有手指上微小的咬伤或抓伤破损，往往足以证实其不法行为。

（三）法医学鉴定

法医鉴定被害人曾否被强奸，主要解决以下两个问题：（1）性交的证据；（2）暴力的证据。因此，对女性外阴部检查是必需的，最好由女法医或医师执行，如为男法医检查则必须有一位女工作人员在场。检查时令被害人仰卧于妇科检查台上，按妇科检查方法对外阴部进行全面检查，并采集有关物证以备检验。

观察外阴部的一般情况，包括阴部的发育状况，有无阴毛生长，阴毛的颜色、长度和弯曲程度，大小阴唇的发育是否丰满肥厚，大阴唇是否遮盖小阴唇，有无色素沉着，阴道口、阴道前庭黏膜等处有无红肿、擦伤及出血等。然后详细检查处女膜及处女膜孔。

检查者以左手拇指与食指或食、中二指分开被检查者的双侧大小阴唇，并向后下方肛门侧牵引，使处女膜全部暴露。观察并检查处女膜的形态、颜色、宽度、厚度、硬度及弹性，处女膜有无破裂，破裂的数目、部位及深度，裂口是否有出血、血凝块黏附或血痂的形成。处女膜有无红肿，有无黏膜下斑点状出血；触之有无疼痛感等，游离缘的特征，如颜色、宽度、厚度及平整情况，处女膜孔的形状、大小等。按时钟标志法记录并绘图处女膜破裂的检查所见，必要时可照相留证。

测量处女膜孔的大小，如为圆形则测直径，如为椭圆形则测纵径及横径。必要时根据处女膜孔的大小，试探可否伸进一小指、一食指或一中指，甚至两个手指，同时试探阴道腔的大小，松紧度如何，有无紧缩感，有助于判断处女膜未破者曾否性交。必要时可用100倍的阴道镜放大检查，更清晰地观察处女膜和阴道内壁的情况。为了避免感染，月经期不可做阴道检查，幼女处女膜孔窄小，也不可做阴道检查。

性交的证明包括处女膜破裂、精液遗留、妊娠、感染性病。

（1）处女膜破裂（defloration）。一般都是第一次性交时造成，日常生活中的骑马、游泳、骑自行车、跑步等运动，都不能引起处女膜的破裂。

性交所致的处女膜破裂好发部位是处女膜的后半部，相当于时钟标志的3～9点范围内。环状处女膜破裂的部位最多发生在4～5点及7～8点，其次为3点及9点等处，破裂口多为对称性的两条，少数为三条或一条。半月状处女膜破裂则常见于6点处。处女膜破裂一般由游离缘开始裂向基底部，凡是破裂口深达基底部者称完全性破裂，未达基底部者称为不完全性破裂。不完全性破裂深度可为处女膜宽度的1/3、2/3、1/4、1/2或3/4等（见图9－10）。

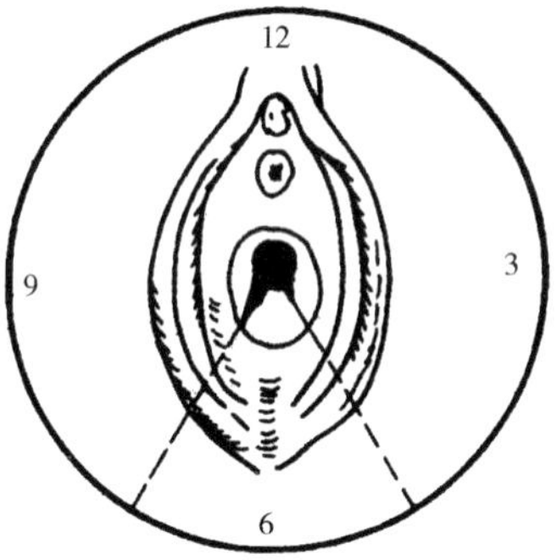

图9－10 处女膜破裂常见位置图

据统计，性交所致的处女膜破裂，不完全性破裂多于完全性破裂。处女膜新鲜破裂见于初次性交后1～2天，表现为破裂的处女膜色红（充血）、肿胀、触痛明显，破裂缘呈撕裂状不平直，裂口可吻合，侧面观肿胀的创壁呈“△”形，尖端为游离缘，中下部为肿胀的膜部及基底部，破裂口有出血，或血痂附着，有时有少量炎性分泌物，通常经过 3～4 天反应逐渐减轻，6～7 天修复，炎症逐渐消退，呈淡红色，约 1 周后痊愈。痊愈后的处女膜裂缘向两侧收缩，裂隙变大，成为永不闭合的裂口，裂口边缘变钝圆，基底部变敦厚，此时，已无法根据裂口形态推测破裂时间，也不能与陈旧性处女膜破裂相鉴别。

（2）精液、精斑的证明。一般情况下强奸均有射精，因此阴道内检出精液很重要。性交后数小时可检见大量有尾或无尾的精子。一般在性交后 30 分钟到 3 小时内，阴道内可检见有活动能力的精子，3 小时后精子便不能运动。据统计，12 小时内检出率最高（60%），个别在 5 天后还可检见少量精子。被强奸后，由于奔跑、呼救、走路，阴道内精液流出而可能污染肛门。一般情况下，人死后 2～3 天，尸体阴道内仍可检见精子。据报道，有时尸体阴道内检出精子期限可长达 3 周。

精液、精斑还经常玷污阴道外部位和物体，在被害人的外阴部、大腿内侧、下腹部、衣裤、床单、被褥以及现场等处均可有精液遗留，多数已经干燥，称为精斑。有时被害人的部分阴毛粘成一簇，可能是由于黏稠的精液黏合所致，可从根部剪下这簇阴毛作精斑检查，往往很有价值。

抗人精血清沉淀反应或酸性磷酸酶反应呈阳性结果，对判断无精子或缺乏精子的精液显得特别重要。

采集的精斑越新鲜，检验（包括血型检验）结果越准确。精斑检出阳性，说明曾有性交但是不能说一定是强奸遗留，特别对已婚或已有过性生活的女性作意见更需谨慎，因为这可能是与丈夫或他人性生活所遗留。精液的血型测定，血型不同者可排除。相反，未检见精液或精斑，也不能否定被强奸的可能性；许多因素可影响精斑的检出，如犯罪嫌疑人精神紧张，并未射精，犯罪嫌疑人使用避孕工具或体外射精，经过时间较久，精液或精斑已经破坏，检材采取不恰当，检验技术有差错，被害人已经反复冲洗阴道或坐盆等。

（3）妊娠。性成熟的女性被强奸后可能妊娠。妊娠 37 天后可检出胎儿 ABO 血型，胎龄 6 周可以测出 HLA 抗原。也可作 DNA 分析，根据遗传规律，测定胎儿或婴儿的遗传标记，便可判定生父，从而提供判案的科学依据。

（4）性病感染。强奸时偶可传染性病，如艾滋病，软性下疳、硬性下疳、淋病、性病、性淋巴肉芽肿等。软性下疳较为常见，主要是被强奸时感染了软性下疳链杆菌，经过 2～3 日潜伏期，在生殖器擦破的局部发生多数性溃疡，可在 1 周至 2 个月内自愈，留下边缘明显的瘢痕。淋病也多见，它是由淋病双球菌引起的急性或慢性卡他性尿道炎。被强奸后 3～5 天，可有多量黏液性脓性渗出物（证实犯罪嫌疑人当时确是传染源才有实际意义）。

（5）犯罪嫌疑人外阴部检查及证物采集。检查外阴部的一般发育状况，阴毛特征（以便与被害人身上可能发现的阴毛进行对比），同时仔细检查外阴部有无与本人不同的毛发或其他异物，如发现应分别收集，龟头上有无血痕，如有，则用沾有生理盐水的棉花或小纱布拭擦，检查是否沾染了被害者处女膜破裂时流出的血迹；检查龟头有无破损，包皮系带有无撕裂伤，用少量生理盐水冲洗阴茎，收集冲洗液，检查有无脱落的阴道上皮细胞，必要时进行性病检查。包皮系带撕裂伤是性交的重要依据。

此外，在犯罪嫌疑人的身上、外阴部或衣裤等处，还应仔细寻找有无被害人的阴毛、血痕、衣服碎片或纤维等异物黏附。曾在一例犯罪嫌疑人的外阴部发现一条红色的羊毛纤维，经过对比，与被害者所穿红色羊毛衣的纤维完全一样，这条羊毛纤维就成为揭露犯罪的重要证据。

（四）猥亵行为

凡是正常性交以外的各种性行为通称猥亵行为。其表现方式有多种，常见的有成人对儿童或男性对女性（妇女或幼女）强行拥抱、接吻、抚摸性器官、抚摸乳房，或以阴茎顶撞妇女身体、臀部等处，以达到性欲的满足。猥亵行为是违反社会道德，有伤风化的淫秽行为，严重的猥亵行为可摧残被害人的身心健康，感染性病等，故猥亵行为是法律所不允许的。

1997 年《刑法》第 237 条规定：“以暴力、胁迫或者其他方法强制猥亵妇女或者侮辱妇女的，处五年以下有期徒刑或者拘役。聚众或者在公共场所当众犯前款罪的，处五年以上有期徒刑。”

另有一些猥亵行为表现为性欲的性质异常，称为性变态行为或性欲倒错，也属非法性行为。以这类行为达到性欲满足者，称为性变态者。性变态者在日常生活及工作中表现与正常人无甚区别，但在满足性欲方式方面则异于常人，他们可能并未引起家庭矛盾、夫妇和睦，但也可能因此而妨碍婚姻，造成夫妇离异，以至于导致凶杀。

性欲倒错方式有多种，常见有鸡奸、窥阴癖、露阴癖、窥视欲、性窒息、恋物癖、恋尸癖（奸尸）、兽奸及其他性欲倒错。

典型案例剖析

某甲头颅被打，发生顺行性遗忘，未能提供被打当时经过情况。某乙供认系用自制匕首刺伤某甲的左大腿及头部。检查证明某甲的左大腿有一梭形创口，创缘、创壁平滑整齐，创角一端尖锐、另一端钝圆，创腔较深，符合刺创特征；而头部创口则呈类三角形，创缘、创壁略显凹凸不齐，一侧创缘有表皮剥脱和皮内出血，创角有钝、有锐，创腔内嵌有小块碎砖石，据此分析，头部损伤并非匕首形成的刺创，应系石块之类钝物所致的挫裂创，故某甲的左大腿及头部应系两种致伤物形成。侦查人员据此重新侦查，终于找到另一名打击头颅的真正凶犯。通过活体损伤检查，根据损伤的形态特征及部位等，可推断损伤的类型、致伤物及损伤性质，从而为侦查部门破案提供线索。

第十章

法医物证检验

犯罪现场遗留的血液或者精斑，所有这些甚至更多的都是对罪犯无声的证据。这是不能遗忘的证据……物证不会错；它不可能作伪证；它不可能消失……只有在人们疏于对它的发现、研究和理解时才会降低它的价值。

——保罗·柯克（Paul Kirk，美国刑事技术学家）

什么人都可以说谎（被告人、被害人、证人甚至律师），但唯有物证不说谎。

第一节　法医物证概述

《刑事诉讼法》第55条明确规定："对一切案件的判处都要重证据，重调查研究，不轻信口供。只有被告人供述，没有其他证据的，不能认定被告人有罪和处于刑罚；没有被告人供述，证据确实、充分的，可以认定被告人有罪和处以刑罚。"证据已成为定案的第一要素。近年来，许多冤假错案发生无不与收集证据错误有关；还有许多民事纠纷的调解也需要法医物证检验提供科学的证据，如离婚案件的亲子鉴定、怀疑医院产房调错婴儿鉴定、失散家庭成员的认定等。

一、法医物证检验的概念

物证是指能够证明案件真实情况的一切物体或物质痕迹。它是诉讼证据的一种，如作案时使用的工具、毒药，案件现场遗留下的烟头、纽扣、指纹、脚印，还有作案人或被害人的组织器官、分泌物、排泄物等。物证的种类很多，范围也极广。

法医物证，仅仅指与案件有关并可为侦查提供线索、为审判提供证据，能揭露和证实案件性质的生物性物质。主要包括：人体残存组织（肌肉、骨骼、毛发、指甲、牙齿、脏器软组织、血液/斑）、分泌物（唾液/斑、精液/斑、鼻涕/斑、痰液/斑、阴道分泌物/斑）、排泄物（尿液/斑、汗液/斑、粪便）。有时还包括动物的组织、血液、羽毛及植物纤维、花粉、硅藻等。法医物证所附着的物品称为法医物证检材。

法医物证检验，是将有关人体组织脏器、分泌物、排泄物，送交法医物证实验室，利用专门的仪器，由具有专门知识和技能的人员进行检验。

二、法医物证检验的任务

法医物证检验主要是为个人识别和亲权鉴定提供客观证据，为刑事案件的侦破提供线索。个人识别，就是判定某人的身份，或认定某一生物学检材是某人所留。进而认定或排除犯罪嫌疑人，查找无名尸体身源。亲子鉴定是判定被检验父、母与子女之间是否存在血缘关系。

有许多刑事或民事案件需要做法医物证鉴定，例如：

1. 斗殴、伤害、谋杀及碎尸案，常在犯罪现场或可疑凶器上遗留有血痕，需鉴定是不是被害人或是犯罪嫌疑人所留。

2. 强奸或强奸杀人案，常在现场、被害人衣裤或阴道中留有犯罪嫌疑人的精液（斑）或阴道分泌物液与精液的混合斑，需鉴定可疑精液（斑）是不是犯罪嫌疑人所留。

3. 交通事故中嫌疑车辆上的血痕、毛发与组织碎片需鉴定是否来自被害人。

4. 灾害事故、空难事故造成的尸体离断，需鉴定是否同属一人。

5. 对无名尸体、严重腐败、白骨化或烧焦的尸体需判定或推测死者身份。

6. 可疑父母与子女之间有无血缘关系需做亲子鉴定，如抱错婴儿、拐骗儿童、婚外恋、财产继承、移民及强奸致孕等民事与刑事案件。

三、法医物证检验的方法

1. 形态学方法

形态学方法是一种基本的观察与分析方法，包括大体形态学观察（如骨骼、毛发、纤维），显微镜下细胞、组织形态学观察（如骨骼、毛发、血液、精液）。

2. 化学及生化方法

化学方法，如血痕的预试验、确证试验；生化方法，如红细胞酶型和血清型的电泳分析技术。

3. 免疫血清学方法

免疫血清学方法是指利用抗原抗体反应原理进行各种体液、组织的种类、种属、血型等检验，确定种属来源和血型型别。

4. 分子生物学及遗传学方法

分子生物学及遗传学方法利用 DNA 分析技术进行个人识别。

5. 人类学方法

人类学方法是指运用法医人类学的方法检验骨骼、毛发、牙齿等，从而作出性别、年龄、身高、种族等其他个人特征方面的判断。

四、法医物证的提取与送检

善于发现物证、提取物证是充分发挥物证作用的前提，这不仅要有丰富的理论实践经验，而且还要有认真细致的工作作风和符合法律要求的高度负责精神。

（一）法医物证的发现

法医物证大部分在现场勘查时发现，也有在搜查犯罪嫌疑人或检查被害人时发现。物证没有固定的地方，犯罪嫌疑人所到的地方、所接触的物体都可能留下物证痕迹，很多时候物证分散、隐蔽于各处，被破坏的现场可能只留有微量的物证。因此，法医必须全面细致地检查现场每一个可疑物品，才能发现任何有关的细小物证。

1. 血痕

血痕常见于地面、墙壁、门窗、家具、衣物、凶器、尸体表面等处。现场如果很黑，可用鲁米诺喷射寻找，血痕发荧光。对于作案人处理过的现场，应特别注意观察家具、地面、墙角等被挡住的部位和缝隙。检查活体或尸体时应特别注意发间、指甲缝、袖边、口袋、扣眼及接缝处、鞋底和鞋面的结合部。检查凶器时仔细观察各种刀具、工具的凹槽、缝隙。对交通事故中的车辆，仔细观察轮胎、挡泥板、车身撞击部位、底盘等部位。

2. 精斑

精斑常见于衣物、床单、被褥、卫生纸上及被害人腹壁、大腿和外阴部。精斑的形态不规则，一般呈灰白色或淡黄色斑块或结痂状，可使附着物局部变硬。对于洗涤过的精斑，可以用紫外灯照射的方法寻找，精斑在紫外线灯光下呈银白色带淡紫晕的荧光。

3. 唾液斑

唾液斑常见于烟头、饮料容器壁、口香糖、瓜果皮、咬痕等处，肉眼不易发现，需要将可疑物品送到实验室检验。

4. 毛发

毛发可自然脱落或被外力拔脱。在暴力犯罪中，常见于案发现场地面、床褥、衣物、凶器上。在强奸案中，可在被害人手中、内衣、外阴部、大腿间找到。

（二）法医物证的提取

移动和提取物证前应先拍照、绘图、测量和记录现场的原始状态，以便能显示物证的位置、形态、大小、与周围物品的毗邻关系，注意不能破坏原有物证或添加无关痕迹或物品。

1. 检材均应直接提取，易携带物品整体采取；不易携带物品提取附着检材的部位。

2. 根据检材附着的不同载体，应用擦拭、剪切、刮削、吸敷、浸泡、锯凿、挖取等方法提取。

3. 不同部位的各种检材应分别提取，单独包装，使用标准的物证袋或物证标签贴封，做好标记和编号。

4. 提取的检材必须详细登记案件名称，提取地点及时间，提取方法，检材名称，数量、形状、颜色，提取人，保存方法。

5. 检材提取者必须戴手套持洁净器具，如刀、剪、镊子或竹木类工具等取材，禁止赤手触摸检材。

6. 凡是从各种载体上提取的检材，均应提取检材附近的空白材料。

7. 提取的新鲜体液保留部分尽快检验，其余部分应制成纱布斑迹；人体组织应干燥或冷冻保存。

8. 提取的各种体液性的检材应在阴凉通风处自然干燥成纱布斑迹，禁止加热烘干。

9. 提取的检材在包装和携带运送过程中应避免互相摩擦、冲撞及失落，易碎检材防止挤压和震动，易散失的检材严密包装。

（三）法医物证的包装和保存

法医物证检材易发生变性、分解、霉变，包装和保存的方法不当会使有价值的检材丧失检验条件，因此要特别注意。包装物必须清洁无污染；各种检材要分别包装，包装物外面要注明检材名称、来源、数量、采集日期等；检材的各种斑迹均应晾干后包装，防止霉变；检材置4℃冷藏。

（四）法医物证的送检

提取的检材应尽快送验。送检时须同时送对照检材，如被害人和犯罪嫌疑人的血液、唾液、毛发等。送检时必须有委托书，写明委托单位、案情介绍、送检物品清单、送检目的及报告寄发地址及单位。

五、法医物证检验的程序和规则

1. 检验人员在接受法医物证时，首先要详阅来函，检查物证的数量是否与清单相符，检材是否符合检验条件。

2. 接受法医物证后，应根据检验的目的和要求，结合检材的不同条件制订出检验方案。

3. 检验时，一般先行简单的肉眼直观检验，详细描述物证的大小、颜色、形态及附着的部位等；然后再用物理仪器进行检验；最后用化学方法进行检验。

4. 检验应采用最灵敏的方法，尽量节约检材，以便每一试验均能重复核对，一般不要将检材全部用完，要保留相当部分（一般只用原检材的1/3）以备复检时再用。

5. 检验完毕后，根据检验记录编写法医物证检验鉴定书，其内容包括：序言、检验目的和要求、案情摘要、检验方法和结果、分析说明、意见六部分。

六、法医物证学的发展

法医物证检验是通过对生物性检材的检验，解决个人识别及亲子鉴定等问题。其中，个体同一认定识别率的高低常用随机匹配概率加以衡量；亲子鉴定中否定父权的能力则用累计非父排除概率（指不是孩子生父的男子能被遗传标记排除的概率）来衡量。法医物证技术的发展，是不同检验方法和不同遗传标记被应用的过程，这个过程大致可分为常规生物物证检验技术和DNA分析技术两个阶段，随着法医物证对于个体的识别概率和亲子鉴定否定父权的概率的提高，法医物证在司法证据领域的价值也越来越高。

（一）常规生物物证检验技术的发展及其证据作用

1900年ABO血型的发现，使法医物证的检验和研究进入了科学的时代；随后是人类红细胞血型系统的发现；法医检验人员将免疫血清学方法应用于检测血痕、精斑、唾液斑以及人体组织的ABO血型。对群体中ABO血型出现率的调查结果是：汉族人中，A型占27.51%，B型占32.33%，O型占30.49%，AB型占9.67%。由此可见，若仅仅检验ABO血型，则个人识别概率较低，在刑事侦查和司法审判中只能起否定或排除作用，或作为其他证据的辅助证据，因此在诉讼证据领域的作用有限。

发现人类白细胞抗原（HLA）后，HLA 系统的高度多态性在法医物证检验中发挥了一定的作用，比如在亲子鉴定中，通过检测 HLA 血型系统的 HLA－A、B、C、DR 等基因座上的基因，累计非父排除概率就可提高至 91.63%。

随着各种电泳技术、等电聚焦技术在血清型和酶型检测中的应用，同时检测生物检材的多种血型成为可能，常规物证检验在司法证据领域发挥了更大的作用：根据群体遗传学的调查结果，对于我国北方地区，在 ABO、MN 血型之外，再选择 EAP、ESD、PGM1、GPT、HP 这五种血清型或红细胞酶型中的任意三种，均可使个人识别概率（遗传标记识别无关个体的能力）高达 99% 以上；若联合测定 HLA 血型、红细胞血型、血清型与红细胞酶型中的三十个系统，则在亲子鉴定中累计非父排除概率可高达 99.89%。但即使这么高的百分比，仍然不能做到个体的同一认定和父权的否定。因此，该阶段法医生物物证在证据领域的作用受到限制，直到 DNA 分析技术出现在法医学领域中。

（二）DNA 分析技术的发展及其证据作用

一起重大命案告破，关键证据是犯罪嫌疑人脱落在被害人衣物上的上皮细胞；一名被拐儿童回到父母身边，主要依据是 DNA 数据信息比对结果；今天，DNA 证据在侦查破案和刑事诉讼中发挥着越来越重要的作用，承担着越来越重要的责任，是当之无愧的“证据之王”。

DNA 的个体差异及多态性遵循遗传规律，并具有所有人各不相同、终生不变的特点，对法医物证进行 DNA 多态性分析具有同一认定和亲子鉴定的价值。

1985 年，Jeffreys 首次将 DNA 指纹分析技术（RELPS）用于解决一起移民纠纷案，标志着 DNA 分析技术在证据学领域应用的开始，也标志着法医物证鉴定领域进入了一个新纪元。DNA 指纹图被称为第一代 DNA 分析技术，它具有极高的识别率，如果单用 33.15DNA 探针，两个无关个体所有谱带完全相同的概率小于 3×10^{-11}，约 1/300 亿，这一概率远低于世界人口总数的倒数。因此，除同卵双生的以外，没有任何两人的 DNA 指纹是完全相同的。经研究发现，DNA 指纹图中的每一条带的遗传均符合孟德尔遗传法则，可进行亲子鉴定。

1985 年创立的聚合酶链反应（PCR）技术是一个新的突破，被称为第二代 DNA 分析技术，DNA 检验对检材量的要求也越来越小，从邮票后的唾液斑、吐出的橘子核到残缺不全的指纹，都作出了 DNA 分型，这使许多看上去山穷水尽的案件由于现场发现的微量生物物证而柳暗花明。甚至有学者认为，目前法医 DNA 的检测内容已基本上囊括了所有传统法医物证检验的内容，有全面取代传统法医物证检验的趋势。

线粒体 DNA（mtDNA）测序、Y 染色体特异性 STR（Y－STR）多态性检测、单核苷酸（SNPs）标记以及基因芯片是当今法医界研究的热点问题。mtDNA 测序可用于母系单亲的亲子鉴定，它具有更高的灵敏度，对于降解的 DNA 检材以及毛发、指甲、骨骼等特殊检材的检验有独到之处。Y－STR 多态性检测在解决男女混合样本的检验问题及父亲单亲亲子鉴定的判定方面具有重要价值。单核苷酸（SNPs）标记对降解严重的检材检测更有利，而且理论上四十个 SNP 标记可区分出全球所有无关个体。上述检验技术将大大提高现场法医生物物证的利用率。

我国法医 DNA 检验技术从 1987 年国家立项研究到 STR 分析技术的应用，从业人员不断增多、硬件保障不断完善到检验方法更加灵敏、应用领域不断扩大、实战效能不断凸显的今天，DNA 检测技术已经成为打击犯罪、法庭诉讼、维护社会稳定的一项非常重要的常规技术手段。

第二节　传统遗传标记检验

在法医实践中，常常遇到的人体组织、分泌物、排泄物主要是血液/斑、精液/斑、唾液/斑、毛发、骨骼、还有尿液。法医物证检验主要就是针对这六个方面的内容。其中，血液与血痕的检验是物证检验中最常见、最重要的一项，它几乎占整个物证检验的 80% 以上。通过进行血液及血痕检验可以帮助我们解决所获物证是否为血，是人血还是动物血，是男人血还是女人血，是成年人血还是婴儿血，进一步确定是什么血型，谁的血，出血的部位，出血的时间，出血量的大小等。

- 血液
  - 血浆
    - 纤维蛋白
    - 血清：白蛋白、球蛋白、酶、激素、无机盐、营养物
  - 血细胞
    - 红细胞：血红蛋白、白蛋白、酶、无机盐
    - 白细胞：中性粒、嗜酸粒、嗜碱粒、淋巴、单核细胞
    - 血小板

图 10－1　血液的主要成分

血浆和血清的区别：血浆是血液未凝状态下的液体成分；血清则是血液离开机体自然凝固后所形成的一种淡黄色透明液体。二者的主要区别是血清中不含纤维蛋白原，因为血液在凝固过程中纤维蛋白原转化成了纤维蛋白，另外还有一些凝血因子被消耗掉，血小板也大量被破坏释放出一些其他物质。

在法医检验中，要查明检材的类别（是血迹还是其他斑迹）、种属（是人血还是动物血）、血型等，都是通过对不同种类和性质的蛋白质进行鉴定，如血迹中的血红蛋白，毛发、指甲中的角化蛋白，精液斑中的精蛋白以及各种酶、各种抗原、抗体等都是蛋白质。可以这样说，法医物证检验技术除了形态结构观察之外，就是运用蛋白质理化性质进行鉴定的一门科学。

血型是人类血液由遗传控制的个体特征之一，是人类的一种遗传标记，其实血型就是我们每个人血液的一张名片。原始的也是狭义的血型是指不同人血液中红细胞表面存在的抗原差异（抗原类型）。随着医学科学的发展，人们对于血型的认识也越来越深刻。由于血液内部的组成成分的不同，各自所具有的抗原物质的性质也不一样，因此，血型存在千差万别。如红细胞血型系统有二十多种，其血型抗原就有四百多种；白细胞上的抗原物质有八个系统近二十种；血小板有特异性抗原七个系统，内又有十多钟抗原；另外，还有血清蛋白、血清酶多种抗原，共计在六百种以上。如按这个数字再进行排列组合，这样在人群中的排列组合数量可达一个天文数字（1.11×10^{19}）十亿亿之多（可能的血型表型数），若能将上述多种型别做一全面检查，可以说，除了同卵双胞胎外，地球上每一个人的全部血型系统都是独一无二的，找不到两个血型系统完全相同的人。

广义的血型则包括红细胞、白细胞、血小板、血清等各种血液成分以及人体组织液、分泌液等其他液体和各组织细胞中所存在的个人遗传特征，这些特征不仅包括抗原差异，而且还包括各种蛋白质的其他多态性（免疫多态性 HP、电泳多态性 ESD 血型），如通过电泳分析测得的红细胞酶的多态性、血清蛋白的多态性、唾液蛋白的多态性等。

广义的血型概念应表述为：人类体液（血液、组织液、分泌液等）及组织细胞诸成分受遗传基因控制的遗传多态性。

我国是世界上最早探讨有关血型问题的国家，早在三国时期，已有以弟血滴兄骨的“滴骨验亲法”，《洗冤集录》也记录了刺血入水辨认亲子兄弟的“合血法”，均可拟为现代的血型凝集反应。现代的血型研究始于 20 世纪初。1901 年奥地利学者 Landsteiner 最先发现人类第一个血型系统，即 ABO 血型系统。

根据红细胞表面抗原和血清中所含抗体的种类，可以将 ABO 血型分为 4 种普通表现型：（1）A 型：红细胞上有 A 及 H 抗原，血清中含有抗 - B 抗体；（2）B型：红细胞上有 B 及 H 抗原，血清中含有抗 - A 抗体；（3）AB 型：红细胞上有 A、B 及 H 抗原，血清中无相应抗体；（4）O 型：红细胞上无 A 抗原和 B 抗原，但有 H 抗原，血清中含有抗 - A 和抗 - B 抗体。

抗 - A 和抗 - B 抗体天然地存在于红细胞上无相应抗原个体的血清中，称为天然抗体或规则抗体。

血型中抗原的差异是由基因决定的，基因在染色体上的位置叫作位点或座位。在同一座位上的基因的各种变异体称为等位基因，在体细胞中，染色体都是成对存在的，体细胞上的染色体如果来自父母双方的等位基因是相同的（一对染色体中某一特定位点上的基因的内容相同）叫作纯合子，（因父母双方提供的基因相同，子代染色体上的等位基因便是相同的），如果所含的基因内容不相同叫作杂合子（当父母双方提供的基因不相同时，子代染色体上的等位基因也便不相同）。

不论是纯合子还是杂合子，一对染色体上可能产生的基因（组合）的总和叫作遗传式（遗传型）。遗传下来的基因不一定都表现出来，表现出来的性状称为表现式（表现型）。一般来说，具有两个或两个以上的等位基因被认为是多态性基因（见表 10 - 1）。

表 10 - 1 ABO 三复等位基因组合式

精子 \ 卵子	O（H）	A	B
O	OO	AO	BO
A	AO	AA	AB
B	BO	AB	BB

关于 ABO 血型的遗传规律，1942 年 Bernstein 即提出了著名的三复等位基因学说，他认为在 ABO 血型的基因座上，存在 A、B、O 三个等位基因，A 基因和 B 基因为显性基因，O 基因为隐性基因。每一个体带有其中的两个基因，分别来自其父母。当细胞进行减数分裂时，这一对等位基因分离，被分配到两个配子中，遗传给子代。血型实际上是指它的表现式，而不是遗传式。如有的 A 型人染色体上的等位基因是 A 和 A，因其内容相同就叫纯合子；有的 A 型人染色体上的等位基因是 A 和 O，因其内容不相同就叫杂合子。以上两种人的遗传式分别为 AA 及 AO，它们的表现式则均为 A。血型的遗传也遵循孟德尔遗传定律

（Mendelian Law），在遗传方式上有显性遗传和隐性遗传。

血型的遗传式和表现式之所以不同，就是因为有些基因不论是纯合子还是杂合子，它们控制的性状均可表现出来，这种基因叫显性基因。如果这种基因所控制的性状，只有在纯合子才表现出来，在杂合子时不能表现出来，这种基因称隐性基因。

在 ABO 血型中，A 和 B 基因是显性基因，O 基因是隐性基因，当一个带 A 的基因和另一个带 O 的基因，形成 AO 遗传式时，它的表现式为 A 而不是 AO 或 O，这就是 ABO 血型系统为什么只有 A、B、AB、O 四种血型（表现式）而没有 AO、BO 型的原因。ABO 血型系统的四种常见表型有六种可能的基因型（见表 10－2）。

表 10－2　ABO 血型系统的表现型、基因型

表现型	基因型
A	AA，AO
B	BB，BO
O	OO
AB	AB

所谓血型系统，是指通过血型的群体调查呈均匀分布，在遗传上互无关系，受同类血型基因或连锁基因控制的血型体系。或者说，在遗传上有一定关系的抗原组合在一起就叫作一个血型系统。

血型系统与血型系统之间是独立存在的遗传性状。同一案件的检材，血型系统做得越多，随机匹配概率就越小，证据意义就相对越大。

在血液的有形成分中，不论是在细胞膜，还是细胞基质中，均含有各种各样的蛋白质，从而形成了某种血型所特有的不同抗原。

人体内 ABH 血型物质以两种形式存在：一种是水溶性物质，以糖蛋白的形式存在于体液及分泌液中；另一种是脂溶性物质，以糖脂形式存在于红细胞膜及其他组织细胞上。

根据人类的体液与分泌液（如唾液、精液等）中是否有 ABH 血型物质，可将人类分为分泌型和非分泌型。ABH 物质的分泌状态受控于一对等位基因 Se 和 se，Se 是显性基因，se 是隐性基因。纯合子 SeSe 和杂合子 Sese 均为分泌型，其体液与分泌液中含有 ABH 物质；而纯合子 sese 为传统上称的非分泌型，不分泌或分泌极少量的 ABH 物质，后者需用敏感方法方可测出。通过检测分泌型个体的体液或分泌液中的 ABH 物质亦可测知其 ABO 血型。

测定血液的ABO血型可通过检测红细胞上的血型抗原和血清中的抗体来进行。用已知抗-A和抗-B血清检测被检红细胞上有无A和B抗原，称为正定型；用已知标准A和B型红细胞检测被检血清中有无相应抗体，称为反定型。综合正、反定型的结果判断ABO血型。若正定型与反定型的结果不吻合，则要考虑是否为亚型或稀有表现型。常规ABO血型测定的结果（见表10-3）。

表10-3 常规ABO血型的测定

已知抗血清与未知红细胞的反应			已知红细胞与未知血清的反应			被检测血液		ABO血型
抗-A	抗-B	抗-H	A细胞	B细胞	O细胞	红细胞抗原	血清抗体	
-	-	+	+	+	-	H	抗-A、抗-B	O型
+	-	+	-	+	-	AH	抗-B	A型
-	+	+	+	-	-	BH	抗-A	B型
+	+	+	-	-	-	ABH	无	AB型

一、血痕检验

血痕是血液流出体外干燥后形成的斑痕，又称血迹或血斑。在法医物证检验实践中，遇到的绝大多数是血痕而不是新鲜的血液，而且现场的血痕又可因雨淋日晒变得复杂难认。有许多有色物质，如油漆、染料、泥土等污染衣物后容易与血痕相混淆。血痕越陈旧，检验越困难，所以，血痕的检验远比新鲜血的检验困难复杂。基于这种原因，在进行血痕检验时须有特定的检验程序：（1）肉眼检测：主要目的是寻找可疑斑迹存在部位、形状、颜色，以便进一步检验，分析案情；（2）预试验：判断有无血痕存在的可能；（3）确证试验：证实可疑斑迹是否为血痕；（4）种属判定：判定是人血还是动物血；（5）血型及DNA的分析检验；（6）性别的鉴定、出血部位、出血时间、出血量等的推断。血痕检验的内容和顺序（见图10-2）。

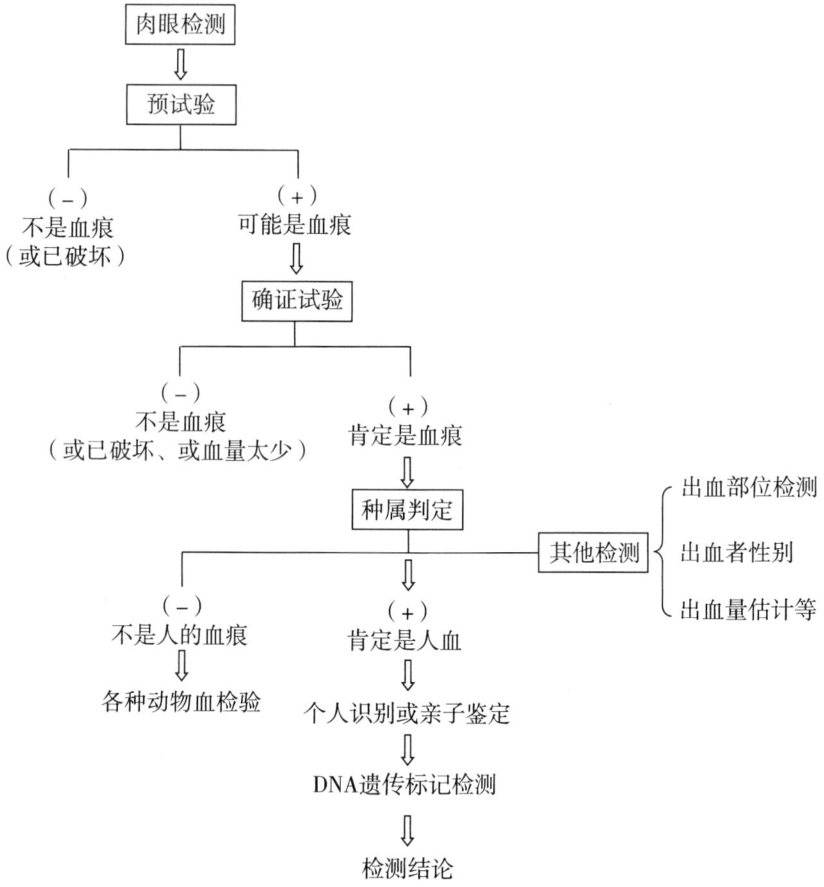

图 10－2　血痕检验的顺序

（一）血痕的肉眼检测

在进行其他各项检查之前，先用肉眼对可疑部位进行大体观察，发现可疑斑迹，并认真检查其颜色、形状、大小、数量及分布情况等，以便初步判断是否有可能是血迹，同时要分析其形成的过程和方式，推断受伤害者或作案者当时的位置姿势以及活动过程。

1. 血痕的颜色

新鲜的血液呈鲜红色，干燥后因形成正铁血红蛋白而呈暗红色，有光泽。随后正铁血红蛋白逐渐变成正铁血红素，血痕逐渐呈暗褐色、褐色、灰色。在阳光直射下，血痕颜色变化快，在寒冷条件下血痕颜色变化慢。在一定条件下，血痕颜色能反应血痕形成的时间。

许多物质的颜色，如油漆、颜料、酱料、铁锈、泥土等和血痕颜色很相似，也可在衣物上染成暗褐色斑迹，易与血痕相混淆。对疑似血痕的物质也要提取，待实验证实或排除。

2. 血痕的形状

血痕的形状各异，与诸多因素有关：出血者的体位、行走方向、速度及出血部位等。

（1）滴落状。可以根据滴状血迹的形状判断滴落的高度和角度。0.1m 高处滴落的血迹基本呈圆形；0.5m 高处滴落的血迹，周围有锯齿的圆点；1m 高处滴落的血迹呈圆滴，四周有喷溅小血痕点和小线条；边走边滴的血滴，一面有锯齿，锯齿状的方向为行走的方向。

（2）流柱状。血液由于本身的重力作用，沿支持物（床栏、墙壁、物件、身体等）从高处流淌到低处而形成的条状血迹。其上端血量少颜色淡，下端血量多，颜色深，形成粗线球状流柱。尸体上的流柱状血痕可表明受伤时的体位。

（3）喷溅状。伤及动脉时，血从动脉喷射出，喷出的血迹形似惊叹号，其尖端指向喷溅方向，血迹大小较均匀、密集。重复或大力打击受伤部位，血液可因重器的撞击而溅出；带血物品被猛力甩动，血被溅落到物体上也可形成喷溅状，形成的血痕一般较为分散，大小不等，形状不一。

（4）擦拭状。沾染血液的物体或人体与其他物体表面摩擦，形成的血痕面积较大、浓淡不一、边缘不清、有时呈平行线条状。

（5）浸染状血痕。血液浸染衣物、纸、土等而形成的血痕。一般呈均匀扩散并有一定面积，受出血量、体位及浸染物的质地等因素影响而没有固定形态。

（6）稀释状血痕。血液被其他液体稀释后形成血痕。通常稀释液为水，用水冲洗血液，冲洗后的血痕色泽淡红，中间较周围颜色略深。

（7）血印痕。沾染血液的物体与其他物体直接接触可形成血印痕，其形状因染血物接触的不同面有关。如血手印可在门把手、门框、凶器柄上形成，鞋上沾血地面上可形成鞋血印，凶器上沾血可形成凶器印，染血的尸体被移动也可形成肢体某部位的血印。

（8）血泊。大量血液从身体流出聚集在一起形成血泊。血泊处，常是受伤的原始现场，且停留一定时间，或移尸停留处。根据血泊的大小，估计出血量，根据血泊内血液凝固程度，可判断受伤时间。

（二）血痕的预试验

血痕的预试验又叫筛选试验，目的是对现场收集来的可疑血痕进行筛选，留下可能是血痕的部分作进一步检验。血痕预试验的方法有联苯胺试验、四甲基联苯胺试验等。下面介绍联苯胺试验。

（1）试验原理：血痕中的血红蛋白或正铁血红素，具有过氧化物酶活性，能使过氧化氢分解而释放出新生态氧，后者可将无色的联甲苯胺氧化成联苯胺蓝。呈翠蓝色反应。

（2）操作方法：剪取或刮取微量检材置于白瓷板（或凹玻板）上，依次滴加冰醋酸一滴、联甲苯胺无水乙醇饱和液一滴，此时不应出现蓝色。再加3%过氧化氢1滴，立即出现翠蓝色为阳性反应，表明检材可能是血，不变色为阴性，表明检材不是血或已变质。本方法灵敏度很高，稀释10万~30万倍的血液仍可呈阳性反应。但是本试验特异性差。化学氧化剂如高锰酸钾、重铬酸钾、甲醛、硫酸铜、铁锈和镍盐等能直接将联苯胺氧化为联苯胺蓝，而不必等待加入过氧化氢，故做实验时，必须按上述程序滴加试剂。

凡具有过氧化物酶活性的物质均能在联苯胺试验中呈阳性反应。一些生物源性的物质如脓液、鼻涕、排泄物等及一些植物汁和果汁中均含有过氧化物酶或含具有过氧化物酶活性的物质，亦能使联苯胺试验呈阳性反应。因此，联苯胺试验阳性的检材只能说明检材可能是血痕，但不能确定为血痕。

（三）血痕的确证试验

确证试验是对预试验呈阳性的检材进一步确证检验是不是血痕。阳性反应可以认定是血痕；阴性反应时应作具体分析，不要轻易否定血痕的存在。因为确证试验的灵敏度较低，微量血痕不易检出；血痕条件较差，受污染、日晒雨淋、腐败等影响也难以检出。确证试验的主要方法有以下几种：

1. 血色原结晶试验

（1）试验原理。血痕中的血红蛋白在碱性条件下分解成正铁血红素和变性珠蛋白，在还原剂（如葡萄糖）作用下，正铁血红素还原成亚铁血红素，再与变性珠蛋白或其他含氮化和物（如吡啶、氨基酸等）结合，形成血色原结晶。

（2）操作方法。取检材少许，放载玻片上，分离纤维或将血痂压碎，加高山氏试剂1~2滴，盖上盖玻片，在显微镜下观察。如系血痕，在纤维间或纤维周围可见樱桃红色针状、星状、菊花状的血色原结晶。因为本试验对血痕是特异反应，出现结晶即可认定为血痕。检材加高山试剂后，若不出现结晶，可将载玻片置酒精灯上加微热，或延长反应时间，可促进结晶形成，冷却后再通过显微镜观察。本试验操作简便、结晶清晰、效果很好。结晶的大小、多少与血痕量有关。

2. 氯化血红素结晶试验

原理、方法基本同血色原结晶试验，只是试剂和结晶形态不同。

3. 显微分光镜检查

血红蛋白及其衍生物对光线具有很强的选择性吸收特性，在分光镜下检查是否有特定的吸收光谱，就可确定是不是血痕。这种方法简便、灵敏、可靠。

（四）血痕的种属判定

当斑痕经过确证试验确定为血痕后，需进一步作血痕的种属判定，判断该血痕是人血还是动物血，有时还需要确定是哪种动物的血。

血痕种属判定主要是应用免疫学抗原抗体沉淀反应来进行。基本原理是：应用特制的能与人血或某种动物血发生特异性反应的抗血清，与血痕进行反应，发生抗原抗体反应者为阳性。因为所用的抗种属特异性血清是已知的，所以血痕的种属来源得到证明。

人和各种动物的蛋白质都具有种属特异性，如用人的血红蛋白作为抗原，注射到家兔体内，由于抗原的刺激，经过一定免疫过程，其血清中便产生特异性抗体。该抗体只能对人的血红蛋白这种抗原发生特异性反应。应用这种已知的血清，可对血痕进行种属鉴别。

血痕的种属试验方法较多，常用的有环状沉淀反应试验、琼脂免疫扩散试验、对流免疫电泳试验、胶体金试验等。

1. 环状沉淀反应试验

（1）试验原理。抗人血红蛋白（或抗人血清蛋白）血清与其相对应的血痕中可溶性抗原发生特异性的抗原抗体反应，形成抗原抗体复合物，形成肉眼可见的乳白色沉淀物。本试验在沉降管中进行，在抗原抗体两液接触面出现白色沉淀环的，为阳性反应，表明检材是人血。不出现白色沉淀环的为阴性反应，表明检材不是人血。

（2）操作方法。根据检材份数，准备沉降管数只，将抗血清小心地加入沉降管底部，约0.5cm高，再用毛细吸管分别将各份检材浸出液（约含0.1%蛋白质）沿沉降管管壁缓缓流下，使之重叠于抗血清的上面。在室温下静置约1h，在两液体接触面出现白环者为阳性，否则为阴性。注意重叠后应时时注意观察，反应快的几分钟可见明显的白环。随着时间的延长，白环逐渐扩散、变粗，甚至下沉。

2. 抗人血红蛋白胶体金试验

（1）试验原理。胶体金由金化合物制备而成，颗粒呈红色，带负电荷，可以将抗体免疫球蛋白吸附到表面，这种由抗体标记的胶体金称为免疫胶体金。用鼠抗人Hb单克隆抗体标记胶体金，检材浸出液中的Hb在免疫胶体金试纸条上的加样区与鼠抗人Hb抗体（第一抗体）结合，形成由胶体金颗粒携带的抗原－抗体复合物。该复合物从加样区层析进入反应区，到达检测线时，抗原－抗体复合物中的Hb抗原与该处的第二抗体（也是鼠抗人Hb单克隆抗体）结合（此时一分子Hb抗原与二分子鼠抗人Hb抗体结合），在检测线处形成胶体金颗粒的聚集而出现肉眼可见的红色条带。剩余的免疫胶体金颗粒继续前进，当到达质控线时，免疫胶体金颗粒上的鼠抗人 Hb 抗体与质控线上固定的羊抗鼠 IgG 结合，胶体金颗粒同样会在该处聚集而使质控线显现红色。因此，胶体金试纸条上显现两条红色带为阳性结果，说明检材中含有人血。仅质控线显现红色带为阴性结果。若检测线与质控线均无红色条带，说明此胶体金试纸条已失效。检测结果（见图 10－3）。

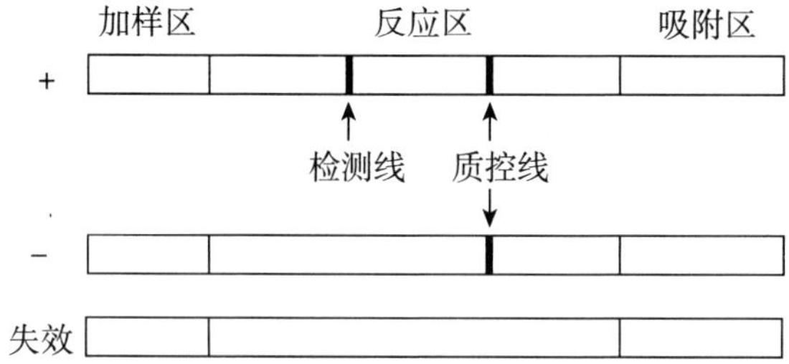

图 10－3　胶体金一步法检测血痕的结果示意图

注："＋"表示阳性结果，"－"表示阴性结果，"失效"表示胶体金试纸条已无效。

（2）操作方法。分别制备人血痕、动物血痕、洁净纱布（空白检材）的检材浸出液。取 1 条抗人血红蛋白胶体金试纸条，将加样区下端浸入检材浸出液中 5～10 秒，静置 3～5 分钟观察结果。

（五）人血痕的个人识别

血痕经种属试验确定为人血后，应测定血痕中的遗传标记以便进行个人识别。从开始只测定 ABO 与 MN 血型发展到对血痕中一些红细胞酶型、血清型进行检测。进入 20 世纪 90 年代后，随着 DNA 分析技术的迅速发展和日趋完善，又开始检测血痕中的 DNA 遗传标记，使血痕的个人识别概率迅速提高。

血型测定的意义在于排除而不是肯定，因为在人群中相同血型者很多。如两份检材的血型皆为 O 型，巧合的概率可高达 40%，故不一定是同一人的血痕。但血痕被测定的血型系统越多，则否定的概率越高，越有价值。

在刑事案件中，遇到的多数是干燥、陈旧或被污染的血痕，这时的血细胞经风吹日晒已干瘪变形，许多抗原性减弱或破坏，血清蛋白变性，酶活性降低或消失，故血痕的血型测定，比新鲜血液检测困难得多，血痕越陈旧，污染越严重，能测定的血型系统就越少。

以下主要介绍血痕 ABO 血型的检验：

干燥的血痕其红细胞已变形或破坏，但其中的 ABO 血型物质仍存在，它对干燥和高温（170℃）有较强的抵抗力和高度耐久性，50 年之久的血痕仍然保持和相应的凝集素发生特异结合的能力，基于这种特性，血痕 ABO 血型检验是法医物证检验中血痕个人识别的传统检验项目。通常采用吸收试验、解离试验、混合凝集试验等测定凝集原。

测定血痕中的 ABO 血型应当既测 ABH 凝集原，也测抗 - A 与抗 - B 凝集素，两者结果吻合，结果可靠。凝集素不稳定，陈旧血痕凝集素破坏，测不出来，只能测 ABH 凝集原。

1. 凝集原测定

（1）吸收试验（又称吸收—抑制试验）。

吸收试验是测定血痕 ABO 血型抗原的一种传统经典方法，其优点是准确性较高，操作简便，其缺点是检材需用量较大，不适合微量血痕的检验。

①试验原理。当血痕有 A、B、H 抗原时，能与相应的抗 - A、抗 - B、抗 - H 抗体发生特异性的抗原抗体反应，使抗血清中的游离抗体减少或消失，不再与相应的 A、B、O 型指示红细胞发生凝集反应或凝集反应强度明显减弱。若血痕中无某种 ABH 抗原，则不能抑制抗血清中的相应抗体，抗体与指示红细胞的凝集反应强度不改变（见图 10 - 4）。根据抗血清与血痕反应前后效价改变的情况，推测血痕所含的 A、B、H 物质，判断血痕的 ABO 血型。以抗血清稀释一倍为一级，稀释后的抗血清效价下降三级为吸收试验阳性反应。

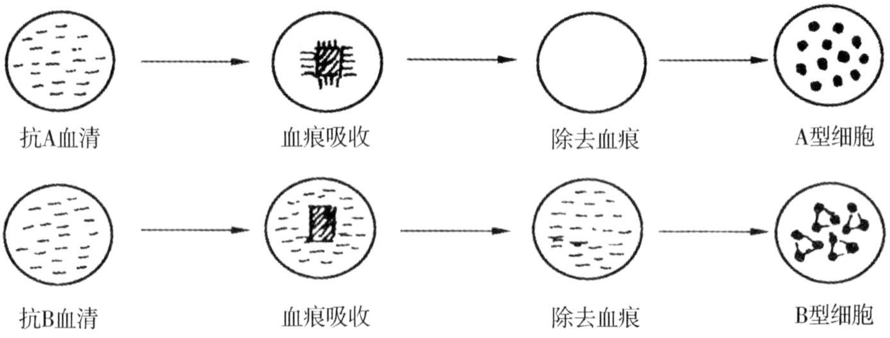

图 10 - 4　吸收试验

②操作方法。取血痕 3 块，大小约为 1cm × 0.5cm，剪碎，分别加效价为 1∶32 的抗 - A、抗 - B、抗 - H 试剂 5 滴，与检材充分混合后，置 4℃ 冰箱吸收 12 ~ 24h，离心取上清液测定吸收后的抗体效价。以检材无血痕部分作为阴性对照，用已知 A、B、O 型血痕作为阳性对照。检材无血痕部分吸收后效价不降低，而待测血痕吸收后抗体效价比空白检材低三级或三级以上为阳性反应；待测血痕吸收后抗体效价与空白检材相同，为阴性反应。综合抗 - A、抗 - B 及抗 - H 血

清试剂吸收结果，判断血痕所含的 ABH 抗原及 ABO 血型（见表 10－4）。

表 10－4　吸收试验测定血痕的 ABO 血型

	抗血清稀释倍数																		血型判定
	抗 A＋A 红细胞						抗 B＋B 红细胞						抗 H＋O 红细胞						
	2	4	8	16	32	64	2	4	8	16	32	64	2	4	8	16	32	64	
未吸收的抗血清	＋	＋	＋	＋	＋	－	＋	＋	＋	＋	＋	－	＋	＋	＋	＋	－	－	对照正确
A 血痕	－	－	－	－	－	－	＋	＋	＋	＋	＋	－	＋	－	－	－	－	－	
B 血痕	＋	＋	＋	＋	＋	－	－	－	－	－	－	－	＋	－	－	－	－	－	
O 血痕	＋	＋	＋	＋	＋	－	＋	＋	＋	＋	＋	－	－	－	－	－	－	－	
检材 1 无血部位	＋	＋	＋	＋	＋	－	＋	＋	＋	＋	＋	－	＋	＋	＋	＋	－	－	O 型
有血部位	＋	＋	＋	＋	＋	－	＋	＋	＋	＋	＋	－	－	－	－	－	－	－	
检材 2 无血部位	＋	＋	＋	＋	＋	－	＋	＋	＋	＋	＋	－	＋	＋	＋	＋	＋	－	A 型
有血部位	－	－	－	－	－	－	＋	＋	＋	＋	＋	－	＋	＋	－	－	－	－	
检材 3 无血部位	＋	＋	＋	＋	＋	－	＋	＋	＋	＋	＋	－	＋	＋	＋	＋	＋	－	B 型
有血部位	＋	＋	＋	＋	＋	－	－	－	－	－	－	－	＋	＋	－	－	－	－	
检材 4 无血部位	＋	＋	＋	＋	＋	－	＋	＋	＋	＋	＋	－	＋	＋	＋	＋	＋	－	AB 型
有血部位	－	－	－	－	－	－	－	－	－	－	－	－	－	－	－	－	－	－	

（2）解离试验。

①试验原理。血痕中的 A、B、H 抗原能与相应的抗－A、抗－B、抗－H 抗体发生特异性结合，形成抗原抗体复合物。抗原抗体的结合是可逆的，当加热至 56℃，已结合的抗体可以解离下来。用已知的 A、B、O 指示红细胞检测解离的抗体。解离的抗体使相应的指示红细胞发生凝集为解离试验阳性，不凝集为解离试验阴性。综合反应结果，判断血痕的 ABO 血型（见图 10－5）。

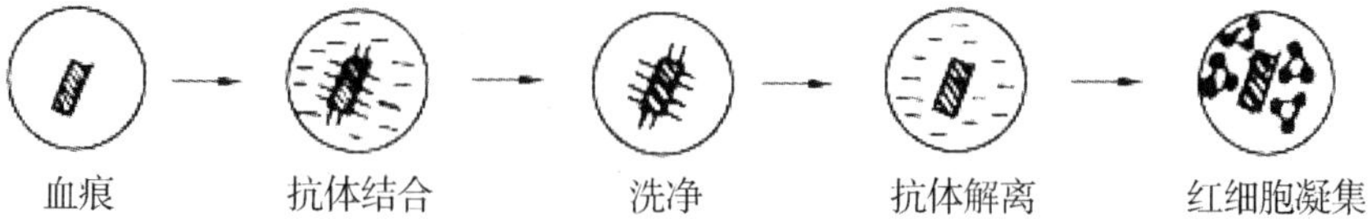

图 10－5　解离试验

②操作方法。剪取血痕纤维 3 段，各长 0.5cm，用针分离，用蛋清黏附于 3 张载玻片上，甲醇固定，挥干。分别加高效价的抗－A、抗－B、抗－H 试剂，

室温保湿盒反应45min。生理盐水洗涤，除去游离抗体，加0.1%指示红细胞悬液1滴，置56℃恒温箱5~10min后，加盖玻片，镜检，见红细胞凝集为阳性反应，不凝集为阴性反应。以检材无血痕部分作为阴性对照，已知A、B、O型血痕作阳性对照。只有当对照的结果正确时，才能对检材的结果作出判断（见表10-5）。

表10-5 解离试验血痕的ABO血型判断

	检材				对照试验			
	Ⅰ	Ⅱ	Ⅲ	Ⅳ	无血检材	已知A型	已知B型	已知O型
抗A血清 +A型红细胞	+	-	+	-	-	+	-	-
抗B血清 +B型红细胞	-	+	+	-	-	-	+	-
抗H血清 +O型红细胞	+	+	+	+	-	+	+	+
血型判断	A	B	AB	O		对照正确		

解离试验适用于微量血痕的ABO血型测定。宜使用效价高于1∶128的抗血清。洗涤除去游离抗体时，应使3份检材的洗涤条件一致，洗涤适度。指示红细胞应新鲜，浓度不宜太高。

（3）混合凝集试验。

①试验原理。抗A及抗B抗体大多为IgM，每一抗体分子具有多个抗原结合部位，当血痕与足够量抗体反应后，抗体结合到血痕的血型抗原上，但抗体的抗原结合部位未被全部占据，这些空着的结合部位能与指示红细胞发生抗原抗体反应，形成血痕抗原—抗体—指示红细胞抗原的复合物，指示红细胞黏附于血痕上为阳性反应，不黏附于血痕上为阴性反应（见图10-6）。抗-H试剂是荆豆子浸液，是植物凝集素，也适用于ABO血型测定。

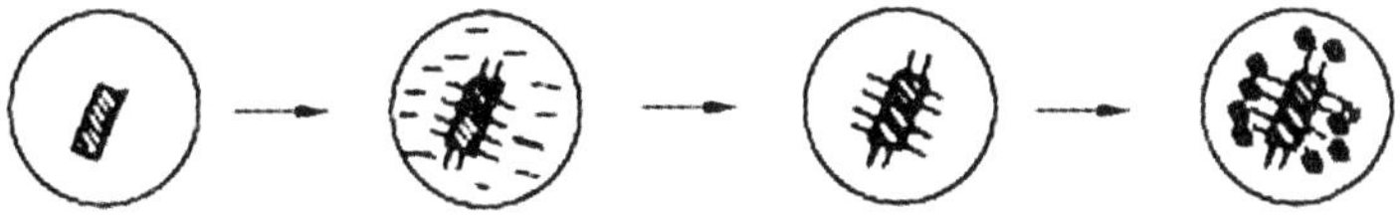

图10-6 混合凝集试验

②操作方法。剪取血痕纤维3段，加高效价的抗-A、抗-B、抗-H试剂，反应30min，生理盐水洗涤，加小牛血清1~3滴，5min后加0.5%指示红细胞悬

液1滴，反应30min，将载片置塑料浅盒盖上，检材面向下，于盒盖中轻加生理盐水，使液面接触检材，静置5min，让游离红细胞充分沉降，镜检，红细胞附着于检材上为阳性反应，不附着为阴性，以检材无血痕部分作为阴性对照，已知A、B、O型血痕作阳性对照。综合血痕与抗－A、抗－B血清及抗－H试剂的反应结果，判断血痕的ABO血型。

2. 凝集素测定

（1）试验原理。血清中含有抗－A、抗－B凝集素，测定血痕中的抗－A抗－B凝集素与ABH凝集原测定结果对照，判断血痕的ABO血型。

（2）操作方法。取血痕3块，分别置载玻片上，各加0.1%的A、B、O型红细胞生理盐水悬液1滴，加盖玻片，置室温湿盒1h，镜检，观察有无凝集反应，陈旧血痕和血痕量少时，可延长反应时间至4h。血痕周围出现红细胞凝集为阳性反应，表明检材中含有与红细胞抗原对应的抗体；不凝集为阴性，表明检材中无与红细胞对应的抗体或抗体量太少或抗体活性丧失，不能发生凝集反应。综合检材与A、B、O型红细胞的反应结果，结合凝集原测定结果，判断血痕的ABO血型。以检材无血痕部分作为阴性对照，已知A、B、O型血痕作为阳性对照。也可将血痕制成浸出液后，以浸出液和A、B、O型红细胞作试管凝集反应。

（六）血痕的性别测定

血痕的性别检验，主要是通过检查血痕中白细胞核内性染色质的方法，来确定是男性还是女性的。大家知道，在人类体细胞核中共有23对染色体，其中有22对是常染色体，第23对是决定性别的叫性染色体。正常女性是由两条X染色体组成（XX），正常男性则由一条X和一条Y染色体组成（XY），在间期细胞（分裂间期的细胞，相对分裂期的细胞而言）正常女性的两条X染色体中有一条是无活性的，它可以被核染料染上颜色，在普通显微镜下呈深颜色的固缩状态，浓染小体，称为X染色质亦称X小体或巴氏小体，另一条具有活性，在普通显微镜下看不见。男性细胞核中的X染色体具有活性，不能被染色，显微镜下也看不见，但Y染色体的长臂远端有一点能被荧光染料着色，因而可在紫外线照射下发出荧光，称为Y染色质或Y小体，所以X或Y染色质分别是女性或男性细胞的标志。通过检验组织细胞核内有无X染色质或Y染色质，即可判断被检验组织是属于女性还是男性。

X、Y染色质检验，适用于人体大部分组织细胞，如血液、羊水、皮肤、黏膜、肌肉、软骨、肝、脾、肾、血管内皮、骨髓、牙髓、毛发等组织的细胞。

在法医学鉴定中，过去主要依靠检验女性白细胞核中的X染色质来判断血痕性别，由于检出率过低，而且男性的白细胞中也有形态类似的小体，得出意见时常发生困难。自1972年开始研究用检验Y染色质的方法进行血痕性别鉴定，其检出率较高，男女差别明显，准确率达90%以上，是一种较好的性别鉴定方法。

血痕Y染色质的检验方法，一般是用血痕浸出液的沉渣制成涂片，以荧光染料——盐酸阿的平进行染色（因有些荧光物质能选择性地结合在染色体固定位置上，并发出强烈荧光），再于荧光显微镜下观察寻找白细胞核内的Y染色质的荧光小点，并计算其在白细胞中的检出率。Y染色质检出率在10%以上者可确定为男性；若检出率在4%以下时可确定为女性；在5%~9%提示可能为男性需重新进行检验。血痕的陈旧程度对Y染色质检出影响较大，过于陈旧的检材不宜作此检验。

（七）血痕的出血部位判定

在法医检验中，有时出血部位的判定也很重要。确定血痕出血部位，主要依靠检验血痕中混有的局部组织细胞形态，异物残渣种类及血液中的生化成分。如月经血，在显微镜下可检出大量子宫内膜上皮细胞及大量变性纤维蛋白；阴道出血可有阴道上皮细胞，偶有阴道滴虫；呼吸道及肺出血可有纤毛柱状上皮细胞；口腔出血可见口腔扁平上皮细胞；胃出血可见胃黏膜上皮细胞，血液呈酸性反应混有食物残渣；实质脏器出血可见到各脏器特有的细胞成分，如脑细胞、肝细胞、肾细胞等。

（八）血痕陈旧度的测定

血痕陈旧度的测定，在某些案件中起着重要作用，有时并不亚于血型测定，推断血痕形成时间，主要依靠各种血液成分的变性，血清氯渗润基质的宽度以及血痕溶解度的变化。

1. 血液成分变性引起的颜色变化，已如前述。

2. 血清氯的渗润宽度。系血痕中的氯元素随着时间的推移会逐渐向基质周围渗透，用硝酸银可测定氯的渗透范围，因硝酸银遇到氯后形成黑色氯化银颗粒，通过测量黑色斑痕的宽度，便可推断出经过时间，一般经过3天其宽度为1.0mm，10天至3个月为2~3mm，6个月至12个月为4~5mm。

3. 溶解度变化。血痕随着时间的推移溶解度也会逐渐变弱，一般在水中新鲜的血痕会很快溶解，2~3天后的血痕不能完全溶解，2~3周以上的血痕则较难溶解，数月至数年以上的陈旧血痕基本上不发生溶解。通常以1∶120的亚硝酸溶液作溶剂，新鲜的血液可在数分钟内溶解；1~2天血痕15分钟左右溶解；3~8天血痕30分钟溶解；2~4周血痕1~2小时溶解；4~6个月血痕3~4小时溶解；一年左右的血痕4~8小时溶解。

（九）出血量的测定

出血量的测定，有助于判断尸体所在现场是否原始现场，死亡原因及死前挣扎时间等。测定方法可用重量计算法：

$$总出血量 = 干血量 \times \frac{1000}{211} \times 倍数$$

干血量：剪取含血检材及毗邻的无血检材各一块其面积大小相等，经干燥处理后（重量不等）分别称量两者之差即为干血量。

倍数：是指整个血痕总面积为剪取检材血痕面积的多少倍。

二、精斑检验

精液排出体外干燥后形成的斑迹为精斑。精液（斑）检验是法医生物物证检验的一项重要内容，在法医学鉴定中，它与血痕检验占有同等重要地位。特别对性犯罪或有关性犯罪嫌疑的案件，以及对死亡原因不明的女尸的检验，检验精液（斑）尤为重要。不仅有利于判定案件性质，为侦查提供线索，还是打击性犯罪的重要依据。

精液由睾丸排出的精子及精浆组成。此外，还有少量的睾丸细胞、白细胞、各种上皮细胞、前列腺卵磷脂小体、形状各异的精胺结晶体、蛋白颗粒、色素颗粒、脂肪颗粒等。精浆由精囊、前列腺、附睾、尿道球线、尿道旁腺等男性附属性腺的分泌物组成。水占90%，其他各类物质占10%。其中主要有多种精浆蛋白（包括多种酶类）、游离氨基酸、精胺、胆碱、黄素，以及锌、钾、磷、柠檬酸等，这些物质中有些成分对鉴定精液的存在及个人识别有一定的特征性意义。新鲜精液为乳白色的黏稠液体，呈弱碱性。精斑附着在不同的物品上，其颜色不一样，附着在白色布上呈黄白色，附着在暗布上呈灰白色，形如地图，触之有硬感。精斑的检验步骤与血痕检验大体上相同，首先要进行预试验，确证试验，然后进行种属试验和血型测定。

（一）精斑的预试验

1. 紫外线检验

精斑在紫外线光照射下可发出银白色的荧光，斑痕边缘呈紫蓝色，水洗过的精斑有时也能检出微弱、散在的荧光。但是，紫外线检查的特异性较差，纺织品中的某些色素、染料、漂白剂、洗涤剂，以及人体阴道分泌物、尿、鼻涕、唾液、植物汁液等都可在紫外线下产生与精斑类似的荧光，不易分辨。如精斑过于陈旧、淡薄、受其他物质污染严重也可能不出现明显的荧光反应。所以，此检验只能作为一种指向性试验，不能作为确认的根据。

2. 其他预试验

精斑预试验的方法很多，有酸性磷酸酶检出试验、碘化钾结晶试验、锌离子检出法等。这些方法各有其特点。预试验的方法一般简便易行、灵敏度高，但其特异性差。预试验所检出的成分不是精斑中特有的，预试验结果为阳性，仅说明有可能存在精斑，不说明一定是精斑。

（二）精斑的确证试验

精斑确证试验是检验精液中的特有成分，其阳性结果可以确证精斑。精斑确证试验方法很多，常用的方法有三类：精子检出法、免疫学检验及生物化学检验。

1. 精子检出法

检出精子是认定精斑最简便、最可靠的方法。精子具有典型的形态，如果在显微镜下检见精子，便可确定为精斑。精液中的精子是相当稳定的，陈旧精斑也能查到精子，最长可达十多年。因为精子无色，头部有折光，尾部很细且易断离，在精子数量少时，有时也难以根据不完整精子确证精斑。因此，在实际工作中，通过选择合适浓度的浸液及适当的染色方法，可提高精子的检出率。但对无精子的精斑及手术结扎输精管的人是不适用的。

2. 免疫学检验

精液中含有多种抗原，利用免疫的方法，制备抗人精液血清，用此血清与精斑的浸出液作沉淀反应，便可检出精斑中的种属特异性抗原和脏器特异性抗原。只要沉淀反应试验出现阳性，则证明检材中有人精液成分。因此，此种检验方法既可作精斑的定性试验，又可作精斑的种属试验。此种检验方法灵敏度很高，检出率远比精子检出率高，并且对无精子的精液也能检查，是实验室常用的方法，成败的关键是制备高效价特异性好的抗人精液血清。

常用的检验方法有环状沉淀反应、琼脂扩散试验等，具体操作方法，与血痕种属试验的操作方法相同。

（三）精斑的个人识别

人体液、分泌液中的ABH血型物质是水溶性糖蛋白。分泌型精液中的ABH血型物质的含量远比红细胞多，且耐热，常用中和试验、解离试验、混合凝集试验等方法检测；非分泌型精液由于ABH血型物质含量少，需用灵敏的ELISA法检测。

1. 中和试验

原理：精斑中的水溶性A、B、H物质是糖蛋白，能特异地与相应的抗体结合，使抗体与指示红细胞的凝集反应降低或完全消失。于反应系统中加指示红细胞后，若红细胞不凝集为中和试验阳性反应，证明精斑中含有与抗体相对应的抗原；红细胞凝集为阴性反应，证明精斑中不含与抗体相对应的抗原。精斑检材分别与抗-A、抗-B及抗-H试剂作中和试验，综合三者反应结果，判定分泌型精斑的ABO血型。

方法：取 2 滴做精子检查时的精斑生理盐水浸出液，在白瓷板内分三列分别倍量稀释至 1∶128，分别加入效价为 1∶4 的抗 – A、抗 – B、抗 – H 试剂各 2 滴，摇匀，室温中和 30min，再向各凹加入 2% 指示红细胞悬液各 1 滴，摇匀，静置 30min，观察红细胞凝集情况。以已知 ABO 血型的分泌型人精液作阳性对照，以检材无斑痕部分作阴性对照，在已知对照正确的情况下，精斑检材与无精斑检材的抑制凝集相差一级以上，证明精斑中含有相应的血型抗原。综合精斑与三种抗血清的反应结果判断精斑的 ABO 血型。作中和试验时，抗血清的效价一定要标化，以 1∶4 ~ 1∶8 为好，抗血清效价太高难以被精斑中的血型物质所抑制，导致假阴性结果；效价太低，易造成非特异性的抑制，导致假阳性结果。

2. 酶标抗体免疫测定法

精斑的 ABO 血型测定可采用直接斑点 ELISA、间接斑点 ELISA 及斑点 ELISA 双抗夹心法，其中直接斑点 ELISA 操作简便，反应抗体采用辣根过氧化物酶标记的抗 – A、抗 – B、抗 – H 单克隆抗体，或鼠抗 – A、抗 – B、抗 – H 单克隆抗体。ELISA 灵敏度极高，对于稀释精斑也能准确判断血型，但在操作过程中需防止交叉污染。

三、唾液斑检验

唾液斑是唾液干燥后形成的斑痕，唾液斑检验是法医物证检验中经常遇到的。唾液中含有大量血型物质及上皮细胞，在斑痕干燥后血型物质及细胞中的 DNA 能长期保存，进行个人识别。

唾液是由唾液腺分泌的液体，水占大部分，其余成分有黏蛋白、球蛋白、氨基酸、尿酸、酶类以及血型物质，也含有钠、钾、钙、氯、胺、磷酸盐、碳酸盐及硫氰酸盐等。唾液中还有口腔黏膜上皮细胞及食物残渣等。

唾液斑的确证检验方法主要有唾液淀粉酶的检验和口腔黏膜脱落上皮细胞的检验。

（一）唾液淀粉酶的检验

淀粉遇碘呈蓝色。唾液中含有大量的淀粉酶，可将淀粉水解成单糖，单糖遇碘不显蓝色，而未水解的淀粉遇碘则呈蓝色。根据此原理，我们可将淀粉液和检材混合，然后加碘试剂，若不出现蓝色反应说明为唾液，出现蓝色反应说明不是唾液斑。

（二）口腔黏膜脱落上皮细胞的检验

将检材用生理盐水浸泡后离心，取沉渣涂片，经 HE 染色后借助显微镜检查，若查见扁平上皮细胞可佐证唾液斑。若查见含有痰液成分，以及气管或支气管的脱落纤毛柱状上皮细胞，则可证明为唾液斑。

（三）唾液斑的血型测定

唾液斑和精斑同样，含有水溶性 A、B、H 血型物质，两者含量大致相同，其测定方法同精斑。可用中和试验、斑点 ELISA 试验等。新鲜唾液中有血型分解酶，一般应煮沸 10 分钟以破坏此酶或直接制成唾液斑，晾干保存。分泌型人的唾液中含 ABH 血型物质量大，多采用中和试验来测定。其原理和基本操作方法与精斑血型的测定相同。

（四）唾液斑的性别测定

唾液中含有大量的口腔黏膜上皮细胞，利用这些上皮细胞，可以进行 X 或 Y 染色质检查，以判定性别，其方法和血痕的性别检验一样。

四、毛发与骨骼检验

（一）毛发检验

毛发位于体表，在受到机械性外力作用时，可损伤脱落，尤其在凶杀、强奸、抢劫、盗窃等案件现场常常有遗留的毛发。通过对毛发的检验可为侦查破案提供重要的线索和证据。毛发是常见的法医物证，是个人识别的重要依据。由于毛发的理化性质比较稳定，角质蛋白抗腐败能力强，可长期保存。

1. 毛发的结构与理化性质

毛发由毛根、毛干和毛尖组成。

毛干是指露在皮肤外面的部分，也是毛发的主要部分，毛干在显微镜下由表及里分为毛小皮、毛皮质、毛髓质三部分。

毛小皮，位于毛干的最外层，由一层薄而透明的无核高度角化的扁平细胞构成。

毛皮质，位于毛干的中层，是毛干横切面中最宽的部分，占横径的 2/3，由微细而长的纤维状角化细胞组成，无核，内含大小不同的色素颗粒，颗粒的颜色和数量决定着毛发的颜色。

毛髓质，居毛发的中央，由退化的形状不同的上皮细胞残渣组成。

毛发具有稳定的理化特性，在沸水及中性盐溶液中不溶解，甚至也不溶于硝酸、硫酸和过氧化氢的混合物，但能被脱色漂泊。由于毛发中缺乏蛋白酶，所以抗腐败能力很强。对于腐败呈白骨化的尸体毛发很少受到影响，但它对碱性液抵抗力较弱，特别易溶于强碱性溶液中。

2. 毛发与其他纤维的鉴别

类似毛的纤维种类很多，如化学纤维中的人造丝、人造毛，植物纤维中的棉麻，矿物纤维中的石棉、玻璃丝等。

（1）肉眼观察。典型的毛发有毛尖、毛干和毛根的结构特征，与天然纤维、合成纤维区别明显。

（2）显微镜观察。人毛或动物毛有毛小皮、皮质、髓质三层结构、纤维无此结构、宜于区分。

（3）燃烧法。纤维易燃，燃烧后一般无特殊臭味，人毛或动物毛燃烧后会发出特殊的臭味。

（4）化学方法。将其检材置于10% NaOH 或 KOH 溶液中，加热煮沸，若系毛发则逐渐软化直至溶解消失，而其他纤维则不发生这种变化。

3. 人毛与动物毛的鉴别

一般可通过对毛发显微结构特征的观察区别人毛和动物毛。主要对毛小球的形态特征、毛皮质与毛髓质的特征进行鉴别。

4. 毛发的性别鉴定

确定毛发的性别，根据男女毛发在外表形态上的不同、毛根上细胞染色质的不同、毛发中微量元素含量不同进行鉴别，必要时可作毛发的 DNA 分析。

一般的男发比女发短而粗，女性头发的末梢常呈分叉状。

检验毛发的染色质，是鉴定毛发性别可靠而且常用的方法。尤其是带有毛根的毛发，可在荧光显微镜下观察毛囊上细胞核中是否有 X、Y 荧光小体来确定性别。

毛发中微量元素氯、硫、铁的含量男性明显大于女性。

毛发性别的 DNA 分析，同其他法医物证检材一样，可通过扩增 X－Y 染色体的牙釉基因进行毛发性别鉴定。

5. 毛发的血型鉴定

ABH 血型物质除分布于红细胞及其他体液中，也分布于人体毛发中，毛发是角化组织，不易腐败，血型物质可以长期保存而不易被破坏，可采用解离试验测定毛发的 ABH 血型物质，其原理和基本操作方法与血痕血型的测定相同。与血痕比较：毛发的血型物质较少，毛小皮没有血型物质，只有髓质和皮质才有血型物质。因此，必须先把毛发洗净、乙醇脱脂、充分压扁，使毛皮质和髓质充分暴露后才能进行测定。

6. 毛发的脱落与损伤

确定毛发是自然脱落还是暴力损伤所致，有时对分析案情是十分重要的。毛发有一定的生存期，头发为2～5年，阴毛、腋毛、胡须4～7个月，眉毛仅3～5个月超过生长期后的毛发便自行脱落，每人每天脱落毛发30～120根，这也是作案人在现场易于留下毛发的原因之一。

自然脱落的毛发无毛囊组织，毛根干燥，毛球萎缩，呈棍棒状，下方闭锁。暴力拔下的毛发，一般都有湿润的蒜头样毛根，常附有毛囊组织的残存部分，膨大的毛球下端呈开放状。被锋利刃器切断的毛发，其断端平滑整齐，被刃口较钝的凶器切断，其断端为锯齿状或阶梯状。被钝器打击的毛发，可发生变形，弯曲、压扁、变宽、断裂、其断端不整齐。受高温作用的毛发，毛质变脆、蜷缩、烧焦、局部膨胀、并形成许多空泡。

7. 毛发的 DNA 多态性分析

提取其毛根和毛囊组织进行 DNA 分析，可认定是某人的毛发。另外，可用毛干做线粒体 DNA（mtDNA）分析进行个人识别。

（二）骨骼检验

骨骼检验也是法医物证检验中的一项重要内容，对碎尸案、爆炸案中的尸体、高度腐败的尸体、白骨化的尸体，飞机失事、严重交通事故、火灾等造成的多人尸骨的鉴别都需要做骨骼检验。新鲜的无名尸体有时也需进行尸骨检验。

法医骨骼检验一般包括如下内容：是否为骨骼，是人骨还是动物骨，一人骨还是多人骨，骨的性别、年龄、身高的推断，血型测定，DNA 分析，必要时还要检验骨的损伤，推断死亡时间，判断死因，为侦查提供重要的线索和证据。

1. 骨的确定

大块骨的检验，根据形态学观察即可确定为骨骼，但有时仅有小骨片、碎骨，肉眼观察有时很难区别，需进一步进行组织学检验或利用化学方法进行骨的确证。其方法是将可疑骨块锯成小片，用细磨石仔细磨成细片，用 70% 酒精清洁和二甲苯透明处理后，置显微镜下检查，如系骨组织，则可见骨外板、间质骨板、骨陷窝、哈佛管、伏氏管、环层骨板、骨内板等结构。用化学方法，如检出大量羟基磷灰石，并含有骨胶等有机物，则说明为骨。

2. 骨的种属检验

人骨与动物骨除大体形态上不同外，在组织微细结构上也有差别。检验方法是将骨磨成薄片或制成骨组织切片，在显微镜下观察哈佛氏管的形态、数量、骨板的排列情况等。最准确的还是做免疫生物学检验（血清学检验），将骨研成碎末，用生理盐水浸泡，取浸泡液与已知抗人或抗动物沉淀素血清做沉淀反应试验，根据反应结果即可判定骨的种属，试验操作同血痕的种属试验。

3. 骨的血型测定

骨组织与人体其他组织一样含有 ABH 血型物质，且比较稳定。即使 100℃沸水中加热 30 分钟也不会完全破坏，故常用它检验血型，其原理和方法与血型检验相同。

4. 骨的 DNA 分析

从骨细胞核中提取 DNA，进行 DNA 指纹分析或用 PCR 方法检测，进行骨的个人识别。也可以从骨髓中提取线粒体 DNA 进行身源鉴定。

5. 骨的性别鉴定

男女骨骼有别，这种区别在出生后一岁首先在骨盆上显示出来。随着年龄的增长，特别是到青春期后，这种性别差异就更大了，一般女性骨骼较男性纤细而短，骨面较光滑，凹凸较少、骨密质较薄、骨质较轻；男性骨骼粗大而长，骨面粗糙、凹凸较多、骨质较重，这些差异中以骨盆最明显，其次为颅骨、股骨、胸骨。

骨细胞、骨髓细胞及骨表面附着的软组织细胞，其细胞核内均可检出性染色质。检出 Y 染色质为男性，X 染色质为女性。具体方法参见血痕性别检验。

第三节　DNA 遗传标记检验

一、遗传基础知识

（一）DNA 的分子结构

DNA（脱氧核糖核酸）是生物的遗传物质。绝大部分 DNA 存在于细胞核中，只有极少部分 DNA 存在于线粒体中。人的细胞核中含有 46 条染色体，每条染色体含有一个 DNA 分子。DNA 分子的基本结构单位是脱氧核苷酸，脱氧核苷酸由磷酸、脱氧核糖和碱基组成。碱基分为四种，腺嘌呤（A）、鸟嘌呤（G）、胞嘧啶（C）和胸腺嘧啶（T），所以核苷酸就分为四种：即 dAMP、dGMP、dC-MP、dTMP。DNA 的结构分三级：一级结构是核苷酸依次连接形成的单链，相邻两个核苷酸通过磷酸二酯键相连。核苷酸序列（或称碱基序列）决定了遗传信息。二级结构是由两条反向平行的 DNA 单链通过碱基互补的形式形成的 DNA 双螺旋结构，碱基互补是指腺嘌呤（A）与胸腺嘧啶（T）配对，鸟嘌呤（G）与胞嘧啶（C）配对，这种互补配对是 DNA 复制、转录的基础。三级结构是 DNA 双螺旋在组蛋白聚合体上缠绕盘曲，形成更加紧密的超螺旋结构。

（二）DNA 的理化性质

1. DNA 分子是两性电解质

DNA 分子既有带负电荷的磷酸基团，又有带正电荷的碱基，因此具有两性电解质性质。当溶液的 pH >4 时，DNA 带负电荷，具有较强的酸性。在中性或弱碱性溶液中，DNA 分子带负电荷，在电场作用下向正极移动。利用 DNA 分子的这一性质，可以借助于电泳技术对分子量大小不同的 DNA 片段进行分离和检测。

2. DNA 分子的变性与复性

DNA 双链之间是靠碱基对形成的氢键结合在一起的。在遇热、碱性环境或加入某些有机溶剂时，DNA 双链之间的氢键会出现断裂，形成两条单链，这一过程称为 DNA 变性。当去除变性因素后，变性的两条 DNA 单链通过碱基配对的形式再结合到一起，重新成为双链结构，这一过程称为 DNA 复性。

3. DNA 杂交

DNA 杂交是指在复性的条件下，来源不同但具有碱基互补序列的 DNA 片段可以与其中一条单链结合，形成双链结构，这种情况称为 DNA 杂交。在分子生物学技术中，杂交技术已成为检测靶 DNA 片段的一种基本方法。

4. DNA 复制

DNA 复制是指以原来的 DNA 为模板合成出相同的 DNA 分子的过程。生物体必须通过自身基因组 DNA 的完整复制，将亲代的遗传信息忠实地传给子代。因此，DNA 复制是遗传的基础。

（三）染色体与基因

人体细胞含有 23 对（46 条）染色体，其中来自父母的染色体各占一半。22 对是常染色体，1 对是性染色体。配对的两条染色体互称为同源染色体。除性染色体外，所有配对的同源染色体大小、形态相同。

基因是决定生物体性状的遗传物质的功能单位，是能够表达出特定功能产物的一段 DNA。基因是 DNA 分子上的一个具有特定序列的片段，不是任意 DNA 片段都是基因。每条染色体上有数百种基因，决定生物体的遗传特征。

基因在染色体上的特定位置，称为基因座。一个个体同源染色体上相同位置的基因座带有一对基因。从群体来看，这一对基因的序列差异可以有两种以上，如甲是 aa，乙是 ab，丙是 ac，丁是 bc，即一个基因座上可以有多个基因序列的形式（a、b、c），它们互称为等位基因。基因座上的一对等位基因，一个来自父亲，一个来自母亲，二者如果相同（如 aa），称为纯合子，二者如果不同（如 ab），称为杂合子。

基因所表现出来的遗传性状称为基因的表型。如人的红细胞血型——A、B、AB、O 型。

（四）遗传多态性

生物体以群居的方式存在于自然界中，个体通过婚配繁衍后代，维持群体的数量，实现基因的世代相传。群体即指同一物种的生物体，也指在一定地域内生存的个体群，如某一个民族或一个城市范围内生存的个体群。

某人的某个基因座上带有一对等位基因 ab，其他人在这个基因座上带有 cd，或 ad，或 bc，或 ac。从群体角度来看，这个基因座在人群中发现了四个等位基因 a、b、c、d，我们称这种现象为遗传多态性现象，即某一基因座上存在两个或两个以上的等位基因。基因座拥有等位基因数量越多，其多态性越高。

多态性现象是由基因突变引起的。如果前面的例子中，某人的等位基因 a 突变成为 e 而稳定地遗传给其后代，并在群体中繁衍出一定比例的个体带有这个基因 e，在进行群体调查时，e 基因就会被发现，当其在人群中的频率 >0.01 时，我们说这个基因座有了一个新的等位基因 e，它的等位基因数量由原来的 4 个增加到 5 个，这个基因座的多态性增高了。

等位基因的频率是指群体中某种等位基因数目占该基因座上所有等位基因总数的百分比。一个基因座上所有等位基因频率的和等于 1。等位基因频率是通过群体抽样调查获得的。不同人种或人群中，同一基因座的同一等位基因频率可以不同。

（五）遗传规律

1. 孟德尔遗传定律

孟德尔遗传定律包括分离律和自由组合律。

分离律：细胞核中的基因以成对的形式存在并决定着生物的形状，在分离形成生殖细胞（配子）时，成对的等位基因分别进入不同的配子，每个配子只含有亲代一对等位基因中的一个，每个等位基因控制的性状得以独立地遗传给子代。

自由组合律：在基因传递过程中，不同基因座上的等位基因在形成配子时，自由组合，随机配对到子代细胞中，形成子代的基因型。

2. 母系遗传和父系遗传

人体内有些基因不按照孟德尔遗传定律遗传，而是按照家系进行遗传，除非发生突变，这些基因会毫无变化地世代相传。

线粒体 DNA 主要靠卵细胞传给下一代，子代中的线粒体 DNA 序列均与母亲一致，这种遗传方式称为母系遗传。

男性 Y 染色体上的基因只在父亲和儿子之间传递，称为父系遗传。

二、DNA 多态性

在生物繁衍、进化的过程中，遗传物质 DNA 不断地发生突变（点突变、片段的插入和缺失等），DNA 复制时不平衡交换和序列的滑动、染色体的分离、自由组合等，引起 DNA 中核苷酸排列顺序发生改变，产生了个体遗传差异，这些差异均反映出个体的特征，并且按照孟德尔遗传定律遗传。DNA 组成的个体差异称为 DNA 多态性。

DNA 的多态性分为长度多态性和序列多态性两大类。DNA 长度多态性又分为限制性片段长度多态性（RFLP）和扩增片段长度多态性。DNA 遗传标记（见图 10－7）。

- DNA遗传标记
  - DNA 长度多态性
    - 限制片段长度多态性（RFLP）：DNA 指纹、DNA 纹印
    - 护增片段长度多态性（PCR）：STR、Y－STR 等
  - DNA 序列多态性：线粒体序列多态性（mtDNA）、单核苷酸多态性（SNP）

图 10－7　DNA 遗传标记

（一）长度多态性

DNA 长度多态性是指由于片段插入、缺失或重复序列数目变异导致的 DNA 片段长度的个体差异。其中占整个基因组 20%～30% 的重复序列是导致 DNA 长度多态性的最常见原因。

重复序列是以多拷贝形式存在的 DNA 序列。大多存在于基因内非编码区或基因附近。重复序列分为散在重复序列、串联重复序列、倒序重复序列三类。目前在法医学中被广泛应用的是串联重复序列。

串联重复序列是由多个特定序列首尾相连组成的重复序列，又称卫星 DNA。按重复单位的大小及重复次数可将卫星 DNA 分为四类：大卫星 DNA、中卫星 DNA、小卫星 DNA、微卫星 DNA。大卫星 DNA 和中卫星 DNA 因多态性相对简单，在法医学上应用价值不大；小卫星 DNA 和微卫星 DNA 因具有极高的多态性，是法医学研究的重点。

1. 小卫星 DNA

小卫星 DNA 是由多个长度为 7～70bp 的串联重复单位组成的 DNA 序列，重复单位的重复次数在不同个体间有极大差异，重复次数少至数次，多至数千次，故又称为可变数目串联重复序列（VNTR）。在构成上，小卫星 DNA 最大的特点是同一小卫星 DNA 的各个重复单位内含有一个 10～15bp 长的保守序列，即核心序列；不同的小卫星 DNA 之间其核心序列有极高的同源性，在低强度杂交条件下可以相互杂交。以核心序列为探针进行限制性片段长度多态性分析时，能同时检测多个位点小卫星 DNA 多态性，这就是多位点 DNA 指纹图分析的理论基础之一。

2. 微卫星 DNA

微卫星 DNA 是一类更简单的寡核苷酸串联重复序列，重复单位为 2～6bp，重复次数在 10～60 次，又被称为短串联重复序列（STR）。STR 分布广泛，在人类基因组中存在 5 万～10 万个。STR 实质上也是一种 VNTR，同样具有极高的多态性。

（二）序列多态性

DNA 序列多态性是指在两条同源染色体上，同源 DNA 序列长度相等，但个别核苷酸不同而产生的个体差异。形成差异的主要原因是单个碱基的变异，这种由单个核苷酸变异所引起的 DNA 序列多态性也称为单核苷酸多态性（SNP），它是人类可遗传变异中最常见的一种。这种变异往往是由碱基的替代、插入或缺失所引起。

三、DNA 多态性的检测技术

（一）DNA 指纹技术

法医借助 DNA 分析手段进行个体识别最早采用的是限制性片段长度多态性（RFLP）分析技术。1985 年，英国科学家 Jeffreys 采用 Southern 印迹杂交技术，用两种小卫星 DNA 探针与人类基因组 DNA 的限制性内切酶酶解片段进行杂交，首次获得了具有高度个体特异性的 RFLP 图谱。RFLP 图谱由多条电泳谱带组成，个体之间的差异表现为谱带位置、数目的不同。因为两个随机个体 RFLP 图谱完全相同的概率非常小，其个人识别能力足以与手指指纹相媲美，因而得名 DNA 指纹。

1. DNA 指纹的原理

DNA 指纹实质上是基因组 DNA 的限制性片段长度多态性（RFLP）。利用限制性核酸内切酶能识别双链 DNA 分子中特定核苷酸序列，并在识别的序列以内切方式水解 DNA 链。由于人类基因组 DNA 分子极大及不同个体间核苷酸序列的差异，不同个体基因组 DNA 用同一种限制性核酸内切酶酶切时，可产生长度不等、数量不一的 DNA 片段。这种由于酶切所产生的限制性片段的数目和长度改变所呈现的 DNA 多态现象称为限制性片段长度多态性（RFLP）。

2. DNA 指纹的基本操作过程

DNA 指纹图的检测，主要包括以下六个步骤（见图 10 - 8）：

（1）DNA 的提取。人体组织中，凡有核细胞均可提取 DNA。从生物性检材中提取 DNA，尽可能地保持 DNA 分子的完整性，尽可能地除去检材中的蛋白质、多糖和脂类等成分。

（2）限制性核酸内切酶消化。将提取到的 DNA 分子，用限制性核酸内切酶酶切为片段。

（3）电泳分离。DNA 分子经酶切后成为长度不等的片段，不同长度的片段电泳迁移率不同，利用电泳技术可将酶切片段按分子量从大到小分离。

（4）Southern 印迹转移。酶切 DNA 片段经电泳展开在凝胶的不同位置上，由于凝胶介质机械强度低，无法承受以后的操作，故将已分离的 DNA 片段从凝胶原位转移结合在一张固相滤膜上，这个过程称为 Southern 印迹转移。

(5) 分子杂交。用特异性探针（用示踪物标记的、与靶 DNA 序列互补的已知核苷酸片段）与待测 DNA 片段在复性条件下杂交。

(6) 指纹图显示。通过放射自显影可在感光胶片上显现出 DNA 片段经电泳后排列形成的谱带。

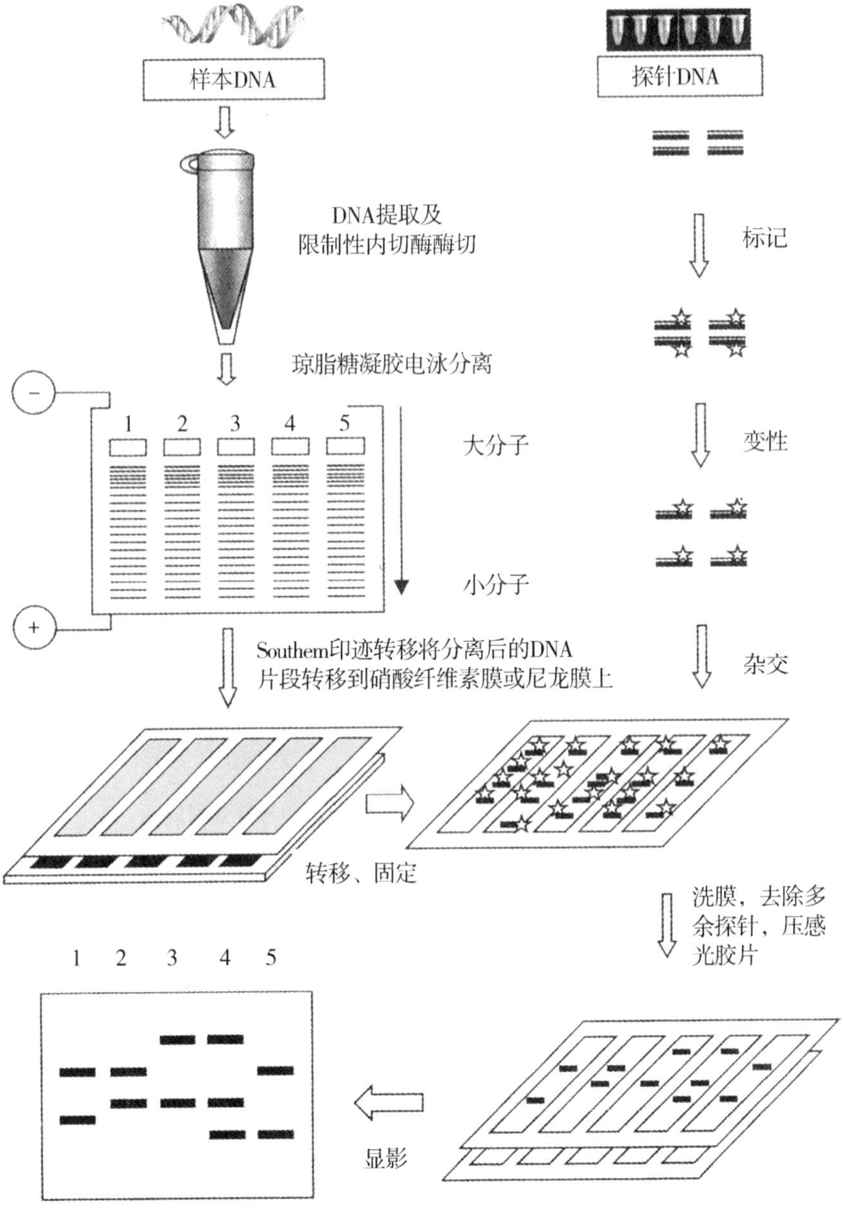

图 10－8　DNA 指纹图的检验流程图

（二）聚合酶链式反应

聚合酶链式反应（Polymerase Chain Reaction，PCR）是一种模拟天然DNA复制过程而建立的体外核酸扩增方法。1983年美国科学家Mullis发明的“聚合酶链式反应”使体外扩增DNA片段的愿望变成了现实。PCR技术被广泛地应用于生命科学的各个领域中。利用PCR技术，可以在短时间内将微量生物样本中的靶DNA片段扩增几百万倍，使对DNA片段的分析变得轻而易举，法医生物物证检验也因此进入了一个全新的时代。

1. PCR的基本原理

在体外条件下，利用DNA聚合酶的催化作用，以靶DNA作为模板，由一对引物引导DNA合成，使两引物间的靶DNA片段得到特异性的扩增。其扩增产物的特异性由引物的序列所决定。所谓引物（primer），是由DNA合成仪人工合成的与待扩增的DNA片段两翼互补的寡核苷酸片段（由几个或几十个碱基组成）。在进行PCR时，DNA的合成只能在两引物之间沿待扩增的DNA模板进行，从而得到两条与模板DNA序列完全互补的DNA新链。引物与模板DNA互补序列的特异性结合（见图10－9）。

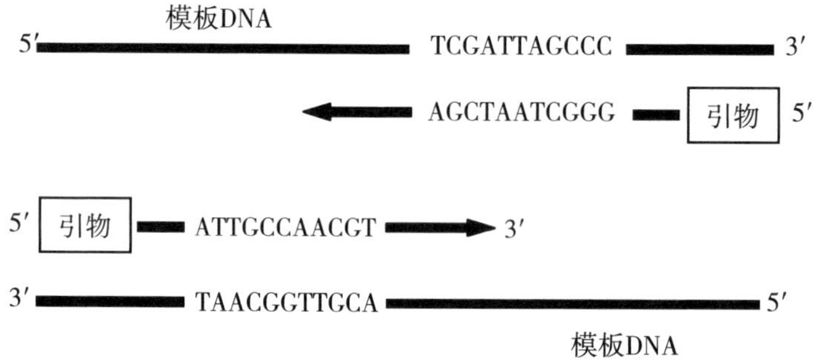

图10－9　引物与模板DNA互补序列的特异性结合

在体外条件下，利用DNA聚合酶的催化作用，以靶DNA作为模板，由一对引物引导DNA合成，使两引物间的靶DNA片段得到特异性的扩增。是体外酶促合成特异DNA片段的一种方法，也是最常用的分子生物学技术之一。典型的PCR由高温变性模板、引物与模板退火、引物沿模板延伸三步反应组成一个循环，通过多次循环反应，使目的DNA得以迅速扩增。其扩增产物的特异性由引物的序列所决定。所谓引物（primer），是由DNA合成仪人工合成的与待扩增的DNA片段两翼互补的寡核苷酸片段（由几个或几十个碱基组成）。在进行PCR时，DNA的合成只能在两引物之间沿待扩增的DNA模板进行，从而得到两条与模板DNA序列完全互补的DNA新链。

2. PCR 技术的特点

（1）灵敏度高。PCR 扩增中微量的模板 DNA 以指数级迅速增加，极大地提高了法医对生物检材检验的灵敏度，为微量降解陈旧检材的检验创造了条件。

（2）特异性强。PCR 引物是依据靶 DNA 片段的侧翼序列设计的，只能扩增两引物之间的 DNA 片段，即引物的特异性决定了扩增片段的特异性。

（3）操作简单快速。DNA 扩增仪的应用使 PCR 反应实现了自动化，可在数小时内完成 DNA 扩增。

3. PCR 的反应过程

将耐热 DNA 聚合酶（通常使用的是 TaqDNA 聚合酶）引物、dNTPs（包括 dATP、dCTP、dGTP 和 dTTP）、待扩增的模板 DNA 及提供最佳反应条件的缓冲系统等按照适当的比例混合，组成反应体系，并将其装于扩增管中，通过 DNA 扩增仪以不同的温度条件进行扩增反应。每个循环周期一般包括下列三个基本步骤：

（1）模板 DNA 的变性，即在 94℃ ~96℃高温下使模板 DNA 发生热变性，打开 DNA 双链，使其变性解成单链，以便它与引物结合，为下轮反应作准备。

（2）模板 DNA 与引物的退火（复性），人工合成的两个寡核苷酸引物在其合适的复性温度下分别与目的基因两侧的两条单链互补结合，一般当温度降低至 50℃ ~60℃，即可使引物与模板 DNA 上的互补序列结合。两个引物在模板上结合的位置决定了扩增片段的长短；由于反应体系中引物的浓度大大高于模板 DNA 的浓度，退火过程中因竞争作用而使引物与模板 DNA 上的互补序列杂交结合，而不是模板 DNA 自身两条单链的重新结合。

（3）引物延伸，DNA 模板——引物结合物在 TaqDNA 聚合酶的作用下，以 dNTP 为反应原料，靶序列为模板，按碱基配对与半保留复制原理，合成一条新的与模板 DNA 链互补的半保留复制链重复循环变性—退火—延伸三过程，就可获得更多的“半保留复制链”，而且这种新链又可成为下次循环的模板。每完成一个循环需 2 ~4 分钟，每一循环经过变性、退火和延伸，DNA 含量既增加一倍。2 ~3 小时就能将待扩目的基因扩增放大几百万倍。也就是说，在 70℃左右的反应温度下，通过 DNA 聚合酶的作用，以待扩增的靶 DNA 片段为模板，将相应的单核苷酸连接到引物的 3′端，使引物的 3′端沿模板 DNA 延伸，合成与模板 DNA 完全互补的新 DNA 链。这样，一个反应周期结束，靶 DNA 片段即可增加一倍。从理论上讲，随反应周期的增加，靶 DNA 片段呈指数增加。如经过 n 个周期的循环，则靶 DNA 片段可增至 2^n 倍。PCR 的反应过程如彩图 10 -10 所示。

（三）STR 分析技术

短串联重复序列（STR）是当前法医学领域应用最为广泛的遗传标记系统。STR 一般由 2～6 个碱基构成一个核心序列，核心序列呈串联重复排列，主要由核心序列拷贝数目的变化产生长度多态性。人类基因组 DNA 中 STR 位点含量丰富，每隔 6～10kb 就出现一个，其中约有半数具有遗传多态性。STR 位点的突出特点是基因位点多、多态性高、扩增片段短（100～300bp），在生物性检材个人识别鉴定中实用价值极高；其次，不同 STR 位点的扩增片段长度相差不大，为多个 STR 位点的复合扩增创造了条件。目前已有 20 多个 STR 位点应用于生物性检材鉴定。表 10－6 列出了常用的部分 STR 位点。

表 10－6　常用的 STR 位点

位点	重复序列	染色体定位	多态片段（bp）
VWA	AGAT	12p12－	126～166
TPOX	AATG	2p23－	224～252
THO1	AATG	11p11.5	129～203
D16S539	AGAT	16q24	264～304
D21S111	TCTA/TATG	21	172～264
D18S51	AAAG	18q21.3	275～323
D8S1179	TCTA	8	174～206
D5S818	AGAT	5q21－31	119～151
D13S317	AGAT	13q22－31	165～179
D7S820	AGAT	7q	212～244
CSF1PO	AGAT	5q33.5－34	192～327
D19S253	GATA	19p13.1	209～243
PLA2A1	AAT	12q23	118～139
FIBRA	TTTC	4q28	256～284

用复合 PCR 扩增技术（multiplex PCR）将多组引物加入同一反应体系中，固定 dNTP、Mg^{2+} 以及变性温度和循环次数，调节各组引物浓度进行同步扩增，一次扩增即可获得几个 STR 位点的信息，既提高了个人识别能力，又能节约检材，缩短检测时间，减少成本消耗，尤其适用于法医学鉴定。进行复合扩增时，应选择不同染色体上的 STR 位点，避免基因连锁；同时，还要求所选择的 STR 位点可以在同一扩增体系和相同的反应条件下扩增。

复合扩增产物的联合分型方法有两种：一种方法是选择多态性片段长度不重叠的 STR 位点，扩增产物经电泳分离后，银染显谱。这种方法操作简单、成本低、便于推广（见图 10－11）。另一种方法是荧光染料标记引物后作复合扩增，不同的扩增产物带有不同颜色，在同一凝胶版上电泳分离后，按荧光颜色判定基因型，采用仪器检测，避免人为误差，但试剂要求较高。用该方法目前最多可同时检测 16 个 STR 位点（见图 10－12）。

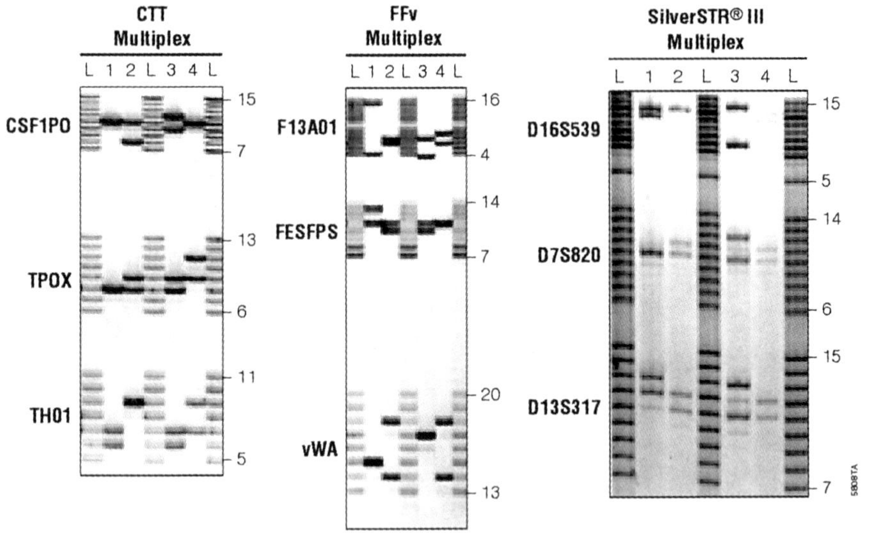

图 10－11　STR 银染检验结果图

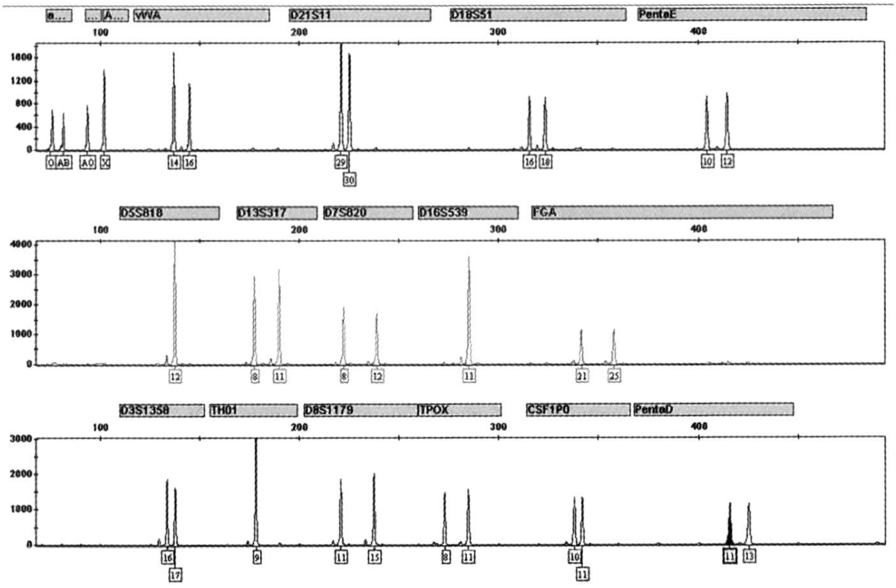

图 10－12　STR 荧光检验结果图

（四）线粒体 DNA 测序技术

线粒体 DNA（mtDNA）是细胞核外还有一小部分具有遗传功能的 DNA。它的基因组独立于核心基因组，呈母系遗传。线粒体 DNA 呈闭环双链结构，由于一条链富含嘌呤核苷酸（A 和 G），分子量较另一条链大，当其在碱性 CsCl 中进行梯度分离时，核酸链的分布就呈现不对称性，分子量大的链称为“重链”（H 链），相对应的另一条链就称为“轻链”（L 链）。mtDNA 的复制起始于非编码区或称为 D－环区的 H 链，D－环区不编码任何细胞功能所需的物质，所以此段区域会发生变异。目前，法医学研究最多的就是 D－环区的两个高变区，即 HV1 和 HV2 区域。无血缘关系个体 mtDNA 的 HV1 和 HV2 区域变化率为 1%～3%，即每 100 个碱基中就有 1～3 个不同碱基，可由 DNA 序列分析检测。

线粒体 DNA 呈母系遗传，因此在不发生突变的情况下，同一母系中的个体均具有相同的 mtDNA 序列。通常 mtDNA 在几代中遗传是稳定的，检测 mtDNA 可估计几代人间的亲缘关系。通过与已知母系参照样本进行比对，mtDNA 可用于鉴定待检测样本是否来自同一母系的假设。mtDNA 的环状结构不易受核酸外切酶的影响，且被包裹于双层的细胞器中，存活率高，不易发生降解，非常适用于法医物证的检材使用。与核 DNA 相比，mtDNA 分子在细胞中数目庞大，在缺乏核 DNA 的组织里，如毛干、指甲、牙齿等，均可鉴定。因此，线粒体 DNA 序列分析还可在大型灾难事件中寻找失踪人或进行受害者识别中发挥重要作用。

（五）单核苷酸多态性（SNP）分析技术

单核苷酸多态性是指在基因组水平上由单个核苷酸的变异所引起的 DNA 序列多态性，这种变异可由单个碱基的转换或颠换所引起，也可由碱基的插入或缺失所致，但通常所说的 SNP 并不包括后两种情况。它是人类基因组中最常见、分布最广泛的 DNA 多态性类型，占所有已知多态性的 90% 以上。虽然 SNP 多态信息不如多等位基因的 STR（SNP 只有两个等位基因和三种基因型），但分布的高密度性弥补了这一不足。SNP 是一种早期突变，较 STR 等多态性遗传标记具有更高的遗传稳定性。因此，SNP 可用于人类起源、进化、迁移的研究，也非常适用于法医个人识别和亲权鉴定。SNP 比重复序列更易进行 PCR 扩增，而且没有基因漏扩和影子带现象，有利于基因分型。因此，SNP 尤其适用于高度腐败、降解、陈旧的法医生物检材，一些学者将其称为第三代分子标记。

人类遗传标记已经从第一代的限制性酶切片段长度多态性（RFLP）系统、第二代的短串联重复序列（STR）系统，发展到第三代的多态性标记单核苷酸多态性（SNP）系统。其中，第一代遗传标记由于其检测流程操作烦琐，方法难以标准化，在法医学上已趋于淘汰。

STR 是法医 DNA 鉴定中最为常用的遗传标记。常染色体 STR 复合荧光多重

PCR 分型技术已经成为一项国际法医学界不可或缺的、公认的重要亲权鉴定技术手段并已积累了成熟的经验。DNA 片段长度多态性检测的 STR 技术仍是当前国内外法医 DNA 检测的主要手段。STR 技术至少在今后 5 年内还将保持技术主导地位。

目前，正在研究的可用于法医学的遗传标记除 SNP 外，还有插入缺失多态性标记（InDel）、Alu 重复序列、DNA 甲基化表观遗传标记等。

实验安排

毛发 ABO 血型测定试验

【目的】 掌握 ABO 血型解离试验操作方法。

【原理】 检材中的抗原与抗血清中的抗体特异性结合。这种结合是可逆的，在一定温度条件下（56℃）可以解离。解离下来的抗体又可以使相应的指示红细胞发生凝集。根据对所加入的指示红细胞能否产生凝集反应，推断检材中有无相应抗原，从而判断检材的血型。

【器材】 小剪刀，镊子，滤纸一盒，12 凹窝白瓷板，小烧杯，小试管，玻片，恒温箱，显微镜，离心机。

【试剂】 抗 A、抗 B 血清（效价 1∶64），木瓜酶致敏的 0.2% A 型、0.2% B 型指示红细胞悬液，无水乙醇。

【操作】

1. 检材处理

1.1 毛发检材，用水洗净，用无水乙醇浸泡 10min 使脱脂。用压毛机或其他方法（如用玻璃碾压，或置于钢板间用锤击等）将毛发压扁，使其成为原直径的 3 ~4 倍宽。

1.2 取已压好的毛发检材 0.5cm 二根（同时取已知 A 型与已知 B 型的毛发作已知对照），分别放在白瓷板的凹窝中，并分别标记 A、B 于凹窝上方。

2. 吸附抗体

按标记分别滴加抗 A、抗 B 血清各 3 ~4 滴浸泡毛发检材。室温下吸收 1 ~2h。

3. 洗涤

取出毛发后用滤纸吸尽血清，用冷生理盐水洗涤 4 ~6s。

4. 解离和与相应红细胞作凝集反应

4.1　把洗涤后的毛发取出放在滤纸上吸至半干后，分别放入“抗A”“抗B”两列试管内（抗A列试管4支，放入经抗A血清吸附过的毛发，第1支试管放A型毛发，第2支放B型毛发，第3支试管放待测毛发，第4支放空白检材。抗B列试管4支，同法按次序放入经抗B血清吸附过的毛发）。

4.2　于抗A列试管中每管滴入0.2%A型红细胞混悬液1滴，抗B列试管中每管加入0.2%B型红细胞混悬液1滴。置于56℃温箱内8~10min。

5. 离心促进红细胞凝集

将上述试管，放入离心机内，1000rpm离心1min。逐一取出试管，将管底沉淀轻轻摇匀，把红细胞悬液轻轻倒于载玻片上，镜检，观察红细胞有无凝集现象出现，并做好记录。

【结果观察】

1. 在实验记录本上画好一个表格，分别标明抗A、抗B两行和1~4列管。
2. 根据显微镜观察到的红细胞凝集情况，如实记录在相应管的位置中。
3. 出现凝集现象的试管，表示含有相应的抗体解离出来，说明检材中含有相应的抗原。

	抗A血清	抗B血清	血型
待测检材	+	+	AB
已知A型	+	-	A
已知B型	-	+	B
已知O型	-	-	O
空白检材	-	-	-

注：“+”表示有红细胞凝集现象，“-”表示无红细胞凝集现象。

【注意事项】

1. 本法使用的指示红细胞是用木瓜酶致敏过的。
2. 毛发解离试验所用的抗血清效价应较高，必须在1:64以上。
3. 毛发压扁的程度以能暴露髓质又不使毛干碎裂为宜。
4. 指示红细胞浓度应稍高于热解离法，以0.2%为宜。
5. 实验应同时取已知血型（A、B型）的毛发检材做对照。

第十一章

医疗纠纷、医疗事故及医疗损害赔偿

医疗纠纷问题是数年来医学界、法学界、新闻媒体和社会公众关注、讨论最为激烈的问题。不论是专家学者还是普通民众，都各抒己见，各有陈词，都在为维护自己的权益而奋争和呐喊。损害结果发生了，患者要求讨个公道，有个说法（毕竟人死在医院了）；医院方则是有苦难言，抢救了半天，觉得费力不讨好（本是疾病所致或意外事件）。医院、医务人员与患者之间的矛盾冲突和纠纷，已成为一个既有医院、医务人员与患者，还有医疗管理部门、司法机关、医学和法学专家乃至整个社会都参与进来的一个热门而又迫切需要解决的沉重话题。尽管2002年的《医疗事故处理条例》（以下简称《事故条例》）较1987年国务院颁布的《医疗事故处理办法》在保护医患双方合法权益，保障医疗安全，保护和促进医学科学健康发展方面进步了很多。但仍然没有消除多年来医患之间那种剑拔弩张的“敌对”情绪和矛盾。

2018年10月1日，国务院颁布实施的《医疗纠纷预防和处理条例》（以下简称《纠纷条例》）亮点在“纠纷预防”，细节在“处置调解”。明确了政府各部门职责联防体系；强化了风险防控和医患沟通的前置作用；创新和完善了处理医疗纠纷的原则、途径、程序和人民调解制度。

第一节　医疗纠纷、医疗事故的相关概念

一、医疗纠纷的概念及特征

什么是医疗纠纷？众说纷纭，医学界和法学界见仁见智。生活实践中，医疗

纠纷常被人理解为是医患之间所发生的一切争执，它既包括因诊疗护理本身引起的纠纷，也包括医疗费、服务态度和医疗器械等侵害患者以及医方权利受到侵害引起的纠纷。我们称它为广义的医疗纠纷，亦有称“医患纠纷”。严格意义上法定的医疗纠纷，即狭义的医疗纠纷，仅指医患双方因诊疗活动引发的争议。

医疗纠纷的本质特点是医患双方对医疗后果的认识有分歧，而分歧的焦点又在于不良后果产生的原因。其原因可能是医疗缺陷所致（包括医疗事故和医疗差错），也可能为医疗事件（包括医疗意外和医疗并发症），它不一定非经行政手段或司法程序来解决，也不一定要进行追究责任和赔偿，有的就在医院内部解决。其特征表现是：

（一）纠纷发生的主体为医患双方

医疗纠纷是产生于医患之间的纠纷，医方是指医疗机构及其医务人员。患方是指患者本人及其家属、朋友、单位。其他人不能成为医疗纠纷的主体。如病人对医学会的鉴定不服或对卫生行政部门的处理决定不服，是卫生行政机关及鉴定机构与患者的纠纷，不属于医疗纠纷的范畴。再如，伤害案件的肇事者对医疗后果不满，要求医院与其共同承担赔偿责任的，严格地讲，也不是医疗纠纷，若确实存在医疗过失并应该由医院承担责任，也必须以患者的名义提请处理。

（二）纠纷发生的客体（争议的对象）为生命权或健康权

生命权是指公民依法享有生命不受非法侵害的权利。健康权既包括公民对其身体器官保持完整性不受非法侵害的权利，也包括对其精神健康不受非法侵害和刺激的权利。一切医疗纠纷都是以患方认为自己的生命权或健康权受到了侵害为基础的。医院对患者财产权、隐私权、肖像权的侵犯，应属医患纠纷而非医疗纠纷。

（三）在客观上，表现为经诊疗护理的病人出现了不同程度的不良后果，或者感到埋下了不良后果的隐患

这里的“不良后果”包含的范围十分广泛，严重的可致病人死亡或残疾，轻者可出现功能障碍，增加痛苦、延长治疗时间等。

（四）在主观上，双方对这种不良后果的产生原因有分歧

患方认为是由医方的过失产生，医方则持相反意见。产生医疗纠纷的关键是医患双方对不良后果产生的原因存在分歧。由于人体结构复杂，个体之间又存在各种差异，疾病的发展也变化多端。受目前的医学科学水平制约，有些不良后果是疾病发展的自然转归，是医护人员竭尽全力也不能避免的；有些则是由于医务工作者的责任心程度与技术水平等方面的缺陷，致使病人出现不良后果。

（五）纠纷存在于医疗机构的诊疗护理过程中

医疗纠纷必须是针对诊疗护理过程中所产生的不良后果而提出，除此之外的

医患纠纷不属于医疗纠纷。如一农家孕妇临产时不是到医院就诊，而是找了一个本村的所谓"接生婆"来接生，结果造成母婴双亡，双方产生了纠纷，这种纠纷就不是医疗纠纷而是一种民事纠纷，也是一种非法行医事件。又如，某患者生病后不是到医院就诊，而是私下找自己熟悉的医生到家看病，此时的医生不代表医院执行职务，如果发生不良后果而引起纠纷属普通的民事纠纷，仍不属医疗纠纷，也非医患纠纷。

二、医疗事故的概念及特征

医疗事故是指医疗机构及其医务人员在医疗活动中，违反医疗卫生管理法律、行政法规、部门规章和诊疗护理规范、常规，过失造成患者人身损害的事故。这一规定就是对医疗事故概念的法律界定。其特征主要体现在以下五个方面：

（一）主体必须是医疗机构及其医务人员

医疗机构是指依照《医疗机构管理条例》的规定，取得《医疗机构执业许可证》的机构，主要是国家和集体兴办的各级各类医院及卫生防疫站、保健站，也包括经过县以上卫生行政部门批准的民营医疗机构和个体诊所。所谓医务人员，严格来说必须是经过考核、取得相应资格的各级各类卫生技术人员，包括医生、护理人员和其他技术人员。未经卫生行政部门批准私自开业的非法行医人员和机构，在非法诊疗过程中造成病员死亡、残废、功能障碍及其他严重损害等不良后果的，不能作为医疗事故处理，而应交由司法部门法办。

（二）客体是违反了医疗卫生管理法律、行政法规、部门规章和诊疗护理规范、常规

目前，我国已经颁布的医疗卫生管理方面的法律、行政法规主要有：执业医师法、传染病防治法及其实施办法、母婴保健法及其实施办法、献血法、职业病防治法、药品管理法、精神药品管理办法、麻醉药品管理办法、血液制品管理条例、医疗机构管理条例等。卫生部门以及相关部门还制定了一大批部门规章和诊疗护理规范、常规。这些法律、法规、规章、规范是医疗机构和医务人员的工作依据和"指南"。医疗机构和医务人员在自己的有关业务活动中应当掌握相应的规定，以确保其行为的合法。从医疗实践看，最常用、最直接的是部门关于医疗机构、医疗行为管理的规章、诊疗护理规范、常规。它们是指导具体操作的，一旦违反了，就很可能发生事故。所以在判断是否医疗事故时，这是最好的标准。

（三）主观上存在过失

这里的"过失"是指医护人员对造成患者人身损害这一后果所持的心理态度。从学理上讲，过失是指行为人应当预见自己的行为可能造成某种危害后果，

因为疏忽大意而没有预见或已经预见但轻信能够避免的心理态度。过失与故意相对，如果医务人员是故意造成患者人身损害的，那么就不构成医疗事故了，而很可能触犯刑法，构成故意伤害或是故意杀人罪；同样，如果医务人员既不是出自故意，也没有过失，即医务人员不能预见危害结果的发生，那么就属于意外事件的范畴。

（四）客观上造成了人身损害结果

医务人员的过失行为必须造成了患者人身损害的结果。没有人身损害的事故不属于医疗事故。比如，医护人员虽然疏忽，没有做皮试就给患者注射青霉素，但是由于患者对青霉素并不过敏，虽然前面的条件都符合，但由于没有损害，也不构成医疗事故。医疗事故之所以被称为事故，是因为医疗过错达到了一定严重程度，不仅医疗单位要承担赔偿责任，医生也要受到相应的纪律处分，甚至要承担刑事责任。

（五）过失行为和损害结果之间必须有直接因果关系

过失行为和损害结果之间若无直接的因果关系，则不能认定为医疗事故。在医疗过程中，医务人员是否对所发生的病员死亡或残废等损害后果负责，必须查明这种损害后果是否与医务人员的过失行为有直接因果关系。这种因果关系之所以成为确定法律责任的必要条件之一，是因为过失行为不一定引起不良后果的发生。

因果关系可分为单因单果、多因单果、单因多果和多因多果。在许多医疗事故中，由于患者病情的复杂性、体质的差异性和医务人员的技术水平以及其他一些人为的原因，致使事故的发生多属于多因单果。对几个原因造成一个结果的，就需要正确把握几个原因对不良后果的发生所起的作用，只有对这种因果关系判断正确，才能保证正确认定医疗事故，进而保证法律责任的正确判定。

三、医疗纠纷的分类

医疗纠纷发生的原因是多方面的，可发生在诊疗护理的各个环节甚至医院管理方面的缺陷。一般按照有无过失划分为两种：一种是有过失的医疗纠纷，另一种是无过失的医疗纠纷。

（一）有过失的医疗纠纷

有过失的医疗纠纷是指造成患者人身损害的原因是由于医务人员的诊疗护理过失所致，并且病员及其家属与医疗单位对这种不良后果的性质、程度以及处理结果等存在不同的看法而引起纠纷。常见的有：（1）手术方面的医疗过失纠纷；（2）用药方面的医疗过失纠纷；（3）护理方面的医疗过失纠纷；（4）诊断方面的医疗过失纠纷；（5）化验方面的医疗过失纠纷；（6）输血方面的医疗过失纠纷；（7）麻醉方面的医疗过失纠纷；（8）医院管理方面的医疗过失纠纷。发生有过失医疗纠纷的原因有：

1. 责任方面的原因

（1）对危重病人借故推诿、拒收拒治，不负责任地将危重病员转科、转院，延误、丧失抢救良机，造成不良后果。

（2）因值班医生擅离职守；或因工作马虎，不仔细检查病人，草率行事；或因病情恶化，接到通知无故不去处理，延误抢救时机，导致不良后果。

（3）在诊疗工作中，遇到疑难病情，不请示上级医生或不执行上级医生的指导，主观臆断，盲目处理，造成不良后果。

（4）手术中因疏忽大意开错部位，摘错器官或损伤附近的组织、器官及重要血管，体腔内遗留异物等导致不良后果。

（5）由于失职而选错麻醉方式、部位，错用麻醉药，用药过量或利用职权滥用毒、麻药品，造成不良后果。

（6）在药剂工作中，开错药，或用药剂量过大、过小；药房发错药、配错处方、写错用法、贴错标签；毒、限、剧药无明显标签或无制剂含量；用药过程中违反药物禁忌，药物过敏试验等造成不良后果。

（7）在护理工作中，发错药、打错针，不认真执行“三查七对”；不按规定交接班，不认真执行医嘱，抄错医嘱等造成不良后果。

（8）负责配血的医务人员，查对不严格，填错报告单，容器搞错；输入被细菌污染的血液等造成不良后果。

（9）因检验、放射、病理等科室的工作人员漏报、错报检查结果，拍错片等失职行为，影响及时诊断、正确治疗，造成不良后果。

（10）医院行政、后勤的人员不积极配合医疗抢救工作，对医疗上需要的药品、物资和设备不及时解决，影响治疗时机，造成不良后果。如氧气供应缺档、电器漏电、暖气漏气。

2. 技术方面的原因

（1）病员病情复杂。限于技术水平或设备条件而难以确诊，以致发生治疗措施不力或不当，发生不良后果。

（2）急重病人虽已明确诊断，但因技术条件不能完善，以致病情恶化，发生不良后果。

（3）因手术者技术水平或病变本身的特殊情况使组织器官结构辨别不清，而误伤重要脏器，补救措施不力或术中未发现损伤而遗漏修补，发生不良后果。

（4）因缺乏临床经验而对术后早期并发症鉴别失误，延误抢救时机发生不良后果。

（二）无过失的医疗纠纷

无过失的医疗纠纷是指虽然在医疗活动中发生了病人的人身损害等不良后果，但这种不良后果的发生，并非医务人员的过失所致，而是由于病情过急、过重或其他方面的原因造成。如医疗意外和医疗并发症。

［**案例**］某患儿2岁。因发热咳嗽4天入院，体温37.8℃，脉搏124次/分，呼吸30次/分，一般情况尚好，无紫绀。心率124次/分，心律正常，未闻及杂音。右肺呼吸音低，双肺未闻及水泡音。白细胞12,400/mm^3，中性粒细胞83%；X线胸透见右肺下野肺纹理紊乱。诊断为肺内炎症。给予庆大霉素肌肉注射，一日2次，并口服药物治疗。当晚8时，第2次注射庆大霉素时，患儿哭闹并剧烈咳嗽，继而出现呼吸困难，面部及口唇发绀。立即采取输氧，注射洛贝林、苯甲酸钠咖啡因，人工呼吸等抢救措施。20分钟后，抢救无效死亡。患儿家属认为是“打错针致死”。为查明死因，家属同意尸检，尸检发现：总气管内有一被浸泡胀大的豆粒，右侧肺内有炎性改变，左气管内有少许混浊分泌物。患儿死亡后，医师又进一步追问家属，问出患儿10余天前曾有食黄豆并一度出现剧烈咳嗽的病史。

本案中医院根据患儿症状、体征、辅助检查，主治医师所做“肺内炎症”的诊断是正确的，注射庆大霉素符合医疗常规，病儿窒息后的抢救及时且符合常规治疗原则。患儿10余天前曾有食黄豆并一度出现剧烈咳嗽的病史，与后来尸检结果吻合，也符合气管异物导致继发感染而形成肺内炎症的体征。由于患儿注射时哭闹造成负压，使豆粒从支气管冲入总气管，堵塞呼吸道而产生窒息，从而导致患儿死亡，其发生具有突发性，不可预见性。因此，患儿的死亡应属医疗意外。

发生无过失医疗纠纷的原因有：

1. 疾病恶化的自然转归。病情过急过重，如肝脾严重损伤破裂致失血性休克，心脏性猝死。

2. 难以避免的并发症。如严重颅脑损伤引起的脑疝，胎儿宫内窒息。

3. 医疗意外。如过敏性休克，麻醉意外。

4. 病人不配合医务人员诊治。在医疗实践中，有的病员及其家属不按医嘱服药、不接受医生的合理治疗措施等，有可能导致病情加重、恶化，甚至出现死亡等不良后果。如不按医嘱及时下地活动造成静脉血栓或是过早下地造成骨折愈合障碍。

5. 其他方面的原因。这类纠纷多见于因工伤事故或交通事故以及伤害案件转嫁而成的情况。

四、医疗纠纷相关概念的法律界定

无论制定一部什么样的医疗纠纷管理法规，作为法律规范中使用的术语，必须概念明确、关系清晰、定义准确完整。这样才能对具体的案件最终作出一个正确的裁判。因此，我们认为以下几个与医疗纠纷相关的重要术语应在规范性文件中加以明确的界定。

（一）医疗缺陷

医疗缺陷，是指在诊疗护理活动中发生的技术、服务、管理等方面的不完善或过失。它包括医疗事故、医疗差错，以及医疗管理和后勤服务中所发生的过失。可见，医疗缺陷是医疗事故和医疗差错的上位概念（见图 11－1）。

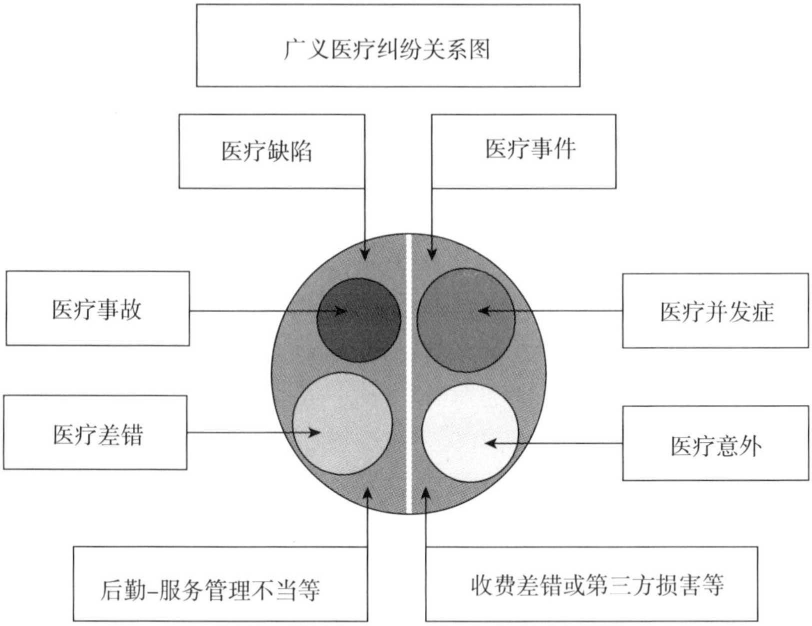

图 11－1 医疗纠纷关系分类图

（二）医患纠纷

医患纠纷即广义的医疗纠纷，是指医方（包括医疗机构、医务人员，后勤管理服务人员）和患方（包括患者本人及其家属和患者单位）在法定的医疗场所发生的争执事件。它属于生活用语，而非法定术语。经法定审查它可能是法定的医疗纠纷或者是医疗事故、医疗差错，也可能都不是，只是一般的民事纠纷。

（三）医疗差错

医疗差错，是指医疗机构及其医务人员在诊疗护理过程中由于责任心不强，粗心大意，违反医疗规章，确有失职行为，而产生了不良结果。但其人身损害尚未达到《医疗事故处理条例》中所规定的严重程度，只是给病人造成了较轻的损害结果，加重了病人痛苦、延长了治疗时间，或者未发生任何损害结果的医疗缺陷。它分严重差错和一般差错。严重差错是指给病人造成了一定损害和痛苦但未达到医疗事故程度（按照卫生部2002年7月19日发布的《医疗事故分级标准》属于低于四级医疗事故的损害结果）的医疗缺陷；一般差错是指未发生任何损害结果的医疗缺陷。因一般差错无损害结果，通常不引起纠纷。

（四）医疗事件

医疗事件，是指医疗机构及其医务人员在诊疗护理过程中由于不能预见和不可抗拒的原因而发生的医疗损害结果。事件在民法理论上属法律事实的范畴。它是指与当事人意志无关的那些法律事实，它的发生与否是当事人无法预见和控制的。也就是说，这种损害结果不是出于医务者故意或过失，而是不能预见和不可抗拒的结果。这里主要包括医疗意外和医疗并发症。

（五）医疗意外

医疗意外，是指在诊疗护理过程中由于不能预见或不能抗拒的原因导致病人出现难以预料和防范的不良后果发生。所谓不能预见，是指医务人员无法预见，而且根据当时的条件、情况以及医务人员的技术能力也不能预见。如做青霉素过敏试验引起的过敏性休克。手术麻醉时发生的过敏反应。所谓不能抗拒，是指医务人员遇到某种不可抗拒的力量，即因医务人员自身能力、环境和条件，不能排斥和阻止损害结果的发生。如气管插管、肛诊、导尿或牵引引发的神经反射性心跳骤停，犹如刑法中的意外事件。

（六）医疗并发症

并发症分病理性并发症和难以避免性并发症两种，前者是指病人由于患一种疾病本身的病理变化导致了与这种疾病有关的另一种或几种疾病，如支气管哮喘并发自发性气胸，肺炎并发胸膜炎；后者是指在诊疗护理过程中，因诊断和治疗方法而使一种疾病并发另一种疾病，这是可以预见的不良后果，但却是难以避免和防范的。如肝硬化治疗中诱发的肝昏迷。心脏病治疗中使用心脏插管，电复转引起的心跳骤停。它犹如刑法中的不可抗力。

（七）医疗过错与医疗过失

在法学理论上，过错包括故意和过失两种形态。

所谓医疗故意，是指医院或医务人员主观上明知会发生不良后果而仍然作为或者不作为，放任这种不良后果和危害的发生。医疗机构的故意行为包括：医院私自生产、配制未经国家专门检验批准的药物，给患者造成的药源性损害；医院故意购买不合格或废旧的医疗器械给患者造成误诊及医源性疾病；医院擅自采集或使用未经检验的血液及血液制品；使用过期药品或国家有关部门明令禁止使用的废止药物；无钱就不予以收治抢救等违反医德、法律、规章制度造成急症患者死亡、残疾后果等。医务人员的故意行为包括：医务人员故意出具虚假医学证明造成他人的人身自由伤害或名誉权损害，如出具某人有精神病的证明；未经患者同意实施个人医学实验造成患者的身体损害；故意实施其他构成刑事犯罪的医疗损害行为等，如外科医生对原恋人在实施腹部手术时故意将其子宫切除。医务人员故意对相关规章制度、操作常规的违反，其所持的心理态度是明知故犯。对于医疗故意行为，依据刑法追究刑事责任的同时，实施医疗故意行为的医务人员和医疗机构按其责任大小应当分别承担民事赔偿责任。

所谓医疗过失，是指医院或医务人员应当预见自己的行为可能导致病人出现不良后果或危害，因疏忽大意而没有预见，或者已经预见但由于过于自信或抱着侥幸能够避免心理，造成了不良后果或危害。如某医生在手术中误将卵巢当阑尾实施切除，在助手一再提醒下仍然坚信是阑尾将其切除。又如病人输青霉素感觉有不良反应通知了护士，而护士认为反应不强烈，可以继续输，结果造成休克。疏忽大意过失可表现为：不执行或不正确执行规章制度和履行职责，对危重病员推诿、拒治；对病史采集、病员检查处理漫不经心，草率马虎；擅离职守，延误诊治或抢救；过于自信过失可表现为：遇到不能胜任的技术操作，既不请示，也不请人帮助，一味蛮干；擅自做无指征或有禁忌症的手术检查等。

（八）医疗损害

根据《民法典》第1218条规定："患者在诊疗活动中受到损害，医疗机构或者其医务人员有过错的，由医疗机构承担赔偿责任。"由此可以理解为，医疗损害是指在诊疗活动中由于医疗机构及其医务人员的过错行为，而导致患者发生身体上或精神上的损害结果。其发生主体是医生和患者之间；主观上，医生有过失的医疗行为；客观上，造成了人身损害结果；过失行为与损害结果之间一定要有因果关系。

第二节　医疗行为与医疗损害的因果关系

一、因果关系的概念

所谓因果关系，是指人们从经验中总结出来的前后两现象之间的联系，（根据经验）如果前一现象的发生必然导致后一现象的发生，那么，我们就说这两个现象之间存在因果关系，其中前一现象是原因，而后一现象是结果。在法律关系中，引入因果关系，主要是"通过从结果（损害）回溯寻找原因（加害行为），达到发现责任承担者的目的"，因果关系是构成民事侵权责任或违约责任的必要条件，但作为民事责任的构成要件的因果关系，其内涵在学术界却是纷繁复杂：有的学者认为是指过错与损害结果的关系；有的学者认为是指违法行为与损害结果之间的关系；有的学者认为是指行为人的行为及其物件与损害结果之间的因果关系。其实，无论是过错还是违法行为，都是行为人的作为或不作为及其所有的要件与损害结果之间的因果关系。

医疗过错的存在是医疗纠纷产生的一个主要原因，而医疗过错行为与医疗损害后果之间有无因果关系则成为人身损害赔偿的重要依据，《最高人民法院关于民事诉讼证据的若干规定》中要求明确其医疗行为与损害后果之间有无因果关系。所以，因果关系问题是医疗纠纷中一个十分重要的问题。

医疗纠纷的产生主要分歧的焦点是医疗行为是否有过错，其行为和损害结果之间是否存在因果关系。这里还要注意的是，有些损害结果的产生尽管发生于医疗过程中，但却没有过错。因为无论多么高明的医术，都将给病人带来某些损害（副作用），这些损害行为和结果常常是治疗措施的一部分。比如，手术后身体留下的疤痕等，这些是为治愈疾病所付出的不可避免的代价，此类行为或结果的产生，是为了减少或避免更大的损害而实施的，因此，此类“损害”是治疗措施的一部分，不应作为损害后果。

又如，疾病的自然发展。疾病发生的本身就是一种损害结果，一般情况下，当实施某种治疗手段后，如果没有成效，疾病的自然发展也同样会产生损害后果。多数的治疗措施并无法保证治愈疾病，它仅能延缓某些疾病的发展或仅仅是减轻病人的痛苦，因此，某些疾病的恶化乃至死亡是不可避免的，与医疗措施并无因果关系而是疾病自然发展的结果。

再如，医疗风险。医疗行业具有很大的风险，即使医生完全认真地履行义务，也无法保证达到“令人满意的结果”。某一治疗措施对甲很有效，对乙不仅无效可能还有害。同时，没有任何一种药物、任何一种治疗措施针对某种疾病具有百分之百的疗效。因此，疗效常常用“治愈率”“有效率”来表示。而无效率即成为医生及患者使用该措施或药品所必须面临的风险。

二、医疗行为的概念和特点

狭义的医疗行为是指医务人员对患者疾病的诊断、治疗、愈后判断及疗养康复指导等具有综合性内容的行为。广义的医疗行为还包括非疾病性医疗行为，如疾病预防行为（预防接种、注射疫苗），整容美容行为，变性手术行为，人工授精、中止妊娠行为等。广义的医疗行为是指医疗机构及其医务人员借助其医学知识、专业技术、仪器设备及药物等手段为人们提供健康生活需要的综合性行为。

狭义医疗行为的目的是诊治疾病，医疗行为能否实现其治病的目的不仅取决于医学发展的水平和医师的技术水平，而且取决于患者的具体情形。这就决定了医疗行为具有以下四个特点：

（一）不确定性

医疗行为的不确定性首先在于患者生物体的不确定性。从生物学角度来看，每个人都是作为独一无二的个体而存在，而作为医疗行为准则的医学知识与技术则是针对完全模型化的人体而言的。医疗行为作用于不同人体的结果肯定不同，只能靠经验来推测。因此，在追究医方的医疗损害赔偿责任时，患者个体的差异是不能不被考虑的因素。此外，造成医疗行为不确定的因素还在于患者本人的不可预测性。一般而言，医患关系是建立在相互信赖的基础之上，医疗行为的实施是要靠医患双方的互相配合才能达到医疗行为的效果和目的的。患者如实陈述自己的病情及状况与遵守医嘱，是达到理想的医疗效果的必不可少的重要条件，由于患者未能如实陈述自己的病情或未能正确的执行医嘱造成自己人身伤害的，则不能追究医方的法律责任。

（二）高度专业性

医疗行为是运用医学科学理论和技术对疾病作出诊断治疗，恢复人体健康，提高生活质量的高技术、高风险职业行为。医学科学的专门性、复杂性、综合性，要求从业者必须经过专门的教育培训，经过资格考试取得从业资格。疾病的表现常与正常生理活动交织在一起，这就要求医师具有借助各种检查检验手段准确了解和判读各种疾病的专门知识和良好的判断力。疾病的治疗需要借助于药物或手术方法，而这些方法在治疗疾病的同时也损害正常人体机能，对其适应性、副作用、并发症、后遗症的了解和作出抉择，需要专门的知识，选择不当就会造成严重的后果。因此，医师是一项具有高度专业性的职业，国家在医学教育的课程设置、高素质医师培养上的要求远高于其他职业。国家也制定了严格的任职考试批准制度，不具备相应的专业知识而擅自从事医疗活动是违法行为，情节严重的构成非法行医罪，将受到国家刑法的制裁。

（三）侵袭性

医疗行为虽然是以拯救患者的生命健康为目的，但采用的检查方法、手段、治疗的方法以及使用的药物，不仅对患者身体具有侵入性和损害性，而且对组织器官具有一定甚至是明显的侵袭性，易导致对人体造成损害的结果。这似乎侵犯了患者的人身权，但实际上属于正常的医疗行为。其原因在于正当的医疗行为具有违法阻却的性质。从理论上讲，医疗行为的合法依据主要有两点：（1）患方同意说。此学说认为，阻却违法的核心是患者及其亲属的同意，患者享有自我决定权，其在知情的前提下同意医师采取正常的治疗行为对其身体所造成的一定程度的侵害，是行使自我决定权的结果。（2）医疗目的说。此学说认为，医疗行为以增进人体的健康、维护正常的健康状态、防止疾病、减轻伤痛、恢复健康为目的，具有“社会正当性”，从社会公共利益和大众健康利益出发，医疗行为应视为阻却违法。法律允许医疗行为在一定限度内对个体利益的侵害。但是，医学上对这种具有伤害特点的侵袭行为，具有严格的限制，只有在公认的医学标准范围内属于法律允许的行为，才受到法律的保护。

（四）局限性和高风险性

医疗行为究其实质而言是一门探索性的科学行为，充满风险性，这种风险性针对医方来说承担的是职业风险，对患者来说承担的是医疗风险。具体而言，这种风险主要有几个方面的来源：（1）医疗器械和设备能力有限造成的潜在风险；（2）对疾病的发生和发展认识局限性造成的风险；（3）对患者临床症状表现与疾病性质认识局限性造成的风险；（4）医师的认识水平局限性造成的风险。因此，医疗行为是一种高度风险的复杂技术行为，本身蕴含着对人体结构和机能的致害因素。来自医师、患者以及环境条件等方面的任何微小的波动，都会加重这种侵害性的发生。医疗行为的结果从该行为开始时就同时存在“获益”和“致害”的双向可能性。作为医师无论其有多么高超的医术，都无法绝对保证他所实施的医疗行为只会向“获益”的方向发展。

三、医疗过失行为的认定

医疗行为是医务人员通过检查，使用药物、器械及手术等方法，对疾病作出判断和消除疾病、缓解病情、改善功能、帮助患者恢复健康活动的一个过程。医生只要给患者诊疗服务，就会产生医疗行为，而医疗行为的质量高低，直接关系到患者的健康安全。医疗行为是作为一种以人的躯体或精神治疗为标的的特殊技术服务，医方是否要承担侵权责任或违约责任都要以医疗行为中有没有过失为前提。所以，在发生了医疗纠纷后，医方是否要承担责任，承担多大的责任，其关键就是要看医方在提供诊疗服务的过程中是否有过失行为（医疗过错）以及过失的程度。

医疗过失行为，是指医务人员违背诊疗过程中应尽的注意义务，主观上存在医疗过失、客观上造成患者损害的所有不当、甚至违法的医疗活动。一般情况下，医方多因违反医疗卫生管理法律、行政法规、部门规章和诊疗护理规范、常规，没有尽到必要的注意义务，主观上存在过失而造成患者的人身损害。从法理上说，医疗过失是当事医务人员的职称和诊疗行为能力具有了岗位责任和当时情形的要求，但因主观上缺乏必要的谨慎而没有履行注意义务的一种行为状态。医疗过失行为的构成在法理上必须要满足以下四个要件：

（一）行为人有法定的注意义务

医务人员之所以能成为救死扶伤的职业人，就是因为其具备了从事医务工作的必要条件，政府通过法律在允许其执业的同时也赋予其相应的执业义务，以此来保护患者的利益。法律规定医务人员的注意义务，既包括宪法和法律的普遍性规定（它是作为每一个公民都要遵守的规则），也包括医护人员执业与业务方面规章制度所确立的一般性义务，还包括诊疗行为实施过程中的每一项具体义务。例如，在查房问题上，卫生部《医院工作制度》中就具体规定了科主任、主任医师、主治医生和住院医师的具体查房内容。它是医务人员的法定注意义务。

（二）行为人具有履行注意义务的能力

法律只能要求那些有能力履行义务的人履行义务，所以行为人违反的这种注意义务必须是在当事人已经具有了相应能力的情况下，也就是行为人的职务身份具有了履行相应注意义务的能力，行为人是否具有了相应履行能力应当根据当事医院的级别、行为、职称和岗位等来判定。如对于每一个医护人员来说都有救死扶伤的义务，但对于妇科的危急重症就不能要求儿科的医师有相应的处理能力，同样对于主治医师也不能要求其具有主任医师的水平。

（三）行为人在客观上能够履行注意义务

负有注意义务的行为人除了具有履行义务的能力外，还要在客观上能够履行他负有的义务才可能成为有过失的行为人。也就是负有注意义务的行为人应当履行并且是能够履行注意义务但没有履行才是过失行为。行为人在客观上是否能够履行义务是个行业内的规则认定问题，它不能按照日常生活规则来认定，而必须要经过行业内的自律组织（如各级医学会组织的医疗事故技术鉴定专家组或法院委托有关部门）来认定，如医生已经下班回家休息，如正在手术时发生地震等。

（四）行为人没有履行注意义务

行为人有法定（或约定）的注意义务并不能构成法律上的过失行为，只有在违反了应尽义务的基础上才有可能构成过失（包括作为或不作为）。违反义务的原因并不是行为人不能履行该义务，而是应当履行并且能够履行但行为人没有小心谨慎、认真负责，结果导致了不良后果的发生。上述四个要件相辅相成，行为人的行为只有符合过失行为的四个构成要件，才能认定行为人存在过失行为。

医疗机构在诊疗活动中应尽到与当时的医疗技术水平相应的注意义务，未尽到该注意义务造成患者损害的，应认定医疗机构有过错。认定医疗机构有无违反注意义务，主要依据法律、法规、规章和诊疗操作规范所规定的义务，并适当考虑医疗机构的资质、医务人员的知识、技能等相应专业、资质及地区差异等因素。

四、不归属过失医疗行为的几种特殊情况

（一）强制性医疗行为

根据《突发公共卫生事件应急条例》（国务院令第376号）第39条规定，医疗卫生机构应当对因突发事件致病的人员提供医疗救护和现场救援，就诊病人必须接受治疗。因为在此种情况下就诊者有可能“造成社会公众健康严重损害的重大传染病、群体性不明原因疾病”。此时，医师与患者之间并不存在医疗服务合同关系；相反，医师确负有强制对患者诊疗的义务，患者也负有强制接受治疗的义务。如“非典”、禽流感等可能大规模流行的急性传染病的预防和治疗。这时的医患关系显然已不属于民法领域内平等主体之间的权利义务关系。医师在此种情况下出现的医疗纠纷应由国家赔偿法调整，不应属于民法领域的医疗行为。

（二）非治疗性医疗行为

随着医疗技术的进步和社会经济的发展，许多医疗技术已远远超越传统的治病救人的目的。为满足特定人群的身体需要而进行的整容、隆胸、变性手术，其本身的医疗活动的客体并非人体存在的某种疾病，进行医疗活动的目的也不是治愈疾病，而在于通过医疗活动满足某种特殊需要。因此，这类医疗活动显然不应适用以治疗疾病为目的的医疗活动所适用的法律规定。

（三）实验性医疗行为

医疗活动中为了试验新型药物或新型治疗方法，往往需要在进行相应的动物试验之后还需要进行人体试验，这种试验无疑具有一定的风险性。假如试验中被进行试验的人员因为此种试验行为造成某种损害后果，则此种赔偿也不能同普通医疗纠纷同等对待。

（四）延后侵害性医疗行为

俗话说：“是药三分毒。”许多药物对人体是具有侵害性的，有的是我们已知的，有的是未知的，有的短期即可表现症状，有的长期都没有表现。但为了治病又不得不使用药物。一旦随着人们医学认识水平的提高发现了医疗损害，这种损害在治疗行为当时显然是不可能为人们所预见的，日后所产生的损害后果却是无法回避的。此种医疗侵害行为也不适用普通的民事侵权法律。美国法律发展史上的辛博特诉阿伯特化工厂案就是这种问题的表现。

五、医疗注意义务的分类

医疗注意义务是一种法定义务，是确保医疗行为合法性的重要依据之一。学

理上分为两种：一般注意义务和特殊注意义务。

所谓一般注意义务，是指医务人员在医疗服务过程中对患者的生命与健康利益的高度责任心，对医疗服务工作的敬业、忠诚和技能追求上的精益求精。而特殊注意义务，是指在具体的医疗服务过程中，医务人员对每一环节的医疗法律行为所具有的危险性加以足够注意的具体要求。也就是对患者发生的疾病和治疗所引起生命健康上的危险性，具有预见和防止的义务，即高度危险的注意义务。

司法实践中，根据《民法典》第1219～1221条规定，可分为：诊疗义务、说明告知义务和紧急救助义务。主要内容包括：（1）医务人员的医疗行为须以救死扶伤为目的；在诊疗护理过程中，必须遵守有关法律法规，按照医疗操作规范进行；（2）医方应当按照约定的内容，提供服务，保证服务质量；（3）主治医师在医疗行为实施之前，有极尽说明的义务；（4）医师应当根据患者的病情实施治疗方案，并应征得患方的意见；（5）当患者处于生命垂危、昏迷不醒且家属或其代理人不在的情况下，医师在无患者或其代理人同意的情况下，亦得进行必要的抢救行为。

六、医疗过失的判断标准

《民法典》第1221条规定："医务人员在诊疗活动中未尽到与当时的医疗水平相应的诊疗义务，造成患者损害的，医疗机构应当承担赔偿责任。"这里就涉及了医疗水准的适用问题。怎么判定医方的医疗行为是否符合医疗水准？同时又尽到了注意义务，可从以下两方面考虑：（1）规范标准化法则。医方在对患者施行诊疗时，若其已尽到符合其专业要求的注意、学识及技术标准，即使出现损害结果，也无须负责。（2）有限度的自由裁量法则。医生实施诊疗行为时，必须具备相应专门知识与技术，但各个医师对同一病状的诊疗决断可能发生不同的见解，在此场合，要容许医师有相对程度的自由裁量权。便于创新诊疗和医学科学发展。

（一）国外医疗过失的判断标准

1. 医疗水准说

医疗水准的概念首先由松仓丰治教授提出，并将医疗水准分为"学术上的医疗水准"和"实践中的医疗水准"。前者为研究水准或学界水准，其核心由学术界的一致认定而形成；后者为经验水准或技术水准，它是医界普遍实施的技术。后来，日本法院逐渐确立了医疗水准在判定医疗过失中的标准地位——以诊疗当时临床医学实践中通常医师之正当技术水准及注意义务为判断标准。

2. 执业标准说

在美国，医疗过失的判断标准是医生的执业标准。传统的医生执业标准，是指某一临床专业的常规。早期这一标准还有地域性，即如果医生医疗行为符合本地的医疗常规、习惯，就被认为没有过错。随着交通、信息的迅速发展，医生接受继续教育和训练机会的增加，地域差别的缩小，司法就不再考虑地域因素了。1970 年 Blair v. Eblen 案，法官将医生的职业标准发展成了“执业群体接受的标准”——同行中合理的、称职的执业者在相同或类似情形下的应具备的医疗技能，履行相同的照护义务。在医疗过失诉讼中，双方律师一般会利用出版物的职业标准和指南，来证明某一特定临床情形下的“可接受的执业”。

（二）我国现行的医疗过失的判断标准

1. 常规标准

它是一个“具体标准”，我国对医疗过失的判断，多数人趋向于坚持医疗常规标准（“医疗常规说”）。以医疗行为是否违反法律法规、制度和医疗常规这样一个逻辑顺序来判断过失的有无。如果违反了“医疗卫生管理法律、行政法规、部门规章和诊疗护理规范、常规”，就推定其有过失。

2. 医疗水准

它是一个“抽象标准”，包括经验水准和技术水准。“医疗常规标准”具体、刚性而容易判断，但医疗常规相对于不断发展着的医疗实践具有一定的滞后性，以此标准往往将那些确实存在医疗过失的情形因其不在“医疗卫生管理法律、行政法规、部门规章和诊疗护理规范、常规”之列，难以作为医疗过失加以认定；同时，由于担心有违医疗常规，致使医生小心谨慎、墨守成规，不敢偏离常规而采取具有一定医疗风险的医疗行为，这也阻碍医学的发展，对病人、对社会的健康福利都尤为不利。

“医疗水准标准”虽然抽象、弹性，判断难度大，但可缓解医疗常规和医学发展之间的紧张关系，也能够最大限度地在具体案件中不遗漏医方存在的医疗过失。

综上所述，判定医疗过失行为应以医疗卫生管理法律、行政法规、部门规章和诊疗护理规范为基础，结合技术职称评定标准、临床医学水平、医院级别等因素，来确定一个相对客观的医疗过失的判定标准。

3. 医师差别

医师可分为主任医师、副主任医师、主治医师与住院医师，主任医师由于其职称、技术、经验明显高于刚进医院工作的住院医师，有些并发症主任医师可以预见，而住院医师即便尽最大努力也未见得预见，所以对其责任的认定必然是不同的。一般来说，主任医师的注意义务高于副主任医师、高于主治医师、高于住院医师。

4. 医疗环境

有人称其为地区性原则，是指在判定医疗过失时，应当注意医生所处的具体环境和拥有的条件，即医疗机构的地域性因素。包括医院的级别差异，重点是经济发达地区与偏远地区的差别。判定医方是否尽到注意义务，应以同地区或类似地区的医疗专业水准为依据，否则就会有失公允。

5. 医疗机构

医疗机构的管理、设备是保证医疗质量和病人安全的重要保障，如果医方在这方面存在问题，也说明存在医疗过失。例如：（1）医疗机构管理混乱、规章制度不健全。（2）医疗设备陈旧、缺乏维护。（3）因药品质量及医疗器械不合格给患者造成损害。（4）基本医疗护理条件差。（5）行政管理和后勤保障部门不能提供与诊疗相匹配的服务，如拖拉、推诿等导致诊疗活动延误。

七、因果关系分类

（一）完全因果关系

医疗过错行为与损害后果之间是完全的引起和被引起的关系，无其他因素介入。在该情形下，所诉医疗损害完全属于医疗过错所致，与就诊人自身体质、所患疾病及其他行为无关联，医学上称为必然因果关系，也叫直接因果关系（占100%）。

（二）主要因果关系

医疗过错行为与损害后果之间是直接的引起和被引起的关系，其他因素起到次要作用。在该情形下，所诉医疗损害主要是医疗过错所致，就诊人自身体质、所患疾病及其他行为增加了所诉医疗损害出现的可能性，法学上称为相当因果关系（占75%）。

（三）同等因果关系

医疗过错行为与其他因素共同导致损害后果发生，难分主次。在该情形下，所诉医疗损害是医疗过错和就诊人自身体质、所患疾病及其他行为共同作用所致结果，且双方的作用强度难以区分，即出现所谓“原因竞争”，法学上称为竞合的因果关系（占50%）。

（四）次要因果关系

医疗过错行为与损害后果之间是间接的引起和被引起的关系，其他因素起到主要作用。在该情形下，所诉医疗损害主要是就诊人自身体质、所患疾病及其他行为所致，但医疗过错对损害的出现起到诱发、促进、加重等作用，法学上称为事实之因果关系（占25%）。

（五）无因果关系

医疗（过错）行为与损害后果之间无引起和被引起的关系，完全系其他因素导致。所诉医疗损害完全是就诊人自身体质、所患疾病及其他行为所致，与医疗差错无关联或不存在医疗差错，法学上称为无因果关系或无自然关联。其他因素包括：自身因素、医疗决策因素、社会因素等（占0%）。

第三节　医疗纠纷的预防与处理

医疗纠纷与医疗事故的发生是国际社会共有的现象，是世界各国政府、法学界和医学界都需要面对的问题。近年来，中国暴力伤医事件频发，故意杀害、伤害医护人员，在医院摆灵堂、烧纸钱、挂横幅、堵大门扰乱医院秩序事件愈演愈烈，医患矛盾成为社会一大“心病”，也严重影响到社会稳定，仅 2013 年，全国影响较大的伤医暴力案件就有十六起。黑龙江、广东、北京等地连续出现暴力杀医伤医事件，广东潮州更是出现了患者家属押医生“游街”事件。

2014 年 4 月 24 日，最高人民法院会同最高人民检察院、公安部、司法部、国家卫生和计划生育委员会联合发布《关于依法惩处涉医违法犯罪维护正常医疗秩序的意见》，明确将严惩故意杀害、故意伤害医务人员以及在医疗机构私设灵堂、悬挂横幅、堵塞大门扰乱医疗秩序等六类涉医违法犯罪行为。

2015 年 1 月原卫计委向国务院报送了《医疗纠纷预防与处理条例（送审稿）》。原国务院法制办先后两次征求有关部门、地方政府、部分高校和医疗机构的意见，向社会公开征求意见；并就重点问题召开专家论证会，经过反复修改，形成了《医疗纠纷预防和处理条例（草案）》。

2018 年 4 月，司法部会同卫生健康委根据《深化党和国家机构改革方案》，对草案作了进一步修改完善。2018 年 6 月 20 日，国务院常务会议审议通过了《医疗纠纷预防和处理条例》（以下简称《纠纷条例》），自 2018 年 10 月 1 日起施行。

一、《纠纷条例》的制定目的、意义和原则

从法律层面解决了长期以来学界对医疗纠纷概念的争议，确立了“狭义医疗纠纷说”，即仅指“医患双方因诊疗活动引发的争议”。制定目的是“预防和妥善处理医疗纠纷，保护医患双方的合法权益，维护医疗秩序，保障医疗安全”。强调预防为首，柔性处理的新机制，这对深化医药卫生体制改革、加快

推进健康中国建设，妥善化解医患矛盾，构建和谐医患关系具有十分重要的意义。

坚持公平、公正、实事求是，相互尊重、依法合规处理纠纷是不变的原则。新闻媒体要正确引导公众理性对待医疗风险，依法、客观、公正报道医疗纠纷，严禁蓄意不实炒作。建立完善的医疗风险分担机制，发挥保险机制的第三方赔付作用。从国家层面建立医疗质量安全管理体系，各级政府及相关部门（县以上政府、卫生、司法行政、公安、财政、民政、保险七个机构）职责明确，分工合作。这的确是一个史无前例大治理行动。

二、医疗纠纷的预防

《纠纷条例》第3条，从国家职责角度建立医疗质量安全管理体系，要求各级政府相关部门各司其职，通过加强医疗质量安全管理，畅通医患沟通渠道，充分发挥人民调解在解决医疗纠纷中的主渠道作用，从源头上预防和减少医疗纠纷的发生。

其一，要求医疗机构及其医务人员应当以患者为中心，加强人文关怀，恪守职业道德。其二，加强各部门（诊、治、护、药、检、管）工作的规范化管理，优化服务流程，提高服务水平。其三，加强医患沟通机制，随时例行应尽的告知说明义务。其四，及时填写并妥善保管病史资料。通过相关手续，患者可以查阅和复制病历资料，以解除患方诸多疑虑。这对减少医患对抗，促进医患和谐，预防和解决医疗纠纷，起到不可低估的作用。

三、医疗纠纷的处理

任何时期、任何国家的医疗机构，小到个体诊所、卫生院，大到省级大型医院都不可避免地会发生各种各样的医事争议。这一方面，由于医疗工作面对的是人的生命和健康，不仅要求医疗机构要有良好的技术设备仪器，还要医务人员具备高超的医疗技术、丰富的诊疗经验和高尚的医疗道德。另一方面，由于人体组织结构和器官机能的高度复杂性、个体特异性和疾病的多变性，使一些疾病的病因和发病机制至今没搞清楚，对它们还缺乏完全安全有效的诊断和治疗方法。还有，人类生活方式的改变和环境状况的恶化导致了一些新疾病不断产生，原有疾病发生变异，无形中增加了诊治的难度，加大了职业风险。作为医护人员都不希望自己接诊的病人发生不良结果，所以医患双方应冷静、平和地面对问题，公平、和谐地处理好争议。

《纠纷条例》第22条对医疗纠纷的处理解决途径规定了五种方式：

1. 双方自愿协商；

2. 申请人民调解；

3. 申请行政调解；

4. 向人民法院提起诉讼；

5. 法律、法规规定的其他途径。

其中，最重要的一个亮点就是发挥人民调解在医疗纠纷处理中的主渠道作用，是几年来医疗纠纷司法实践的经验总结。它以柔性的方式解决纷争，缓和对抗，快捷便利，不收取任何费用。《纠纷条例》将这一实践经验上升为法律规范，通过具体制度进一步引导医患双方通过人民调解解决医疗纠纷，各地方的医疗纠纷人民调解委员会将“聘任一定数量的具有医学、法学等专业知识的热心人担任专兼职医疗纠纷人民调解员”专业性强，公信力高。这也是我国处理医疗纠纷的一大特色。

医患双方选择协商解决医疗纠纷的，应当坚持自愿、合法、平等的原则，尊重当事人的权利，尊重客观事实。

医疗纠纷绝大多数情况下属于民事纠纷性质或者说属于侵权的民事责任范畴(除极少数的案例触犯刑律外)，在法律上是民事权利和义务的争议。根据法律规定，在民事纠纷中，当事人有自由处分自己的权利（只要不违背社会公德和法律的强制性规定)，对医务人员的过错行为，患者可以行使赔偿权，也可以放弃赔偿，只要双方有诚意，在弄清事实，分清是非，实事求是的基础上，协商解决纠纷是完全可能的。它既可以减少不必要的行政程序或诉讼程序，又保障了医患双方的合法权益。

双方协商的方式可以是医院领导或医院领导委托本院职工与患者进行协商，也可以由医院委托本院的法律顾问代表本院与患者协商。相比较而言，委托法律顾问进行协商较为可取，这种方法有两个好处：其一，法律顾问对法律知识了解较多，可以保证协商过程及达成协议的合法性，有利于保护医患双方的合法利益；其二，法律顾问既非医院职工，又非患者亲属，超脱于双方利益之外，容易得到双方的信任，从而有利于问题的解决。经过协商，医患双方达成一致解决方案的，应当制作协议书。

协商确定赔付金额应当以事实为依据，防止畸高或者畸低。对分歧较大或者索赔数额较高的医疗纠纷，鼓励医患双方通过人民调解的途径解决。

四、医疗纠纷鉴定

医疗纠纷鉴定是一项科学性、技术性和专业性很强的工作。通过鉴定可以明辨是非，分清责任，既可以保护病员的生命健康权，也可以保护医务人员从事正当医疗活动的权利；同时，通过鉴定也可以检查出医疗制度是否健全合理，从而促使医院从医疗制度、人员思想和管理水平上以及各种设施方面进行整顿和提高。医务人员面对医疗纠纷进行技术鉴定时，不应有对抗态度，而应积极主动地提供真实情况，保留可供检验的标本、物品，如果病员死亡的应尽早作尸检。

诊疗、护理工作是具有极强的专业性和复杂性的特殊风险职业。由于认识能力和客观手段的局限，加之人体的差异性，对患者状况的认识、现有的医疗手段和允许救治的时限性决定了医疗工作的难度和风险。另外，临床上没有绝对安全的药物和治疗措施，其本身就存在不同的缺陷和副作用，这些缺陷和副作用就包含固有的损伤性和风险性，隐存在诊疗护理过程中，也成为医疗纠纷的重要起因。

因此，科学地认识、积极地预防和正确地处理医疗纠纷，最大限度地减少医疗损害，对保护医患双方的合法权益都有重要意义。

《纠纷条例》第34条规定，需要进行医疗损害鉴定以明确责任的，由医患双方共同委托医学会或者司法鉴定机构进行鉴定，也可以经医患双方同意，由医疗纠纷人民调解委员会委托鉴定。

医学会或者司法鉴定机构开展医疗损害鉴定，应当执行规定的标准和程序。医疗损害鉴定的具体管理办法由国务院卫生、司法行政部门共同制定。

《纠纷条例》将医疗损害鉴定作为一项专门鉴定，其主管部门由卫健委和司法行政两家组成。鉴定机构实行备案制，由具备相应条件的医学会和司法鉴定机构从事医疗损害鉴定。设区的市级以上卫生行政部门、司法行政部门设立本行政区域内医疗损害鉴定专家库，并成立专家库管理办公室，具体职责由医学会承担。专家库应包含医学、法学、法医学等领域的专家。

（一）鉴定的委托和受理

医疗损害鉴定机构可以接受医患双方当事人、医疗纠纷人民调解委员会等单位的委托，开展医疗损害鉴定。

医疗损害鉴定工作一般应当在医疗纠纷发生地省内医疗损害鉴定机构开展。

医疗损害鉴定机构在收到鉴定委托后，应当在10个工作日内对委托鉴定事项和鉴定材料进行审查，并作出是否受理的决定，对复杂、疑难或者特殊鉴定事项审查时限可延长至20个工作日。

（二）鉴定实施

医疗损害鉴定机构应当组织符合条件的鉴定人员组成鉴定专家组，专家组成员应当为本机构相关专业人员或者医疗损害鉴定专家库专家。本机构相关专业人员，优先从受聘于专家库的专家中选择。

医疗损害鉴定机构应当在受理鉴定之日起30个工作日内完成鉴定。鉴定事项涉及复杂、疑难、特殊技术问题的，医疗损害鉴定机构可以延长鉴定时间，延长时间一般不得超过30个工作日，医疗损害鉴定机构与委托人对鉴定时限另有约定的，从其约定。

医疗损害鉴定机构不得接受医患单方提供的、未经委托人确认或者未经双方当事人认可的任何鉴定材料。

医疗损害鉴定一般应当组织召开鉴定陈述会。将会议的时间、地点和要求等书面通知委托人、医患双方当事人、鉴定人员，并将鉴定材料送达鉴定人员。

鉴定专家组实施医疗损害鉴定，应当遵守有关法律、法规、规章，遵守职业道德和纪律，尊重科学，遵守技术操作规范，综合分析鉴定材料，考虑患者病情的紧急程度、患者个体差异、当时当地医疗水平、医疗机构与医务人员资质等因素。

（三）鉴定意见出具

鉴定专家组应当合议作出鉴定意见。鉴定人员对鉴定有不同意见的，应当予以注明。

医疗损害鉴定机构应当根据鉴定专家组合议意见制作鉴定意见书。鉴定意见书由全体鉴定人员签名，载明其专业和职称，并加盖医疗损害鉴定机构医疗损害鉴定专用章。

1. 医疗损害鉴定意见书的内容

医疗损害鉴定意见书应当载明并详细论述以下内容：

（1）委托鉴定事项；

（2）当事人或者委托人提供的材料和医疗损害鉴定机构的调查材料；

（3）对鉴定过程的说明，鉴定依据的相关内容；

（4）诊疗活动概况描述；

（5）是否存在医疗损害以及损害程度；

（6）是否存在医疗过错；

（7）医疗过错行为与医疗损害后果是否存在因果关系；

（8）医疗过错行为在医疗损害后果中的责任程度。

2. 医疗过错行为在医疗损害后果中的责任程序表述

医疗过错行为在医疗损害后果中的责任程度应当根据造成患者损害的原因力大小按照以下几种情形表述：

（1）全部原因，即医疗损害后果完全由医疗过错行为造成；

（2）主要原因，即医疗损害后果主要由医疗过错行为造成，其他因素起次要作用；

（3）同等原因，即医疗损害后果的造成，医疗过错行为和其他因素作用主次难以确定；

（4）次要原因，即医疗损害后果主要由其他因素造成，医疗过错行为起次要作用；

（5）轻微原因，即医疗损害后果主要由其他因素造成，医疗过错行为起轻微作用；

（6）无因果关系，指医疗损害后果与医疗过错行为无关。

3. 医疗机构不承担医疗损害责任的情形

有下列情形之一的，医疗机构不承担医疗损害责任：

（1）患者或者其近亲属不配合医疗机构进行符合诊疗规范的诊疗；

（2）医务人员在抢救生命垂危的患者等紧急情况下已经尽到合理诊疗义务；

（3）限于当时的医疗水平难以诊疗。

根据实际情况鉴定机构可以按相关规定“终止鉴定”；委托人可以请求“补充鉴定”或“重新鉴定”。

第四节 医疗事故的预防与处理

医疗事故，是指医疗机构及其医务人员在医疗活动中，违反医疗卫生管理法律、行政法规、部门规章和诊疗护理规范、常规，过失造成患者人身损害的事故。

过去我国医疗纠纷事件的鉴定基本上是实行“二元化鉴定”制度，即行政鉴定（医疗事故技术鉴定）和司法鉴定两种。“双轨制”鉴定模式下易形成的诉讼案由的不确定，鉴定意见的不一致，赔偿数额的巨大落差，重复鉴定、多头鉴定造成资源浪费等加剧了医患矛盾和社会不满。《纠纷条例》突出了以下特点：（1）从国家层面要求各级政府及其部门“联防群治”（包括医疗制度改革创新）；（2）重点发挥“人民调解制度”作用；（3）创立专门性医疗损害鉴定机制；（4）行政责任与民事责任分离管理，《纠纷条例》与《事故条例》并行使用。这不得不看作医疗立法的一个大手笔，也是从根本上解决多年来医疗纠纷困惑难题的一把利器。

《纠纷条例》适用于民事法律的责任与赔偿，《事故条例》适用于行政和刑事法律的处分与处罚。

一、医疗事故处置原则与分级标准

处理医疗事故，应当遵循公开、公平、公正、及时、便民的原则，坚持实事求是的科学态度，做到事实清楚、定性准确、责任明确、处理恰当。

《事故条例》第 4 条规定，根据对患者人身造成的损害程度，医疗事故分为四级：一级医疗事故：造成患者死亡、重度残疾的；二级医疗事故：造成患者中度残疾、器官组织损伤导致严重功能障碍的；三级医疗事故：造成患者轻度残疾、器官组织损伤导致一般功能障碍的；四级医疗事故：造成患者明显人身损害的其他后果的。具体分级标准由国务院卫生行政部门制定。

二、医疗事故预防与处置

医疗机构及其医务人员在医疗活动中，必须严格遵守医疗卫生管理法律、行政法规、部门规章和诊疗护理规范、常规，恪守医疗服务职业道德。

医疗机构应当设置医疗服务质量监控部门或者配备专（兼）职人员，具体负责监督本医疗机构的医务人员的医疗服务工作，检查医务人员执业情况，接受患者对医疗服务的投诉。

患者有权复印或者复制其门诊病历、住院志、体温单、医嘱单、化验单（检验报告）、医学影像检查资料、特殊检查同意书、手术同意书、手术及麻醉记录单、病理资料、护理记录以及国务院卫生行政部门规定的其他病历资料。

在医疗活动中，医疗机构及其医务人员应当将患者的病情、医疗措施、医疗风险等如实告知患者，及时解答其咨询。

（一）处理程序

1. 报告制度

凡发生医疗事故或事件，当事的医务人员应立即向本医疗机构的科室负责人报告，科室负责人应随即向医疗机构的医疗服务质量监控部门报告，后者再向医疗机构负责人报告，医疗机构应按规定向当地的卫生行政部门报告。发生下列重大医疗过失行为的，医疗机构应当在 12 小时内向所在地卫生行政部门报告：（1）导致患者死亡或者可能为二级以上医疗事故；（2）导致 3 人以上人身损害后果。

2. 妥善保管封存原始材料

发生医疗事故或事件的医疗单位，应立即由医务部门派专人妥善保管好有关的各种原始资料。严禁涂改、伪造、隐匿、销毁。因输液、输血、注射、服药等引起不良后果的，要对现场实物暂时封存保留，以备检验。掌握第一手资料和证据，是对医疗事故或事件作出准确鉴定、准确定性、正确处理的前提条件。所以，要依法做好保管和封存工作，以免发生不利于医疗纠纷处理的事情。

3. 调查取证

医疗单位对发生的医疗事故或事件，应立即进行调查、处理，并报告上级卫生行政部门。个体开业的医务人员发生的医疗事故或事件，由当地卫生行政部门组织调查、处理。病员及其家属也可以向医疗单位提出查处要求。对医疗事故或事件进行调查的过程，实际上就是为处理医疗事故或事件寻找根据，分析造成事故或事件的原因的过程，这是整个处理医疗事故或事件的关键环节。调查的过程一般涉及以下几个方面：

（1）证据的检验。首先，病员的病历是记载病情发展过程、记录医生医治方法和思路、反映医生责任心的最原始的资料。为了查明事故真相，必须对病历进行文件检验以判断病历是否被涂改。其次，对现场勘查提取的药品、药瓶和残存的药液、病员的血液、尿液及分泌物做药物分析和标本。再次，如果怀疑病员错输异型血、怀疑抱错新生儿、怀疑同种异体器官移植不当，则需要做血型检验。最后，若怀疑事故是由医疗设备故障造成，则需请专业人员对医疗设备及医疗器械等进行检验，以确定是否存在设计缺陷，有无机械故障或电路故障等。

（2）活体检查、尸体检验。对活体进行检查是指对患者进行体格检查以确定患者是否残废，是否有组织器官损害导致的功能障碍，确定残废的程度及功能障碍的程度，为医疗事故的正确处理提供客观、科学的依据。对尸体进行检验主要是对尸体进行病理解剖和法医解剖，以确定死亡的原因。

尸检对判明死因具有特殊意义。《事故条例》第 18 条规定，患者死亡，医患双方当事人不能确定死因或者对死因有异议的，应当在患者死亡后 48 小时内进行尸检；任何一方均可提出尸检申请。尸检应当经死者近亲属同意并签字。尸检应当由按照国家有关规定取得相应资格的机构和病理解剖专业技术人员进行。因拒绝或者拖延尸检，影响对死因判定的，由拖延方承担责任。

（3）调查医患双方。在处理医疗事故过程中，不应忽视对医患双方的询问。因为对医患双方进行询问可以得到一些对医疗事故处理有用的信息，而且可以更好地消除医患双方的矛盾，沟通双方，以使医疗事故顺利得以解决。

（4）尸体处理。医疗机构是履行救死扶伤、保障人民生命健康的重要社会公共场所。禁止任何单位和个人以任何理由、手段扰乱医疗机构正常诊疗秩序，侵害就诊者合法权益，危害医务人员人身安全，损害医疗机构财产。所以，《事故条例》第 19 条规定，患者在医疗机构内死亡的，尸体应当立即移放太平间。尸体存放时间一般不得超过 2 周。逾期不处理的尸体，经医疗机构所在地卫生行政部门批准，并报经同级公安部门备案后，由医疗机构按规定进行处理。

（5）作出处理意见。医疗事故处理部门应在调查、研究的基础上，作出对事故的处理意见。对不构成医疗事故的案件，应以书面形式详细地向患者及其家属说明情况和理由。对构成医疗事故的案件，则要根据《事故条例》及其他法律法规的规定，责令医疗责任人员承担民事责任或行政责任，对构成医疗事故罪的，要依法追究其刑事责任。

（二）处理方式

医疗纠纷的发生对医疗单位、有关医务人员、病员及其病员家属在思想上均有巨大的压力，尤其是在确认为医疗事故之前，医患双方在时间和精力上都消耗很大，有的甚至影响了工作。为使医患双方早日从医疗事故纠纷中解脱出来，一般可采用以下三种方式。

1. 医患双方协商解决

医患双方应在地位完全平等的基础上进行协商，任何一方不得以任何理由用任何方式向另一方施加压力。协商的内容包括争议事件是否构成医疗事故、构成几级医疗事故、赔偿的具体数额等。如果双方不能就是否构成医疗事故及其等级达成共识，可以共同委托负责组织医疗事故技术鉴定工作的医学会进行鉴定，再在鉴定意见的基础上就赔偿问题进行协商。经过协商，医患双方达成一致解决方案的，应当制作协议书。协议书应当载明双方当事人的基本情况和医疗事故的原因、双方当事人共同认定的医疗事故等级以及协商确定的赔偿数额等，并由双方当事人在协议书上签名。

2. 卫生行政部门调解处理

医疗事故或事件发生后，在医患双方不同意协商或有一方不同意协商或者经过协商达不成一致意见的情况下，双方当事人可向当地卫生行政部门提出调解申请，请求卫生行政部门对该医疗事故争议进行调解。要求行政部门解决，有一个时效期限。《事故条例》明确规定，当事人自知道或者应当知道其身体健康受到损害之日起1年内，可以向卫生行政部门提出医疗事故争议处理申请。在申请行政部门解决医疗事故争议时，如果医患双方当事人中有一方向人民法院提起诉讼的，或者当事人向卫生行政部门提出医疗事故调解后又向人民法院提起诉讼的，卫生行政部门应终止行政调解，由法院通过审判裁决医疗事故争议问题。卫生行政部门主持的行政调解应是在双方当事人完全自愿的基础上，遵循合法的原则，就医疗事故争议问题在医患双方之间进行调解，促使当事人友好协商达成和解协议，解决争议问题。按法规要求，行政部门在调解时，也应先判定是否为医疗事故以及事故的等级，借此作出是否赔偿和赔偿多少的调解决定。如果有一方当事人不同意行政调解，调解便不成立。另外，卫生行政部门无权强制当事人履行行政调解所达成的协议，当事人也不能就该协议向人民法院申请强制执行。当事人可以在调解不成或者调解后一方当事人不履行和解协议时向人民法院提起诉讼，也可以不经过行政调解而直接向法院提起诉讼。

3. 诉讼解决

针对医疗事故争议问题，如果当事人既不愿意通过协商解决，也不同意由卫生行政部门进行行政解决，可以直接向人民法院提起民事诉讼。诉讼是医患双方解决医疗事故赔偿争议的最终途径，一旦当事人向法院提起民事诉讼，那么无论在任何阶段都不能再选择其他解决途径了。由法院对医患双方的争议裁决后制作的法律文书，在其生效后有强制执行力，当事人必须履行。依据我国现行法律体系，诉讼方式有三种：民事诉讼、行政诉讼和刑事诉讼。医疗事故争议总体上说属于民事案件，但不排除少数情况下为刑事或行政案件。这里的“行政诉讼”是指病员及其家属和医疗单位如果对卫生行政机关的处理决定不服，可以向人民法院提起行政诉讼。刑事诉讼是指医疗事故构成犯罪的，当事人要求追究刑事责任的可提起刑事诉讼，并同时提起刑事附带民事诉讼。

《行政诉讼法》第 2 条第 1 款规定：“公民、法人或者其他组织认为行政机关和行政机关工作人员的行政行为侵犯其合法权益，有权依照本法向人民法院提起诉讼。”因此，构成行政案件应具备如下几个条件：

首先，行政诉讼的被告只能是行政机关。在医疗事故或事件中，能够成为行政诉讼被告的只能是各级卫生行政管理部门。

其次，行政诉讼必须是针对具体行政行为。行政行为可分为抽象行政行为和具体行政行为。对于卫生行政部门来说，卫生行政部门制定的各项规章和诊疗护理常规就是抽象行政行为，卫生行政部门（机关）对医护人员违反规章制度和诊疗护理常规造成医疗事故的处理则是具体行政行为。医疗单位或者病员及其家属若要提起行政诉讼，针对的只能是卫生行政部门对医疗事故纠纷处理行为的不合法性。

最后，原告认为行政行为违法。如果卫生行政机关不遵守《医疗事故处理条例》的规定，不按规定程序处理，或将不是医疗事故的按医疗事故处理，本来是医疗事故的判定为医疗意外就是违法，病员及其家属或者医疗机构可以提起行政诉讼。

采用刑事诉讼方式解决医疗事故的案例较少见。只有当事人的行为达到了刑事、医疗法规所规定的该受刑事惩罚程度时，才适用刑事诉讼方式追究当事人责任。

三、医疗事故技术鉴定

我国《事故条例》第 20 条规定，卫生行政部门接到医疗机构关于重大医疗过失行为的报告或者医疗事故争议当事人要求处理医疗事故争议的申请后，对需要进行医疗事故技术鉴定的，应当交由负责医疗事故技术鉴定工作的医学会组织鉴定；医患双方协商解决医疗事故争议，需要进行医疗事故技术鉴定的，由双方当事人共同委托负责医疗事故技术鉴定工作的医学会组织鉴定。

（一）医疗事故鉴定组织

设区的市级地方医学会和省、自治区、直辖市直接管辖的县（市）地方医学会负责组织首次医疗事故技术鉴定工作。省、自治区、直辖市地方医学会负责组织再次鉴定工作。必要时，中华医学会可以组织疑难、复杂并在全国有重大影响的医疗事故争议的技术鉴定工作。

（二）鉴定申请

发生医疗事故争议，当事人申请卫生行政部门处理的，应当提出书面申请。申请书应当载明申请人的基本情况、有关事实、具体请求及理由等。当事人自知道或者应当知道其身体健康受到损害之日起 1 年内，可以向卫生行政部门提出医疗事故争议处理申请。

有下列情形之一的，县级人民政府卫生行政部门应当自接到医疗机构的报告或者当事人提出医疗事故争议处理申请之日起 7 日内移送上一级人民政府卫生行政部门处理：（1）患者死亡；（2）可能为二级以上的医疗事故。

（三）立案受理

卫生行政部门应当自收到医疗事故争议处理申请之日起 10 日内进行审查，作出是否受理的决定。对符合本条例规定，予以受理，需要进行医疗事故技术鉴定的，应当自作出受理决定之日起 5 日内将有关材料交由负责医疗事故技术鉴定工作的医学会组织鉴定并书面通知申请人；对不符合本条例规定，不予受理的，应当书面通知申请人并说明理由。

当事人对首次医疗事故技术鉴定意见有异议，申请再次鉴定的，卫生行政部门应当自收到申请之日起 7 日内交由省、自治区、直辖市地方医学会组织再次鉴定。

（四）调查研究，收集材料

负责组织医疗事故技术鉴定工作的医学会应当自受理医疗事故技术鉴定之日起 5 日内通知医疗事故争议双方当事人提交进行医疗事故技术鉴定所需的材料。当事人应当自收到医学会的通知之日起 10 日内提交有关医疗事故技术鉴定的材料、书面陈述及答辩。医疗机构提交的有关医疗事故技术鉴定的材料应当包括下列内容：

1. 住院患者的病程记录、死亡病例讨论记录、疑难病例讨论记录、会诊意见、上级医师查房记录等病历资料原件；

2. 住院患者的住院志、体温单、医嘱单、化验单（检验报告）、医学影像检查资料、特殊检查同意书、手术同意书、手术及麻醉记录单、病理资料、护理记录等病历资料原件；

3. 抢救急危患者，在规定时间内补记的病历资料原件；

4. 封存保留的输液、注射用物品和血液、药物等实物，或者依法具有检验资格的检验机构对这些物品、实物作出的检验报告。

医患双方应当依照条例的规定提交相关材料。医疗机构无正当理由未依照本《事故条例》的规定如实提供相关材料，导致医疗事故技术鉴定不能进行的，应当承担责任。

（五）组织鉴定

医疗事故技术鉴定，由负责组织医疗事故技术鉴定工作的医学会组织专家鉴定组进行。参加医疗事故技术鉴定的相关专业的专家，由医患双方在医学会主持下从专家库中随机抽取。在特殊情况下，医学会根据医疗事故技术鉴定工作的需要，可以组织医患双方在其他医学会建立的专家库中随机抽取相关专业的专家参加鉴定或者函件咨询。

专家鉴定组进行医疗事故技术鉴定，实行合议制。专家鉴定组人数为单数，涉及的主要学科的专家一般不得少于鉴定组成员的1/2；涉及死因、伤残等级鉴定的，并应当从专家库中随机抽取法医参加专家鉴定组。

（六）专家鉴定组讨论并出具鉴定意见

专家鉴定组应当认真审查双方当事人提交的材料，听取双方当事人的陈述及答辩并进行核实。双方当事人应当按照本《事故条例》的规定如实提交进行医疗事故技术鉴定所需要的材料，并积极配合调查。当事人任何一方不予配合，影响医疗事故技术鉴定的，由不予配合的一方承担责任。

专家鉴定组应当在事实清楚、证据确凿的基础上，综合分析患者的病情和个体差异，作出鉴定意见，并制作医疗事故技术鉴定书。鉴定意见以专家鉴定组成员的过半数通过。鉴定过程应当如实记载。

医疗事故技术鉴定书应当包括下列主要内容：

1. 双方当事人的基本情况及要求；

2. 当事人提交的材料和负责组织医疗事故技术鉴定工作的医学会的调查材料；

3. 对鉴定过程的说明；

4. 医疗行为是否违反医疗卫生管理法律、行政法规、部门规章和诊疗护理规范、常规；

5. 医疗过失行为与人身损害后果之间是否存在因果关系；

6. 医疗过失行为在医疗事故损害后果中的责任程度；

7. 医疗事故等级；

8. 对医疗事故患者的医疗护理医学建议。

（七）通知鉴定意见并作出处理

卫生行政部门经审核，对符合本《事故条例》规定作出的医疗事故技术鉴定意见，应当作为对发生医疗事故的医疗机构和医务人员作出行政处理以及进行医疗事故赔偿调解的依据；经审核，发现医疗事故技术鉴定不符合本条例规定的，应当要求重新鉴定。

有下列情形之一的，不属于医疗事故：

1. 在紧急情况下为抢救垂危患者生命而采取紧急医学措施造成不良后果的；

2. 在医疗活动中由于患者病情异常或者患者体质特殊而发生医疗意外的；

3. 在现有医学科学技术条件下，发生无法预料或者不能防范的不良后果的；

4. 无过错输血感染造成不良后果的；

5. 因患方原因延误诊疗导致不良后果的；

6. 因不可抗力造成不良后果的。

四、行政责任与刑事责任

《事故条例》第35条规定，卫生行政部门应当依照本条例和有关法律、行政法规、部门规章的规定，对发生医疗事故的医疗机构和医务人员作出行政处理。

医疗机构发生医疗事故的，由卫生行政部门根据医疗事故等级和情节，给予警告；情节严重的，责令限期停业整顿直至由原发证部门吊销执业许可证，对负有责任的医务人员依照刑法关于医疗事故罪的规定，依法追究刑事责任；尚不够刑事处罚的，依法给予行政处分或者纪律处分。

对发生医疗事故的有关医务人员，除依照前款处罚外，卫生行政部门可以责令暂停6个月以上1年以下执业活动；情节严重的，吊销其执业证书。

其实，行政处罚的威慑力（如吊销执业证书）和追究当事人医疗事故罪比按民事法律处理更具有震慑作用（有时仅靠金钱赔偿起不到警示作用），更能有效制止个别医务人员的不作为和乱作为行为。遗憾的是一个统计数字显示：自2012年9月至2017年10月，6年间我国医疗事故罪判决年均仅4.2起，说明在医疗活动中的行政监管还需加强，不能全由民事方式处理纠纷，助长一切“用钱摆平”畸形心理。早期的《医疗事故处理办法》将医疗事故分为“医疗技术事故”和“医疗责任事故”这种区分有利于行政和刑事责任的追究，也能体现对“恶性事故医者”不手软，对“求真探索医者”无金箍（禁锢）的良好医疗风尚。

医疗行为是一种特殊性质的行为，具有紧急抢救性、高技术专业性、结果的不确定性和高风险性。其法律关系也就不是一般意义上的民事法律关系。它是一种服务，但又有别于其他行业的服务与被服务关系，因为这里的权力、义务缺乏自愿、平等、等价有偿的特征，它们既不是合同关系，也不是契约关系。因为病人有选择医院的权利，而医院则不能选择病人，挂号只是为了方便病人，并不是你出钱我诊治的等价有偿关系，绝不能认为是订立医患合同。一些医疗行为会给患者造成一定的人身损害，患者也有权根据诉讼法的规定提起民事或行政诉讼，并有权要求给予经济赔偿。但是，司法机关在处理医疗纠纷过程中也不能忽视医疗保护，要从我国的国情出发，既要考虑受害者的利益，也要考虑医疗机构的公益福利性、医疗服务行业的高风险性，这里意在指明医疗损害赔偿应不同于一般民事损害赔偿，如果处理不当，不仅会挫伤医疗人员救死扶伤的积极性和创造性，也不利于新技术、新方法的推广应用，更不利于我国医学科学事业的健康发展。

第五节 医疗损害的责任与赔偿

医疗损害，是指在诊疗活动中由于医疗机构及其医务人员的过错行为，而导致患者发生身体上或精神上的损害结果。

医疗损害鉴定，是指医疗损害鉴定机构组织相应专家，对委托人提交的医患双方因诊疗活动引发的争议中是否存在医疗过错、患者的损害后果、医疗过错行为与医疗损害后果是否存在因果关系、医疗过错行为在医疗损害后果中的责任程度等专门性问题进行专业技术判断，并向委托人提供鉴定意见的活动。它是进行医疗损害责任追究和赔偿的重要依据。

《纠纷条例》也明确了医疗损害鉴定和医疗事故鉴定的统一性问题，并设立统一的医疗损害鉴定专家库。

医疗损害责任，是指医疗机构及医务人员在医疗过程中因过失，或者在法律规定的情况下，无论有无过失，造成患者人身损害或者其他损害，应当承担的以损害赔偿为主要方式的侵权责任。

医疗损害赔偿，是指赔偿权利人认为医疗机构实施的医疗行为致患者生命、健康、身体遭受不当损害，起诉要求医疗机构赔偿经济损失和精神损害的法律制度。

发生医疗纠纷后，经过调查研究、鉴定分析，最后确定了医疗行为与损害结果之间的因果关系，表明医务人员在诊疗护理工作中，由于过失造成了对病员健康和生命的损害，具备了承担法律责任的条件。根据其性质、情节、损害程度的不同，行为人承担法律责任的形式可以是行政责任、民事责任或刑事责任。

一、医疗损害的民事责任

（一）医疗损害民事责任及其性质

民事责任是指根据民法规定，公民和法人在违反自己的民事义务或者侵犯他人的民事权利时所应承担的法律后果。医疗损害的民事责任是指医疗机构及其医务人员违反法律规定侵害公民的生命健康权利时，应对受害者负损害赔偿的责任。目前，从理论界到实际工作部门，对医疗损害民事责任的争议主要集中于民事责任的性质。

医疗损害纠纷所反映的医患法律关系其基本属性是民事性质的，但它又是一种特殊的民事法律关系，具有多样性和纵横交错的特点，所以学界对我国目前医患关系的民事性质也有不同的观点：有人认为，医患关系主要是一般民事法律关系，应受民事法律规范调整；有人认为，医患关系是民事合同关系，是不典型的医疗服务合同关系，应受《民法典》调整；还有人认为，医患关系是广义的经营者与消费者的关系，应受《消费者权益保护法》调整。医患民事法律关系的性质究竟为何？这是分析认定医疗损害民事责任必须搞清楚的问题，因为不同性质的民事责任有着不同的归责原则。

在当今美国医疗损害的诉讼实践中，当事人都依据“过失侵权责任”对医生提起诉讼，其主要原因是：（1）在赔偿范围上，违约责任之诉不能要求惩罚性损害赔偿，而过失侵权责任中则可以要求惩罚性赔偿；同时，违约损害是将受害人置于如果合同得到完全履行时的境地，而补偿性侵权损害赔偿则力图补偿受害人因加害人的侵权行为遭受的全部损失，从而受害人可以要求加害人就自己遭受的痛苦、伤害等精神损害予以补偿。（2）侵权的诉讼时效期间的起算点比违约的起算点晚，违约责任的诉讼时效的起算点是违约行为发生时，而侵权的起算点是损害发生时。

大陆法系的德国，追究医生等专家民事赔偿责任的一般的法律构成，也是民法上的契约责任与侵权行为责任；法国法与日本法也有着大致相同的归类构造，只是医疗损害的受害人考虑到自己诉讼的实际情况，在发生以人身损害为中心的医生与有契约关系的患者之间的损害赔偿责任问题时，大都依据侵权行为责任处理。

由此可见，美国、德国以及日本这些国家基本上都倾向于将医疗事故责任的性质认定为侵权责任，这样对于保护患者的权益显然更为有利。

在我国关于医疗损害民事责任性质的争议主要有三种观点：第一种是契约责任说，认为医疗事故的民事责任符合违约责任的构成条件；第二种是侵权责任说，认为医疗事故的民事责任符合侵权责任的构成要件；第三种是责任竞合说，认为它既符合违约责任的构成要件又符合侵权责任的构成要件，是一种违约责任与侵权责任的竞合。笔者认为侵权责任说更为合理。

（二）医疗损害民事责任的构成要件

1. 必须有损害事实

按照现代侵权法要求，侵权行为的成立，须以发生现实的损害为前提条件，其损害赔偿请求权以实际损害为成立要件。有损害就有赔偿，没有损害则无赔偿。

民法中所指的损害事实，既包括物质上的损失，也包括精神上的损失，概括起来可以理解为“民事权益受到侵害”。作为医疗事故的损害事实，是指因医务人员不当的医疗措施给病员生命、健康造成明显的损害，没有损害的客观事实，就不承担民事责任。医疗事故的损害事实主要包括如下几项内容：（1）对病员的生命权、健康权、身体权的损害；（2）对病员及其亲属的财产的损害；（3）对病员及其亲属的精神损害。这些损害后果一般情况下同时发生，有时也仅发生其中的一项或数项。值得一提的是，损害事实不仅是承担民事责任的条件，同时也是确定损害赔偿额的重要依据。所以，区分哪些损害是由医生的违反义务的行为造成的，哪些损害是疾病的自然发展，至关重要。比如，手术过程中对人体的“侵害”，手术后身体留下的疤痕等，这些是为治愈疾病所付出的不可避免的代价。因此，此类“损害”是治疗措施的一部分，不应作为损害后果。

2. 必须有违法行为

对“违法”一词应作广义的理解，此处的法律规范不仅包括国家的法律、法规，更主要的是指卫生行政部门和医疗单位制定的规章制度，以及诊疗护理常规、操作规程、技术要求和医学科学规律。违法行为通常有作为和不作为两种形式。作为是指行为人采用积极的行为去实施某种法律所禁止的行为。如某外科医师在手术中将病人正常的肾脏切除，保留了有病变的一侧。不作为是指行为人消极地不去实施自己所应该实施的行为。如急诊室值班医务人员强调病人不属于本院收治对象，不予抢救处置。

3. 损害事实和违法行为之间必须有因果关系

因果关系是现代法律归责原则的客观基础，是任何一种法律责任的构成要件。

一般情况下，判定医疗机构及其医务人员的过失行为与患者人身损害之间有无因果关系不太困难。但是，客观事件中的因果关系往往极为复杂，特别是多因一果时。临床上病人的身体损害与疾病本身的自然转归中的因果关系，有的因疾病笃重，而责任者的过失行为只是出于非决定性的地位，甚至出于偶合地位，这些都应当科学地、实事求是地，要具体分析各个原因的不同地位和作用，避免以偏概全，使之得到客观公正的认定。行为人只能对自己的违法行为所造成的损害结果负责任，即行为人的行为和损害事实之间必须存在因果关系，如果两者之间无因果关系，行为人就不承担民事责任。

因果关系主要有四种类型：(1) 一因一果，是指一个损害结果由一个违法行为所造成，这种类型简单而又普遍，其中的责任承担者和责任范围较为明确。(2) 一因多果，是指一个违法行为引起多种损害结果。(3) 多因一果，是指一个损害结果是由数个违法行为所造成，这种类型较为复杂，且在医疗纠纷中较常见。(4) 多因多果，是指多个行为人或多个违法行为造成了受害人的多项损害或多个受害人被损害的后果，这是因果关系中最为复杂的一种。有时确定二者之间有无因果关系确实是相当困难的，有时必须凭借技术鉴定或尸体解剖才能予以解决。这就涉及医疗侵权诉讼的举证责任问题。

从公平角度分析，将医疗过错和因果关系的举证责任交给医疗机构承担，实行举证责任倒置，是因为医疗机构距离证据更近，更易于收集证据，在证据的占有和控制上居于绝对的强势地位，这就合理平衡了医患之间的举证能力，同时让更有条件、更有能力的医疗机构收集证据，也具体考虑了对弱者的保护，充分体现了诉讼的公正价值。需要明确的是举证责任倒置并不是将全部案件的举证责任都强加给医疗机构。在四个要件事实中，首先应由原告患方对“医疗行为”和“损害结果”两个要件事实承担举证责任，之后再由被告医疗机构对“医疗过错”和“因果关系”这两个要件事实相反的情况承担举证责任。

从司法角度分析，举证责任倒置规则在医疗侵权诉讼中的适用，较好地避免了由处于弱势的患者因收集证据困难而难以或者不能获取充足证据的情况出现，这为法官查清案件事实及在此基础上作出公正的裁判提供了制度保障，有助于实现保护民事权益和解决民事纠纷等诉讼目的。

从医学视角分析，将“医疗过错”和“因果关系”的举证责任倒置由接近事故源的医疗机构承担，也能够有效地促使医疗机构和医疗人员更谨慎地执业，更好地预防和控制医疗损害及事故的发生。由于医学科学是一门集自然科技与社会知识于一身的高难度科学，医疗服务活动是一种直接服务于人类健康的特殊社会活动，这就决定了医疗行为在目的上具有道德性、在内容上具有专业性、在手段上具有侵袭性、在要求上具有协作性、在本质上具有公益性等特征。这种与人类其他一般社会活动显著不同的特点，决定了司法在处理医患纠纷时，既要区别于一般侵权行为，又要区别于其他高危险、高技术、高度专业领域内发生的特殊侵权行为，必须有机综合法学和医学两个视角合理平衡医患之间的利益。

医疗行为是一种充满未知和探索的高科技、高风险的认知活动，而这又直接关系到全人类健康的前途命运，因此，无论是在社会观念上，还是在法律规范上，都必须对这种风险有一个科学的认知和理性的包容态度。如果不能适度地容许这种侵袭性的合理损害，那么人们的正常医疗活动就会无法进行。如果在社会层面上对其过于苛求，而在制度层面上又不能进行理性的引导和合理的平衡，那么，只会极大地挫伤医学研究和临床实践的进步，人类健康的前途命运就会暗淡无光，最终受影响的还是我们自己。

4. 行为人主观上必须有过失

过失是指行为人由于疏忽大意和过于自信的两种心理状态所造成的不良后果。疏忽大意过失，指在诊疗过程中，根据行为人相应职称和职责，包括知识、经验、专业技术和岗位责任制要求，应当预见到和可以预见到自己的行为可能造成对病员的损害结果，因为疏忽大意而未预见到，致使损害结果发生。过于自信过失，指行为人虽然预见到自己的行为可能给病员带来损害结果，但是轻信自己的技术、经验或有利的客观条件等能够避免，从而导致了判断上和行为上的失误，给病人造成了损害结果。如果医务人员在诊疗护理过程中无过失，即使病人出现了十分严重的后果，医疗单位也不承担民事赔偿责任。

（三）医疗损害赔偿原则

医疗损害的民事赔偿是把加害人（医疗机构）的民事责任和受害人（患者或其家属）的合法权益具体量化，反映着加害人承担民事责任的程度和受害人合法民事权益受保护的程度。根据不同的责任适用不同的赔偿法规，这才能真正体现“保护医患双方权益”的目的，对于医疗责任事故采用民事侵权的有关法律规定，而对于医疗技术事故则采用《事故条例》的赔偿规定，这主要从医疗行为的特殊性、专业性、高风险性等非一般意义上的民事法律关系考虑，从不挫伤医务人员救死扶伤积极性和创造性，以利于医疗事业健康发展为目标。

《事故条例》第49条规定，医疗事故赔偿，应当考虑下列因素，确定具体赔偿数额：(1）医疗事故等级；(2）医疗过失行为在医疗事故损害后果中的责任程度；(3）医疗事故损害后果与患者原有疾病状况之间的关系。不属于医疗事故的，医疗机构不承担赔偿责任。以上规定是确定处理医疗事故赔偿争议具体数额的四项基本原则，即赔偿数额与事故等级相适应的原则；赔偿数额与责任程度相适应的原则；赔偿数额与病损关系相适应的原则；非医疗事故不赔偿的原则。这里的原则仅适用于“医疗技术责任”。

1. 赔偿数额与事故等级相适应的原则

这一原则要求在处理医疗事故赔偿争议中，确定的医疗事故具体赔偿数额应与该具体案件的医疗事故等级相适应。《事故条例》根据医疗过失行为对患者造成的损害程度，把医疗事故分为四级：造成患者死亡、重度残疾的属于一级医疗事故；造成患者中度残废、器官组织损伤导致严重功能障碍的属于二级医疗事故；造成患者轻度残疾、器官组织损伤导致一般功能障碍的属于三级医疗事故；造成患者明显人身损害的其他后果的属于四级医疗事故。按照《医疗事故分级标准》，在每一级中又分若干等，共计十二个等级。所以，在确定医疗事故赔偿的具体数额时，不仅要考虑医疗事故属于哪一级别，还需要考虑医疗事故属于该级别的哪一个等次。不同级别的医疗事故其赔偿数额也不同，属于同一级别但分属不同等次的医疗事故其赔偿数额也不同。这样才能更好地体现公平合理的原则。

2. 赔偿数额与责任程度相适应的原则

这一原则是指医疗事故赔偿数额，应当与医疗过失行为在医疗事故损害中的责任程度相适应。也就是说，针对具体的医疗事故赔偿争议案件，在按照规定的项目和标准计算出患者方的各项费用及补偿数额后，还要确定医疗事故责任者所应当承担的赔偿份额，这个赔偿份额的确定，应当充分考虑医疗机构的医疗过失行为在造成患者人身损害后果的过程中所起的作用，最终确定的赔偿份额应与医疗方的责任程度相一致。在相关的配套部门规章中，将责任程度分为完全责任、主要责任、次要责任和轻微责任四个等次。

3. 赔偿数额应和患者原有疾病状况与损害后果关系相适应的原则

这一原则要求在确定医疗事故赔偿争议具体赔偿数额时，应当实事求是，客观地分析患者原有疾病状况对医疗事故损害后果的影响因素以及其与损害后果之间的关系，免除医疗机构不应承担的赔偿份额。因为，医疗事故损害后果的形成具有相当复杂的因素，有医疗过失行为的作用，有患者原有疾病状况的作用，有医疗行为自身风险的作用，还有医学技术局限性的作用，以及社会环境条件的影响等因素参与。在诸多影响到医疗事故损害后果形成的因素中，患者原有疾病状况与医疗事故损害后果之间的关系，可以说是这诸多因素中一个极为重要的、突出的因素。如果在确定医疗事故赔偿争议的具体赔偿数额时，不客观地考虑患者原有疾病状况对医疗事故损害后果的影响以及其与损害后果之间的关系，而让医疗机构承担了过多的赔偿份额，这也有悖于法律规定的公平原则。

4. 医疗机构对非医疗事故损害不承担赔偿责任的原则

这一原则是指在医疗事故赔偿争议案件中，医患双方争议的事实是否属于医疗事故，这是医疗机构对患者承担赔偿责任的唯一标准。如果医患双方就人身损害的后果经医学会组织专家鉴定，得出的鉴定意见不属于医疗事故，那么医疗机构就不应当承担对患者人身损害的赔偿责任。注意：医患双方协商解决或行政部门调解医疗事故争议，也必须以此为据，先商定或判定是否属医疗事故、所属等级后，再依条例规定项目商定赔偿数额，否则也是有悖法理的。

关于医疗事故赔偿费用的结算方式，《医疗事故处理条例》第52条规定："医疗事故赔偿费用，实行一次性结算，由承担医疗事故责任的医疗机构支付。"这样规定有其积极意义，因为如果每一起医疗事故的赔偿费用都分期支付，对医疗机构来说在一定时期内可能不止一起，这样势必加大医疗机构的工作量，影响正常工作，使善后工作不能及时、妥善地处理。同时，一次性补偿对患者及其家属在精神上也是一种安慰。如果把一笔款项分多次支付，会使受害者及其家属受到不必要的刺激，也不利于他们安排以后的生活。

（四）医疗损害赔偿的范围

1. 原则范围

"赔偿实际损失"原则，其基本含义是，造成多少损失就给予多少赔偿，受害人不得在损失之外寻求赔偿，因为那将损害加害人的合法权益；当然，加害人也不得低于实际损失给予赔偿，因为那又将损害受害人的合法权益。实际损失包括直接损失和间接损失两个方面，这就是医疗纠纷民事赔偿责任的原则范围。

直接损失是指病员因遭受医疗上的损害，而造成其现有的财产实际减少。这种损失能够通过一定的货币尺度加以衡量，一般包括：医疗费、就医交通费和住宿费、死亡丧葬费等。

间接损失是可得利益的减少。其实质是本来应当且能够得到的财产或利益没有得到。对间接损失的赔偿应当注意以下几个问题：（1）损失的是一种未来的可得利益，在医疗事故发生时，还不是一种现实的利益；（2）这种丧失的未来利益，在赔偿是具有实在性，而不是抽象的或假设的；（3）这种可得利益必须划定一定范围，在司法实践中要有相对科学、统一明确的计算方法。间接损失一般包括误工损失费、生活补助费、继续治疗的医疗费、无生活能力人的抚养费等。

2. 具体范围

医疗事故对病员身体的伤害，既可以造成财产上的损害，也可以造成精神上的损害。由于对病员身体侵害所造成的后果不同，给病员造成的财产损失和精神损失的程度也不同，进而赔偿的具体范围也不同。医疗事故造成的病人身体损害的后果有四种情况：一是仅延长了治疗时间，最终还是治愈；二是永久性伤残；三是死亡；四是精神损害。

（1）最终治愈。这种情况通常是由差错引起。病员因一过性的医疗差错而受到比较轻微的损害，经积极治疗或休养，可以治愈而不留下后遗症，只是给病员造成暂时性损伤，或使原疾病治疗时间延长，增加了病员的痛苦。此时的赔偿范围一般包括如下项目的费用：医疗费、营养费、就医交通和住宿费、陪护费和误工损失费。

（2）永久性伤残。病员因医疗事故招致较严重的损害，虽经治疗也不能完全治愈或留下后遗症，治疗终结后，病员永久遗留不同程度的残疾，从而使其不同程度地丧失劳动能力。此时的赔偿范围，除第一种情况下的项目外，还需增加如下项目费用：伤残者生活补助费、伤残用具费、受伤残者抚养的人的抚养费、伤残者护理费和伤残者赖以生存所必需的继续治疗的医疗费。

（3）死亡。此时的赔偿范围，除第一种情况下的项目外，还需增加如下项目：丧葬费、补偿费（抚慰费）、死者生前抚养之人的抚养费（抚恤金）。

（4）精神损害。2001 年 3 月 10 日，最高人民法院制定的《关于确定民事侵权精神损害赔偿责任若干问题的解释》中规定，自然人的生命权、健康权、身体权、姓名权、肖像权、名誉权、荣誉权、人格尊严权、人身自由权等人格权益，遭受非法侵害时，可以依法请求赔偿精神损害。2020 年 5 月 28 日通过的《民法典》第 1183 条明确规定：侵害自然人人身权益造成严重精神损害的，被侵权人有权请求精神损害赔偿。精神损害赔偿的数额，根据以下因素确定：侵害人的过错程度；侵害的手段、场合、行为方式等具体情节；侵权行为所造成的后果；侵权人的获利情况；侵权人承担责任的经济能力；受诉法院所在地平均生活水平。另外，受害人对损害事实和损害后果的发生有过错的，可以根据其过错程度减轻或免除侵权人的精神损害赔偿责任。

概括起来讲，医疗损害赔偿的范围可表述为：

常规赔偿（一般损害赔偿）。包括：医疗费、误工费、护理费、交通费、住宿费、住院伙食补助费。

残疾赔偿（丧失劳动能力赔偿）。包括：生活补助费、残疾用具费、间接受害人抚养费。

死亡赔偿（损害生命赔偿）。包括：死亡补偿费、丧葬费、间接受害人抚养费。

精神损害赔偿。《民事侵权精神损害赔偿责任若干问题的解释》没有规定精神损害赔偿的具体数额。因为精神利益损害和精神痛苦并没有财产的价值，确定精神损害制度只是借财产的形式对人格关系进行调整。

（五）医疗损害赔偿的项目和标准

应参照《民法典》《医疗损害责任解释》《人身损害赔偿解释》《精神损害赔偿解释》《事故条例》的相关规定执行。

二、医疗损害的刑事责任

刑事责任是行为人实施犯罪行为必须承担的法律责任。医疗损害的刑事责任见于医疗事故中，主要体现于《刑法》规定的医疗事故罪中。医疗事故罪的确立改变了以往实践中罪名不统一，量刑畸轻畸重的现象，维护了法律的严肃性。医疗事故罪是指医务人员在诊疗护理过程中，由于违反卫生行政规章制度或者技术操作规范，严重不负责任，造成就诊人死亡或者严重损害就诊人身体健康的行为。其构成要件如下：

（一）犯罪客体

犯罪客体是指我国刑法所保护的，而为犯罪行为所侵害的社会主义社会关系。医疗事故罪的犯罪客体是复杂客体，一是侵犯了就诊人的生命健康权；二是侵犯了医疗单位正常的工作秩序，医疗机构的卫生行政规章制度或者技术操作规程遭到破坏，医疗机构的形象、声誉、名誉受到损害。

（二）犯罪的客观方面

表现为严重不负责任，造成就诊人死亡或者严重损害就诊人身体健康的行为。所谓严重不负责任是指医务人员违反规章制度和诊疗护理常规的行为。规章制度是指与保障病人的生命、健康有关的诊疗护理方面的规章制度，包括：诊断、处方、麻醉、手术、输血、护理、化验、消毒、医嘱、查房等各个环节的规程、规则、守则、制度等。诊疗护理常规，是指长期以来在诊疗护理实践中被公认的行之有效的操作习惯与惯例。

违反规章制度和诊疗护理常规，是构成本罪的前提条件。如在用药方面，粗心大意，不认真核对，错把毒药或者非药物品当作治疗用药，导致病人死亡；在手术方面，由于马虎粗心，将不应切除的器官切除，或将手术器械遗留在病人体内；在麻醉方面，违反麻醉禁忌或用药前不核对，用药量过大或误将其他药物当麻醉药物使用，造成病人死亡等。如果行为人没有违反这些制度和常规，即使发生了病人死亡等严重后果，也不构成本罪。

医疗事故罪必须是造成就诊人死亡或者严重损害就诊人身体健康的行为。严重损害就诊人身体健康是指造成就诊人残疾、组织器官严重损伤等严重后果。如果行为人虽然有违反规章制度或诊疗护理常规的行为，但没有造成就诊人死亡、身体健康严重损害的后果则不构成本罪。危害行为与危害结果之间的因果关系是指危害行为与危害结果的内在的、必然的联系，前者是原因，后者是结果。

（三）犯罪主体

犯罪主体是指实施犯罪并承担法律责任的人。医疗事故罪的犯罪主体是自然人，法人不能成为医疗事故罪的犯罪主体。医疗事故罪的犯罪主体是特殊主体，只能是医务人员，包括：医疗防疫人员、药剂人员、护理人员及其他专业技术人员。此外，医疗单位中其他负有为保障公民的生命和健康权而必须实施某种行为的特定义务，由于不履行或者不认真履行这种义务以致造成严重后果的人员，也可以构成本罪的主体。如急救中心救护车司机接到呼救后，无故不出车或不及时出车，延误抢救时机，造成病人死亡的，也应依照本罪的规定追究刑事责任。

（四）犯罪的主观方面

犯罪的主观方面是指犯罪主体对自己行为的危害结果所持的心理态度。本罪的主观方面只能是过失，即医务人员应当预见自己的行为会造成就诊人死亡或者严重损害其身体健康的危害结果的发生，只是因为疏忽大意而没有预见，或者已经预见但轻信能够避免，以致造成损害结果的发生。

对医疗事故罪的处罚，根据《刑法》第335条的规定，犯医疗事故罪的处三年以下有期徒刑或者拘役。鉴于医疗工作的创造性与风险性并存，对医务人员施以刑罚时应综观全案，审慎把握。

三、医疗损害的行政责任

违反行政法规是承担行政责任的前提，只有行为人违反了行政法所规定的职责或义务，才能令其承担行政责任。它包括以下几种情况：国家工作人员执行公务时违反有关法规的行为，如失职、越权、泄密、违反纪律等；公民违反行政管理法规或危害他人人身财产安全但不够刑事处分而应受行政处罚的行为；法人违反管理法规应受行政处罚的行为。医疗损害的行政责任见于医疗事故中尚不够刑事处罚的医务人员，即医疗事故行政责任。

（一）医疗事故行政责任的概念和特征

医疗事故行政责任，是指医务人员在诊疗护理过程中，不遵守规章制度和操作常规，造成病员严重不良后果，依据行政法的规定应承担的法律责任。医疗事故行政责任具有如下特征：

1. 医疗事故行政责任产生于违反行政法

医疗事故的责任人员违反了医疗行政法规，危害了病员的人身安全和健康，但不够刑事处分。因此，依照行政法律的规定给予行政处分，使其承担行政责任。

2. 医疗事故行政责任只适用于特定的人

医疗事故行政责任只能由国家批准或承认的医务人员来承担，非医务人员不能承担医疗事故的行政责任。即医疗事故行政责任的主体是违反行政管理法规、命令和决定，违反操作规程以致造成医疗事故的医务人员。

3. 医疗事故行政责任只能由法定机关追究

卫生行政部门是追究医疗事故行政责任的主要机关，它有权对造成医疗事故的责任人员予以行政处分，追究其行政责任。

（二）承担医疗事故行政责任的条件

一般来说，承担医疗事故行政责任必须同时具备的条件是：

1. 违法行为

医疗事故行为人违反行政法律义务，是承担医疗事故行政责任的前提。《医疗事故处理条例》《医疗事故分级标准》《药品管理法》《执业医师法》《医疗机构管理条例》《医院工作人员职责》等，对规范医疗工作起到了重大作用。如果违反了这些规章制度和诊疗护理常规，医护人员就是没有履行好自己的义务，医疗活动的安全就不易得到保障，这种违法行为往往是造成医疗事故的主要因素。

2. 主观上有过错

一般就行政责任来讲，行政领域的违法行为只要认定下来，就不再过问行为人的主观因素，即可视为主观上有过错。但医疗事故行政责任有它的特殊性，承担医疗事故行政责任的人员，首先应该是由于其行为造成了医疗事故。若行为人主观上无过错，即使造成对病员的损害达到致病员死亡、残疾或功能障碍的程度，亦只是医疗意外或并发症，不属于医疗事故，当然更谈不上承担医疗事故行政责任了。

3. 必须达到应受行政处分或行政处罚的程度

《事故条例》第 55 条第 1 款规定：“医疗机构发生医疗事故的，由卫生行政部门根据医疗事故等级和情节，给予警告；情节严重的，责令限期停业整顿直至由原发证部门吊销执业许可证，对负有责任的医务人员依照刑法关于医疗事故罪的规定，依法追究刑事责任；尚不够刑事处罚的，依法给予行政处分或者纪律处分。”

因此，若行为人不负责任的行为显著轻微，就采取批评教育的方式来帮助他们提高思想觉悟，如果能够认识并改正错误的，不予以行政处分；但若行为人严重不负责任并造成严重后果已达到触犯刑法的，则应依法追究其刑事责任，而不能以行政处分或行政处罚来代替。

4. 医疗事故必须是在诊疗护理工作中发生的

医务人员从事诊疗护理工作，是在卫生行政部门授权的情况下依法执行职务。如果医务人员在法定工作以外私自行医，或者未经单位同意或许可，在其他医疗单位或与个体开业医生合伙，从事业余的医疗服务活动而造成病人不良后果的，就不能按医疗事故处理。此时，在这种非法行医活动中，行为人不属于法律规定的医务人员，不具备承担医疗事故法律责任的主体资格，其所承担的责任也就不属于行政责任。因此，给病员造成损失的，应承担民事赔偿责任；情节恶劣构成犯罪的，还应同时承担刑事责任。

（三）医疗事故行政责任的形式

1. 行政处分

行政处分是国家机关或企事业单位对其所属的工作人员违反行政法律规范或本单位、本部门的行政命令、决定、规章制度而作出的纪律性制裁。行政处分是行政机关内部用以维护法律、纪律和各项规章制度所采取的必要行政措施。医务人员在诊疗护理过程中，因过失违反有关行政法律、法规所规定的规章制度，从而造成病人死亡、残废、功能障碍等后果，由所在医疗单位对直接责任人员作出的行政制裁，就属于行政处分。

根据《公务员法》第62条之规定，行政处分共分为六种形式：警告、记过、记大过、降级、撤职和开除。警告是对于违法失职和违反纪律但情节比较轻微或是初犯的干部或职工的书面正式谴责；记过、记大过适用于虽有违法乱纪行为并应受处分，但仍可继续担任现职的人员；降级、撤职适用于违法乱纪行为较严重，不能继续担任现职的人员，无职可撤的，可以降低其工资级别；开除适用于严重违法乱纪，造成严重损失，屡教不改或者不可救药，不适合在国家机关或企事业单位继续工作的人员。因此，在对医疗事故的直接责任者确定行政处分时，应当从以下四个方面综合考虑给予判定：

（1）事故等级。它是根据直接造成病人损害的程度来认定的。《医疗事故处理条例》及配套法规把医疗事故分为四级十二等。事故等级越高，意味着给病人造成的损害程度越深，也相应地应给予较重的行政处分。

（2）情节轻重。情节，是指卫生行政机关、医疗单位在对造成医疗事故的责任者决定行政处分时，作为决定处分轻重所依据的各种情况和事实。其内容包括：对规章制度是执行不严格，还是不执行，或是严重违反；病人是正常病人，还是特异体质；病情是普通病，还是危、重、难病；仪器设备等硬件是否完善；医务人员的技术水平、客观环境是否与所处理的病情相适应等。这些情况能够证明责任者行为的恶劣程度和主观过失的大小，是决定处分轻重的重要依据。

［案例］ 某医生在给病员行双侧输卵管结扎术时，误将氯丙嗪当作普鲁卡因注入皮下作为局部麻醉的麻醉药。30分钟后病员即发生中毒症状：血压下降为零，呼吸心跳停止，意识丧失等，虽经积极组织抢救，但终因抢救无效死亡。本案医疗事故的发生，主要原因是术者用药前未经核对，工作不负责任造成的。但鉴于责任者没有主观故意，事故发生后又积极组织抢救，情节尚属较轻，给予行政降级处分。

（3）本人态度。所谓本人态度，是指医疗事故发生后，有关责任者对自己的错误所持的态度。如在诊疗护理过程中是否认真；事故发生后责任医师是否及时向上级医师或有关领导报告，并积极采取措施进行抢救；是否积极配合调查，如实承认自己的错误并检讨；是否如实封存原始病案、记录等材料及物品等。

（4）一贯表现。所谓一贯表现，是指在诊疗护理过程中，因过失造成医疗责任事故的医务人员一贯对病人及对工作所持的态度。医疗工作复杂特殊，具有一定的危险性，医疗事故的发生也有某种偶然性。若责任医师在事故发生以前一直细心谨慎，对工作高度负责，对病人热情耐心，对技术精益求精，但因一时的个人情绪波动或工作负荷过大，或因健康原因等导致了不良后果的，这种事故只是偶尔疏忽所致，对以后的危害性并不大，可以从宽处理。若责任医师一贯工作责任心不强，马马虎虎，敷衍了事，全然不顾患者的利益，医疗事故频频发生，对这样的医生要严加处理，绝不能姑息，否则会遗患无穷。

2. 行政处罚

行政处罚是指行政机关或其他行政主体依照法定权限和程序对违反行政规范，尚未构成犯罪的相关方给予行政制裁的具体行政行为。行政处罚与行政处分虽然都属于行政处理的范畴，但两者并不相同。行政处罚是由国家授权的特定行政机关作出的，其强制性要比行政处分严厉。从实质上说，行政处分是行政机关对其内部人员违法违章行为作出的纪律处分；行政处罚是对行为人尚未构成犯罪的行为采取的强制措施。

根据《事故条例》的规定，卫生行政部门应当根据医疗机构发生医疗事故的等级和情节轻重的不同，对其采取以下行政处罚措施：

（1）警告。这是对发生了医疗事故，但事故等级低、情节轻微的医疗机构进行的行政处罚，是一种既具有教育性质又具有强制性质的轻微处罚。

（2）责令限期停业整顿。这是卫生行政部门对发生医疗事故的医疗机构采取的较为严厉的强制性行政处罚方式。这种处罚方式主要适用于发生严重医疗事故的医疗机构。从实际情况来看，责令限期停业整顿主要适用于规章制度不健全、内部管理混乱的医疗机构。为了防止此类医疗机构再次发生医疗事故，有必要责令其限期停业整顿。如果停业整顿期满，医疗机构不能消除医疗事故隐患，整顿效果达不到规定的标准，可责令其继续停业整顿，直至达到规定的标准，才能允许其重新开业。如果医疗机构拒绝停业整顿，或者不认真进行整顿工作，或者经过继续整顿仍达不到规定的标准，则可以考虑停止其营业。

（3）吊销、暂扣执业许可证。这是卫生行政部门对发生医疗事故的医疗机构采取的最为严厉的强制性行政处罚方式。《纠纷条例》第45条、第46条，《事故条例》第55条根据不同违规行为，卫生行政部门可以责令暂停6个月以上1年以下的执业活动，情节严重的，吊销其执业证书。

第十二章

司法精神疾病鉴定与精神损害赔偿

第一节　概　　述

按照世界卫生组织新公布的《国际疾病分类第十一次修订本（ICD－11）中文版》，精神障碍分为20大类、163小类，800多种。诸如常见的老年痴呆、妄想症、抑郁症、躁狂症、焦虑症、失眠症、智力低下、儿童孤独症、自闭症、强迫症等，这些都属于精神疾病。

随着社会的快速发展，学习、工作、就业压力的不断增大，生活节奏的日趋紧张和竞争的日益激烈，我国精神疾病的发病率呈明显增长趋势，总体发病率高达17.5%（在2013年曾是14%）。2019年4月18日，“中国精神卫生调查成果高峰论坛”发布了首次全国性精神障碍流行病学调查结果，中国成人任意一种精神障碍（不含老年期痴呆）的终身患病率是16.57%，从病种来看，焦虑障碍患病率最高，12个月患病率为4.98%。而且越来越多地涉及刑事案件和民事案件的有关当事人要求进行精神疾病司法鉴定。因此，如何及时准确地对被鉴定人作出科学诊断，保护精神病患者的合法权益，打击犯罪，是法医工作面临的一项重要任务。

一、精神和精神疾病的概念

（一）精神与精神活动

人的精神是指人的意识、思维活动和一般心理状态。在哲学上是人们在改造世界的社会实践活动中通过人脑产生的观念、思想上的成果。即外在客观世界在人脑中的反映（哲学概念）。人的精神来自人对其对象的感觉、知觉和意识等的体验和考量。精神活动就是大脑的功能活动，是大脑这种高度分化物质的机能，是一个人精神的具体动态表现。人的认识、思维、情感和意志等精神活动离不开大脑这一高度分化的物质。大脑是一切精神活动的器官。大量的精神生化、药理与临床资料证明，神经递质、神经肽类物质以及某些内分泌激素水平，在精神活动中具有十分重要的作用，无时无刻不在影响着人的精神和行为活动。

人的精神活动包括心理过程和个性心理特征（人格）两个方面。人的心理过程又包括认识过程（感觉、知觉、思维、记忆等）、情感过程（喜、怒、哀、乐等）和意志过程（意志增强，意志减弱——做事情没毅力，遇事犹豫不决——强迫症）。人在对客观事物的认识过程中会产生愉快、憎恶、恐怖等情绪体验，人对自己这种态度的体验就是情感。人的意志行为是在某种动机的驱使下为了达到某种目的而表现出来的心理现象。

个性心理特征（人格）是指一个人在兴趣、爱好、能力、气质、性格诸方面所表现的特点，它是在先天素质的基础上，加上后天生活经历和环境的影响形成的。一个人的人格表现在知、情、意等心理活动的各个方面，包括个人的认知能力的特征、行为动机的特征、情绪反应的特征、人际关系协调的程度、态度和信仰的体系、道德价值的特征等。人格的稳定性是保障一个人正常精神活动的重要条件。

（二）精神疾病

当一个人的精神活动偏离了正常（常态）并发生障碍就形成精神疾病。精神疾病就是以精神活动障碍为主要表现的一类疾病。故精神疾病又称精神障碍，是指精神活动显著偏离正常，以精神病性症状、社会功能下降和（或）自知力缺乏，本人感到精神痛苦为特征的一种情况。或者说是在各种因素作用下造成的心理功能失调，而出现感知、思维、情感、行为、意志及智力等精神活动方面的异常。精神疾病包括传统概念中的重度精神病（精神分裂症、双相障碍）、轻性精神障碍（神经症、人格障碍）和精神发育迟滞（先天愚型）。

1. 重型精神障碍（传统观念中的“精神病”）

重型精神障碍是一种严重的精神障碍，也是最严重的一类精神疾病，有感知、记忆、思维能力受损，情绪反应与行为不适当，常出现各种幻觉、妄想等精神病性症状。与此同时，现实检验能力严重下降，社会功能严重下降，自知力缺乏。精神病是由于人体内外各种因素引起的大脑机能活动发生紊乱，导致认识、情感、行为和意志等精神活动严重障碍的疾病。临床上表现为精神活动完整性和统一性的破坏，精神活动明显异常（极端不正常），常对患者本人、家庭和社会造成不良影响，患者往往对自己的病态缺乏认识，否认有病，不肯主动就医。重型精神病主要包括：精神分裂症、偏执性精神障碍、双相情感性精神障碍、分裂情感性精神障碍、癫痫性精神障碍以及严重精神发育迟滞。

2. 轻性精神障碍

轻性精神障碍是一组轻度的精神障碍，主要表现为精神活动能力降低（如注意力不集中，记忆力差，思维与工作能力降低）、情绪波动与烦恼、体感性不适增加等。但患者并没有丧失与现实接触能力，只是对社会适应能力减退，不造成对周围人的明显不良影响，自知力良好，大多自知有病，能主动求医治疗。非精神病性精神障碍主要包括神经衰弱、癔症、焦虑症、疑病症、抑郁性神经症（神经症性抑郁，国际上统称心境恶劣）、强迫症、恐惧症等各种神经症、人格障碍，性功能障碍，性变态、药瘾、心身疾病以及程度较轻的精神发育迟滞，各种睡眠障碍及各种应激反应状态或情绪反应等。

神经症又称神经官能症，是一组主要表现为焦虑、抑郁、恐惧、强迫、疑病症状或神经衰弱症状的精神障碍。本障碍有一定人格基础，起病常受心理社会（环境）因素影响。症状没有可证实的器质性病变做基础，与病人的现实处境不相称，但病人对存在的症状感到痛苦和无能为力，自知力完整或基本完整，病程多迁延。常有高度的暗示性，强烈的情感性，丰富的幻想性，强迫性怀疑，强迫性回忆，恐怖性症状，抑郁性症状（情绪持久性的低落，整天无精打采，说话唉声叹气）。

3. 精神发育迟滞

精神发育迟滞又称精神发育不全，智障或低能，是一组因先天性或出生后由于各种疾病或有害因素引起的精神活动发育受阻的疾病。其主要特征为精神活动的发育停留在较低级水平，突出表现为智能低下，学习困难或不能学习，缺乏适应生活和社会的能力。

$$\text{智商（IQ）}=\frac{\text{智力年龄（MA）}}{\text{实足年龄（CA）}}\times 100$$

传统的中国分类将本病分为白痴（$IQ<20$）、痴愚（IQ：20～49）、愚鲁（IQ：50～70）三级。

WHO根据智商将精神发育迟滞分为轻度（IQ：50～69）、中度（IQ：35～49）、重度（IQ：20～34）、极重度（$IQ<20$）四个等级。

（三）心理疾病

心理疾病是个体对环境失调和心理失衡的一种反应。它们都引发了精神活动紊乱。心理问题严重时发展为心理障碍，再发展加重并较长时间时成为心理疾病（焦虑症、强迫症）。心理问题是指那些近期发生的内容比较局限，心理活动反应不甚强烈，且未影响思维逻辑的暂时性的心理紊乱。心理障碍是指初始反应就很强烈，且持续时间比较长，以及自身难以克服的精神负担。由于长期的精神折磨，有时伴有人格缺陷，这类人可出现明显的临床症状。心理疾病的特点是：

1. 强烈的心理反应

可出现思维判断上的失误，思维敏捷性的下降，记忆力下降，头脑黏滞感、空白感，强烈自卑感及痛苦感，紧张焦虑，行为失常等。

2. 明显的躯体不适感

如消化系统可出现食欲不振、腹部胀满、便秘或腹泻等症状；心血管系统则可出现心慌、胸闷、头晕等症状；内分泌系统可出现女性月经周期改变等。

3. 患者自知力完整

患者能够清楚地感觉到它的存在，因此而感到痛苦，并竭力想摆脱，病人主动求治欲强烈。

4. 需心理医生的治疗

此状态之患者一般不能通过自身调整和非心理科专业医生的治疗而康复。

心理疾病逻辑思维正常，与人相处良好，但自我感觉痛苦，并有躯体不适感，自知力完整。总之，它们都是大脑功能失调导致认识、情感、意志行为等精神活动出现异常。

二、精神疾病的病因

人的精神活动是十分复杂的，鉴于正常行为形成的复杂性，异常行为或精神疾病更不可能由单一因素引起，往往是多种因素相互作用的结果。大体上可归纳为三个方面：

（一）生物学因素

1. 遗传因素

遗传因素在精神疾病的发生中占有重要地位。现代医学可以从细胞染色体结构或基因分子结构的异常上找到疾病的生物遗传学基础，遗传因素决定着个体生物学特征。人类许多遗传性疾病是由于化学的（如药物）、物理的（如高能放射）或生物因素（如病毒）的影响，使遗传信息发生紊乱造成的。如先天愚型已明确为第 21 对染色体三体性畸形；躁狂抑郁症的病理基因位于第 11 对染色体。对精神分裂症和躁狂抑郁症来说，遗传作用是形成容易罹患各种精神病的基本素质，会不会发病，还受到包括心理、社会因素在内的许多因素影响。

2. 器质性因素

器质性因素包括大脑病变（脑外伤、脑肿瘤、老年性痴呆症、帕金森病）、中毒、感染、内分泌代谢及营养障碍。

（二）素质因素

1. 躯体素质

躯体素质又称体质，包括：体型大小、体力强弱、营养状况、健康水平、抗病能力、损伤代偿能力、体力和精力耐受性等。如生物学应激（刺激、创伤），某些人可因细菌、病毒的感染，引起脑组织损害或影响其功能，而发生精神障碍。又如理化性应激，颅脑外伤、化学品中毒均可引起脑功能障碍。还有年龄、性别因素，青春期时人的生理、心理功能急剧变化，更年期的内分泌功能减退，月经期的情绪障碍等均可诱发起病。

2. 个体素质

个体素质（constitution）是个体发育过程中，在遗传基础上经受幼年期的环境和躯体因素的作用，逐渐形成的个体特征。素质不但包括先天的躯体和精神方面的禀赋，也包括由后天发展和生活经验所塑造的行为反应模式。素质虽不是一成不变，但总的来讲，素质基本上在幼年期形成，到青春期定型，以后就很难改变了。素质健康或稳定者，对外界应激的耐力强；反之，对外界应激的耐受性弱，具有潜在患病趋势，这种人称易感素质。

（三）环境因素或心理社会应激

个人与社会或环境间的不能适应即形成所谓心理社会应激。通俗地称精神刺激或精神创伤。应激在医学上的含义，一般指机体对那些可能引起机体内部平衡失调的有害刺激的反应，刺激可能是生物的、心理的、社会的，称为应激源。社会心理因素可来自生活事件，如丧偶、离婚、子女离家、自尊心受损、受处分；或过分繁忙，工作压力大，人际关系紧张，就业、升学受挫；或过分无事可做，如退休；或环境中的自然灾害、噪音、污染等。当机体处于应激状态时，可产生一系列生理、心理和行为的反应。

总之，目前精神医学对精神疾病病因机制的认识可归纳为一句话，即“多因素综合决定论”。也就是说，一个人产生精神疾病的致病因素往往来自各方面，并综合在一起起作用，最后导致个体的精神或心理崩溃。

三、精神疾病的分类

疾病的分类方法有多种，按病因、病理改变进行诊断与分类，是医学各科所遵循的基本原则。一般躯体性疾病的病因、病理改变比较明确，基本上都能按照病因学分类的原则去分类；但在精神医学实践工作中，只有10%左右的精神疾病的病因、病理改变比较明确，而90%左右的病例则病因不明。因此，精神疾病的诊断和分类，无法全部贯彻病因学分类的原则。目前精神疾病的分类主要还是依据症状学表现进行分类，这有利于临床的对症治疗。

（一）按病因学对精神疾病进行分类

按病因学可将精神疾病分为两类：病因已明（器质性精神病）和病因未明（功能性精神病）。

病因已明的是指通过现代检测方法可以找出致病的直观依据的精神障碍，如由脑部疾病，脑以外的各种躯体疾病及外来毒素的中毒等病因所致的精神障碍。

病因未明的一类是目前所具有的检测方法尚不能发现致病的客观依据的精神疾病，为功能性精神疾病，如精神分裂症、心境障碍；也包括心因性精神疾病，如应激反应、适应性障碍、心理生理障碍。

这种分类尽可能地将病因与性质相同或相近的划分为一类，不考虑病情的严重程度（不管是重型精神病，还是轻性精神障碍，只要性质相同就归为一类）。如中华医学会 1984 年制定的“精神疾病诊断分类方案”就是按这种模式制定的，其优点是临床上比较实用，治疗上所用药物与方法也基本一致。其缺点是不分病情严重程度，一律视为“精神病”，这在司法鉴定中易造成责任能力划分混乱的局面。

（二）按症状学分类原则进行分类

大部分功能性精神病，病因未明，目前主要按症状学进行分类，即按主要临床症状或症状群进行分类。分为两大类：精神病性精神障碍（精神病）与神经症性精神障碍（神经症）。有以下几种症状：

（1）分裂症状——精神分裂症；

（2）情感症状——情感性精神病；

（3）疑病症状——疑病性神经症；

（4）强迫症状——强迫性神经症。

（三）按严重程度进行分类

精神疾病一般分为轻型与重型两大类。

轻型是指患者对自身的精神异常有一定的自知力。尚能控制自己的精神活动，能保持与环境适应的能力，如神经症。

重型是指患者对自身的精神异常表现没有自知力，不能控制自己的精神活动，丧失对环境的适应能力，可造成社会功能障碍和现实检验能力下降的一组重型精神障碍。即传统上所称的“精神病”，如精神分裂症、躁狂抑郁症等。当然这种轻重之分也是相对的，一些重型精神疾病的早期常呈现轻型表现。

如 WHO 制定的“疾病及有关健康问题的国际分类 ICD－10 第五章关于精神障碍的分类”就是按这种模式制定的，其优点是较严格地区分了精神病与轻性精神障碍，有利于临床上作出是否住院治疗或是门诊处理，也便于司法鉴定进行责任能力划分。其缺点是把一部分性质相同的精神疾病按病情程度划分到了两个部分中去。

随着精神医学的发展和日益扩大的国际交流，要求制定统一的分类标准成为学者们的共同愿望。目前，在国际上使用最普遍的也是比较有影响的分类诊断标准有：世界卫生组织的《疾病及有关健康问题的国际分类》（International Statistical Classification of Diseases and Related Health Problems）第10版（简称ICD－10，分10大类，1992年）；美国精神病协会的《精神障碍诊断与统计手册》（Diagnostic and Statistical Manual of Mental Disorders）第Ⅳ版（简称DSM－Ⅳ，分16大类，1994年，正逐渐向ICD－10靠拢）。

中国精神疾病分类标准

《中国精神障碍分类与诊断标准第三版（CCMD－3）》工作组通过41家精神卫生机构负责对24种精神障碍的分类与诊断标准完成了前瞻性随访测试，并编写了《CCMD－3》和《CCMD－3相关精神障碍的治疗和护理》。

2018年12月22日国家卫生健康委发布了《国际疾病分类第十一次修订本（ICD－11）中文版》，要求自2019年3月1日起，各级各类医疗机构应当全面使用ICD－11中文版进行疾病分类和编码。那么“ICD－11第六章精神，行为或神经发育障碍”就成为未来我国进行精神疾病诊断分类的新标准。

四、精神疾病症状学

精神疾病主要表现为精神活动（认识、情感、意志、行为等）诸方面的异常。这些异常的具体临床表现即为精神症状。研究精神疾病症状规律的科学称为精神疾病症状学。大多数精神疾病由于缺乏特殊的体征或理化检验等方面阳性指征，所以，精神疾病的诊断，在目前水平仍以精神症状结合病史为主要依据。另外，由于病人的社会地位、文化水平、思想状况、生活经历、年龄特点以及躯体状态等多种因素影响，精神症状的表现形式和内容也表现的复杂而多样，有不少症状表面上相似而实质上不相同，如思维鸣响与内心被揭露感、思维奔逸与病理性赘述，常可相互混淆，若仅从现象上而不是从本质上（功能性病变或器质性病变，感知觉障碍或思维障碍）加以分析和辨认，会作出不正确的判断。

诊断精神疾病的标准包括内涵标准和排除标准两个主要部分。内涵标准又包括症状学、病情严重程度、功能损害、病期、特定亚型、病因学等指标。其中，症状学指标是最基本的指标，它又可分为必备症状和伴随症状。

在司法精神病鉴定中，注意区分精神症状与精神病性症状。精神症状是精神疾病患者不正常的心理活动现象。它既可以存在于精神病人，也可存在于轻性精神障碍者，以及正常人的若干状态（如过分疲劳，精神紧张时出现的暂时性幻听、幻视、思维迟钝、食欲减退等）；而精神病性症状则是指那些在精神活动诸方面极端不正常的表现，并据此可诊断为精神病的特征性症状（如命令性幻听、被害妄想、思维奔逸、情感倒错等），精神病性症状只见于重型精神病人，而不见于轻性精神障碍与正常人，它常是导致精神病人丧失辨认或控制能力的原因。精神疾病的症状就是以认识过程、情感过程和意志行为过程障碍为主要表现的。

（一）认知障碍

认知功能是指人的大脑加工、储存和提取信息的能力。认知功能包括：记忆、计算、时间空间定向、执行能力、语言理解和表达及应用等方面（认知领域）。比如，我们说话、思考、交流、写作等，这些都属于认知功能的范畴。认知功能障碍是指多个认知领域的功能障碍，如果其中某一个方面损害，我们就称为该认知领域的障碍，如记忆力受损称为记忆障碍，同理还有计算障碍、定向障碍等。

1. 感知觉障碍。可能是由神经系统的结构损害引起，也可能是由中枢神经系统机能障碍引起。前者是神经症状，其障碍分布与相应的神经损害部位相符且较固定，见于神经系统疾病；后者是精神症状，其分布难以通过神经解剖部位加以确认且多变，见于精神疾病。如感觉倒错、内感性不适、幻觉等。

2. 思维障碍。思维是一种心理过程，是人的认识由感性阶段进入高一级的理性阶段的过程。它包括：分析、综合、比较、抽象、概括、判断和推理等七个基本过程。正常人的思维具有目的性、连贯性、逻辑性等特点。精神疾病患者，其思维活动根本不具备以上特性。如思维奔逸（联想奔逸）、逻辑倒错、象征性思维、被害妄想、钟情妄想。

3. 注意、记忆障碍。如注意减退、记忆错构。

4. 自知力缺失。它是指患者对自己的精神病理状态不能作出正确的评价，不能认识到自己的精神状态和个性改变，不能认识自己病态行为与正常人差异，甚至否认有病，拒绝就医。

（二）情感障碍

情感是人对客观事物采取不同的态度而产生的内心体验，情感分为正性情感（如高兴）和负性情感（如悲伤）两类，临床上常见的情感障碍有：情绪高涨、情感淡漠、情感倒错等。情感不稳（病理性激情）是情感极易从一端向另一端波动的状态，激情是一种短时间内爆发的十分强烈的情绪状态。在激情状态下，认识范围狭窄，理智分析能力减弱，自我控制能力也削弱。

（三）意志行为障碍

意志是行为的动力，行为是意志的外在表现。常见的病理性表现有：意志增强、意志减弱、木僵、蜡样屈曲、刻板动作。

（四）智能障碍

智能障碍主要见于精神发育不全的病人。智能障碍在临床上主要有以下两种类型：智力低下和痴呆。痴呆是一种比较严重的智能障碍。

（五）意识障碍

意识障碍是由脑功能抑制引起，不同程度的抑制引起不同的意识障碍。临床上常见的意识障碍有：嗜睡、昏睡、昏迷。

五、精神医学和司法精神医学

（一）精神医学

现代精神医学是从精神病学的基础上发展起来的，它的基本任务有两个方面：一是研究各类精神疾病的发病原因、发生机理、临床表现、治疗和预防；二是研究包括心理、社会因素在内的精神因素对人体的健康和疾病的作用和影响。近年来的研究发现，像高血压、溃疡病、恶性肿瘤等，它们的发生、发展、预后、转归都与心理、社会因素有着密切的关系，可以说，精神医学的内容包括传统的精神病学和广义的精神卫生两个方面。

精神病学是以研究各种精神疾病的病因、发病机理、临床表现，疾病的发展规律以及治疗和预防为目的的一门科学。狭义精神卫生是指研究精神疾病的预防、医疗和康复。广义精神卫生还包括研究健康者如何增进和提高精神健康，研究怎样使人们在一定的环境中健康成长。

（二）司法精神医学

司法精神医学是法学和精神医学相互渗透、相互交叉所形成的一门边缘科学。它以现代精神医学的理论和临床经验为基础，研究精神疾病和精神卫生与《刑法》《民法典》《刑事诉讼法》《民事诉讼法》等各种法律制度之间相互关系的一门独立科学。司法精神医学是法医学工作的一个重要内容。它的主要任务是解决精神疾病患者在法律方面的有关问题，为司法实践提供科学依据；研究精神卫生工作中的法律问题；研究服刑人员的心理及行为矫正。

（三）精神疾病与法律的关系

在《刑法》《民法典》《民事诉讼法》中都对精神病患者的责任能力、行为能力、权利能力有特殊规定。我们可从以下几个方面说明精神疾病与法律的密切关系。

1. 精神疾病由于精神活动紊乱，丧失理智，行为异常，常导致各种违法行为而成为被告。不同的精神疾病，作案时不同的精神状态，其辨认事物和控制自己行为的能力是不同的，故其责任能力也应区别对待，只有在法律上判明清楚，才能确定惩罚。

2. 作案后或正在接受惩罚改造过程中的人，也有可能出现精神疾病，需要及时判明是否有受审能力，是否还继续执行惩罚或保外就医。

3. 在民事纠纷中，精神损伤和其他外伤因素造成的精神失常也涉及法律问题，需要澄清是非，确定惩罚与赔偿。

4. 精神病人在病前、病中、病后都可能涉及财产、遗嘱、继承、合同等民事问题。各种精神病、智能低下者都不同程度地影响其行为能力，精神病人的婚姻问题也是常见的法律问题，只有正确处理，才能维护公民的权利，促进安定团结。

（四）精神障碍者的权利能力、行为能力、责任能力

权利能力，是指公民依照法律享有权利和承担义务的一种资格。这种权利是宪法所规定的，终身享有并受到法律保护。一般不受年龄限制，只有在某种特殊情况下，如婚姻法规定的婚姻年龄，这种能力才有年龄限制。另外权利能力也不能以个人意志加以剥夺或限制，只有当公民的健康状况处于特殊的情况下，如患有严重精神疾病时才有所限制，如选举法规定精神病患者无辨认能力及严重发育迟滞的不列入选民名单。

行为能力，是指可以正常地、独立地、有理智地处理自己的事务，合理地行使自己的权利，并有效地承担义务的能力。即公民用自己的行为确立、改变和消除民事法律关系，并对违法行为负有法律责任。在刑事案件中，行为能力包括受审能力、服刑能力、作证能力、自我防卫保护能力。在民事案件中，行为能力包括参与诉讼能力、遗嘱能力、婚姻能力、处理其他民事事务能力（订立合同、进行买卖、清偿债务、处理自己财产、赠与等）。行为能力不是终生具备，首先要具有权利能力，并要求达到一定年龄，具有正常精神状态和正常智力水平。

责任能力，是指一个人具有认识自己行为的性质、意义和后果，并自觉地控制自己行为和对自己行为负责任的能力。简单地说，责任能力就是指行为人能够辨认和控制自己行为的能力。它是对犯罪者进行量刑和惩罚的重要依据。每个正常人都能意识到自己行为的意义及其后果，并对它负责任。根据承担刑事责任的资格及其不同的程度，责任能力可分为三级：完全责任能力，不完全（限定）责任能力，无责任能力。每个正常的成年人都具有完全的责任能力，无责任能力主要是指未成年儿童和精神病患者，限制责任能力是指一部分精神活动有别于正常，但又不是明显精神活动紊乱的人，不是完全丧失辨认能力和控制自己行为的能力，而是这种能力有不同程度的减退。

第二节　司法精神疾病鉴定

一、司法精神疾病鉴定概述

（一）司法精神疾病鉴定的概念

司法精神疾病鉴定旧称司法精神病鉴定，又称精神病司法鉴定，是司法鉴定人运用精神医学和法学的理论与技术，研究、解决被鉴定人在涉及法律问题时的精神状态和法律能力的活动。它主要包括对刑事、民事等各种类型案件中疑有精神疾病的人精神状态的鉴定和法定能力（如刑事责任能力、受审能力、服刑能力、监护能力、刑事责任能力、民事行为能力、监护能力、被害人自我防卫能力、作证能力等）、智能障碍、精神损伤程度等问题进行的评定。它是法医学鉴定的一种。当精神疾病患者涉及法律问题，为了查明案件真相，维护精神病患者的合法权益、惩罚犯罪，都需要作精神疾病司法鉴定。

（二）司法精神疾病鉴定的对象

司法精神疾病鉴定的对象包括可能患有精神疾病的下列人员：

1. 刑事案件的被告人、被害人。

2. 民事案件的当事人。

3. 行政案件的原告人（自然人）。

4. 违反治安管理应当受到拘留处罚的人员。

5. 服刑的罪犯。

6. 与案件有关需要鉴定的其他人员。

（三）司法精神疾病鉴定的内容及任务

1. 刑事案件中司法精神疾病鉴定的内容及任务

（1）确定被鉴定人是否患有精神疾病，患何种精神疾病，实施危害行为时的精神状态，精神疾病和所实施的危害行为之间的关系，以及有无刑事责任能力。

（2）确定被鉴定人在诉讼过程中的精神状态以及有无诉讼能力。

（3）确定被鉴定人在服刑期间的精神状态以及有无服刑能力。

2. 民事案件中精神疾病司法鉴定的内容及任务

（1）确定被鉴定人是否患有精神疾病，患何种精神疾病，在进行民事活动时的精神状态，精神疾病对其意思表达能力的影响，以及有无民事行为能力。

（2）确定被鉴定人在调解或审理阶段的精神状态，以及有无诉讼能力。

3. 其他方面精神疾病司法鉴定的内容及任务

（1）确定各类案件的被害人在其人身、财产等合法权益遭受侵害时的精神状态，以及对侵犯行为有无辨认能力或者自我防卫、保护能力。

（2）确定各类案件中有关证人的精神状态，以及有无作证能力。

（3）被鉴定人在某些特定事件之后出现精神异常，确定其精神疾病的性质（如功能性或器质性）及其严重程度，精神障碍与该事件或医疗行为的关系，供委托单位作为定罪量刑或赔偿的依据。

（4）确定被鉴定人精神障碍的治疗、预后及社会功能损害程度，以便判定其劳动能力和伤残程度等。

二、鉴定的组织机构及鉴定人资格

（一）鉴定的组织机构

根据《刑事诉讼法》和国务院颁布的《精神疾病司法鉴定暂行规定》，我国的司法精神医学鉴定工作是在政府领导下进行的，最高人民法院、最高人民检察院、卫生部、司法部和公安部等共同组成国家精神疾病司法鉴定协调委员会，负责全国精神疾病司法鉴定的协调工作。国家精神疾病司法鉴定协调委员会下设办公室，办公室设在国务院卫生行政部门。

省、自治区、直辖市成立精神疾病司法鉴定委员会，负责本行政区域内的精神疾病司法鉴定工作。精神疾病司法鉴定委员会由精神疾病司法鉴定人组成。精神疾病司法鉴定委员会下设办公室（设在卫生部门），负责委员会的日常工作，并履行下列职责：

1. 受理精神疾病司法鉴定的委托或者申请。

2. 从精神疾病司法鉴定医院中随机确定每例精神疾病司法鉴定的场所。

3. 从精神疾病司法鉴定人中随机确定参加每例精神疾病司法鉴定的鉴定人。

4. 承办精神疾病司法鉴定委员会交办的其他工作。

各地方精神疾病司法鉴定机构组建必须经省、自治区、直辖市人民政府卫生行政部门审核，报省、自治区、直辖市人民政府司法行政部门批准后，由其颁发《精神疾病司法鉴定许可证》。

（二）鉴定人资格

符合下列条件之一的，可以向省、自治区、直辖市人民政府司法行政部门申请精神疾病司法鉴定人资格：

1. 取得国家高等医学院校精神卫生专业或者医疗专业本科以上学历，具有精神科执业医师资格，在精神病专科医院或者综合医院精神病科连续从事精神病临床工作五年以上，在精神病专科医院或者综合医院精神科再连续参与精神疾病司法鉴定工作五年以上，并取得精神科副主任医师以上职务任职资格。

2. 取得国家高等医学院校精神卫生专业或者医疗专业专科学历，具有精神科执业医师资格，在精神病专科医院或者综合医院精神病科连续从事精神病临床工作 7 年以上，在精神病专科医院或者综合医院精神科再连续参与精神疾病司法鉴定工作 5 年以上，并取得精神科副主任医师以上职务任职资格。

三、鉴定的方式

（一）门诊鉴定

对于情况较简单或案情不严重的民事、刑事案件多实行门诊鉴定，即将刑事案件的被告人或民事、刑事案件中需要进行鉴定的当事人送往精神病院的门诊部（或法医机构的检查室），由司法精神病学专家个人或小组鉴定。

（二）住院鉴定

对于案情特别重大与复杂的刑事案件，有时需要被告住院观察鉴定。如在普通精神病院里，往往需要隔离监护于特定的观察房间中，指定专职医护人员进行观察记录，并不允许其他人与他接触（除非委托单位允许的人），病史记录要另外保管，严格执行保管制度，非不得已，不使用药物。有条件的地方，在被鉴定人的房间内可安装闭路电视监控记录系统，这样便于更好地观察、记录被鉴定人的情况，能及时正确地作出鉴定意见。住院鉴定同门诊鉴定或外出鉴定相比，它的资料更全面，结论更可靠。对精神病症状不典型及有伪装精神病嫌疑的重大案件的犯罪嫌疑人，一定进行住院鉴定。

（三）院外鉴定

院外鉴定又称出诊鉴定。由于被鉴定人被带到精神病院会看到精神病院的招牌与穿白大褂的医务人员，心理上可能会产生一些特殊变化，这些变化又可能对鉴定工作增加一些复杂性与困难。所以采用“出诊”的方式，到羁押刑事被告人的看守所或监狱内的审讯室内进行鉴定。通常先由承办员按一般提审方式进行讯问，然后鉴定医师以参加讯问有关问题的方式进行精神检查。这样可以更容易掌握被鉴定人精神状态的真相。有的民事案件的被害人也可以在被鉴定人家庭及居委会内进行鉴定。

（四）文证审定（或缺席鉴定）

文证审定主要根据所提供的书面材料及证人证言进行鉴定，一般是在被鉴定人死亡、失踪、出国等不得已的情况下采用。在司法实践中，缺席鉴定比较少见。由于无法进行精神检查，鉴定进行比较困难，应尽可能避免。

四、鉴定的程序

（一）鉴定的委托

司法鉴定的委托是司法鉴定的启动，在我国精神疾病司法鉴定的启动与否，其决定权在于司法机关。但也可由诉讼参与人申请，公安司法机关决定。刑事公诉案件的鉴定，在侦查阶段由依法行使侦查权的机关决定；在起诉阶段由人民检察院决定；在审判阶段由人民法院决定。民事、经济、行政、刑事自诉案件的鉴定由人民法院决定。抗诉案件的鉴定由人民检察院或人民法院决定。根据《刑事诉讼法》规定，尚未立案的刑事自诉案件，律师依法介入收集证据后、尚未开庭审理的公诉案件，人民法院尚未受理的民事、经济、行政案件，当事人、律师、诉讼代理人为解决举证中的专门性问题，可以委托鉴定机构鉴定，鉴定机构可以受理。但司法实践中，目前国内绝大多数鉴定机构均不受理“个人”委托的精神疾病司法鉴定。

公安司法机关决定鉴定时，首先应出具鉴定委托书，说明鉴定的要求，提供委托人的真实身份证明，并提供委托鉴定事项所需的鉴定材料。

鉴定材料包括与鉴定事项有关的各种载体上与鉴定事项有关的记录。一般包括病历资料，医师的证言，案卷资料，当事双方证人的书面证言，办案人员的陈述和证言，案卷材料，被鉴定人的档案材料，被鉴定人所写的日记、信件、作品、绘画等各种书面资料，有关的录音、照片及录像，以及其他一切鉴定人认为鉴定工作所必需的有关资料。

（二）鉴定的受理

鉴定委托单位将委托书及准备的材料送交鉴定机构，根据司法部《司法鉴定程序通则》规定：“司法鉴定机构收到委托，应当对委托的鉴定事项进行审查，对属于本机构司法鉴定业务范围，委托鉴定事项的用途及鉴定要求合法，提供的鉴定材料真实、完整、充分的鉴定委托，应当予以受理。对提供的鉴定材料不完整、不充分的，司法鉴定机构可以要求委托人补充；委托人补充齐全的，可以受理。”

司法鉴定机构决定受理鉴定委托的，应当与委托人在协商一致的基础上签订司法鉴定协议书。

（三）鉴定的实施

鉴定机构接受委托后，应进行登记，安排好鉴定日期及鉴定组人员（目前我国一般是两名以上鉴定人共同鉴定）后通知委托单位，然后进行正式鉴定。

1. 阅卷、收集、掌握被鉴定人的有关材料

目前多数精神疾病的病因尚不十分清楚，精神疾病的诊断在很大程度上是依

靠病史和症状表现。精神疾病司法鉴定往往不可能在案发后马上进行，一般是数日、数月，甚至数年才进行。而精神疾病的症状并非一成不变，它有时明显、有时隐蔽、有时完全缓解。有的在病态下作案，鉴定时病情已完全缓解，无任何精神症状；有的作案时精神活动正常或处于疾病缓解期，被捕后在羁押期间出现了精神活动异常或疾病复发。而鉴定人在鉴定时见到的仅仅是被鉴定人的一个横断面，对其以往一贯的表现，即纵向的表现，全然不知，这就要靠材料的收集。这也正是公安司法机关在鉴定前应当完成的一项具体任务。如果公安司法机关所提供的被鉴定人的材料不全面、不详细、不准确，或主观片面、画框框、先入为主，鉴定人很难作出鉴定意见，甚至导致错误的鉴定意见。因此，材料的收集显得尤为重要。可见，精神疾病司法鉴定不仅是鉴定人的工作，也是公安司法机关具体办案人与专家密切配合、通力合作、共同完成的一项工作。下面以刑事案件犯罪嫌疑人作为鉴定对象，公安司法人员应当收集、鉴定人应当掌握以下材料：

（1）一般材料。包括：姓名、性别、年龄、婚姻、民族、籍贯、文化、宗教信仰、职业、住址等。

（2）案情。除了解案件详细经过外，还应了解作案的目的、动机以及犯罪心理等。

（3）作案前精神状况及表现。作案前工作、劳动、学习、社交、日常生活表现，有无反常言语、行为等。

（4）作案后精神状况及表现。如作案后是否潜逃、是否毁尸灭迹，逃往何处，毁尸灭迹是彻底还是肤浅等。还应了解在押期间的表现，讯问笔录以及罪犯心理等。

（5）个人史。包括个人简历，如何时上学、何时工作、工作及学习表现，人际关系，恋爱婚姻及生育情况，生活中有无重大事件或精神创伤，有无前科等；一贯健康状况，如母孕期健康及分娩情况，幼年时期生长发育情况，有无脑外伤、癫痫、昏迷、抽搐及其他躯体疾病史和精神病史等。

（6）家族史。了解父母两系三代直系亲属中有无精神疾病患者，家庭主要成员的个性，有无前科，家庭经济、教育情况，家庭成员之间的关系等。

（7）与鉴定有关的其他材料。如收集被鉴定人的有关日记、书信、医疗记录、检查结果等。在进行材料收集时应根据不同对象而有所侧重。如被鉴定人系青少年，则重点收集母孕期情况，幼年时期生长发育、学习及家庭教育情况；如被鉴定人系老年人，上述情况可以从略，而重点询问生活中有无重大不幸以及工作（或劳动）能力有无改变等。

2. 精神检查

精神检查是鉴定的最重要环节，也是其他方法无法替代的。主要通过技巧性的提问，和被鉴定人直接进行交谈，同时“察言观色”。从意识、记忆、思维、情感反应、动作行为、智力等表现来评估其精神状态异常与否。也可以采用观察法进行鉴定，如住院观察或在观察室内通过电视录像等进行观察。精神检查还要了解被鉴定人对案情的回忆，了解作案动机，以及对案情性质和后果的认识、是非的判断等。

3. 体格检查

因为躯体疾病可以伴发精神症状，尤其是颅脑疾病更是如此。为避免误诊、漏诊，进行全面细致的体格检查，包括常规内科检查和神经系统检查。如发现有阳性体征，再视具体情况作进一步辅助检查。

4. 辅助检查

一般根据病史或体格检查结果选用。常用的有以下几项：

（1）脑电图（EEG）。主要对癫痫诊断有很大价值。此外，对其他脑器质性精神障碍、酒精中毒性精神障碍等诊断也有一定参考意义。

（2）测谎仪。它是一种多项生理反应记录仪，通过生理指标的变化可以观察反映一些特殊的心理变化。用以确定被鉴定者供词的真假。目前，在我国测谎仪只能作为审讯和鉴定的辅助工具，不能以此结果作为定案的诊断依据。

（3）头颅 X 线平片。用于诊断颅骨畸形、颅骨损伤、颅内肿瘤的颅骨改变等。

（4）电子计算机断层扫描（CT）。用于颅脑外伤、脑血管疾病、脑变性疾病、颅内肿瘤、颅内感染性疾病、先天性脑发育畸形等诊断。

（5）磁共振成像（MRI）。它是 20 世纪 80 年代以来广泛用于临床的影像学诊断技术。其密度分辨率和组织对比度优于 CT。用于颅脑外伤、脑血管病变、脑变性疾病、脑先天畸形、视力障碍、痴呆等诊断。

（6）正电子发射型计算机断层显像（PET）和单光子发射计算机断层扫描（SPECT）。这两种技术中均可通过电子计算机影像来描绘大脑局部功能，研究代谢和化学改变。CT 和 MRl 只能提供静态大脑结构的影像，而 PET 和 SPECT 可对脑血流和神经生化活动做动态观察，这种技术在未来的精神疾病司法鉴定和科研中将广泛应用。

（7）脑血管造影。主要用于颅脑外伤、脑血管疾病、颅内占位性病变等检查诊断。

（8）颅脑超声。目前应用 B 型超声对颅内出血、脑积水、脑肿瘤、脑脓肿、脑膜炎、颅内囊肿进行诊断性检查；应用经颅超声多普勒（TCD）对脑血管疾病进行诊断性检查。

（9）心理测验。心理测验是依据一定的心理学原理和技术，对人的心理现象或行为进行测量，并根据测量结果进行推断和数量化分析的一种手段。有助于精神疾病的诊断，判定疗效，进行心理咨询，心理治疗和人才选拔等。与精神疾病司法鉴定有关的测验主要有韦氏智力测验、明尼苏达多项人格调查表（MMPI）、艾森克人格问卷（EPQ）、卡特尔16项人格测验（16PF）以及一些神经心理测验等。

5. 现场调查

对于上述经过精神检查、体格检查、辅助检查仍不能作出诊断者或委托人提供和补充的鉴定材料所取证词不清，不能说明重要情节者，或某些重要情节需进一步核实探明者，以及鉴定人认为确需到现场走访调查方可判明有关情节者，鉴定人应亲自到现场，通过直接询问知情人等各种方式，调查并补充收集鉴定材料。委托人应当为此提供一切便利条件并支付相应费用。到现场收集、调查资料，或是询问知情人，在进行文字记录的同时，建议使用录像、录音等同步记录。

6. 作出医学诊断和法学评估

鉴定人根据委托单位提供的案卷资料和各方面调查材料，结合各项检查和测验结果，进行综合分析，充分讨论，做到各抒己见，畅所欲言，不应排斥不同意见。讨论后，按照中国现行的精神障碍分类与诊断标准，作出医学诊断。再结合被鉴定人案发时的精神状态与法律行为的关系，判断其对行为的辨认或控制能力有无受损及受损的程度，然后对其有关的法律能力做出评估。如果鉴定人之间对意见有分歧，不能采取少数服从多数的方式强求统一，不允许排斥不同意见。如果经过充分讨论，鉴定意见仍然不一致，鉴定人可分别提出自己的鉴定意见，写入鉴定意见中，供委托单位参考。以上工作完成后，最后书写鉴定书。

7. 精神疾病司法鉴定报告书

一般来说，鉴定书至少应有以下内容：一般资料，案由与案情摘要，被鉴定人概况或调查材料，检查所见，分析意见，鉴定意见，鉴定人签名与单位盖章。现分别细述如下：

（1）一般资料包括：①委托鉴定单位或申请鉴定人；②被鉴定人姓名、性别、年龄、民族、婚姻、职业（包括工作单位）、文化程度、住址；③鉴定目的与要求；④鉴定时间；⑤鉴定场所及在场人员。

（2）案由与案情摘要。案由指案件的内容提要。案情摘要的内容要简明扼要，客观地按时间顺序摘录案情。

（3）被鉴定人概况及调查材料包括：被鉴定人个人史、疾病史、家族史及有关案情的调查情况和反映等，主要根据卷宗材料进行摘录，并注明材料来源。

（4）检查所见包括：精神检查、心理测验、体格检查及其他辅助检查。

（5）分析意见是鉴定书的核心部分，它包括对上述所有资料进行综合分析。医学诊断的意见和依据是什么，被鉴定人的精神状态有无异常，与其有关的鉴别诊断是否都搞清楚，怎样合理地解释其危害行为；案情与精神症状的关系，是否与精神疾病有关，并且是何种关系；作案时处于何种精神状态，被鉴定人在行为当时的实质性辨认能力与自控能力如何，是否真正达到丧失与不能的程度；目前的精神状态如何，如果发现被鉴定人有自我保护性表现，又应如何理解与解释。在分析讨论中要进行正面与反面的验证。这时，鉴定人要站在“反对者”的角度来找“差错”。正面依据是否坚实与无疑，能否被人“推翻”，怎样才能有力地“驳倒”反对者的质疑，有无事实与逻辑上的漏洞。

（6）鉴定意见包括：医学诊断、法律能力评定和建议事项。只要求表达意见，不必重述理由。

（7）鉴定人签名与单位盖章。

五、被鉴定人法定能力的评定

（一）关于刑事责任能力的评定

我国《刑法》第18条规定：“精神病人在不能辨认或者不能控制自己行为的时候造成危害结果，经法定程序鉴定确认的，不负刑事责任；但是应当责令他的家属或者监护人严加看管和治疗。间歇性精神病人在精神正常的时候犯罪应当负刑事责任。尚未完全丧失辨认或者控制自己行为能力的精神病人犯罪的，应当负刑事责任，但可以从轻或者减轻处罚。醉酒的人犯罪，应当负刑事责任。”

如何理解这一条，尤其是该条文中的几个关键术语“精神病人”“不能辨认”“不能控制”“间歇性精神病人”。

1. 关于“精神病人”

这是个法律用语，非医学上的广义概念。这里的“精神病人”必须是患有严重的精神障碍或智能缺陷的病人，而不包括那些患有轻性精神障碍和轻度精神发育不全者。其特点是：（1）精神活动明显异常，常常有精神病性症状；（2）社会功能严重受损；（3）自知力缺乏。

［案例］

①2015年6月20日，南京宝马撞人案肇事司机王某某发生多车相撞恶性交通事故，2人当场死亡，1人受伤。某法庭科学技术鉴定研究所对肇事者进行了第二次精神鉴定。结果为：其作案时患急性短暂性精神障碍，有限制刑事责任能力。从最初被怀疑酒驾、毒驾，到质疑肇事者被顶包，再到对肇事者被鉴定为“急性短暂性精神障碍”的结果的质疑，车祸发生之后，质疑之声从未间断。2017年4月1日上午，备受社会关注的南京“6·20”宝马车肇事案在南京市秦

淮区人民法院一审宣判，被告人王某某犯以危险方法危害公共安全罪，被判处有期徒刑11年。主审法官就为什么判处被告人王某某有期徒刑11年，作了专门回答。法官表示，虽然王某某系限制责任能力，但是结合其犯罪行为的危险程度、造成的严重后果、事后未能积极赔偿，故合议庭认为对其不适合减轻处罚，只能依法适当从轻，故作出11年有期徒刑的判决。

②甘肃白银连环杀人案，从1988年至2002年的14年间，九起残害女性案件，专案组经过仔细研究分析后，定性为“性变态杀人案件”。这是公安部刑事侦查局组织开展疑难命案积案攻坚行动以来侦破的又一起在全国影响巨大的案件。由于高某某连环杀人案，涉及隐私多，案情复杂等原因，经合议庭确定，该案于2017年7月18日至19日，在白银市白银区人民法院不公开开庭审理。并于2019年1月3日上午根据最高人民法院院长签发的执行死刑命令，对高某某执行了死刑。

面对影响力如此大的案件，不论是法官、检察官、律师，法学家或普通民众意见纷纭，观点各异，很正常。原因主要还是对《刑法》第18条的理解以及立法原意精神没搞透彻。正如高北陵教授在《现代司法精神医学》中所言“虽然法官在办理案件时需要参考科学依据，但他们不能完全依赖科学而判案，法律是为了维护社会秩序和公平的，而且这种维护社会秩序和公平的性质是自然、永恒、不变的，而科学却是在不断自我否认中发展进步的”。《宪法》第33条规定，“中华人民共和国公民在法律面前一律平等”。《刑法》第4条规定，“对任何人犯罪，在适用法律上一律平等。不允许任何人有超越法律的特权”。这其中也应当包括精神病人。尽管法律会有一些特别规定，但首先还要考虑它的公平原则，不能为了体恤犯罪人的人权而不顾被害人的生命权。不能让“精神病鉴定”绑架了法律。这就是进行精神病鉴定必须要遵循的两个标准——医学标准和法学标准。

2. 关于“不能辨认”

辨认是意识、智能和认识方面的心理功能，对具体行为人而言，是指它们对事物的是非、善恶、美丑的辨识能力。我们所指的“辨认能力”是行为者对其犯罪行为的实质性辨认能力，而不是对其他一般生活常识的理解。所谓不能辨认是指病人对其危害行为的本质或性质不能认识或理解，绝不是指对其他方面或日常生活事物的认识错误。如丧失辨认能力的精神病人知道杀人要用刀，也知道选择弱小者为攻击对象，他也知道交通规则是红灯停绿灯行，但这都是常识性的东西，在这里辨认能力的核心是作案动机。即是对实施行为的动机、目的、后果的辨识。如动机的荒谬离奇：试一试菜刀能杀人是真是假；目的牵强附会：杀死孩子是为了解除孩子没了母亲的痛苦；后果的不以为然：泰然处之，无所谓的样子。

3. 关于“不能控制”

正常人的行为是受本人意志支配和控制的，正常的意志则是感知、思维与情感的综合结果。控制能力是行为人对自己实施某一违法行为的选择能力。可以选择做，也可以选择不做，不能控制就是只有一种选择——去做！出现精神障碍时，作案行为或由病理性感知、思维、情感引起或由意志能力受损引起。

在医学上病人的辨认能力和控制能力往往是相互关联的，如辨认能力全部受损，意志行为自然无从控制，绝大多数精神病人在丧失了辨认能力的同时，也继发性地丧失了控制自己行为的能力。但是也有少数病人虽然辨认能力尚有一定程度的保存，但自控能力却完全丧失，这主要见于躁狂症或躁狂状态以及精神分裂症的强制性行为。法学上，不能辨认能力和不能控制能力是可以分开的，即能认识到其行为的违法，但又克制不了不做。

因此，考量时应注意以下几点：（1）具有社会功能严重受损的表现；（2）自知力丧失；（3）自我保护能力没有。

4. 关于“间歇性的精神病人”

这是一个法律用语，而不是医学上的诊断名称，“间歇性”应包含两层意思：其一是指重精神病的“缓解期”；其二是指发作性精神病（指具有间歇发作的精神病）的“间歇期”，如躁狂症、抑郁症、癫痫性精神病、癔症性精神病、周期性精神病等。精神分裂症、偏执性精神病、情感性精神病虽无间歇发作特点，但经治疗却可以缓解，缓解彻底的，在缓解期精神状态可完全正常，不残留症状，能适应环境，可正常生活和工作。

（二）责任能力的评定标准

责任能力，是指行为人能够正确认识自己行为的性质、意义、作用和后果，并能够根据这种认识而自觉地选择和控制自己的行为，从而达到对自己所实施的刑法所禁止的危害社会行为承担刑事责任的能力，即对刑法所禁止的危害社会行为具有的辨认和控制能力。

判定精神病人犯罪后有无责任能力必须遵循两个标准，即医学标准（又称生物学标准）和法学标准（又称心理学标准），并且应以医学标准为基础，法学标准为准绳。

医学标准，指的是精神医学专家对精神疾病的诊断。它以精神病学为依据，判定主体精神活动是否正常，具有何种精神障碍。

法学标准，指的是司法人员对被告在实施犯罪行为时心理活动（精神状态）的判定。即在作案时辨认事物和控制自己行为的能力是否存在，及其破坏程度。

所谓丧失辨认能力，是指行为人由于精神病理的作用，在行为时不能正确地认识自己行为危害社会的性质、意义、后果；所谓丧失控制能力，是指行为人由于精神病理的作用，不能根据自己的意志自由地选择实施或者是不实施危害行为，往往表现为不能根据自己的意志选择和控制危害行为实施的时间，地点、方式与程度。

进行刑事责任能力评定时，首先应评定被鉴定人的精神状态，根据CCMD或ICD进行医学诊断，在医学诊断的基础上再考察辨认和控制能力受损程度，根据辨认或控制能力的损害程度评定责任能力等级。

辨认与控制能力损害程度的判断应从以下方面进行评估：作案动机、作案前先兆、作案的诱因、作案时间选择性、地点选择性、对象选择性、工具选择性、作案当时情绪反应、作案后逃避责任、审讯或检查时对犯罪事实掩盖、审讯或检查时有无伪装、对作案行为的罪错性认识、对作案后果的估计、生活自理能力、工作或学习能力、自知力、现实检验能力、自我控制能力。

对于精神疾病患者责任能力的分级，目前世界上大多数国家采用的是“三分法”，即分完全责任能力、部分责任能力和无责任能力三级。我国也采用三分法。

1. 完全责任能力

完全责任能力是指行为人实施某种危害行为时，对自己行为的辨认和控制能力完整。

判定标准：（1）被鉴定人实施某种危害行为时，精神状态正常；（2）或虽然能建立明确的精神障碍诊断，但其对危害行为的辨认和控制能力完整；（3）标准化评定工具检验在完全刑事责任能力范围内。

2. 限定责任能力

限定责任能力也称部分责任能力、限制责任能力，是指在发生危害行为时，由于精神症状的影响，对自己行为的辨认或者控制能力明显削弱，但尚未到达丧失或不能的程度。

判定标准：（1）在发生危害行为时，能建立明确的精神障碍诊断；（2）被鉴定人对危害行为的辨认或控制能力削弱，但尚未到达丧失或不能的程度；（3）辨认或控制能力削弱由精神障碍所致；（4）标准化评定工具检验在限定刑事责任能力范围内。

3. 无责任能力

无责任能力是指行为人实施某种危害行为时，由于严重意识障碍、智能缺损、或幻觉妄想等精神症状的影响，不能控制自己的行为或不能理解与预见自己的行为结果的状态。

判定标准：（1）在发生危害行为时，能建立明确的精神障碍诊断；（2）被鉴定人对危害行为的辨认或控制能力丧失；（3）辨认或控制能力的丧失由精神障碍所致；（4）标准化评定工具检验在无刑事责任能力范围内。

（三）关于民事行为能力的评定

民事行为能力，是指自然人能够以自己的行为，按照法律关系行使权利和承担义务，从而具有法律关系上的发生、变更、终止的能力或资格，具有辨认本人行为的性质和后果以及理智、审慎地处理本人事务的能力。

有行为能力就意味他有能力从事合法行为，同时也能对他的非法行为负责。

《民法典》规定，年满18周岁以上的自然人为成年人。成年人为完全民事行为能力人，可以独立实施民事法律行为。8周岁以上的未成年人和不能完全辨认自己行为的成年人为限制民事行为能力人。不满8周岁的未成年人为和不能辨认自己行为的成年人为无民事行为能力人。

为了保障精神疾病患者合法权益，通常需要对其精神状态及民事行为能力的分级进行司法精神鉴定，因此，行为能力的分级标准适用问题就尤为重要。我国民法把行为能力分为三种：无行为能力、有行为能力、限制行为能力。

评定行为能力同责任能力的评定一样，应同时考虑医学标准和法学标准两个要件。医学标准是确定是否存在精神疾病，属于何种精神疾病，疾病的严重程度及行为当时处于何等疾病状态。法学标准是判定该精神疾病是否影响当事人对行为的辨识、判断和自我保护能力，确定行为当事人是否具有行使民事权利或承担民事义务的能力。

但行为能力的判定跟责任能力的评定毕竟不完全相同。责任能力是对病人在危害行为当时横断面的精神状态鉴定而言，而行为能力则是指病人在一个维持较长时期内的对法律有关事务的处理能力而言。例如，一癫痫病人在精神运动发作期由于意识严重障碍而发生了危害行为，在刑事司法鉴定时可认为无责任能力，但这种精神错乱维持时间很短，在发作后仍能对他的财产与其他事务管理良好，那么就该认为他仍具有这些方面的行为能力。反之，一个中度精神发育不全者，经鉴定没有治理财产的行为能力（禁治产），有一天，他在邻家幼女父母外出时，先用糖果引诱上门，然后进行强奸，事后还会进行掩饰与诡辩（虽然比较笨拙），但最终还是交代了罪行，也能认识到这是坏事，认识到这是犯法的。那么，当然要有一定的责任能力。所以，无行为能力者也并不一定对其危害行为没有责任能力。

（四）行为能力的评定标准

进行民事行为能力评定时，首先应评定被鉴定人的精神状态，按现行的CCMD或ICD进行医学诊断，在医学诊断的基础上再考察辨认能力受损程度，依从辨认能力的损害程度评定相应等级。

辨认能力损害程度的判断应从以下方面进行评估：能否认识此次民事活动的

起因、在民事活动中所处地位、双方权利义务的指向对象、双方各自主张、影响各自主张的主客观因素、可能的解决方案及方案利弊、可能后果的预见程度，综合分析各种因素最终确定解决方案的能力，是否具有明确的自我保护意识并在行动中体现，与相关人员进行联系、讨论、协商的能力，为事务的处理主动采取合理行动的能力，在民事活动过程中的情绪变化，现实检验能力，在民事活动中对自己言行的控制能力。

1. 完全民事行为能力的评定

完全民事行为能力，是指行为人进行民事活动时，能良好地辨认有关事务的权利和义务，也能完整、正确地作出意思表示，并能保护自己的合法权益。

评定标准：（1）精神状态正常；（2）虽然能建立明确的精神障碍诊断，但并不影响其对所进行民事活动的辨认能力，即对该民事行为的辨认能力完好；（3）标准化评定工具检验在完全民事行为能力范围内。

2. 限制民事行为能力的评定

限制民事行为能力，是指行为人进行民事活动时，不能完全辨认自己的权利和义务，或不能作出完整、正确的意思表示，或者不能全面、有效地保护自己的合法权益。

评定标准：（1）能建立明确的精神障碍诊断；（2）对所进行民事活动的辨认能力削弱，但尚未到达丧失或不能的程度；（3）辨认能力削弱由精神障碍所致；（4）标准化评定工具检验在限制民事行为能力范围内。

3. 无民事行为能力的评定

无民事行为能力，是指行为人进行民事活动时，不能辨认自己的权利和义务，或不能作出真实的意思表示，或者不能保护自己的合法权益。

评定标准：（1）能建立明确的精神障碍诊断；（2）对所进行民事活动的辨认能力丧失；（3）辨认能力的丧失由精神障碍所致；（4）标准化评定工具检验在无民事行为能力范围内。

（五）关于几种特殊的行为能力的评定

1. 诉讼能力

诉讼能力，又称诉讼行为能力，是指当事人亲自进行诉讼活动，以自己的行为行使诉讼权利和承担诉讼义务的法律上的资格。对公民而言，18 周岁以上或 16 周岁以上不满 18 周岁能以自己劳动收入为主要生活来源的公民，能够亲自参加诉讼的具有诉讼行为能力，除此以外的未成年人，精神病人由于无行为能力或行为能力受到限制，也就没有诉讼行为能力。诉讼行为能力与民事行为能力是相对应的，具有民事行为能力的人一般也具有民事诉讼行为能力，但两者又不完全一致，民事行为能力存在：有行为能力、无行为能力和限制行为能力三种，而诉讼行为能力只存在：有诉讼行为能力和无诉讼行为能力两种。

确定能否行使诉讼权利可根据以下几点：（1）能否正确理解诉讼的性质、意义和目的；（2）能否理解法律诉讼程序及本人的法律权利；（3）能否理解审判结果将对他本人及家庭带来后果；（4）能否与辩护人或律师合作；（5）能否注意和辨别法庭上出现的证明。

鉴定为无诉讼能力的条件：（1）诉讼过程中患有精神疾病；（2）不能行使诉讼权利。前者为医学要件，后者为法学要件。

处于发病期的精神病患者不能理解诉讼的性质、意义和过程，不能与他的辩护人合作，不能履行法律赋予的申诉权利，故无诉讼能力。此种情况，法律规定他不能参加诉讼，中止审理，直到通过采取治疗措施、恢复诉讼能力后才可继续审理。所谓恢复审理，应以当事人经过治疗病情好转后能接受法庭审判为准，即使当事人尚有一些精神症状，但不影响诉讼能力所必须具备的条件的，仍应认为有诉讼能力。

2. 作证能力

作证能力又称证人能力，《刑事诉讼法》第62条规定，生理上、精神上有缺陷或者年幼，不能辨别是非、不能正确表达的人，不能作证人。精神疾病患者或由于受到妄想幻觉支配，或由于思维障碍，或由于智能障碍等致使不能辨别是非，不能正确表达真实情况，都属于无作证能力人。但精神病人或智能障碍者并不都属于无作证能力，要根据具体病情及所要证明的事实而定，有时需要作证的可能仅限于某一简单事实（如偷窃），只要符合下列两个条件，即使处于精神病发病期患者，亦可评定有作证能力：（1）能分辨是非，提供实在的证据；（2）有正确的真实意思表达能力。

精神发育迟滞者的作证能力评定除了考虑智商因素外，更重要的是充分考虑智能结构各因素对所涉及需要作证的具体情节的关系，并考虑到以下情况：（1）作证事实与被鉴定人的利害关系。（2）所反映事实的合理性。（3）前后复述内容的一致性。（4）与调查结果的符合情况。（5）是否受到外界因素影响。（6）既往人格、品质特点。

3. 遗嘱能力

立遗嘱是当事人在其生前按照法定方式处理自身财产，并以死后发生效力的法律行为，一般情况下，立遗嘱时不需要征得他人的同意，且其他人对当事人的这一法律行为也无权干涉，只要立遗嘱者具有立遗嘱的行为能力，且不违背国家法律，法律上承认该遗嘱的有效性。由于一份遗嘱是否有效，涉及立遗嘱者的行为能力问题，进而涉及立遗嘱者的精神状况，因而需要委托司法精神鉴定。

对任何一种民事行为能力的鉴定，都是将医学要件和法学要件有机结合，综合判断的结果。立遗嘱能力的医学要件是指立遗嘱者的精神状况，就是看立遗嘱者记忆能力、理解能力、判断能力等直接影响立遗嘱者作出正确的意思表达的精神状况。其法学要件是指立遗嘱者对自身立遗嘱的性质、意义和后果的辨识能力。要能确定立遗嘱者是否知道自己的行为是立遗嘱；是否知道自己的财产状况和基本数额；是否知道继承人有哪些？而自身遗产订立给谁；是否了解立该遗嘱后对所有继承人的意义和后果。

患有或怀疑患有精神病的人所订立的遗嘱是否有效？还必须看遗嘱的内容是否符合我国的法律规定，在订立遗嘱时是否受到其他人的不适当影响，以及患者的精神状态是否使他在订立遗嘱时判断力受到障碍等因素。

他必须不受他人不适当的影响，包括：过分关心、谄媚、欺骗、恫吓、威胁等；他在订立遗嘱时，必须不受任何药物（包括酒类）的影响，以免遗嘱失真。

4. 性自卫能力

又称性自我防卫能力，理论上讲，性自卫能力是指正常女性维护自身性不可侵犯权的能力。在实际鉴定中，性自卫能力评定一般是适用于发生两性行为的可疑患有精神疾病的女方，是被害女性对于两性行为意义、性质和后果的理解能力和自卫、抗拒能力。它不属于刑事责任能力，也不是民事行为能力，而是为受害对象是女精神病患者或精神发育迟滞患者特别规定的一种专门法定能力。

一般也是从医学要件（必须明确是否存在精神疾病和被奸污时处于何种精神状态及严重程度）和法学要件（女性对于自身所受性侵害或严重后果的实质性理解能力及态度）两方面相结合来考虑。贾谊诚教授提出性自卫能力评定不但从医学要件和法学要件相结合来评定，还应该从法理上的公正性及社会学角度综合案情考虑，对俗称“花痴”的精神病人性自卫能力的评定存在很大分歧。郑瞻培教授认为此时也受精神病理的影响，其实质性理解能力丧失，应评为无性防卫能力；相反的意见是其性本能亢进、主动引诱他人和自我控制能力削弱，不应评自卫能力，而应评责任能力。

这类案件的鉴定最常涉及的精神疾病依次为：精神发育迟滞、精神分裂症和躁狂症等。重度、极重度及一部分中度精神发育迟滞患者、精神分裂症发病期以及严重躁狂症和周期性精神病发作时，患者丧失对性行为的辨认和控制能力，评定为无性自卫能力。一部分中度及一部分轻度精神发育迟滞患者，精神分裂症不全缓解期、残留型、慢性患者和部分躁狂症患者对性行为的辨认能力不完全，或者控制能力削弱，评定为部分性自卫能力。精神分裂症缓解期、躁狂症发作间歇期、发作性精神障碍的间歇期以及一部分轻度精神发育迟滞者，智能障碍轻微，社会适应能力良好，并不影响其对性行为的辨认能力。还有患者以获得钱财或性本能的满足为目的，反复与异性发生性关系，事后抵赖，把责任推给对方，这种行为与卖淫无异，应评定为有性自我防卫能力。

5. 婚姻能力

精神疾病患者能不能结婚？目前在我国法律上尚缺乏详细的规定，但大都一致认为，所有的轻性精神障碍与轻度精神发育不全皆非属于不能结婚的条件。那么何种精神疾病以及在哪种情况下属于不应当结婚的呢？

医学要件：（1）精神病未愈，或者部分缓解，或者刚刚缓解不到一定时期；（2）中度与更重的发育不全。

法学要件：（1）不理解婚姻的实质性意义；（2）不能建立并维持正常夫妻家庭生活；（3）精神病近期缓解后，有较大复发的危险性。

对上述意见要补充说明的是：精神病未愈或部分缓解而未恢复到正常的精神水平的不宜结婚，是大家都能理解的。但为什么精神病已经痊愈或者缓解了，还不能立即结婚呢？这是由于临床实际经验告诉我们，有些精神病复发率较高（尤其是精神分裂症），如果未经巩固观察一个阶段，对其未来的变化情况是难以预测的。假如精神病刚愈就急于结婚，不但由于骤然的生活变化与适应方面对其精神健康有影响，而且在复发危险率较大时期内结婚，一旦精神病复发，就会对新婚夫妻产生严重影响，甚至会发生悲剧，尤其是病人的配偶所遭遇痛苦更甚。为此闹离婚与发生伤害后果者已不鲜见。因此，国内精神病学家多主张对精神病痊愈或缓解者要耐心等待与巩固一个时期，这从精神病人及其配偶的长远根本利益着想也是有益的。

精神病人夫妻之间的离婚问题比较复杂，大多是由其配偶一方所提出的，但也有少数是病人一方所提出的。假如在提出离婚申请时，该精神病患者属缓解期或无明显精神异常而且有诉讼能力，应按一般民事离婚案件处理，并且尽可能进行调解。离婚对病人是相当大的精神刺激，可诱发其精神病复发。只有在感情确实彻底破裂而不能调解和好时，才可以考虑准许离婚。对精神发育不全夫妻间的离婚问题，基本上也如此。轻性精神障碍者的离婚问题，因为一般皆有诉讼能力，所以可按一般民事离婚案件处理。对癔症病人比较复杂一点，假如是在癔症性精神错乱阶段，由于发作期都不长，可待其恢复后，再按一般离婚案件处理。

（六）关于受审、服刑能力的评定

受审能力是指被告人在接受审讯时是否具有识别诉讼性质，依法进行诉讼行为的能力。高北陵教授认为：受审能力是指犯罪嫌疑人或被告人在法庭判决之前的案件审理过程中，理解被控告的性质、后果、权利、义务，以及配合诉讼代理人或辩护人的行为能力。无受审能力时，不能进行正常的审理或定罪判刑。精神病人不理解诉讼的性质和过程，不能与他的辩护人进行合作，不能履行法律赋予的申诉权利，故无受审能力。遇此情况，法律规定他不能参加诉讼，中止审理，此时可采取治疗等措施，直到恢复受审能力，继续审理。

责任能力与受审能力两者可能是一致的，也可能是不一致的。如器质性精神病，大多数精神分裂症等患者，可能既无责任能力，同时也无受审能力。但有些精神病人，作案可能是疾病发作所直接导致，属于无责任能力，但在审理时精神疾病发作已过，受审能力可能是存在的。反之，作案时精神活动处于正常状态，然审理过程中却出现了精神障碍，这样他便成了具有责任能力，而无受审能力的人。

确定是否丧失受审能力，可从以下几点把握：（1）被告人是否理解已经受控及受控的性质；（2）被告人是否理解有罪与无罪之间的区别；（3）被告人是否理解法律诉讼程序及本人的法律权利；（4）被告人是否理解审讯结果对他本人及家庭带来的后果；（5）被告人能否叙述清楚违法行为经过并为自己辩护；（6）被告人能否与辩护人或律师进行合作；（7）被告人能否注意和辨别法庭上的人证、物证。

服刑能力又称刑罚适应能力，是指服刑人员能够合理承受对其剥夺部分权益的惩罚，清楚地辨认自己犯罪行为的性质、后果，合理地理解刑罚的性质、目的和意义，并合理地控制自己言行以有效接受劳动改造的能力。

服刑能力的评定标准有两个要件：医学要件和法学要件。医学要件为存在精神障碍；法学要件为对刑罚的辨认能力及对自己应当遵循的行为规范的适应能力。

服刑能力分为有服刑能力、无服刑能力两个等级。进行服刑能力评定时，首先应确定被鉴定人的精神状态，根据 CCMD 或 ICD 进行医学诊断，在医学诊断的基础上再考察对刑罚的辨认能力及对自己应当遵循行为规范的适应能力，根据其受损程度，评定服刑能力等级。

评定标准：

1. 有服刑能力

目前无精神异常；或虽然目前存在确定精神异常，但精神症状对其相应的法律心理能力影响不明显，被鉴定人能正确认识自己所承受刑罚的性质、意义和目的，能合理地认识自己的身份和出路，对自己当前应当遵循的行为规范具有相应的适应能力。

2. 无服刑能力

目前具有明显的精神异常，在精神症状的影响下，被鉴定人对自己所承受刑罚的性质、意义和目的不能合理认识，丧失了对自己当前身份和未来出路的合理的认识能力，或丧失了对自己当前应当遵循的行为规范的适应能力。

细则见司法部颁布的《精神障碍者服刑能力评定指南》2016 修订版。

严重的精神病或严重精神发育迟滞患者往往丧失对他们违法行为的辨认能

力，这些人对刑罚和服刑的意义不能认识，也就谈不上矫正自己的行为，服刑也就没有意义，这就丧失了服刑能力。一般来说，限定责任能力的人具有服刑能力，多数国家对患严重精神疾病的人确定为无服刑能力人，规定免除刑罚，由家属照料并进精神病医院治疗。

六、精神病人作案的特征与鉴定

（一）精神病人所致伤害案的一般特征

1. 作案的目的与动机短浅，令人费解

精神异常者伤人的目的动机一般都不明显，即使有动机，也显得荒谬离奇，不易用常情理解，动机和目的与其后果极不相称。有的无故伤害自己的至亲好友，有的伤害的竟是与自己全无利害冲突的无辜者。有的过去虽有过意见摩擦，但远不是你死我活的不共戴天之仇。

2. 缺乏作案预谋和计划

多数是在意识障碍、病理激情、单纯幻觉状态、智能障碍、意志行为障碍等情况下作案，案前缺乏周密策划。有时有“预谋”和“计划”，但都是在思维障碍尤其在妄想的支配之下所为。其特点是：（1）这种预谋和计划与他的病态动机密切相关，不论在时间上、程度上都相应一致；（2）由于精神异常，对周围事物的理解和判断不准确。所以其“预谋”和“计划”漏洞百出，很不慎重；（3）基本上是单独作案，罕有共谋的。

3. 缺乏保护性

正常人犯罪为了逃避法律责任，一般在作案前后都会采取一些保护自己的措施，如潜逃、灭迹、伪装、拒供等。精神异常者作案一般没有保护性或没有严密的保护性。应特别注意以下三种情况：（1）在意识障碍、智能障碍、行为紊乱等严重精神异常等情况下作案，没有真正的保护性。（2）在幻觉、妄想以及其他精神障碍下作案，可有不同程度的保护性，但与其伤害人的严重后果很不相称。而且这种“保护性”也是在案犯病态体验下所采取的“保护性”。比如，在被害妄想状态下作案后，他可能当时逃避，也搞些伪装，但归案后，一般会供认不讳，而且会申诉是“被迫自卫”或是“忍无可忍的报复”。（3）作案后病情很快缓解，或检查时已缓解，知道自己伤害了人，问题严重，不敢正视，加之认识到自己是在病态情况下作案，所以对案情添枝加叶，避重就轻，尽量为自己辩护，造成一种具有明显“保护性”的假象。对此，需要在全面分析的基础上，重点注意作案时的精神状态。当然也有的案犯，在特殊情况下伤害人后自首投案，没有保护性，却是真正的罪犯。所以，对保护性问题要结合各种情况作具体的分析。

4. 作案手段的残忍性

一般案犯把对方杀死即达到目的，当然也有很残忍的，如为了灭迹而分尸，为了解恨而挖眼、切割躯体等。然而精神异常者杀人所表现的残忍不合常理，与他的过去、身份、作案动机都不相称。精神病人自杀手段残忍而且现场可能紊乱，很易误判为他杀，应当注意。

5. 危害行为的多样性

精神分裂症以凶杀、伤害等侵害人身、生命安全为多见，特别是偏执型精神分裂症。青春型精神分裂症则以性侵犯行为为主，思维紊乱、内容荒诞、行为幼稚，常有较丰富的性色彩。躁狂症则以危害社会治安为主，易冲动。

（二）鉴定依据

1. 病史调查，精神病的诊断主要靠客观而详细的病史，结合精神检查和必要的辅助检查进行科学的分析。

2. 既要有精神异常伤害人的一般特点，又应具备诊断为某一精神病的临床根据。

3. 作案前有精神异常史，作案时和作案后有精神异常的表现，这是重要的依据。只在作案瞬间精神异常，其他一切时间正常是不可能的。症状性精神病有时在短时间的精神异常下作案，但这是躯体疾病基础上的异常，有原发疾病可供参考；要重视点滴的异常表现，它可以给人以很大的启发，但也不能满足于局部的一时的异常，要尽可能搜集足够的资料。要确定一个精神病，没有充分的精神症状是难以信服的。对于精神症状，既要注意作案前后时间上的连续性，还要注意症状内容的统一性。精神症状在不同时期、不同阶段可能有些不同，但基本症状应当一致，不应出现矛盾。

4. 为确定精神异常，尚应对被告进行必要的精神检查与其他辅助检查。

七、伪装精神障碍的鉴定

凡精神正常的人为了逃避法律责任，或为了获取私利等，根据自己的意愿和需要，故意伪装精神异常者称为伪装精神障碍，旧称伪装精神病。伪装精神病多见于刑事案件中，目的是逃避刑事制裁，可于犯罪前，犯罪当时，更多见于犯罪后。近年来，民事案件中的伪装精神障碍也逐渐增多，如交通事故中的民事侵权，工伤、保险中的理赔评残等，目的只有一个即捞取不当利益。

伪装精神障碍的临床表现多种多样，但常见的表现形式可以大体归纳为伪装精神症状和伪装认知功能低下两种，即通常所说的“装疯卖傻”。

（一）伪装精神病的特征

1. 有一定的目的性

为了达到让人相信其有病之目的，尽可能表现出幻听、幻视、被害妄想、自言自语，行为紊乱（喝尿或拒食）等重病状态。

2. 起病急骤，结束也突然

伪装精神病的决定总是在关键时刻作出的，常常没有前驱症状而突然发病。当目的达到或被识破后，伪装现象立刻消失。

3. 与精神疾病的一般规律不相吻合

精神疾病是由各种精神病理现象有机组合起来的。每种精神疾病都有其发生、发展和转归规律，很少孤立存在，但伪装者所扮演的症状多孤立存在，相互之间没有联系或相互矛盾，难以归类。

4. 症状多夸张、离奇和造作

伪装者为骗取有精神病结论，常把伪装角色扮演得逼真、生动、有声有色，临床表现造作、不自然，症状离奇、过分，不能归类，给人以“比真疯子还疯”的感觉，这与精神病人一般否认自己患病的病理心理正相反。

5. 易受外界影响，症状变化多端

伪装者对周围环境非常敏感和警惕，非常关注外界动向，左顾右盼，时刻注意观察周围人的态度和反应，以确定其伪装表现是否被人相信。所以，开始表现的症状往往不固定，易受暗示影响，等待一段时期后才固定下来。

6. 发作的间歇性

伪装者的行为表现有“人一来就疯”特点，即白天或周围有人时发作频繁，症状明显；夜晚或独居时较安静，症状消失。

7. 强调自己有病

伪装者常设法使别人相信他患精神病。强调家族有遗传病史，或过去也发生过，精神病者则相反。

8. 检查、治疗不合作

伪装者“做贼心虚”，生怕自己露出马脚，所以对检查和治疗通常采取回避、不合作或敌视态度。

（二）伪装精神病的鉴别

根据伪装所涉及案件的性质，伪装出现的不同时间段，伪装的程度以及伪装的表现形式，认真排查提高警惕，尤其对杀人等重大案件，有精神病家族史者更应认真排除。下面几点可供鉴别时参考：

1. 要注重了解个人史，有无作案的社会根据和思想基础，作案的动机与伪装的目的是否相称，不能忽略对其家族史和既往史的调查。

2. 对各种途径获得的病史材料、精神检查、辅助检查（实验室检查、脑电图等）是否大体一致，有无重大矛盾，整个过程是否符合精神病的一般规律。

3. 深入细致地了解违法行为的详细过程，以便从中发现破绽。

4. 对当事人进行仔细观察与分析。注意有无病理特征，是否符合精神疾病的规律；对伪装者给予言语刺激时，可观察到呼吸、脉搏、面色的改变和出汗、坐立不安、不自然姿势等自主神经系统的改变；运用暗示性语言，以使伪装者接受暗示，暴露矛盾；注意观察当事人接受检查、治疗时的态度。有无目光回避，有无表演性语言与动作，临床症状是否相对单一、恒定。

5. 伪装的程度常常与伪装的动机有关，有深谋远虑者伪装得顽固；文化程度越高，装得越像，鉴别越难。分析时，这些因素必须考虑，不可一概而论。

第三节　精神损害与赔偿

一、精神损害的定义及分类

（一）精神损害的定义

精神损害，是指侵权行为所导致的致使受害人心理和感情遭受创伤和痛苦，无法正常进行日常活动的非财产上的损害。如精神上的悲伤、失望、忧虑等。精神损害通常由侵犯人身权而造成，但也不排除因侵犯财产权而引起。前者如侵犯人格尊严或侵犯身体健康权引起受害人精神上的痛苦；后者如行政机关非法拆除相对人的建筑，致使受害人气愤、痛苦。

精神损害是一个有特定法律意义的概念，它不同于医学上的精神损伤或人们在日常生活中所谈论的一般的精神方面的不快“精神伤害”。精神损害的最终表现形式，就是精神痛苦和精神利益的丧失或减损。

《国家赔偿法》第35条规定：“有本法第三条或者第十七条规定情形之一，致人精神损害的，应当在侵权行为影响的范围内，为受害人消除影响，恢复名誉，赔礼道歉；造成严重后果的，应当支付相应的精神损害抚慰金。”这为我国精神损害赔偿制度的完善迈出了重要一步。

1. 精神痛苦

精神痛苦是自然人因人身权遭受侵害后产生的诸如愤怒、恐惧、焦虑、沮丧、忧郁、绝望等不良情绪的概括。侵权行为侵害民事主体的人身权，造成民事主体精神损害的表现形式之一就是精神痛苦。精神痛苦有两个来源：一是侵害自然人人体的生理损害。当侵权行为侵害身体权、健康权、生命权时，给权利主体以生理上的损害，使其在精神上产生痛苦。二是侵害自然人心理的心理损害。当侵权行为侵害自然人的民事权利时，侵害了人的情绪、感情、思维、意识等活动，导致人的上述精神活动的障碍，使人产生不良情绪，造成精神痛苦。

2. 精神利益的丧失或减损

精神利益的丧失或减损是指自然人、法人维护其人格利益、身份利益和其他财产利益的活动受破坏，因而导致其人格利益、身份利益和财产利益造成损害。这种损害不以民事主体是否具有生物形态而有所不同，自然人、法人均可造成这种损害；由于自然人、法人享有的人身权种类不同，损害的范围也不同，如自然人享有人身自由权、肖像权、贞操权、配偶权、亲属权等，法人并不享有。但法人享有名誉权、名称权等人格权利和荣誉等身份权利，因此可能遭到这种人格利益和身份利益的损害。

（二）精神损害的分类

根据精神损害客体的不同，学术界把精神损害分为以下几类：

1. 故意施加的精神损害与过失所致的精神损害

根据人的主观过错不同，将精神损害分为故意施加的精神损害与过失所致的精神损害。两者都是行为人对受害人施加了精神痛苦或使其产生不愉快的感觉。

2. 因侵权行为造成的精神损害与因违约行为造成的精神损害

前者指行为人不法侵害他人人格造成的精神损害，后者指合同的一方当事人因违反合同约定义务而给他方当事人造成精神损害。我国立法和司法规定了因侵权行为而造成的精神损害，受害人可要求精神损害赔偿。对于因违约行为产生精神损害目前没有明确规定。

3. 直接的精神损害与间接的精神损害

以侵权人的不法行为是否直接针对受害人本人为标准，可分为直接的精神损害与间接的精神损害。前者是指侵权人的侵权行为直接针对特定民事主体即受害人本人并给其造成的精神损害；后者是侵权行为未直接针对受害人本人，而给予受害人关系密切的亲属所造成的精神损害，即间接的精神损害。

4. 侵害财产权所产生的精神损害与侵害人身权所产生的精神损害

我国司法解释规定，具有人格象征意义的特定纪念物品，因侵权行为而灭失或损毁，所有人可提起精神损害赔偿，这是对侵害财产权而引发精神损害赔偿的具体化。

5. 一般的精神损害与严重的精神损害

按损害的程度不同，可分为一般的精神损害与严重的精神损害。我国有关司法解释规定：因侵权致人一般精神损害，受害人请求赔偿精神损害的，一般不予支持，人民法院可以根据情形判令侵权人采取非财产性的救济方式；造成严重后果的，人民法院除判令侵权人承担非财产性责任外，可判令其赔偿相应的精神损害抚慰金。

二、精神损害赔偿的定义、功能及特性

（一）定义

精神损害赔偿是指自然人在人身权或者是某些财产权利受到不法侵害，致使其人身利益或者财产利益受到损害并遭到精神痛苦时，受害人本人、本人死亡后其近亲属有权要求侵权人给予损害赔偿的民事法律制度。一般而言，这样的精神损害通常包括两个方面的情况：一种是因遭受有形人身损害或者财产损害而导致的精神损害；另一种是未遭受有形人身损害或者财产损害而直接导致的精神损害。精神损害包括两种形态：一种是受害人可以感知到的精神损害称为积极的精神损害；另一种是受害人由于心智丧失或者其他原因无法感知的精神损害称为消极精神损害。

精神损害赔偿是因侵犯人格权致使公民受到精神上的痛苦所应承担的民事责任。侵犯公民的人格权可能产生两种结果：一是物质上的损害，如受害人进行治疗的费用；二是精神上的损害，如受害人心理创伤和精神痛苦。根据《民法典》的规定，公民的姓名权、肖像权、名誉权、荣誉权受到侵害时，受害人可以要求赔偿损失。赔偿损失既指对物质损害的赔偿，也包括对精神损害的补偿。对受害人的精神损害予以赔偿不能弥补受害人名誉、荣誉等损失时，还需要用停止侵害、消除影响来解决。精神损害赔偿的目的在于以物质形式弥补和减轻受害人精神上的痛苦和心灵的创伤，慰藉受害人的感情世界，对侵权人予以制裁。精神损害赔偿的适用范围只限于上述法律规定的人格权种类，不能任意扩大。

精神损害赔偿是权利主体因其人身权益受到不法侵害而使其遭受精神痛苦或精神受到损害而要求侵害人给予赔偿的一种民事责任，是现代民法损害赔偿制度的重要组成部分。

（二）功能

大多数学者认为精神损害赔偿有补偿性、抚慰性和惩罚性三种功能。

1. 补偿性功能

通过加害人的物质赔偿，填补受害人精神上的损害，使受害人的损害得到平复。

2. 抚慰性功能

金钱作为衡量价值和权利的一般尺度，是可以满足受害人人身和精神需要的物质手段。尽管它无法减轻受害人的精神痛苦或弥补其精神利益的丧失，但可使

受害人在其他方面得到享受。因此，金钱赔偿在这种情况下是民法唯一可以采用的给受害人以物质满足的方法，这种需要满足，恰恰是为了平复受害人的精神创伤，慰藉其感情的损害，改变受害人心理、生理及精神利益损害所带来的影响，恢复身心健康。

3. 惩罚性功能

法律通过责令加害人支付金钱，保护受害人的利益。加重对受害人的处罚，可在一定程度上达到防止侵权行为，稳定社会秩序的目的。

（三）特性

1. 赔偿的必要性

确认精神损害赔偿责任，对精神损害予以赔偿，是加强民事权益司法保护的一个重要措施。使受害人可以使用所获得的赔偿金，进行一些有利于自己身心健康的活动，达到消除或减轻精神痛苦的目的。由加害人承担精神损害的赔偿责任，具有一定的惩罚性，无论是对加害人本人，还是对其他社会成员都具有警戒和教育作用。

2. 请求权的专属性

所谓请求权的专属性，指的就是精神损害赔偿的权利，只能由受害人来行使，一般不可以让与或者继承。由于精神损害赔偿常依附于特定受害人的特定权利，只有在其特定的权利受到不法侵害并且达到一定的程度方可请求精神损害赔偿。

3. 精神损害赔偿因素的多元性

在确定精神损害赔偿时，所考虑的因素有很多。第一，从赔偿标准看，就有主观标准和客观标准。第二，从基本结构上看，确定精神损害赔偿的范围，还应根据人身权益、财产权与精神损害之间的因果关系来考虑。第三，从主观要件上看，还应该根据加害行为与受害人主观上的故意或是过失来判断。第四，从侵权行为发生的本身看，侵害的地点、场合、时间、手段等均应作为确定精神损害赔偿的考量因素。

4. 赔偿数额的不确定性

精神损害系自然人意识机能之反应，在内容和范围上具有主观性，根据损害赔偿的全部原则，精神损害赔偿亦有主观性。正是这样的主观性，导致精神损害赔偿的数额具有不确定性，即不能就同一损害事实直接规定损害赔偿的数额，即使规定数额，也须有变动的可能。而且就其功能而言，主要是为了弥补给受害人造成的精神痛苦，而用多少金钱替代补偿，也无法确定。

5. 赔偿的有限性和辅助性

虽然精神损害赔偿的金钱赔偿是必要的、正当的，但金钱赔偿作为精神损害的民事责任方式具有局限性和辅助性。对于较轻微的精神损害或当事人不要求赔偿的精神损害，不一定判决赔偿。

三、精神损害赔偿的范围及标准

（一）赔偿范围

精神损害赔偿的范围是指哪些民事权益受到侵害时可以请求获得赔偿精神损害。在确定其范围时，应从维护人身权利和人格权这两个方面出发，我国立法也是依照这两方面对其加以确定。随着相关法律的不断完善，精神损害赔偿范围也逐渐明确、细化。涉及精神损害赔偿的，包括以下几个方面：

1. 侵害人格权的精神损害赔偿

人格权是法律赋予权利人以人格利益为内容，作为一个独立的法律人格所必须享有且与其主体人格不可分离的权利。依据2001年《最高人民法院关于确定民事侵权精神损害赔偿责任若干问题的解释》，下列人格权利被侵犯的，如生命权、健康权、身体权；死者的姓名、名誉、肖像、荣誉、隐私、遗体、遗骨等被侵犯的；具有人格象征意义的特定纪念物品因侵权行为而永久性灭失或毁损等。虽然对于具体人格权的客体范围我国立法上已经有了很大的提高，但是和实践中的运用还是显得比较狭窄在运用中受到一定的限制。特别是对于理论研究已经很完善的一些人身权利，应尽早纳入法律的范围之内。

2. 侵害身份权的精神损害赔偿

身份权是民事主体基于拥有某种特定身份而享有的民事权利。它不是民事主体所固有的一种权利，而是由民事主体通过某种行为或者事实而获得了身份才具有的权利。2001年《最高人民法院关于确定民事侵权精神损害赔偿责任若干问题的解释》中对于身份权的规定包括亲权、亲属权、监护权等。身份权是一定的社会关系，如果这个处理不好将直接会影响到社会的稳定，对于破坏这种亲属关系，监护关系的侵权行为，通过对其精神损失的请求，有利于对这种关系予以保护以及对受害人的补偿。

3. 侵害财产权的精神损害赔偿

一般情况下，精神损害赔偿是针对人格权和身份权受到侵害而言，但由于某些特定的物品在被人们持有时被赋予了一定的意义，这样使其具有了人格化的特殊意义。而由于侵权方的行为导致该物件的永远灭失或损毁，必将给受害人的心理和精神带来较大程度的伤害，而财产本身的价值并不足以弥补受害人精神上所受到的打击和痛苦，因此进行精神损害赔偿也是非常必要的。

4. 侵害婚姻关系的精神损害赔偿

婚姻关系与每个人都有着非常密切的联系，也会影响家庭关系和社会关系，如果不能处理好就容易引发社会问题，造成社会的不稳定。因此，立法者对因婚姻关系而产生的精神损害赔偿问题格外重视。《婚姻法》第46条明确规定："有下列情形之一导致离婚的，无过错方有权请求损害赔偿：（一）重婚的；（二）有配偶者与他人同居的；（三）实施家庭暴力的；（四）虐待、遗弃家庭成员的。"此时无过错的一方提出财产上的赔偿或者精神上的赔偿，法庭从法律的功能和目的角度来讲应该予以支持。在婚姻关系中，如果一方有上述行为，给婚姻的另一方造成的精神上的伤害是无法抚平的，法律规定这样的精神损害的赔偿，正是基于一种对于配偶权的保护。

5. 侵害死者的精神损害赔偿

我国在《最高人民法院关于确定民事侵权精神损害赔偿责任若干问题的解释》中规定，自然人死亡后，其近亲属因下列侵权行为遭受精神的痛苦，向人民法院起诉请求赔偿精神损害的，人民法院应当依法予以受理：

（1）以侮辱、诽谤、贬损、丑化或者违反社会公共利益、社会公德的其他方式，侵害死者姓名、肖像、名誉、荣誉；

（2）非法披露、利用死者隐私，或者以违反社会公共利益、社会公德的其他方式侵害死者隐私；

（3）非法利用、损害遗体、遗骨，或者以违反社会公共利益、社会公德的其他方式侵害遗体、遗骨。

6. 关于违约行为造成的精神损害赔偿问题

长期以来，法学界对于违约责任中能否适用精神损害赔偿问题存在着很大争议，世界各国很少有承认违约的精神损害赔偿的，如德国、法国、日本等都不承认违约的精神损害赔偿。通常认为，违约责任中的损害赔偿范围限于财产上的利益。在实践中，通常也会因为合同期待的利益不能发生而给受害人较大的精神痛苦，所以因违约行为而进行精神损害赔偿的请求在理论上是合理可行的，只是目前我国还没有相关的法律规定。

（二）赔偿标准

目前，我国并没有具体的赔偿标准，但我们认为杨立新教授的观点值得参考，即三个原则：一是要考虑对受害人是否起到抚慰作用；二是考虑对加害人是否起到了制裁作用；三是能否对社会有警示作用。三个方面都考虑到了，就是一个很好的赔偿数额。当然，在算定精神损害赔偿数额时还应综合考虑如下因素：

1. 侵权人的过错程度

过错作为民事责任的构成要件之一，对于侵权行为是否承担民事责任是至关重要的。过错包括故意和过失两种情况，区别故意和过失在精神损害赔偿中意义是较大的。因为侵权人的过错程度一般与损害程度密切相连。侵害人的主观故意或过失对受害人所产生的精神损害有轻重之别，因此在确定损害赔偿额时将侵害人的主观过错程度作为一个重要的参考因素。

2. 侵害的手段、场合，行为方式等情节

侵权人侵权的具体情节不同，可以反映出侵权人的主观恶意程度和社会危害性大小的不同。对受害人来说，所造成的精神损害肯定有所不同，应区分不同的情节，确定不同数额。

3. 侵权行为所造成的后果

在有些情况下，尽管采用极其恶劣的手段，但尚未造成严重后果，可酌情减少赔偿金的数额。

4. 侵权人的获利情况

对于侵权人而言，如果其侵权行为获利较多，可酌情增加赔偿金数额。

5. 侵权人承担责任的经济能力

视侵权人经济能力的不同，酌定不同的赔偿金数额。

6. 受诉法院所在地的平均生活水平

受诉法院所在地平均生活水平是确定赔偿金的重要因素。可视受诉法院所在地平均生活水平的不同，酌定该地区赔偿金的数额。

《最高人民法院关于确定民事侵权精神损害赔偿责任若干问题的解释》没有规定精神损害赔偿的具体数额。因为精神利益损害和精神痛苦并没有财产的价值，确定精神损害制度只是借财产的形式，对人格关系进行调整。因为在商品经济社会中，采用经济方式解决民事争端，也是一个较为有效的办法。

典型案例剖析

马某某残害4名同窗是谁之“过”？杀人恶魔邱某某能拿精神病做免死“盾牌”吗？

人们眼中的好学生、好儿子会杀人？还一连杀4个。这是社会的悲剧！其与人们的是非观念颠倒、价值观念扭曲、理想境界渺茫、信仰不知是何关系极大。一个曾经那么聪明、懂事、表情温和善良的孩子，为什么在四年的大学生涯中变成了面目狰狞的杀人犯？是愤恨，是同情？更多的应该是反思！

李玫瑾教授认为，将“贫穷”归结为马某某犯罪动机起点的归因并不全面，也并非真实的问题起点。真正决定马某某犯罪的心理问题，是他强烈、压抑的情绪特点，是他扭曲的人生观，还有“自我中心”的性格缺陷。同时，他的犯罪心理、犯罪方式与手段，又与他的智力水平密切相关。最初我对马某某的犯罪动机也有错误的判断，也把他归到穷人的自卑上，即由自卑的敏感引发的。但是当我知道他杀害的4个同学当中有3个是和他一样的贫困生后，我就觉得用贫困为理由解释不通。如果他杀害的不是贫困生，可能他平时就有对富人的这样一个情结，但是他显然没有。贫困会导致他们面临更多挫折，并不能导致他们必然犯罪。不管是有钱的还是没钱的人，都有犯罪的，犯罪的类型各种各样，杀人的类型多种多样，和贫困没有必然联系。

心理学研究中多次指出的，许多心理上存在严重疾病的人，一个最突出的表现就是谈论任何事情时都以“我”为主题词，“我”的出现频率极高。他们从不会站在别人的角度上换位思考。这种性格缺陷特征是许多犯罪人所共有的心理特征之一！

记者：马某某的事情能否说明现在的学校教育是失败的？

李教授：我认为这个案件可以揭示出我们家庭教育和学校教育当中的缺陷。我在问卷中问他的成功体验。他回答，物理竞赛一等奖，和别人打篮球，考上云南大学。我问他个人的爱好有哪些，他说是理科工科。教育的缺陷在于，我们的教育是不均衡的，只偏重于智力教育，忽视了一个人的其他方面，比如人格教育、情商教育、人生教育，还有道德的、法律的、是非等方面的教育。

马某某在逃亡期间给姐姐的录音中谈到：“姐，现在我对你讲一次真心话，我这个人最大的问题就是出在我觉得人生的意义到底是为了什么？100年后，早死迟死都是一样的，在这个问题上我老是钻牛角尖，自己跟自己过不去。”所以马某某对人生意义的看法，是最终导致他如此冷漠地杀害4条生命的本质原因，这是马某某犯罪的一个很核心的问题。既然100年后早死迟死都一样，那么，身边的人早死晚死又有什么差别呢？当他与别人发生冲突时，他就这样随意地轻易地置人于死地吗？

2010年3月30日，四川某高校大二学生曾某某因受不了别人嫌弃他长得丑，在校园湖边杀死一名女生、刺伤两名男生。法院一审判处曾某某死刑，但因不服精神病鉴定意见，经四川省高级人民法院裁定发回重审。当时引发争议的是在一审时的精神病鉴定结果。律师认为，曾某某有家族精神病史，作案杀人时是精神异常的时候，应该重新做精神病司法鉴定。精神病鉴定能成为“死刑犯”的杀人执照吗？众所周知，我国刑法规定了精神病人犯案可以免责，这是否能成为一些死刑犯的“救命稻草”呢？

一夜之间连杀10人，先向每人头部各砍数刀，又用斧头砸向每人头部，其中包括一名孩童。随后，此人还将一个死者的眼球、心肺、脚筋挖出，炒熟喂狗。逃亡中，此人又将一名好心帮助他的人砍杀。这个人就是家喻户晓的“杀人魔鬼”邱某某。精神病鉴定专家刘锡伟、律师陈志华紧急吁请为一审已被判死刑的邱某某做司法精神病鉴定，随即惊起舆论一片哗然。

公众之所以不能接受专家和律师紧急吁请为邱某某做司法鉴定，是因为假如邱某某获得这样的机会，并且真被鉴定为精神病的话，那么他不但不用死，甚至连牢都不用坐——我国《刑法》第18条规定，精神病人在不能辨认或者不能控制自己行为的时候造成危害结果，经法定程序鉴定确认的，不负刑事责任。换句话说，惨死在邱某某刀下的11人等于“白死了”。这岂是愤怒的公众所能容忍的？

给邱某某一个做精神病鉴定的机会并不可怕，也是他的权利，法律并不是针对哪一个人制定的，它针对所有人、制约所有人并服务于所有人，可怕的是如果经鉴定他确实是精神病人，我们就要接受“法治的代价”——为精神病人准备的豁免权。这种免死牌还能否体现法律的公平、公正和正义吗？值得大家去思考。

第十三章

司法心理生理测试技术（测谎技术）

第一节　司法心理生理测试技术的发展及法律应用

一、司法心理生理测试技术的概念

司法心理生理测试技术，通俗叫法又称“测谎技术”（lie - detection technology），司法界简称CPS（Computerized Polygraph System），是由特定的专业技术人员根据心理学、生理学、语言学、现代电子学和其他应用科学技术的有关原理，借助一定的仪器设备测量被测试者回答问题时的各项生理心理反应，以确定被测试者当时的心理状态，判断其回答的可靠程度的一门技术。其主要设备有两种：一种叫多参量心理测试仪，可以测量被测试人的心跳、血压、呼吸频率和深度、脑电波、声音、瞳孔、体温、皮肤电阻等方面的变化情况；另一种叫声析测谎仪，可以测出并记录被测试者回答问题时由声带发出的次声波变化情况。

二、司法心理生理测试技术的发展历史

（一）古代鉴别谎言的方法

自古以来，在审案活动中人们一直在努力寻找查明真相，揭露虚假的方法。在盛行神示证据制度的远古，采取宣誓、水审、火审、抽签、卜卦等方法判别真伪。公元前600年，波斯人相信红热的烙铁可以检验真理，让嫌疑人用舌头在红热的烙铁上舔几下，以有没有被烫伤来证明他的清白。我国古代也有类似的酷刑，借助热烫的威力来获取口供，与波斯的热烙相似。在中国的先秦时代就有通

过观察当事人的心理活动来审判案件的方法。据《周礼·秋官·小司寇》中记载："以五声听狱讼，求民情。一曰辞听；二曰色听；三曰气听；四曰耳听；五曰目听。"关于"五听"，东汉的郑玄作过如下解释：辞听是"观其出言，不直则烦"；色听是"察其颜色，不直则赧然"；气听是"观其气息，不直则喘"；耳听是"观其听聆，不直则惑"；目听是"观其眸子视，不直则然"。这说明我国很早就懂得用"察言观色"的方法来判断谎言。

古代虽没有科学仪器，但他们懂得用心理的方法来促使真假两类嫌疑人表现出不同的行为特征，并认识到身心相关的规律，从而辨别真假。这也是古人长期实践经验的总结。当然，由于没有科学的理论和科学的方法，这些古老的"心理生理测试"法有着极大的局限性，甚至走向唯心、迷信和荒谬。真正科学的心理生理测试技术直到近代才产生。

（二）近代心理生理测试技术的产生及发展

意大利人龙勃罗梭被公认为是测谎技术的鼻祖。1895 年，犯罪学家、精神病学家龙勃罗梭使用一种"液压脉搏记录仪"来记录脉搏和血压的变化，通过对这种变化的分析来判断嫌疑人是否与案件有关，开创了用科学的生理测量仪器来"辨别谎言"的新时代（被称为第一代测谎仪）。20 世纪初，多参量测试仪器问世，多参量的心理测试工作也在世界各地蓬勃开展。世界上公认的第一台专用测谎仪是美国加州警察局的拉森和基勒两人于 1921 年研制成功的，首先应用于加州伯克利市一宗盗窃案的侦破，并取得成功。此后，测谎仪在美国的警察机关、保安部门、私人侦探所得到广泛使用，一些私人测谎公司也纷纷开业。20 世纪 60 年代，美国的多参数型测谎仪已经可以相当精确地记录被测试人在呼吸、脉搏、血压和皮肤电阻等方面的生理反应与变化情况（被称为第三代测谎仪）。20 世纪 70 年代，美国弗吉尼亚州（Virginia）的德克特反计谋安全公司（Dektor Counterinte l ligence and Security Corporotion），设计了一种能进行次声波分析的所谓全新型第四代测谎仪。但最近几年对这种技术有不同意见，并在理论上有争议和不同看法。为此，在实践中，用得较多的是多谱记录仪。20 世纪 90 年代，日本和美国科学家相继研究出脑电波测谎仪，通过记录被测人的脑电波变化情况来识别谎言。了解人的思维过程，预示着第五代测谎仪的应用将发生革命性的突破。目前，一些科学家还在研究通过记录人的瞳孔反应来识别谎言的方法和技术。

与此同时，测谎技术在"软件"方面也取得了长足的进展。美国的测谎专家在总结实践经验的基础上，制定出多种具有针对性的测谎问题编排程序和方法，如准绳问题测试法、紧张峰测试法、犯罪情节测试法、问题交叉测试法、真假比对测试法、缄默测试法等。这些规范化的"软件"，提高了测谎技术的可靠性能。目前，测谎作为一项通用高科技已被世界上 70 多个国家广泛应用于国家安全、犯罪调查乃至商业中的雇员招聘等各个领域。

20 世纪 80 年代初期，我国公安科技人员开始学习和研究测谎技术。1991 年，我国研制出第一台测谎仪（正式名称为“多参数心理生理测试仪”）。1996 年，测谎技术研究被列为国家“九五”科技攻关项目。之后，测谎技术在全国范围普及开来，除个别省市以外，全国的公安机关、检察机关都开始运用测谎技术办案，有的省市在县级公安机关也配置了测谎仪，并在实践中取得了良好成效。可以断言，随着测谎技术的发展和推广，它必将成为打击犯罪，保护人民，提高有争议疑难民事案件审判效率的一把“利器”。

三、司法心理生理测试技术的法律地位及应用

心理生理测试技术尽管在中外审案活动中的历史已有百余年，从《周礼》“以五声听狱讼，求民情”的察言观色，到世界公认的现代测谎技术鼻祖龙勃罗梭“液压脉搏记录仪”的应用，再到“二战”时期的日本特高课，国民党军统的“中美合作所”，苏联的“克格勃”都使用过这一技术。今天，测谎仪测试在超过 56 个国家中被使用，如美国、俄罗斯、澳大利亚、加拿大、中国、日本、以色列、马来西亚、墨西哥、菲律宾、罗马尼亚、新加坡、韩国、南非、英国、哥伦比亚、中东等。除国家用于反间谍，反恐怖和打击贪污等要职部门使用，政府、企业、个人机构的招聘也在广泛使用。科学与伪科学，测谎与反测谎，唯心与唯物，人权与反人权一直争论不断。我国在应用测谎技术领域一直比较谨慎，但随着诉讼法的不断修改完善，保护人权，严禁刑讯逼供，使得近年来公安、检察、纪检等部门对它的应用变得极为重视和看好。司法实践中也确实解决了一些疑难大案，一些省市地区的公检法机构、科研院所开展研讨、培训学习如雨后春笋，是一件好事。在疑难案件中，测谎往往被用来排除犯罪嫌疑人，缩小侦查范围，确定侦查方向，用于辅助讯问，突破犯罪嫌疑人的心理及辨别供词的真假，查找犯罪证据，直至认定犯罪等。随着社会的发展，法院受理的新型复杂案件越来越多，对当事人举证的要求也越来越高，这一点在民事审判中尤为突出，尤其是在双方当事人提出了一定的证据，但各执一词，又均无充足证据时，测谎手段就有了发挥的空间。如何看待心理生理测试报告书的法律地位，至今支持与反对的争论一直很激烈。一是理论上没有形成较为统一的观点。二是法律上至今没有作出明确统一的规范。尽管测谎作为侦查技术手段的一种在 1993 年的《国家安全法》和 1995 年的《警察法》中已有明确规定，但从 1999 年的最高人民检察院对四川省高级人民检察的批复（“多道心理测试鉴定意见与刑事诉讼法规定的鉴定意见不同，不属于刑事诉讼法规定的证据种类，但人民检察院在办理案件时可

以使用 CPS 多道心理测试鉴定意见帮助审查、判断证据。"）可以看出，心理生理测试报告虽不具有诉讼证据地位，但可以在刑事诉讼中使用。从 2005 年公安部《公安机关鉴定机构登记管理办法》（2019 年修订）和 2006 年最高人民检察院《人民检察院鉴定机构整理登记管理办法》中将心理测试纳为鉴定管理项目来看，又说明了官方是把它作为鉴定意见的一种来看待的，再有测谎技术经历了几十年的不断发展和完善其结论已经具备了合法性、客观性和关联性的证据基本属性，应该承认它的证据能力，但是限于测谎技术的局限性，测谎意见还不可以在案件中作为单独定案的证据，只能在案件中作为间接证据使用，或者作为补强证据使用（补强证据也叫佐证），其作用是证明和增强主要证据的证明力或检验其他证据的真实性，是完整证据链中的一环，必须与其他证据相互印证形成证据链条，方可起到补充说明案件事实的作用。所以，测谎结论可以作为一种特殊"鉴定意见"来使用。

（一）在刑件侦查中的应用

刑事侦查初期发现重点嫌疑对象后，基于侦查手段、措施作用的局限，时常出现无法进一步取得犯罪嫌疑人作案的确凿证据，排除与认定都缺乏相应的证据支持，致使侦查工作无法向前推进。此时使用心理生理测试技术对重点嫌疑对象进行测试，有助于突破窘况，打开新局面。如果测试得出认定意见，将有可能使案件侦查发生质的飞跃。取得突破性进展。如果测试得出否定意见，也有助于迅速排除该对象嫌疑，及时校正侦查方向。

有些案件由于犯罪嫌疑人拒供等原因而导致久审不结，造成疑难困局，借助心理生理测试技术往往能重新打开局面。心理生理测试就是对嫌疑对象进行心理压力测量的过程，测试环境、测试设备、技术人员的诱导谈话、提问等都能使有罪的嫌疑人形成一定的心理压力，嫌疑人对测试结果的期待、技术人员认定的意见都能使有罪嫌疑人的心理压力达到极致，以至于打破在前期审讯调查中基于侥幸而形成的心理平衡。测试后的讯问如能趁热打铁，结合有效的说服、劝导、用证等方法，并辅之其他措施，就容易突破犯罪嫌疑人的拒供心理防线，继而供述案件事实真相。心理生理测试技术提供的明确、清晰的测试意见，对侦查人员正确判断案情、坚定审讯攻坚信心也能起到积极作用。

由于各种复杂因素的影响，侦查中对已收集到的证据进行审查判断时，常常会发现犯罪嫌疑人口供与其他证据之间，或者同案犯罪嫌疑人口供之间存在各种矛盾，有的矛盾依靠常规的调查无法解决，对证据内容不能辨别孰真孰假时，可以使用司法心理生理测试技术，分析、鉴别供词或证词真伪，解决口供与证据之间的矛盾。

（二）在职务犯罪案件侦查中的应用

职务犯罪案件侦查中运用心理生理测试技术与普通刑事案件中运用心理生理测试技术相比，既有共同性，又具有显著的区别：普通刑事案件一般情况是事情（案）确定，对象（人）不确定，侦查路线通常是由案到人，测试的任务是确定嫌疑人是否为本案犯罪人；职务犯罪案件一般是对象确定，事情（罪案）不确定，侦查路线是由人到案，测试的任务是确定嫌疑人是否有某种职务犯罪行为。

由于职务犯罪行为过程相对简单，现场情节不多，因而测试适用的方法宜以CQT为主，GKT受限，但未知POT（探索测试）能派上用场。并且犯罪嫌疑人文化程度较高，理解能力强，测试效果好，对有罪嫌疑人的心理影响和压力大，测后易于突破。

一些案件的行贿、受贿的犯罪嫌疑人为了逃避责任则互相否认，行贿人不承认行贿，受贿人也不承认受贿；或者行贿人承认行贿，而受贿人不承认受贿。此时测试双方，常常能取得互相印证的测试效果。

（三）在民事案件审理中的应用

近年来，心理生理测试技术除了在刑事侦查中被广为运用外，在民事、经济审判实践中也迅猛得到了发展。例如，债务纠纷就是民事诉讼中运用心理生理测试最多的方面。

在民事诉讼中，有的当事人由于是亲朋好友，碍于情面或基于平时的信任，发生借贷关系仅凭口头协议而无书面证据，当产生矛盾并引起诉讼纠纷时，原被告双方各执一词，但均缺乏必要的证据。此外，一些货物买卖合同中的债务纠纷也存在类似的情况，买卖双方就货物或钱款的交付、收受事实发生争议而引起诉讼，双方对争讼的债权债务关系存续与否各执一词，又均缺乏必要的证据。这些情况使法官感到证据不足，难以裁定。

有的债务纠纷诉讼中，双方或一方当事人手中有一定的书证，但双方对此书证的真实性、有效性、证明性的意见有分歧，各执一端而都缺乏其他证据辅助、支持。有的可能对有关书证进行过文件检验，但因条件所限不能得出明确意见，或虽有结论但检验意见只能证明文书的形式真实而不能证明内容的真实，或检验虽有意见但对方当事人不服申请重新鉴定，而重新鉴定意见可能与原鉴定意见矛盾。这些情况均使法官的裁断发生困难。

此时，对有关当事人进行心理生理测试，可以鉴别证词陈述的真伪，验证书证、物证的真实性，辅助、印证其他检验、鉴定意见的可靠性，支持、加固现有证据的可信度和证明力，排除法官审断证据的疑虑，增强断案的决心。对有撒谎欺骗行为的当事人可能形成一定的心理压力，促使其如实陈述或放弃诉讼主张，从而提高诉讼效率，节约诉讼成本。

在民事案件中运用心理生理测试技术与在刑事案件中运用心理生理测试技术相比，有以下几个特点：

1. 民事案件大多是民事责任或财产纠纷，诉讼后果对当事人的利害关系远不及刑事诉讼严重，因而受测人撒谎的焦虑、恐惧、压力程度不及犯罪嫌疑人高，可能致使受测人在测试图谱上心理生理的异常反应不够突出、典型。

2. 由于民事案件大都经过法庭举证、质证、辩论等过程，涉及的案件内容都已公开，并且都有律师指点、讨论研究，当事人对有关案情多次陈述，已形成定式。心理生理测试中可测的有效测试点，特别是隐蔽信息点较少。

3. 民事案件一般涉及的人员范围较少，基本只是双方当事人，或者还有部分证人。双方对争议事实的陈述截然相反，心理焦点也比较集中，其中必有一方诚实一方撒谎。通过双方测试进行对比，其心理生理反应应有明显差别，反应相对较强者为撒谎，相对较弱者为诚实，通常不难得出意见。

第二节　司法心理生理测试技术原理

人的心理活动和生理活动是密切相关的。一个人在故意说谎时会产生一定的心理压力，而这种心理压力又会引起一系列生理反应，如心跳加快、血压升高、手掌出汗、肌肉微颤、体温微升、呼吸速度和容量异常等，这些人体植物神经系统产生的反应是不自主的，是自我意志难以控制的。这也是测谎技术能用于司法实践的基础。

一、测谎的心理学基础

测谎技术其实是心理测试技术的一种。所谓的心理测试技术，是以生物电子学和心理学相结合，借助计算机手段完成的对人物心理的分析过程。心理测试图谱评判的是被测人有无对违法犯罪事实的特殊事件的心理痕迹。按照心理学的理论，每个人在经历了某个特殊事件后，都会毫无例外地在心理上留下无法磨灭的印记。作案人在作案后随着时间的延续，心里会反复重现作案时的各种情景，琢磨自己可能留下的痕迹，甚至想不琢磨都无法克制。每当别人提及发案现场的一些细节时（如当时的天气、被害人的挣扎反抗、呼救表情、使用的凶器等），作案人的这种烙印就会因受到震撼而通过呼吸、脉搏和皮肤等各种生物反应暴露出来。这种犯罪心理记忆痕迹是测谎的基本条件。

任何作案人为了降低犯罪的风险，减少被发现的可能性，作案人或者在案前，或者在案中，或者在案后会采取各种各样的方法来掩盖其罪行，增加其隐蔽性。例如，通过踩点确定最佳作案时间以及进出现场路线、伪造变造现场、隐匿毁灭痕迹物证等，作案人往往认为自己做得天衣无缝不会被人发现；一旦被列为作案嫌疑人后，由于害怕罪行被揭穿，他一方面会迅速地对整个作案过程进行仔细的“梳理”，以便“查缺补漏”；另一方面他会根据梳理出来的纰漏制订在被讯问时的应对方案——编造各种各样的谎言，目的就是刺探侦查机关已掌握的证据企图蒙混过关；正是这种对案件的仔细梳理和查缺补漏以及编织谎言害怕揭露罪行的极其复杂的心理，既强化其犯罪的心理记忆痕迹，又使其形成了沉重的心理压力。受到强化的心理记忆痕迹和强大的心理压力必然导致更强的生理反应。这种掩饰心理强化了其生理反应是测谎的前提条件。

关注问题焦点不同，是测谎甄别作案人和排除无辜人的主要依据。真正的作案人和无辜人员都会在测试过程中出现害怕、紧张的现象，但是这种害怕紧张的心理是有区别的，他们对测谎过程所关注的焦点不同；无辜人员关注的是测谎仪是否具有科学性和它的准确率，担心自己是不是会被冤枉，如果自己被冤枉了怎么办等与案件无关的事，所以整个测试过程表现出来的生理变化大体是相同的，不会出现大幅度的波动；而作案人所关注的重点是与案件相关的问题，一旦被问及案件的相关问题，就会出现“浮想联翩”的心理：是不是侦查机关已经掌握了什么证据，是不是被害人又活过来了，是不是作案工具被找到了等。所以，真正作案人在整个测试过程中表现出来的生理变化和无辜的人是不同的，他会在与案件相关的问题上有较大的波动。

二、测谎的生理学基础

神经系统是控制人体各个器官、系统活动的最高指挥部，生理医学的研究发现，当人体的感受器官受到内外环境的各种刺激时，就会诱发多种应激性的情绪反应并伴发植物性神经功能、躯体功能和内分泌方面的一系列生理变化。心理刺激或环境变化引起的应急状态将唤醒自主神经系统即植物神经系统。自主神经系统包含交感神经系统和副交感神经系统，其主要功能是控制心跳、呼吸，管制所有平滑肌器官的扩张与收缩，调节腺体分泌与由各种腺体构成的内分泌系统的功能整合，共同维持体内生理变化的动态平衡。交感神经系统和副交感神经系统在功能上存在抵抗作用：交感神经系统通常在个体处于紧张而警觉时发生作用，副交感神经系统则在个体处于松弛状态时发生作用。

现代科学证实，人在说谎时生理上的确发生着一些变化，有一些肉眼就可以观察到，如出现抓耳挠腮、腿脚抖动等一系列不自然的人体动作。还有一些生理变化是不易察觉的，例如：（1）呼吸速率和血容量异常，出现呼吸抑制和屏息；（2）脉搏加快，血压升高，血输出量增加及成分变化，导致面部、颈部皮肤明显苍白或发红；（3）皮下汗腺分泌增加，导致皮肤出汗，双眼之间或上嘴唇首先出汗，手指和手掌出汗尤其明显；（4）瞳孔放大；（5）胃收缩，消化液分泌异常，导致嘴、舌、唇干燥；（6）肌肉紧张、颤抖，导致说话结巴。

当犯罪嫌疑人接受讯问时，“说谎”成为他们强烈生存愿望和自卫本能的一种最初和最基本的行为方式。既要说谎，又怕谎言被揭露，落个“抗拒从严”的结局，心理异常复杂、紧张、恐惧、慌乱等异常心理状态交织在一起，产生沉重的“心理压力”或“应激”反应。由于这些反应都是受植物神经系统控制，一般不受人的意识控制，测谎仪将忠实记录下被测试人的血压、脉搏、呼吸、皮肤电阻等生理参量的变化，这种细微的反应被测试仪器记录下来后，便成为判定被测试人是不是犯罪嫌疑人的重要科学依据。

三、测试的原理

一个信息刺激必然引起一定的心理变化，心理变化必然导致相应的生理反应，这种刺激—心理变化—生理反应三者之间的对应、制约、反映关系已被大量心理生理学实验和实践测试数据充分证明。当受测人感官（视听器官）收到刺激（声、光或是被调查事件相关信息），通过传入神经迅速传入大脑中枢，大脑会自动快速分析、提取相关信息，并将这些信息与大脑中已有的信息经过复杂的整合作出反应，包括行为反应（对所提问题作出是或否的回答）、身体反应（各种肢体语言）和生理反应（心血管、呼吸及腺体活动等），测试仪所测到的就是反映心理状态的生理反应。某一相关事件的重提会唤起受测人对犯罪过程的情绪记忆、动作记忆、视觉记忆、听觉记忆等，被测试者为了逃避或掩盖事实，必然会产生心理冲突与焦虑或紧张，这一心理变化将唤醒植物神经系统，而人的植物神经系统通过交感神经和副交感神经系统控制心跳、呼吸、血压及各种腺体的分泌活动，从而引发不同的生理变化。这些生理参量的变化是自主神经唤醒的直接指标，也是心理反应的间接指标，是不受大脑意识控制的。

“测谎”实际上是“探实”，探究事实。科学地讲，它是一个心理评价过程，即“诚信度评价”。它通过测量人的呼吸、血压、指脉、皮电等生理变化，确定一个人对某一相关问题（或某一事件）的心理反应，分析出是不是诚实的回答（是否撒谎），现代心理科学的发展揭示了人的心理与生理的相关性，存储于人类大脑中的心理信息可以通过生理变化反映出来，这一技术的应用既克服了单从口供获取信息的主观性，也克服了单靠物证破案的间接性，它丰富了获取犯罪信息的途径与手段，从而为公安、司法机关侦破案件提供线索方向、为审查和判断证据、排除无辜、确定犯罪嫌疑人提供技术支持。近年来，我国测谎技术的应用范围也逐渐扩大，不仅用于公检法、安全部门、军队（保密部室）、纪检，还有金融保险、企业员工的“诚信度”“忠诚度”评估。

四、对测试主体的要求（测试者与被测试者）

心理生理测试是一个人机结合、以人为主的系统，人是主导，仪器是关键。测试人员的技能和素质是影响测试结果准确性的决定性因素。测谎技术的主要环节是测谎人员在测谎准备阶段和实际反应的时间里对被测验人的观察。在心理生理测试过程中，测试人员负责进行以下工作：（1）判断受测人是否适合参加测试；（2）组织、设计恰当的问题；（3）与受测人建立和谐的关系；（4）刺激受测人作出生理反应；（5）解释生理反应曲线图谱；（6）作出测试结果与评价。测试人员是否具有解决以上问题的知识和技能，直接关系到心理生理测试的客观性、公正性和准确性。

（一）对测试人员的要求

心理生理测试是一项多学科综合的技术，需要测试人员具有多方面的知识，形成合理的知识结构。如：神经生理和生物电子学是心理生理测试技术的母学科和基础；认知心理学、实验心理学、犯罪心理学以及心理语言学等是心理生理测试技术的钥匙；犯罪学、侦查学、刑事讯问学，以及证据法学等学科是分析刻画犯罪心理，拓宽测试思路，提高综合判断能力的利器。所以，除具有这些基本知识结构，还要求测试人员具备：（1）具有敏锐的观察能力。有时在受测人身体生理状况不佳或某种生理机能异常的情况下，受测人的心理信息并不主要表现在仪器检测的生理指标上，而更多地表现在行为表征上。（2）具有较强的沟通说服能力。测试人员要面对有着不同生活背景、不同个性特点、不同的复杂心理状态的被测者，要成功地说服他们接受测试并配合测试，使他们建立起对心理生理测试技术和测试人员的信任。（3）具有良好的思维能力。心理生理测试是一项特殊的思维认识活动，独立思维和逆向思维是测试人员必须具备的思维品质和思维方式。

（二）对被测试者的要求

为能保障心理生理测试的客观性、公正性和准确性，除了规定测试人员的条件外，对被测试者也有相应要求：（1）患有严重疾病者。（2）测前饮酒、服用镇静剂或兴奋剂者。（3）有生理缺陷、精神疾病者。（4）未成年人、年老体衰者。（5）本人拒绝测试者。以上均不适合做心生测试。

第三节　司法心理生理测试技术程序

心理生理测试是心理测试专业人员根据案情，事先编拟好题目，向被测人访谈提问，形成心理刺激，触发他的心理反应。与此同时，用心理测试仪记录下被测人的心理生理反应，并通过对其心理生理反应的分析，了解被测人对所提目标问题的反应，再经过比较每个问题反应的大小来得出意见。

对心理测试技术程序历来有不同的划分观点。国外一般分为：编制试题、预测面谈、实施测试、结果分析、意见推导等几个阶段。在我国比较典型的划分方法主要有以下几种：（1）是按测试的时间顺序把心理测试程序划分为测试前部分（Pretest phase）、测试部分（Examinationphase）和测试后部分（Posttest phase）三个阶段。（2）是按心理测试的流程把心理测试程序划分为五个阶段，即收集资料、测前谈话、正式测试、出具测谎意见书、测试后谈话和测后审讯。（3）是按心理测试的内容把心理测试程序划分为八个阶段，即接受心生测试申请与受理、测前准备、测前谈话、实施测试、分析图谱、作出意见、测后谈话和审讯、测试报告和文件归档。

因为心理测试程序的阶段划分与心理测试的内容是紧密相关的。第一种划分方法虽然简洁明了，但不够具体；第二种和第三种划分方法虽然不失具体，但缺乏严密的逻辑性。心理测试程序的设计与阶段的划分既要考虑时间上的先后顺序，也要考虑事件内在的逻辑性。因此，把心理测试程序划分为三个阶段九个步骤：测试前阶段（测试前期），包括受理测试委托、测前准备和测前谈话三个步骤；测试中阶段（测试期），包括测试问题设计（编制测试题）、人机对接（连接传感器）、预测试（激励测试）和实质性测试三个步骤；测试后阶段（测试后期），包括评析图谱、测后谈话和作出测试意见三个步骤。

一、测试前期

（一）受理测试委托

受理测试委托是心理测试机构或心理测试人员接受测试事件的程序。包括：了解案情，了解被测试人基本情况，受理登记并填写《接受心理测试委托书》。

（二）测前准备

为测试而开展的准备性工作。包括：进一步详细了解案情，明确心理测试要解决的问题。制订心理测试计划。准备好进行心理测试时所需的实物、模型、音像资料等；商定测试时间和地点。

（三）测前谈话

讲解心理测试原理，说明心理测试的科学性、准确性；了解测试对象的背景情况和身体状况，询问测试对象与案件的关系和测试对象对案件的看法等。

二、测试期

（一）编制测试题

根据案情选择测试方法，编制测试问题；有人主张先用准绳问题测试法（CQT）测试，再用犯罪情景测试法（GKT）或紧张峰测试法（POT）进行验证。

（二）预测试

预测试是检测测试对象生理反应是否正常。目的：（1）使测试对象熟悉测试过程，稳定情绪。（2）提高测试对象的精神注意力，扩大生理反应变化量。（3）使测试对象相信“心理测试”，增加其心理效应。（4）借此以调节仪器各项参数。

（三）实质测试

实质测试是针对案件所做的实质性测试，是测试的中心环节，是收集记录被测试人生理参数的过程。测试人员根据测试要求，按照一定的方法和规则，向被测试人依次询问测试结构中的问题，被测试人进行简短回答，测试仪同步记录被测试人生理参数变化的过程。

三、测试后期

（一）分析测试图谱

分析测试图谱是按照一定的原则和方法基于心理变化与生理变化的逻辑对应关系通过生理变化来分析相应的心理变化。最后得出说谎、诚实、不能测出三种意见。

（二）测后谈话

测后谈话应当在评析图谱的基础上及时进行。一般来讲，测后谈话是由测试人员在测试结果表明被测人没有通过测试时与被测人进行的最后一轮谈话。其主要目的是验证测试意见，洞察被测试人心理，进而突破其心理防线，获得有价值的供述。

（三）作出测试意见

作出测试意见的形式有以下五种：

1. 认定：与案件直接相关。

2. 排除：与调查案件不相关。

3. 倾向认定：与案件直接相关的可能性较大。

4. 倾向排除：与案件直接相关的可能性不大。

5. 不确定：既不能认定，也不能排除。

心理测试意见是进行心理测试追求的最终目标，是测试人员就测试的有关问题给出的专家意见。作出心理测试意见要经历从测试结果到测试意见的提炼整合等思维加工过程。在这个过程中，心理测试人员要综合运用相关知识把测试图谱、测试对象的表现（包括测后谈话掌握的信息）和有关案情结合起来，最后作出相对独立的判断。

第四节　司法心理生理测试技术方法

“测谎技术”从古到今根据不同原理，不同目的和对象（刑事犯罪测试、民事纠纷测试、商务调查测试、员工忠诚度测试、婚姻忠诚度测试）、不同需求（排除、确认、探索）产生了多种测试方法。随着现代科学技术的发展，一些陈旧的误判率高的方法在逐一淘汰，一些新技术新方法的产生（CIT、SKY、ERP、fMRI）在逐渐得到人们的认可并加以研究和应用。目前常用的方法有以下几种：准绳问题测试法（CQT），犯罪情节（景）测试法（GKT 犯罪知情测试），案件隐秘信息测试法（CIT），紧张峰测试法（POT），相关/不相关测试法（R/IR），怀疑/知情/参与测试法（SKY）。不同的工作任务选择相适应的测试方法是测试成功的一个重要因素。其实，CQT 和 GKT 是测谎问卷的两个基本范式，其后发展来的多种测试方法基本也都是它们的变体或改良。

一、激励测试（STIM Test）

激励测试又称刺激测试、预测试、数字测试。它是在正式进入测试之前，测试人采集被测试人基本生理指标的重要一环，也是案件相关测试前的预演，一次成功的激励测试，可以让被测试人亲身感受测试过程，提高注意力，尽快进入测试状态，增加其对心理测试准确性的信任，为案件正式的测试做好准备。

激励测试有两个目的：一是了解受测人的生理状况，观察其心理生理反应特点，为正式测试评读图谱提供一定的参照信息；二是使受测人确信心理生理测试的有效性，加强受测人的心理反应，使说谎的受测人更加担心、害怕被测出谎言，而无辜者更信任测谎仪，消除其疑虑。

刺激测试通常是做数字或卡片测试，即让受测人在给定的几个数字或几张卡片（如扑克牌）中任意选一个记在心里（数字、颜色、图案）并用一张小纸片写下来，通过几轮测试，以观测他在选中的数字或卡片上是否出现紧张峰反应。这种方法属于 POT 测试的一种，常在测前谈话中首先使用。

二、准绳问题测试法（Comparison Question Test or Control Question Test ，CQT）

准绳问题测试法或称比较问题测试法，由美国的里德（Reid）于 20 世纪 40 年代首创，在北美地区广为应用的测试结构。是根据受测人对准绳问题（对照问题/比较问题，用 C 代表）同相关问题（与犯罪有关，用 R 代表）的心理反应进行比较，从而判断受测人对相关问题的回答是否诚实的一种测试方法。在 CQT 测试法中，根据相关问题涉及的测试目标（主题）的多少，可以分为单目标测试和多目标测试两种。

（一）单目标测试（SCOT）

单目标测试，是指在一次测试或一套测试题目中相关问题只涉及一个单一事件，或一个事件中的单一行为，而不涉及几个事件或几个行为。而且这个行为必须是关键的，而不必涉及次要和枝节问题。它将直接决定案件是否成立和受测人是否构成犯罪。所有的 CQT 测试中单目标测试是最有效、用得最多，也是研究得最透彻的一种。

（二）多目标测试（MCQT）

多目标测试，是指在一次测试或一套测试题目中相关问题涉及两个以上事件，或一个事件中的两个以上行为的测试方法。根据多个目标之间的关系，多目标又分为关联性多目标和非关联性多目标两种。

关联性多目标，是指多个相关问题虽然涉及了几个不同的行为，但它们之间具有内在相关性或一致性，它们所涉及的实际上是同犯罪过程的几个关联行为或几个不同侧面、角度，逻辑上具有从属或包含关系，其中有强相关和弱相关或主相关和次相关问题之分。

非关联性多目标，是指几个相关问题之间彼此独立，互不包含，逻辑上属并列关系。它通常涉及的是受测人在案件中的几种可能性情况。非关联性多目标用于探索测试。当受测人在案件中的地位、角色不清，存在多种可能性的时候，适用非关联性多目标测试，用以探测受测人的角色定位。

准绳问题测试法的理论（原理）是建立在这样一个假定基础上的，即有罪者（撒谎者）害怕相关问题，因而会对相关问题产生更大的心理反应；而无辜者（诚实者）害怕准绳问题，因而会对准绳问题产生更大的心理反应。因此，根据受测人对相关问题和准绳问题反应的差异，就可以把有罪者和无辜者区分出来。这个假定的心理学理论依据是人的选择性注意机制。选择性注意是人类不可或缺的一种适应性心理机能，我们每天不可能对周围各种信息加以关注，而是只注意（定向于）对自己最重要的信息，人面临危险时也总是将注意力集中在对自己威胁最大的刺激上，不会关注对自己威胁不大的事情，这种将注意力集中于对自己最重要的信息的心理过程就是人的选择性注意，贝克斯特称之为“心理定向”。对有罪者而言，设计的相关问题是对其最大的威胁，准绳问题次要之。对无辜者而言，他没有参与案件中，故不会对相关问题有所担心、害怕，而是对自己有过或可能有过的准绳问题心有余悸，担心通不过测试，这就是有罪者和无辜者在心理上的重要区别，也是准绳问题测试法的理论基础。

三、紧张峰测试法（The Peak of Tension，POT/GKT）

紧张峰测试法是根据受测人对与案情有关的目标问题和与案情无关的陪衬问题的心理反应进行比较，从而判断受测人对案件特定情节是否知情，进而判断他与案件关系的一种测试方法。紧张峰测试法是 20 世纪 30 年代由美国的基勒（Keeler，1936）首创。

紧张峰测试法的实质主要不是测试犯罪嫌疑人说谎的“紧张”，而是测试嫌疑人对与案件有关情节的认知状况。换言之，是测试犯罪嫌疑人对相关犯罪情节的“知”与“不知”。GKT 的发明人莱克肯认为，测试人员对受测人是否知情比之他是否说谎更有兴趣。测试人员的任务是把罪犯从无辜者中间挑出来。两者之间心理上的重要差异仅仅在于，一个罪犯当犯罪发生时他在现场，他知道那里发生了什么，在他心里装着当时当地的景象；而一个无辜者却一无所知。所谓“知情”，就是罪犯大脑里留有有关犯罪行为的记忆痕迹，能够识别与犯罪有关的人、事、物，而无辜者则不能识别。这是紧张峰测试法的心理基础。

在 POT 题目中，不管何种问题，对受测人都形成一个刺激，激起一定反应。但对于有罪的受测人，目标问题和陪衬问题刺激引起的反应是不同的。目标问题的信息是在犯罪活动中留在犯罪嫌疑人大脑中的印痕，它对犯罪嫌疑人具有特殊的意义，当测试人员对受测人提问刺激时，就会引起他对作案当时所见、所闻、所为、所感的回忆、认知（再认）等心理活动。这种心理活动引起了旧刺激痕迹的复活，使大脑相应区域的神经细胞处于兴奋状态，成为大脑神经中枢中的优势兴奋中心，进而引起某些生理变化。而陪衬问题的信息是在日常生活中留下的，它对犯罪嫌疑人不具有特殊意义，因而在大脑皮层中处于非优势兴奋中心地位。这就使得两类问题对有罪受测人刺激引起不同强度的心理反应。这种心理反应强度的差异，就是犯罪心理痕迹和一般心理痕迹之差异的外在表现。对于无罪受测人，其大脑中只有日常生活中留下的一般信息，而没有犯罪情节的记忆痕迹。因而目标问题和陪衬问题的刺激所引起的反应没有特别的差异，其反应的大小是随机的。这样，POT 问题就能够将有罪嫌疑人和无罪嫌疑人区分开来。POT 测试技术认为，有罪者和无辜者在心理上的重要区别在于他们对“犯罪情景”的“认知”不同，而主要不在于受测人对测试问题是否害怕和恐惧。因此，POT 测试技术的心理基础主要基于认知心理。当然，对于有罪的受测人犯罪情景刺激也能唤起其犯罪时的情绪记忆，激起其情绪反应，从而加强其对目标问题的生理反应。这就是本测试法的基本原理。

紧张峰测试法有两种类型：一种是已知 POT，另一种是未知 POT。已知和未知，是指侦查人员、测试人员对与案件有关的那个情节，即测试中的目标问题是否知道。已知 POT，即侦查人员、测试人员知道结果，测试受测人是否知道该结果；未知 POT，即侦查人员不知道结果，只知道在某一范围内，但受测人应该知道，用以探测侦查中未知的情节。通常，习惯上把已知 POT 测试称作 GKT 测试，而把未知 POT 测试称作 POT 测试或探索测试。

（一）GKT 测试（Guilty Knowledge Test，GKT）

GKT 测试又称已知 POT、犯罪情景测试，是于 1958 年由美国明尼苏达医学院心理学教授莱克肯（Lykken）在基勒 POT 的基础上发展成的一种新方法。目前使用此方法最广泛的国家是日本。我国测谎专家王补教授也认为它是一种最适合中国国情的测试方法。GKT 测试（已知 POT）的问题类型只有两种，即目标问题和陪衬问题。目标问题是案件中实际发生或存在的、已知的情节，陪衬问题是与案情无关但却与案情中的情节类似的问题。

（二）探索测试（未知 POT）

未知 POT 的主要作用是搜寻证据，探索案情，在条件具备的情况下，也可以起到甄别嫌疑的作用。

1. 搜寻侦查线索。在已确定或基本认定受测人是作案人的情况下，可以用未知 POT 探索一些案件中未知的情节，诸如参与作案的人数，同案犯是谁，赃款、赃物的数量、下落，尸体，作案工具藏在什么地方以及作案的行为过程等，为侦查取证提供方向、线索，为审讯提供有力的支持。

2. 印证侦查推论。用未知 POT 印证侦查推论，是未知 POT 的一个新用途。根据现场和调查中获得的已知事实对案件中的未知情节作出合理的推论，是侦查人员的基本思维形式，它对于确定侦查方向和范围，指导侦查行动，推动案侦进展具有重要作用，有时是确认犯罪嫌疑人的嫌疑依据。但侦查推论必须得到证据证实，才能成为定案的依据。测谎时，可以以侦查推论为目标项制 POT 题目进行测试，如果受测人在目标项目上都出现了明显的紧张峰反应，表明推论正确，即推论得到印证，即可据此开展进一步的侦查和审讯；如果受测人在目标项目上没有出现对应反应，表明推论不正确，即可修正侦查推论，重新调整部署侦查。

3. 甄别犯罪嫌疑。未知 POT 一般是在已确定受测人有罪的情况下用来探索未知情节，搜寻证据线索。但在具备以下两个条件时，未知 POT 也可以作为 GKT 有效项目，与已知 POT 项目结合使用起到认定或排除受测人犯罪嫌疑的作用。一是该情节必须是侦查人员虽然不知道，但作案人肯定知道，如果受测人是作案人，他应该在某一选项上出现明显的紧张峰；二是未知 POT 的选择项应能穷尽所有可能，确保目标项被包含于其中。

四、隐秘信息测试法（Concealed Information Test，CIT）

它是近年来在 GKT 测试法的基础上研究提出的一种新测试法，它通过检测被测人是否具有对相关问题的认知，即是否知道有关犯罪情节（隐藏信息），并作为被测人是否涉案的依据，其根据被测人对与案情有关的目标问题和多个与案情无关的陪衬问题的心理反应进行比较，从而评判被测人对与案件相关的问题是否知情，进而判断其与案件关系的一种测试方法。

隐藏信息测试法主要有关键（目标）问题和陪衬（无关）问题组成。其中，关键问题主要是围绕当前调查案件的具体情节编制，并且是构成犯罪情节的必要部分，只有作案人才知道并记住作案过程的各种详细情节，由于这些情节除了受害者和侦查人员以外就只有作案人才知晓，那么测试人员就可以利用与案件相关的关键情节，在测试中用作关键问题或目标问题；与关键问题具体情节类似，但是并未出现在具体案件中的问题，可以用作陪衬问题或无关问题，该测试法包含了一系列多个选项的情节问题，并且每组问题中包括一个关键问题及多个中性问题，关键问题的选择应当做到，能有效地将无辜者从编制的目标问题中区分出来，那么就涉及只有了解具体犯罪情节过程的真正作案人会对关键问题有显著反应，该方法能够有效地鉴别出真正的作案人，进而排除知情无辜者，但是如果案件的关键情节被泄露，那么测试结果可能会产生假阳性错误。

五、怀疑—知情—参与测试法（Suspicion - Knowledge - You Test，SKY）

怀疑—知情—参与测试法是准绳问题的特殊应用，它是一种“探索”性的测试，其目的是弄清被测谎人同案件有无牵连及牵连程度。SKY 测试法同时也被心理测试人员用作“起证实作用”的测试类型，采用其他测试方法进行测试以后用一个 SKY 测试来验证一下测试结果。另外，则进行其他类型测试的同时，加上一部分的 SKY 类型的问题，这样可以验证测试的结论。实践中，测试人员常常将 GKT 和 SKY 结合起来使用，并且使用的效果还十分理想。

S：关于这个案件，你怀疑（suspect）是谁做的吗？

K：关于这个案件，你知道（know）是谁做的吗？

Y：关于这个案件，是你（did you）做的吗？

六、测试问题设计（编题规则）

（一）编制相关问题的一般原则

1. 找准心理焦点

无论是单目标测试还是多目标测试，测试人员都要通过测前对案情和受测人情况的了解以及测前谈话中的观察和探测，分析受测人关注的焦点问题是什么。如果觉得受测人的焦点不明确、不集中，则应通过谈话引导使其明确和集中焦点。

2. 相关问题必须准确、具体、明确、简洁

“准确”，是指相关问题所表述的行为时间、地点、数量、方式等事实是确凿无疑的，不存在另外的可能性，不能是推测性的、可能性的、不确定的事实。提问准确对有罪者能起到一个直接的威胁作用，当头一棒打中他的要害，不能有误解，也不能有解脱的余地。

“具体”，是指相关问题表述的行为应尽量细化、具体化，不要太笼统。具体能使意念集中，杀伤力强，不容易被误解或解脱，也不容易触动无辜或案中次要角色。

“明确”，是指表达问题应当清楚、明白、直截了当，不要用含糊不清，模棱两可，包含双重含义的语句，这样易于发生歧义，致使受测人作其他理解或难以回答。因此，编题要考虑受测人的文化水平，理解能力，用受测人能听懂的词汇，必要时用他的方言，尽量不用法律词汇、专业词汇。

“简洁”，是指语句应尽量简短而清楚明了，不能太冗长。限定行为的定语、状语（如时间、名字、地点等）仅限于必要，能使受测人准确地理解所指的事件、行为就行。受测人回答问题必须只能用“是”或“不是”“有”或“没有”等一两个字来回答，而不需要用别的语言作任何解释。

3. 多用行为动词，尽量少用反映后果和法律性质的词

例如，“×××是你杀死的吗?”对无辜者刺激大，而“打”“捅”这些动词强调了行动，忽略了后果，既激发了有罪者对犯罪行为的深刻记忆，又避免了后果词对无辜者的过分刺激。

（二）准绳问题设计

准绳问题是一个假定的受测人说谎的问题，并将其反应与受测人在相关问题

上的反应进行比较。准绳问题和相关问题一样重要，如果准绳问题无效，则相关问题也无效。

准绳问题的功能是用来触动受测人的心理反应。因此，理论上凡是可能“触动”受测人的问题，都可以作为准绳问题。但这种“触动”，不应比相关问题对罪犯的触动更大。

1. 准绳问题的设置

（1）准绳问题应是违法的、不道德的、不体面的事情，受测人对这类问题通常很可能做过，一般人不愿承认，很可能撒谎。

（2）通常准绳问题不要具体，应当模糊、笼统，其时空范围宽泛而不确切，使受测人觉得自己可能在撒谎，并担心这一问题影响他通过测试。但若掌握了受测人确有某一方面的问题，也可以使用具体准绳。

（3）尽可能与相关问题有联系，可以在性质上属同类型的行为。但不属同类也可以。

（4）准绳问题的刺激强弱应与相关问题相适应，一般强相关配强准绳，弱相关配弱准绳。但准绳的强弱不是仅从词面判断，而应根据受测人的具体情况和他对问题的理解。

（5）寻找准绳问题应根据受测人的身份地位、文化程度、道德水平等背景信息具体分析，找到最适合的准绳问题。

（6）应注意准绳问题引起受测人对其他更严重罪行的联想。

2. 准绳问题的类型

（1）行为准绳。反映受测人是否有与被调查案件性质类似的行为习惯或行为倾向的问题多用行为动词。

（2）意图准绳。反映受测人是否具有与被调查案件类似行为的意图、思想，多用“意愿词”。

（3）通用准绳。反映受测人平常是否一贯诚实或撒谎的问题，如“你在重大问题上撒过谎吗?”

（4）动机准绳。反映受测人是否具有实施被调查行为的动机或思想基础的问题。动机准绳实际上是弱主题问题，在其他准绳均不能引起反应时用。

（5）假设性准绳。通过设置一个两难情境来激发受测人的生理反应。一般用“如果”。例如，“如果你认为能够逃脱法律制裁的话，你会对某些测试问题撒谎吗?”

（三）GKT 的编题规则

1. 目标问题必须准确，且尽量具体，击中要害。不确定的、真实性存疑的、推测性的情节不能用作目标问题。

2. 目标问题不能是已公布或泄露过的，必须是只有犯罪嫌疑人和侦查人员才知道的情节。必须是犯罪嫌疑人应当知道且能记住的情节。

3. 目标问题和陪衬问题应以同样的方式描述，不能被特别强调，以避免暗示。用同样措辞，只换关键字，句长相等，提问的语速、音量、音调相等。

4. 目标问题不能放在一组问题的开头，也不能放在最后，而应放在中间。但在每一遍中不能始终处于同一位置，以免造成位序暗示。

5. 陪衬问题和目标问题应属相同种类，且在数量、强度、措辞上也应相同，但其特征又具有较大差异。使有罪者很容易识别，而对无辜者则具有相同的可能性，很难猜测。陪衬问题的数量一般应不少于 4 个。太少猜中目标问题的概率大，太多没有必要。

GKT 测试项目的选择。选择有效的测试项目是实施 GKT 测试的关键，也是其难点。测前全面了解熟悉案情，分析作案人作案过程。以现场为起点，认真阅读现场勘验材料，技术检验、鉴定材料，以及调查访问材料，并尽量亲临现场，设身处地，再现犯罪过程，推测可能在作案人心理上留下哪些痕迹。同时，了解受测人已经知道了哪些案情。在全面分析案情的基础上，将可供测试的情节尽量详细列出，以供进一步选择。理论上，测试情节越多，可靠性越大。

（四）未知 POT 编题的注意事项

未知 POT 编题除要遵循已知 POT 的规则外，还应特别注意以下几点：

1. 选择项应尽量包含各种可能性，如果所列出的项不能穷尽，应当有一项包括一切其他可能的问题。

2. 把分析认为可能性最大的项放在中间。未知 POT 由于不知道结果，所以没有目标问题，但侦查人员总会有些倾向性的看法，可以把分析认为可能性最大的当作目标问题放到问题列的中间，而不要放到开头。

3. 在测试过程中调整问题顺序。每一遍测试后，找出反应最强的项，把它放到中间去。

4. 用来搜寻证据线索的未知 POT，应由大到小，由粗到细，分步探索测试。

第五节　图谱分析评判

对测试图谱的分析评判一直是心理生理测试技术中的难点，测试结束后，测试人员要根据所记录下来的生理变化图谱，来判断受测人在回答不同问题时的生理变化所对应的心理状态，评读图谱曲线同其他刑事技术鉴定最大的不同在于没有固定的模式作为鉴定的标准，同一图谱有不同的专家评估，可能得出不同的看法。例如，三种生理参数曲线图有的人主张以皮电为主，有的人主张以呼吸为主，也有的人主张以血压为主；对反应强度的测量，多数人只看变化幅度，有些人则主张兼看持续时间；对作出测试意见的依据，不少人主张只根据图谱（如贝克斯特），有些人主张根据图谱、案情、体表异常变化综合认定（如李德）。尽管评分方法各异，图谱表现繁杂，但并非没有规律可循，撒谎与诚实在测试图谱上通常还是有显著区别的，通过测试人员巧妙的编题技巧和准确的过程操作，一般都能在测试图谱上表现出来。少数人在图谱的表现上不明确，但是结合对受测人的行为观察和案情分析，综合判断，绝大多数也能得到正确的结论，个别的不能得出结论也属正常，因为任何一门技术都不是万能的，都有它的局限性和特殊性。

人的言语行为，非言语行为和生理反应是欺骗真相在不同方面的表现，他们处于统一信源及撒谎和掩盖犯罪真相的企图。因此，识别谎言应从多方面获取信息，综合诊断，心理生理测试人员如能重视对受测人的言语和非言语行为表征的观察分析，就更有可能准确地把握受测人的心理，如非言语行为中目光的接触，身体的姿势，身体的掩饰性动作，面部表情等。

一、数据图谱分析

测谎技术的重要表现之一就是对测谎的数据进行科学的分析，既要定性分析，又要定量分析，有的还进行心理生理反应机制的因果分析。

心理测谎的数据图谱分析就是将研究对象及所得到的测谎数据图谱的整体，即全场、全部三遍以上的测试题，先综合、整体观察，再以各个传感器一遍、各个问句的全部传感器数据显示线、每条显示线分为波幅—波形—波型部分、方面、因素和层次，并分别地加以考察被测谎人—测谎问句—对应心理生理反应—案件相关性的认识活动。图谱分析的意义，就在于帮助测谎者细致地寻找能够解决测谎需求、核实的案情与被测谎人关系的主题，并以此解决被测谎人与侦查案件、测谎需求任务的问题。

每次测试结束后，测试员都要根据多参量心理生理测试仪器所记录下来的生理参数图谱来判断受测人在回答问题时的真实性。主要包括皮电图谱、呼吸图谱、血压图谱和指脉图谱四种。为保证评分结果的客观和准确，评读图谱时要注意以下几方面问题：

1. 注意观察图谱曲线的稳定性，只有稳定的曲线图谱才能真实地反映受测人的心理反应，大起大落，曲线紊乱的图谱可能会由于身体不适，情绪波动剧烈，精神过度紧张或反测谎行为而导致，故不适宜评测。

2. 仔细研读图谱的反应特征，严格把握评分规则。
3. 注意反应趋势的变化。
4. 不同生理参数间的一致性价值。
5. 辩证数值评分的意义。

二、测试报告（结论/意见）

测试、分析完成后应当出具规范的测试报告，并将所有的测试文件，包括测试委托书、温馨提示、测试意见书、测试图谱、受测者个人信息、现场音像记录等归档。

测试意见书是对整个测试所做的综合性意见，应做到文字简洁，用语准确，措辞严谨，格式规范。测试报告的主要内容包括：

1. 委托单位，委托时间，测试要求；
2. 简要案情；
3. 测试条件，测试方法，测试结果；
4. 测试人员根据测试数据和观察作出的综合分析；
5. 测试意见；
6. 测试者姓名、单位及报告制作时间。

延伸阅读

未来测谎技术（第五代测谎仪）的应用发展

一、事件相关电位技术（ERP 技术）

20 世纪 90 年代，有科学家提出，人类大脑活动的波动就像指纹一样，在特定的行为下拥有特定的信号模式。于是，“大脑指纹”理论诞生了。作为“大脑指纹”理论的延伸，人们可以用它进行测谎，尤其是帮助判断一个嫌疑人是否曾经参与了一桩犯罪案件。

浙江大学生物医学工程与仪器科学学院副教授何宏建认为，脑指纹技术其实是一种更宽泛的通俗的说法。在学术上，更为准确的说法是事件相关电位（e-vent－related potential，ERP）。ERP 是从自发电位中提取的大脑的高级功能电位。它的测试机制是人脑对已经知觉过的事物是有记忆的，记忆以图像或者语义的形式存储，当知觉过的事物再次呈现时，大脑会对事物进行匹配，检查当前知觉到的事物是否在大脑中存有记忆。这种匹配活动会伴有特殊的脑电位变化，不同类型的信息也会产生不同特征的脑电位。

ERP技术测谎通常以P300成分作为测试指标，因为研究发现，P300的波幅与受测者的注意程度和刺激的信息量成正比。由于犯罪相关刺激对于真正的罪犯包含更多信息，具有更大意义，会引起高波幅的P300电位。事实上，脑指纹技术的核心也是寻找P300。

“脑电反应的前提是需要有心理活动，那么，当测试者提出一个问题，假设被试者一边回答，一边有意思考与事实无关的其他内容，测得的指标很容易被干扰。因此，如果在使用这项技术时，只关注指标本身，而不注意沟通方式和技巧，被测试者就有可能蒙混过关。”何建宏说。但他认为，相比科学实验，在实际应用过程中，脑指纹技术的出错率反而可能降低。因为，在审讯环境下，嫌疑人与刺激物的利害关系更敏感，更不易控制情绪和思维，而在实验条件下，刺激物对于普通被测试者来讲是中性的，被测试者更容易掌控自己的想法。

二、功能磁共振成像技术（fMRI技术）

随着神经科学的发展，尤其是脑功能成像技术的出现，可以弥补脑电技术在空间分辨率上受到限制的缺陷，它可以帮助定位说谎行为涉及的认知过程相关的脑区。那么，判断一个人是否说谎就可以不再仅仅依靠唯一的P300指标。事实上，判断者掌握的信息越多，就越容易区分被测者的行为。

fMRI技术是一种无损的脑功能探测技术，它通过测量磁场信号的改变来度量由神经细胞活动所引发的脑区中脱氧血红蛋白浓度的改变。利用fMRI技术进行测谎研究，可以揭示说谎的认知神经机制。

人脑对感知过的外界信息都会存留一定的心理痕迹，尤其是对于能够造成强烈心理刺激的犯罪情景。当嫌疑人面临相关话题时，本能的反应是要说出事实。因此，大脑会唤起相关情景记忆的再现和提取。此时，大脑的默认网络，尤其是扣带回后部和楔前叶的协同活动，可能反映了这一过程。但嫌疑人很快意识到，自己并不能说出真相，于是必须抑制自己说真话的欲望，同时编造一个合理的谎言。结构成像研究发现，前额叶皮层与这个过程密切相关，其中最有可能的子区域是腹外侧、背外侧及内侧。

除此之外，个体在说谎过程中由于受某种动机的驱使，又担心谎言被识破，还会产生紧张、焦虑、害怕等负性情绪。而情绪加工的神经基础包含许多脑区，其中最关键的是杏仁核、岛叶、前扣带回皮质和前额叶区域。fMRI测谎研究发现，人在说谎时，大脑边缘系统，尤其是杏仁核与脑岛的活动会显著加强。前额叶脑区在说谎过程中很活跃，可能也与紧张、害怕情绪的评价和调节过程密切相关。“显然，说真话与说谎时，大脑活动在空间位置上是不同的，尽管会有重叠，但更多是具有特异性的。”何宏建说，理论上，通过脑功能检测，了解嫌疑人大脑不同区域的活动情况，就可以判断他是否说谎。目前，这项技术已经在测谎领域有所实践。

参考文献

1. 郭景元:《现代法医学》,科学出版社2000年版。
2. 常林:《法医学》,中国人民大学出版社2008年版。
3. 郝树勇:《法医学》,中国检察出版社2011年版。
4. 赵子琴:《法医病理学》,人民卫生出版社2005年版。
5. 王保捷:《法医学》,人民卫生出版社2008年版。
6. 陈忠华:《脑死亡——现代死亡学》,科学出版社2004年版。
7. 李玉林:《病理学》,人民卫生出版社2008年版。
8. 庄洪胜:《人体损伤程度鉴定标准条文详解与适用指南》,人民法院出版社2013年版。
9. 黎鳌:《现代创伤学》,人民卫生出版社1996年版。
10. 朱广友:《人体损伤程度鉴定标准适用指南》,法律出版社2013年版。
11. 杨玉璞:《法医学图谱》,群众出版社1985年版。
12. 闵建雄:《法医损伤学》中国人民公安大学出版社2001年版。
13. 贾谊诚:《实用司法精神病学》,安徽人民出版社1988年版。
14. 刘良:《法医毒理学》,人民卫生出版社2009年版。
15. 黄光照、麻永昌:《法医病理学》,中国人民公安大学出版社2002年版。
16. 陆再英、钟南山:《内科学》,人民卫生出版社2008年版。
17. 刘世沧:《实用法医临床学》,北京医科大学出版社1993年版。
18. 张益鹄:《简明实用法医学》,人民军医出版社1999年版。
19. 乔世明、张惠芹:《法医学》,清华大学出版社2005年版。
20. 吴家駇:《法医学》,四川大学出版社2006年版。
21. 吴梅筠:《法医物证学》,人民卫生出版社1998年版。
22. 伍新尧:《法医物证学实验指导》,人民卫生出版社2008年版。

23. 艾尔肯：《医疗损害赔偿研究》，中国法制出版社 2005 年版。
24. 付子堂、于嘉川等：《医疗纠纷案件审理之实证分析》，人民法院出版社 2006 年版。
25. 李君：《医疗纠纷疑难案例评析》，中国方正出版社 2007 年版。
26. 李大平：《医事法学》，华南理工大学出版社 2007 年版。
27. 郝伟：《精神病学》，人民卫生出版社 2009 年版。
28. 高北陵：《现代司法精神医学》，北京大学出版社 2018 年版。
29. 刘振华：《医患纠纷预防与处理学》，人民法院出版社 2005 年版。
30. 陈玉川、张晓东主编：《法医学》，中国人民公安大学出版社 2008 年版。
31. 陈兴乐：《司法心理生理测试技术教程》，中国人民公安大学出版社 2008 年版。
32. 范海鹰、付有志、王学博：《科学识别"谎言"——心理测试技术广角》，中国人民公安大学出版社 2013 年版。
33. 武伯欣：《中国心理测试技术——实践与理论》，中国人民公安大学出版社 2010 年版。
34. 杜志淳：《司法鉴定概论》，法律出版社 2010 年版。
35. 范利华、吴军等：《损伤与疾病的法医鉴定》，法律出版社 2000 年版。
36. 冯正骏：《医疗损害司法鉴定实务》，浙江工商大学出版社 2014 年版。
37. 杜志淳：《医患纠纷解决机制与立法研究》，法律出版社 2019 年版。
38. 郑红丽：《测谎技术教程》，中国政法大学出版社 2015 年版。
39. 刘洪广、周琳：《科学测谎技术》，中国人民大学出版社 2016 年版。

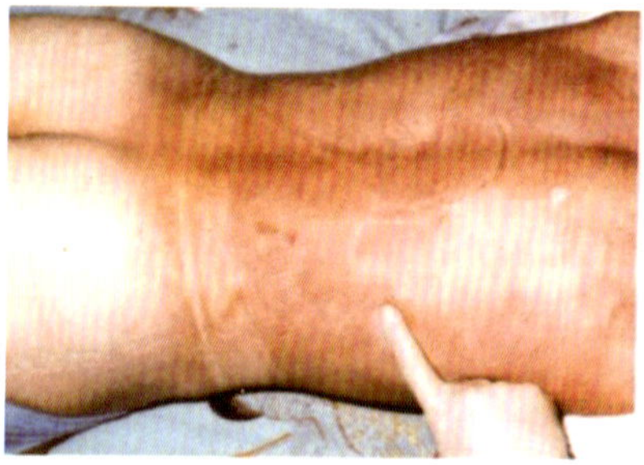

图 1001

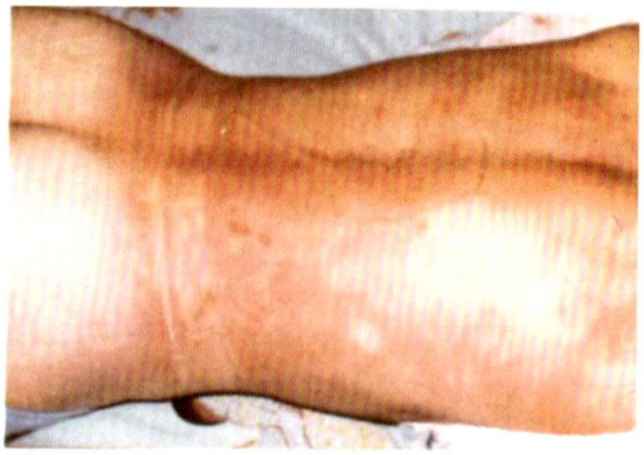

图 1002

图 1001、图 1002　坠积期尸斑，指压颜色消退。

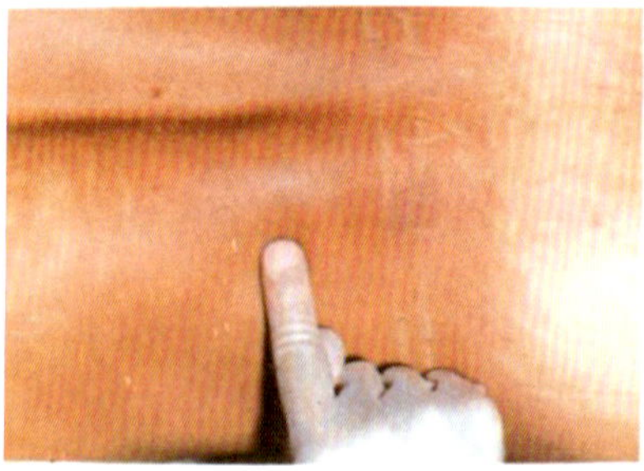

图 1003

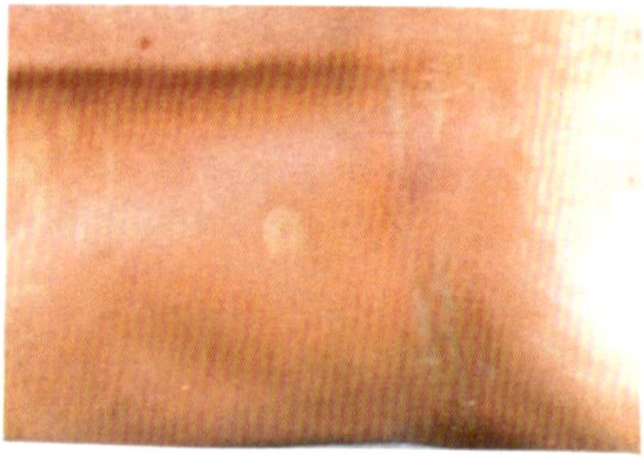

图 1004

图 1003、图 1004　扩散期尸斑，指压颜色不完全消退。

彩图 2-3　尸斑图

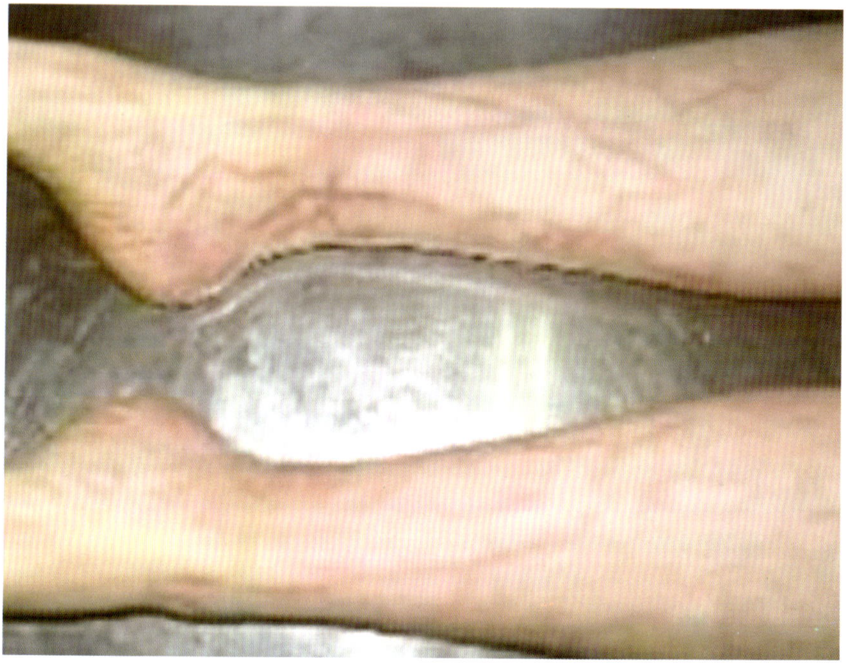

彩图 2-4　腐败静脉网

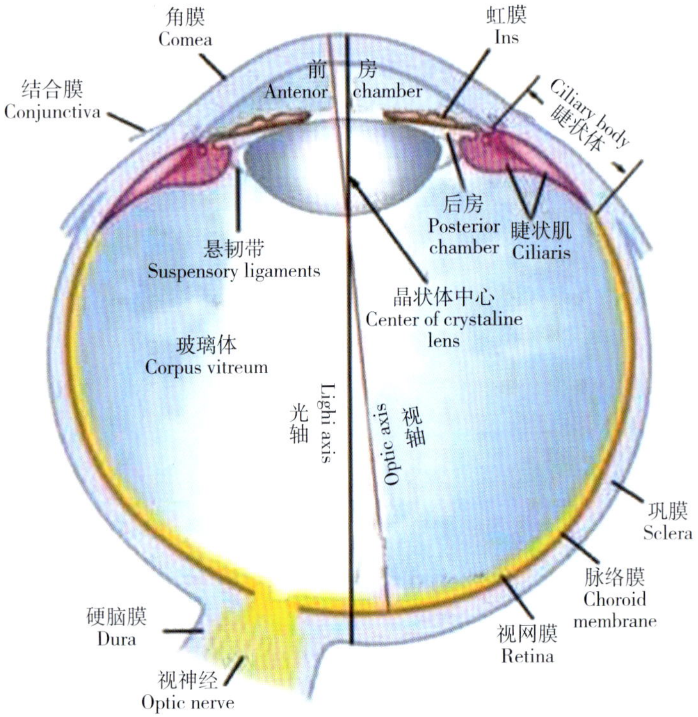

彩图 9-6　眼球的水平切面

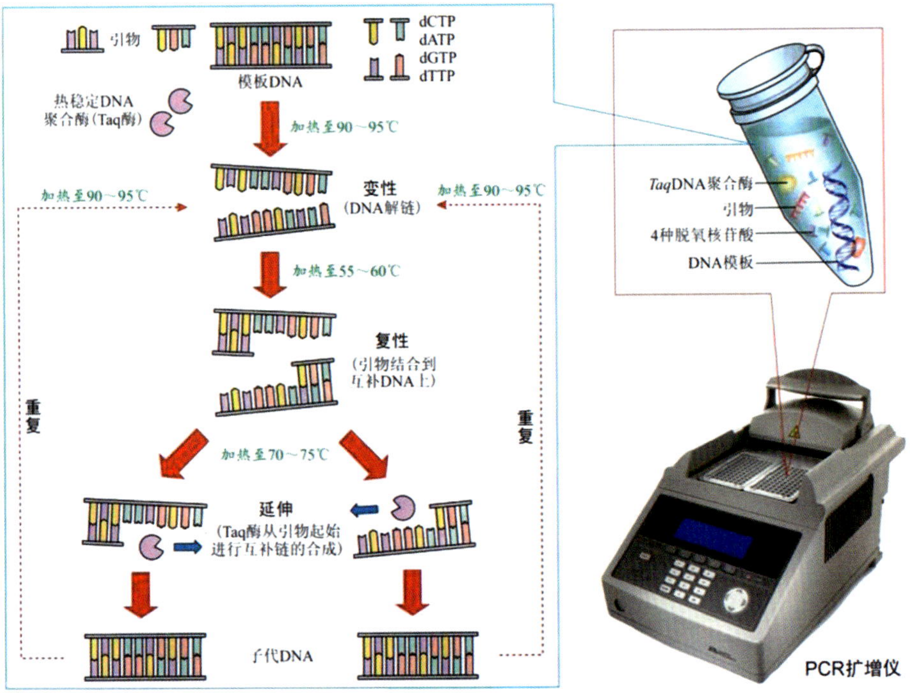

彩图 10-10　PCR 反应过程示意图

图书在版编目(CIP)数据

法医学 / 郝树勇主编. -- 2 版. -- 北京 : 法律出版社, 2020
ISBN 978-7-5197-4495-3

Ⅰ. ①法… Ⅱ. ①郝… Ⅲ. ①法医学-高等学校-教材 Ⅳ. ①R919

中国版本图书馆 CIP 数据核字(2020)第075359号

法医学(第二版)
FAYIXUE(DI-ER BAN)

郝树勇 主编

责任编辑 李 群 陈 熙
装帧设计 贾丹丹

出版 法律出版社
总发行 中国法律图书有限公司
经销 新华书店
印刷 中煤(北京)印务有限公司
责任印制 张建伟

编辑统筹 法规出版分社
开本 710毫米×1000毫米 1/16
印张 26
字数 495千
版本 2020年7月第2版
印次 2020年7月第1次印刷

法律出版社/北京市丰台区莲花池西里7号(100073)
网址/www. lawpress. com. cn
投稿邮箱/info@ lawpress. com. cn
举报维权邮箱/jbwq@ lawpress. com. cn
销售热线/400-660-8393
咨询电话/010-63939796

中国法律图书有限公司/北京市丰台区莲花池西里7号(100073)
全国各地中法图分、子公司销售电话:
统一销售客服/400-660-8393/6393
第一法律书店/010-83938432/8433　西安分公司/029-85330678　重庆分公司/023-67453036
上海分公司/021-62071010/1636　深圳分公司/0755-83072995

书号:ISBN 978-7-5197-4495-3　**定价**:48.00元
(如有缺页或倒装,中国法律图书有限公司负责退换)